胆と膵 37巻臨時増刊特大号

胆膵内視鏡自由自在
～基本手技を学び応用力をつける集中講座～
（企画：東京大学消化器内科　伊佐山浩通）

DVD付

頭言：胆膵内視鏡治療をいかに学ぶか，教えるか

I. 内視鏡システムと内視鏡操作に関する基本知識
十二指腸鏡の基本構造と手技の関係
超音波内視鏡 A to Z
ERCPにおけるスコープの挿入方法と困難例への対処方法
術後再建腸管に対するバルーン内視鏡挿入操作の基本と挿入のコツ

II. ERCP関連手技編
胆管選択的カニュレーション
カニュレーション手技の種類と使い分け
VTRでみせるカニュレーションの基本とコツ
　　　　　　　　（Contrast and Wire-guided）【動画付】
VTRでみせる術後再建腸管に対するダブルバルーン内視鏡
　　を用いた胆管カニュレーションのコツ【動画付】
膵管ガイドワイヤー・ステント留置下カニュレーションの実際とコツ
VTRでみせる私のカニュレーション戦略とテクニック【動画付】
Precutの種類と使い分け
VTRでみせるPrecutの実技とコツ【動画付】
コラム①：膵癌早期診断プロジェクト
乳頭処置
ESTの基本事項を押さえる
EST VTRでみせる私のこだわり（1）【動画付】
EST VTRでみせる私のこだわり（2）【動画付】
VTRでみせるEST困難例への対応【動画付】
EPBD～VTRでみせるEPBD後の結石除去手技のコツ～【動画付】
内視鏡的乳頭大径バルーン拡張術（EPLBD）の適応と偶発症予防
結石除去
結石除去・破砕用デバイスの種類と使い分け
胆管結石除去のコツ【動画付】
結石破砕と破砕具使用のコツ，トラブルシューティング
胆道ドレナージ術
閉塞性黄疸の病態と病態に応じた治療戦略
ステントの種類と使い分け
VTRでみせるMetallic stentの上手な入れ方【動画付】
Bridge to Surgery：遠位胆道閉塞
非切除悪性遠位胆道閉塞に対するドレナージ戦略
Bridge to Surgery：悪性肝門部領域胆管閉塞
非切除例悪性肝門部胆管閉塞に対するドレナージ戦略
コラム②：ステント開発よもやま話
トラブルシューティング
ERCP後膵炎への対処と予防
ステント迷入への対処
EST後出血への対処と予防
穿孔への対処と予防
膵管Intervention
膵石に対する内視鏡治療
膵管ドレナージの適応と手技
膵管狭窄困難例への対処

III. EUS関連手技編
膵領域におけるラジアル式およびコンベックス式EUSの標準描出法
胆道系の観察　ラジアル型とコンベックス型の描出法と使い分け
胆・膵領域における造影EUS
EUS-FNAの基本的手技と検体処理
コラム③：EUS-FNAの本邦導入の経緯

IV. Interventional EUS
VTRでみせるEUS-BDの基本手技とコツ【動画付】
EUS-BDを安全に行うために
VTRでみせる胆道疾患に対するEUS-Rendezvous
　　　　　　　techniqueとAntegrade technique【動画付】
VTRでみせるEUS-GBDの適応と手技のコツ【動画付】
VTRでみせるEUS-PD and
　　　Pancreatic Rendezvous Cannulation【動画付】
膵仮性囊胞・WONの病態と治療戦略—診断，治療法選択，タイミング—
Endoscopic necrosectomyの基本と手技の工夫
コラム④：自由自在な胆膵内視鏡のために必要なことは？

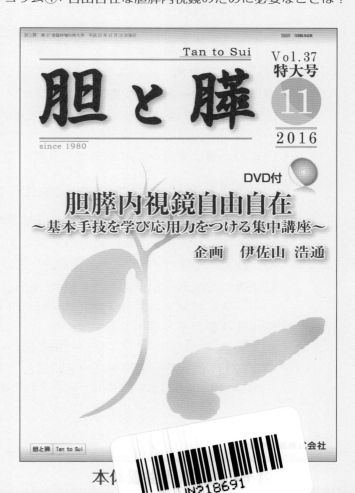

胆と膵　Tan to Sui　Vol.37 特大号 11 2016
since 1980
DVD付
胆膵内視鏡自由自在
～基本手技を学び応用力をつける集中講座～
企画　伊佐山 浩通

ホームページでも販売中！ http://www.igakutosho.co.jp

胆と膵 臨時増刊特大号

Tan to Sui November 2018

特集 Biliary access 大辞典
企画：伊佐山浩通

序文：最初の一歩が一番難しい！ ……………………………………………伊佐山浩通　925

I．手技の背景・歴史・コンセプト

経乳頭的胆道アクセス ………………………………………………………安田健治朗　927

経皮的 biliary access ……………………………………………………………高田　忠敬　931

EUS ガイド下 biliary access ……………………………………………………藤田　直孝　939

Biliary access　戦略の考え方 ………………………………………………………岩崎　将ほか　945

コラム①：外科的 biliary access …………………………………………………杉山　政則ほか　951

II．経乳頭的 biliary access〜カニュレーションテクニック〜

胆管カニュレーションに必要な解剖学的知識 …………………………………竹中　一央ほか　955

ERCP カテーテルを用いた造影法による
　胆管カニュレーションテクニック …………………………………………長濱　正亞ほか　961

先端斜め型パピロトーム（Oblique-tip papillotome）による
　カニュレーションテクニック【動画付】……………………………………今津　博雄ほか　969

EST ナイフを用いたカニュレーションテクニック【動画付】……………加藤　博也ほか　975

ガイドワイヤーを用いたカニュレーション・テクニック【動画付】……中井　陽介ほか　981

Long narrow distal segment 症例における
　胆管深部挿管法【動画付】……………………………………………………林　　毅ほか　987

ERCP 後膵炎を最小にするテクニック・マネージメント………………安田　一朗ほか　993

III．経乳頭的 biliary access〜salvage technique〜

膵管ガイドワイヤー法のテクニック【動画付】………………………………笹平　直樹ほか　997

膵管ステント留置下胆管挿管法のテクニック【動画付】………………白田龍之介ほか　1003

コラム②：膵管ガイドワイヤー留置法における膵炎発症のメカニズム…深澤　光晴ほか　1009

Uneven Double Lumen Cannula を用いた胆管
　カニュレーションテクニック（Uneven method）【動画付】………竹中　完ほか　1013

Small J 型ガイドワイヤーを用いた
　カニュレーションテクニック【動画付】………………………………………権　勉成ほか　1021

コラム③：選択的胆管挿管法─造影法と
　wire-guided cannulation はいずれも第一選択の方法である………河上　洋ほか　1029

IV．経乳頭的 biliary access〜プレカットを用いたカニュレーション〜

Needle knife による深部胆管挿管が成功するための precutting
　"bundle を探せ！"【動画付】 ･･････････････････････････････････ 窪田　賢輔ほか　1033

Precut，乳頭膨大部切開，Fistulotomy
　〜歴史，適応，手技の実際〜 ･･･････････････････････････････ 木田　光広ほか　1039

膵管からの切り上げ法のテクニック【動画付】 ････････････････････ 杉山　晴俊ほか　1045

Early precut の有用性 ･･････････････････････････････････････ 菅野　良秀ほか　1051

V．消化管手術後症例における小腸内視鏡を用いた biliary access

内視鏡医のための再建術式の知識 ･････････････････････････････ 森　　泰寿ほか　1059

消化管手術後症例における小腸内視鏡を用いた
　目的管までの挿入テクニック【動画付】 ････････････････････････ 島谷　昌明ほか　1067

バルーン内視鏡を用いた挿入困難例の克服のコツ ･･･････････････ 矢野　智則ほか　1073

小腸内視鏡を用いた乳頭・瘻孔への
　カニュレーション / 結石除去のテクニック【動画付】 ･･････････････ 木暮　宏史ほか　1079

小腸内視鏡を用いた EST のテクニック【動画付】 ･･･････････････ 良沢　昭銘ほか　1087

小腸内視鏡における偶発症の予防と対策 ･･･････････････････････ 小穴　修平ほか　1091

トピックス：肥満手術後の ERCP ･････････････････････････････ 石井健太郎ほか　1097

VI．EUS ガイド下 biliary access

EUS-CDS のコツ
　〜粘膜 double puncture を避けるテクニック〜【動画付】 ･･･････ 小倉　　健ほか　1103

コラム④：ERCP vs EUS-CDS, EUS-CDS は
　primary drainage となり得るか？ ･････････････････････････ 原　　和生ほか　1109

トピックス：Hot AXIOS システムを用いた EUS-CDS ･････････ 土屋　貴愛ほか　1111

EUS-RV テクニック【動画付】 ･････････････････････････････ 川久保和道ほか　1117

EUS-HGS のテクニックと今後の展開 ･････････････････････････ 高原　楠昊ほか　1123

EUS-guided biliary access からの
　antegrade biliary stenting のテクニック【動画付】 ････････ 岩下　拓司ほか　1131

EUS ガイド下アクセスからの結石治療のテクニック【動画付】 ････ 石井　重登ほか　1135

コラム⑤：EUS-BD 本邦導入の経緯 ･･･････････････････････････ 山雄　健次　1139

VII. 経皮的 biliary access（PTBD）

PTBD における穿刺部位選択と穿刺テクニックに関する考察 ………… 中塚　誠之　　1145

PTBD における細い胆管穿刺のテクニック【動画付】 ……………… 松原　三郎　　1151

PTBD の教育と逸脱予防
　　～Biliary access の多様化した時代における
　　PTBD のあり方とその教育法～ …………………………………… 牛尾　　純ほか　1155

PTBD ルートからのランデブーテクニックと PTBD ルートを用いた
　　結石治療の実際 ……………………………………………………… 金澤　　亮ほか　1161

PTBD における偶発症予防 ……………………………………………… 高屋敷　吏ほか　1167

VIII. アクセスルートの確保

EST の基本的なテクニックと術後出血への対処 ……………………… 小林　陽介ほか　1173

EST 困難例への対処 …………………………………………………… 塩見　英之ほか　1179

PTBD・EUS-BD 瘻孔形成にかかる時間，瘻孔形成の確認方法 ……… 石田　祐介ほか　1187

ランデブー時のカニュレーションテクニック【動画付】 ……………… 藤澤　聡郎ほか　1191

トピックス：新しいランデブー用カテーテルの紹介 ………………… 伊佐山浩通　　1195

Tan to Sui (Japan)

Vol. 39 Supplement　　*November 2018*

CONTENTS

| Theme of This Month | : Biliary Access Encyclopedia

Planner : Hiroyuki Isayama

Introduction 925
　　Hiroyuki Isayama

Trans-papillary Access to Biliary Tract 927
　　Kenjiro Yasuda

Percutaneous Biliary Access 931
　　Tadahiro Takada

EUS-guided Biliary Access 939
　　Naotaka Fujita

Strategy Choices for Biliary Access 945
　　Susumu Iwasaki et al

Surgical Biliary Access 951
　　Masanori Sugiyama et al

Anatomy of the Major Duodenal Papilla for Endoscopic Biliary Access 955
　　Kazuhiro Takenaka et al

The Conventional Contrast-assisted Biliary Duct Cannulation Technique Using Standard
　Catheter 961
　　Masatsugu Nagahama et al

A Novel Oblique-tip Papillotome for Selective Biliary Cannulation in
　Endoscopic Retrograde Cholangiopancreatography 969
　　Hiroo Imazu et al

Technical Tips for Biliary Cannulation Using Sphincterotome 975
　　Hironari Kato et al

Wire-guided Cannulation for Biliary Access 981
　　Yousuke Nakai et al

Management of Difficult Biliary Cannulation in Case with Long Narrow Distal Segment 987
　　Tsuyoshi Hayashi et al

Techniques of Biliary Cannulation to Prevent Post-ERCP Pancreatitis 993
　　Ichiro Yasuda et al

Pancreatic Guidewire-assisted Biliary Cannulation 997
　　Naoki Sasahira et al

Wire-guided Cannulation Followed by Pancreatic Stent Placement in Cases
　with Difficult Biliary Cannulation 1003
　　Ryunosuke Hakuta et al

Mechanism of the Development of Pancreatitis
　in Pancreatic Duct Guidewire Placement Method 1009
　　Mitsuharu Fukasawa et al

The Novel Biliary Cannulation Technique "Uneven Method" 1013
　　Mamoru Takenaka et al

Efficacy of Modified Small J Shaped-tip Guidewire for Selective Biliary Cannulation 1021
　　Katsushige Gon et al

Selective Biliary Cannulation Method～Both Contrast Injection and
　Wire-guided Cannulation is the First Line Method～ 1029
　　Hiroshi Kawakami et al

Precutting for Successful Biliary Cannulation
　"Awareness of Bundle is the First Priority！" 1033
　　Kensuke Kubota et al

Fistulostomy ～History, Indications, and Tips & Tricks～ ·· 1039
    Mitsuhiro Kida et al
Technique of Transpancreatic Precut Papillotomy ·· 1045
    Harutoshi Sugiyama et al
Efficacy of Early Precutting Sphincterotomy for Biliary Cannulation ····················· 1051
    Yoshihide Kanno et al
Surgically Altered Gastrointestinal Anatomy for Endoscopists ····························· 1059
    Yasuhisa Mori et al
Tips for Reaching the Blind End Using Double Balloon Endoscope in Patients
  with Surgically Altered Gastrointestinal Anatomy ·· 1067
    Masaaki Shimatani et al
How to Overcome Difficulties in Insertion of Balloon-assisted Endoscopy
  for Patients with Surgical Altered Anatomy ··· 1073
    Tomonori Yano et al
Techniques for Biliary Cannulation and Stone Removal Using Enteroscopy ··············· 1079
    Hirofumi Kogure et al
Endoscopic Sphincterotomy (EST) in Surgically Altered Anatomy ······················· 1087
    Shomei Ryozawa et al
Method of Prevention and Countermeasure for Complications
  in Balloon Assisted Endoscopy ··· 1091
    Shuhei Oana et al
ERCP in Patients with Bariatric Surgery ··· 1097
    Kentaro Ishii et al
Technical Tips for EUS-guided Choledochoduodenostomy ··································· 1103
    Takeshi Ogura et al
ERCP vs EUS-CDS, EUS-CDS as the Primary Biliary Drainage ·························· 1109
    Kazuo Hara et al
EUS-guided Choledochoduodenostomy (EUS-CDS) Using Hot AXIOS System ··········· 1111
    Takayoshi Tsuchiya et al
EUS-rendezvous Technique for Biliary Access ·· 1117
    Kazumichi Kawakubo et al
The Technical Tips and Pitfalls of EUS-guided Hepaticogastrostomy (EUS-HGS) ··········· 1123
    Naminatsu Takahara et al
EUS Guided-biliary Drainage : Antegrade Biliary Stenting ································· 1131
    Takuji Iwashita et al
Technique of Endoscopic Ultrasound-guided Anterograde Extraction of Biliary Stones ······ 1135
    Shigeto Ishii et al
Introduction of EUS-BD to Japan ··· 1139
    Kenji Yamao
Experience-based Consideration on Puncture Site and Technique for PTBD ················· 1145
    Seishi Nakatsuka et al
Tips of Puncture of Non-dilated Intrahepatic Bile Duct During PTBD ····················· 1151
    Saburo Matsubara
The Tactics and Education of PTBD in the Period of Various Biliary Access Routes ········· 1155
    Jun Ushio et al
Rendezvous Technique Via PTBD Route and Treatment
  of Bile Duct Stones Using PTBD Route ··· 1161
    Ryo Kanazawa et al
Prevention of Incidental Complication in Percutaneous Transhepatic Biliary Drainage ······ 1167
    Tsukasa Takayashiki et al

Basic EST Techniques and Management for Post EST Bleeding ·· 1173
    Yosuke Kobayashi et al
Endoscopic Sphincterotomy for Difficult Cases ·· 1179
    Hideyuki Shiomi et al
Length of Time Before Fistula Formation/How to Confirm it ·· 1187
    Yusuke Ishida et al
Cannulation Techniques Under the Rendezvous Method ·· 1191
    Toshio Fujisawa et al
Introduction of New Concept Catheter for Rendezvous Cannulation Technique ··············· 1195
    Hiroyuki Isayama

IGAKU TOSHO SHUPPAN Co. Ltd.   2-29-8 Ohta Bldg. Hongo Bunkyo-ku, Tokyo 113-0033, JAPAN

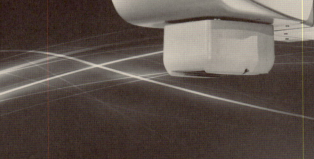
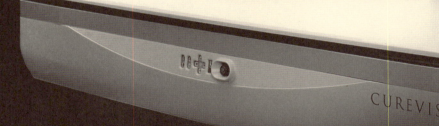
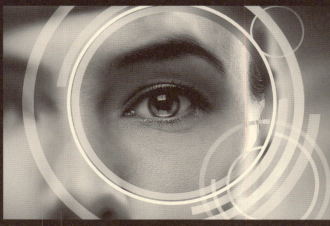

特集

Biliary access 大辞典

序文：最初の一歩が一番難しい！

伊佐山浩通[1]

　胆膵内視鏡は難しい。しかし，他の手技との難しさは大きく異なる。通常は入り口から徐々に難しい手技へステップアップしていくものであるが，胆膵内視鏡治療は入り口である胆管カニュレーションが難しいのである。胆管カニュレーションができなければ何もできない。ベテランとなっても，難しい症例には相変わらず遭遇し，手技の未熟さを嘆く毎日である。今回の特大号では，biliary access と称して，種々の手技を網羅した。ERCP の通常のカニュレーションから，困難例への対処，プレカットのテクニック，小腸内視鏡下 ERCP，EUS ガイド下胆管アプローチ，PTBD などについてもエキスパートに原稿をご依頼した。アクセスルートを確保するための EST などの手技，引き続き行われる治療手技，外科的なアクセスも含めて網羅した。また，これらの手技の歴史や位置付けがわかるようにご多忙の大御所の先生方にも原稿執筆をお願いした。快くお引き受け頂いて大変感謝している。大辞典と銘打っているので手技のすべてがわかるように心がけた。

　通常のカニュレーションについてもカテーテルでのカニュレーション，wire-guided のカニュレーションがあり，テクニックや使用するデバイスにもさまざまな種類がある。どれが標準ということもなく，それぞれの利点，欠点を知り自身のスタイルを確立していく，あるいはオプションを加えていくのに役に立てば幸いである。また，難しい症例への対応，解剖学的な知識なども盛り込んでいる。Salvage という位置付けとしたカニュレーション困難例に対するテクニックも同様に手技・デバイスのさまざまな種類を勉強していただきたい。一方，プレカットは，エキスパートのみが施行しているのが通常であり，誰でもが施行できる

わけではない。若手からベテランまでがみんなで一緒に手技を施行している本邦の大学病院や基幹病院のスタイルではなかなか取り入れるのが難しい。エキスパートが単独で手技を施行している施設にのみマッチするのかもしれないが，手技としてのメリットは大きいので，普及すべきと考えている。プレカットに関しては動画をお願いしているので参考となれば幸いである。

　次のパートは小腸内視鏡によるカニュレーションテクニックである。まずは再建術式の知識があり，小腸内視鏡そのものの挿入テクニックがあり，そしてカニュレーションのテクニックである。通常の ERCP でのテクニックをいかに応用できるか，そのためのスコープ操作や使用すべきデバイスなどは参考となると思われる。また，トラブルシューティングも必要な知識である。

　EUS ガイド下の手技もだいぶ普及してきた感はあるが，標準手技とはまだなっていないのが実感である。偶発症を避けながら手技を成功に導くのにはテクニック，知識が必要である。エキスパートの手技をみる機会は限られているが，動画があるものでは手技のイメージが湧くと思われる。勿論うまくいかないときに努力しているさまは編集されたビデオではなかなかみられないが，成功例のイメージをもっているかどうかも手技の成否にかかわってくるので，是非同様の症例にあたるときには繰り返し見てほしい。

　経皮的な治療も少なくはなったとはいえ，もっておきたいテクニックである。内視鏡的な手技がうまくいかないときに内科医ができる salvage は PTBD 関連手技である。今回は PTBD 開発の歴史についても執筆をお願いしている。また，胆管が細くて難しい症例への対応，教育やカテーテルの固定の仕方など，多くの必要な知識を網羅している。EUS ガイド下手技に役に立つことも多いと考えられるので，interventional EUS を志している方も必読である。

　最後の章は，アクセスルートの確保に必要な手技と

Introduction
Hiroyuki Isayama
1）順天堂大学医学部消化器内科（〒 113-8431 文京区本郷 3-1-3）

知識であり，EST や瘻孔形成について取り上げている。ランデブーテクニックにかかわる知識も必要である。多くの手技を網羅した大辞典と銘打っているので，biliary access のすべてを盛り込んだ企画を立て，もっとも適切と思われる医師に執筆をご依頼した。か

つてないボリュームの本特大号が，読者の皆様の手技の改善，困ったときの引き出しとなり，患者さんの治療に貢献し，不幸な偶発症に苦しむ患者さんの数が少しでも少なくなることを願って序文としたい。

*　　　*　　　*

特集

Biliary access 大辞典

I. 手技の背景・歴史・コンセプト

経乳頭的胆道アクセス

安田健治朗[1]

要約：十二指腸乳頭を介した胆道へのアクセスは生理的ルートを介したアプローチ法としてその中核手技として評価される。ERCP・EST の開発や多くのデバイスの開発によって胆道全体が経乳頭的アプローチの対象となっている。胆道内の内視鏡による直接観察や胆道内での超音波走査が可能となっている。また，経乳頭的アプローチによる胆道結石の除去や胆道狭窄の解除に広く用いられている。しかしながら，経乳頭的アプローチのみですべての臨床例に対応できることはなく，経皮的・経消化管を介したアクセス法と併せて，胆道疾患に対応することが重要である。

Key words：ERCP, EST, interventional ERCP, biliary tract

はじめに

　胆汁の生理的流出路が十二指腸主乳頭であることを考えれば，胆道へのアプローチに十二指腸乳頭を介して行うことは極めて自然である。勿論，経乳頭的アクセスが必ず可能というわけではないため，他のオプションも準備されるべきである。それが，経皮的に胆道を穿刺してアプローチする手技であり，EUS で消化管壁を通して胆管穿刺しアプローチする手法である。

　経乳頭的アクセスは内視鏡的に十二指腸乳頭を介して胆道を造影することによって胆道病変の診断を行った内視鏡的逆行性胆膵管造影法（endoscopic retro-grade cholangio-pancreatography：ERCP）からはじめられた。

　ここでは胆道へのアクセス法として今日，その中心となる経乳頭的な胆道アクセスについて述べる。

Trans-papillary Access to Biliary Tract
Kenjiro Yasuda
1) 京都第二赤十字病院消化器内科（〒 602-8026 京都市上京区釜座通丸太町上ル春帯町 355-5）

I. 経乳頭的胆道アクセスの歴史的背景

　胆道へのアプローチは，経口的胆嚢造影や経静脈的胆道造影検査に加え，経皮的胆道造影によって行われてきた[1,2]。また，経皮的胆道ドレナージ術から経皮的胆管鏡へと発展していった[3]。

　一方，内視鏡的に十二指腸への挿入の可否や乳頭観察が話題となったのは1960年代である。今日では極めて一般的となった内視鏡による経乳頭的胆道アプローチは1968年の McCune にはじまる[4]。ただし，本格的な経乳頭的アプローチは，内視鏡による十二指腸挿入が確実にでき，胆膵管の造影が比較的容易にできるようになった1969年の十二指腸用内視鏡の開発[5,6]以降であろう。その後 ERCP と名付けられた経乳頭的胆道アクセス法が，今日の胆膵内視鏡の中核手技として活用されるようになっている。造影剤の選択や十二指腸乳頭へアプローチするための内視鏡の改良やカニューラの開発によってERCPの手技は広く普及していった。

　1973年にはERCP手技に基づき，今日の治療内視鏡の中心となる EST（内視鏡的乳頭括約筋切開術，endoscopic sphincterotomy）が開発され[7,8]，その後の経乳頭的内視鏡処置として多彩な手技の開発へつながっていった[9]。勿論，十二指腸乳頭の胆膵管開口部の形状

表 1 Interventional ERCP（biliary tract）

1）ERCP：X 線画像診断，胆汁細胞診
2）EST（endoscopic sphincterotomy，内視鏡的乳頭括約筋切開術）：胆管結石除去，生検診断，その他処置の基本手技
3）EPBD（endoscopic papillary balloon dilatation，内視鏡的乳頭バルーン拡張），EPLBD（endoscopic papillary large balloon dilatation）：EST と同じ
4）POCS（per-oral cholangioscopy，経口的胆道内視鏡）：胆管，胆嚢内視鏡診断，NBI 観察，生検
5）IDUS（intra-ductal ultrasonography，管腔内超音波断層法）：胆管壁評価，診断
6）Magnifying endoscopy，超拡大内視鏡（confocal laser endomicroscopy，endocytoscopy）
7）Stenting：胆管，胆嚢ドレナージ
8）Ablation（アルコール注入，ラジオ波・レーザー焼灼）：胆管腫瘍

は一定ではなく，ERCP や EST の成功をめざした乳頭形状や開口部の解析が行われ臨床の場で役立っている[10]。また，胆管深部挿管のためにガイドワイヤー法や膵管ガイドワイヤー法などいろいろな工夫が行われてきた。ガイドワイヤーやステントなどの改良によって胆管へのアプローチに限らず，胆嚢へのアプローチも可能となり，今日の経乳頭アクセスによる全胆道へのアプローチが可能となった。

Ⅱ．Interventional ERCP

ERCP は胆道疾患の X 線造影画像診断として開発されたが，加えて，胆汁細胞診による組織病理診断も可能である。EST の開発によって今日では多くの経乳頭的アプローチが ERCP 派生手技として活用され，interventional ERCP として多岐にわたる胆膵内視鏡処置を可能としている（表1）。胆道は管腔臓器であることからさまざまな機器の挿入や処置が可能となっている。その詳細はこの特集の各論に漏れなくあげられているので参考にしていただきたい。

Ⅲ．経乳頭的胆道アクセス法のコンセプト

胆膵内視鏡の中核となる経乳頭的アプローチは生理的経路をアクセスルートとして活用することである。十二指腸乳頭への処置は必要であるが，他の手法に比べて新たなルートを創る必要がない。これが，経乳頭的ルートの最大の特徴である。ただ，胆道へのアクセスに伴って膵への影響が不可避でもあるため術後の膵炎の発生が問題となる。頻度が低いとはいえ，まれに致死的となる膵炎の発生が大きな hazard となる。術後の膵炎を予防するための膵管ステントの留置などさまざまな取り組みがなされ，一定の効果は出ているが完全ではない。

生理的，解剖的にもっとも理屈に合い，幅広い手技の可能な経乳頭的アクセスによってより安全に目的と

する処置を完遂できるように，術者の技量の向上も含めて医療チームの研鑽が求められ，臨床に取り組むべきと考えている。

Ⅳ．経乳頭的胆道アクセスの障害となる要素

ERCP はまず，十二指腸乳頭を内視鏡下に観察し，乳頭開口部からカニューラを挿管して造影剤やガイドワイヤーを入れることからはじまる。このため，経乳頭的な胆道へのアプローチの成功にはいくつかの障害となる要素が存在する。

内視鏡的胆道アクセスの中心となる経乳頭的アプローチができない場合は，おおよそ以下の状態に集約することができる。

1）腫瘍浸潤により内視鏡を十二指腸乳頭まで挿入できない
2）術後再建腸管のため十二指腸乳頭まで到達できない
3）十二指腸乳頭から胆道へのカニュレーションができない

があげられる。

この状況は 1）を除いてかなりの症例で経乳頭的アクセスが可能となってきている。すなわち，2）については，バルーン内視鏡の登場で従来乳頭へのアプローチができなかった症例で，経乳頭的アクセスが可能となってきた。また 3）については，通常の ERCP で胆道挿管のできなかった症例で，ガイドワイヤー法，膵管ガイドワイヤー法や EST 付加によって経乳頭的胆道アクセスが可能となった。

おわりに

経乳頭的胆道アクセスが診断面，治療面で胆膵内視鏡の中心となることに疑問はない。ただし，胆膵内視鏡医として，一つのルート，一つの手技にこだわることなく臨床にあたることが，合併症を減らし目的とす

る手技を完遂することにつながると考えている。この
特集のすべての項目を理解し実践できれば，より確実
な胆膵診療ができるといえよう。

参 考 文 献

1) Carter RF, Saypol GM : Transabdominal cholangiography. J Am Med Association **148** : 253-255, 1952.
2) Atkinson M, Happey MG, Smiddy FG : Percutaneous transhepatic cholangiography. Gut **1** : 357-365, 1960.
3) 高田忠敬，小林誠一郎，山田明義，ほか：経皮経肝胆道ドレナージの経験と経皮経肝胆道生検，胆道鏡の試み．日消誌 **69** : 779，1972.
4) MacCune WS, Shorb PE, Moscovitz H : Endoscopic cannulation of the ampulla of Vater : a preliminary report. Ann Surg **167** : 752-756, 1968.
5) 大井　至 : Fiberduodenoscope（FDS-Lb）による内視鏡的膵管造影．日消誌 **66** : 880-883，1969.
6) Takagi K, Ikeda S, Nakagawa Y, et al. : Retrograde pancreatography and cholangiography by fiber duodenoscope. Gastroenterology **59** : 445-452, 1970.
7) Kawai K, Akasaka Y, Murakami K, et al. : Endoscopic sphincterotomy of the ampulla of Vater. Gastrointest Endosc **20** : 148-151, 1974.
8) Classen M, Demling L : Endoscopic sphincterotomy of the papilla of Vater and extraction of stones from the choledochal duct. Dtsch Med Wschr **99** : 496-497, 1974.
9) Nakajima M, Akasaka Y, Fukumoto K, et al. : Peroral cholangio-pancreatosocopy（PCPS）under duodenoscopic guidance. Am J Gastroenterol **66** : 241-247, 1976.
10) 猪股正秋，照井虎彦，斉藤慎二，ほか：ERCP の基礎とコツ/Pull 法によるスコープの挿入，選択的カニュレーションの基本手技，カニュレーション困難例に対する工夫．消内視鏡 **17** : 1768-1776，2005.

* * *

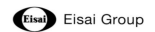

消化器疾患の患者さまの笑顔。
そんな、
いい絵を描きたい。

消化器疾患で苦しむ人たちの
幸せに生きたい。
自分らしくありたい。
その思いにしっかり応える
私たちでありたい。
EAファーマは、
そんな未来の実現に向けて
進んでいきます。

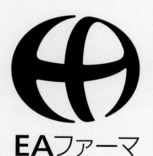

EAファーマ

EAファーマは、
エーザイグループの消化器事業と
味の素グループの消化器事業を統合・設立した
製薬会社です。

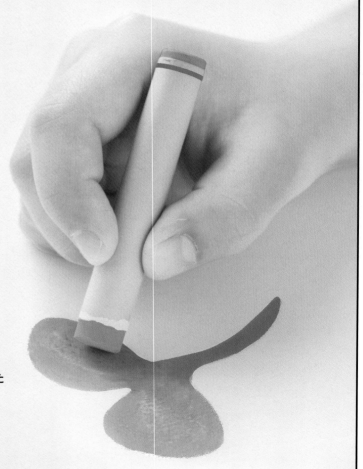

EAファーマは、消化器のスペシャリティ・ファーマです。

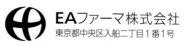

EAファーマ株式会社
東京都中央区入船二丁目1番1号
http://www.eapharma.co.jp/

特集

Biliary access 大辞典

Ⅰ. 手技の背景・歴史・コンセプト

経皮的 biliary access

高田　忠敬[1]

要約：1967 年に私が医師となった時代は，医療機器，診断法，治療手段の不備のため，黄疸や胆管炎の手術成績は極めて悲惨で，早期診断と胆道減圧術が望まれていた。Echo，CT，ERCP も存在しなかった。私は，せめて黄疸だけでもとれないかと PTC や PTCD/PTBD の開発に取り組んだ。X 線撮影下に一歩一歩，壁を乗り越え工夫してきた経過を解説する。①PTC：課題は，安全・確実な胆道穿刺であり，22 ゲージ穿刺針，X 線撮影下の肝内胆管穿刺が一般化した。②PTCD/PTBD：needle-catheter 方式による one-step method や，PTC 後の two-step method が当初試みられていたが blind puncture のために穿刺成功率が低い難点があった。人体は 3 次元構造だが，X 線撮影は 2 次元像で「深み・厚さ」の情報がないことが問題であった。そこで，PTC で得られた胆管像の直上から穿刺することで「厚み」を解決したのが，"影像下直達法"である。この方式により，黄疸はもとより重症胆管炎の治療成績は大きく向上し広まった。③PTCD/PTBD から経皮的胆道内視鏡・胆道生検への応用に広がった。

Key words：PTC, PTCD, PTBD, PTCS

序

　1967 年に，私は外科医として出発した。この時代は，医療体制が今では考えられない程レベルが低かった。検査体制は，現在のような優れた診断機器が調っていないことや，臨床医療分野では，明確な診断基準がなく，患者の生命予後を改善するための治療指針が存在していなかった。

　消化器病領域では，黄疸や胆道感染症は，患者の生命予後を大きく左右する重要課題であった。黄疸が，外科的黄疸か，肝炎などの内科的な黄疸かの鑑別は大変難しかった。胆道感染症では，胆管炎か胆囊炎かの区別さえも困難な状況だった。例をあげると，黄疸の鑑別には，血液検査では困難で，クールボアゼア徴候

Percutaneous Biliary Access
Tadahiro Takada
1) 帝京大学名誉教授（〒 173-8605 板橋区加賀 2-11-1）

の有無でしかできない状況であった。画像診断でも，超音波検査，CT，MRI もなく，内視鏡検査でも ERCP も存在していない時代だった。そのような状況下で，黄疸の確定診断がなかなかできず長期に黄疸症例を放置し，肝不全や胆道感染症を併発し吐血や腎不全を合併し，のた打ち回るようにして死亡していく患者を，私は何例もみてきた。さらに，その時代の黄疸合併症例の手術死亡率は，high volume center でさえ 30〜50％ と高かった。私は，早期の確定診断法の確立とともに，せめて黄疸だけでもとれないか，と考え続けてきた。それが，PTC，PTCD（PTBD）への道につながった。

Ⅰ. 経皮的胆管造影（PTC）

　PTC は，1937 年に，Huard and Du-Xuan-Hop[1]，1952 年に，Carter RF, Saypol GM[2]，1962 年の Glenn[3] や Arner O[4] などの論文があるが，一般的にはならなかった。ただし，Glenn や Arner らが記載した X 線撮影テレビの導入は，その後の PTC の発展に大

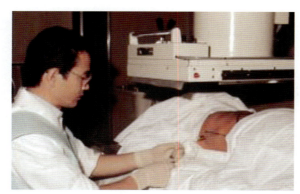

図 1　X 線造影下での PTC 穿刺

きく寄与している（図 1）。

　私は，学生時代に見学した手術直前に行っていた経皮的胆嚢穿刺造影を思い出した。一般的に行えるようになるには，合併症を心配して手術直前に行うのではなく，ルーチンに行えることが必要だと考え，その準備をはじめた。

　PTC 穿刺の合併症には，施行後の胆汁漏出があるので，まず，細い穿刺針の開発を TOP 社に依頼した。細いが，しっかりしている 22 G 針を主体にした。肝炎などの感染を広めないために，ディスポーザブルの穿刺針を作製した。

　穿刺では，肝内胆管を穿刺する方法を工夫した。穿刺部位は，右第 7 肋間か，第 8 肋間からにした。X 線撮影透視下でみて，針が肋骨横隔膜下にかかるならば，第 8 肋間とし，透視台から 10〜13 cm を穿刺部位とした。要は，細い針で，中腋下線から 0.5〜1 cm 上を選んでもいる。その後の経験と研究で[5]，腹厚と穿刺部位の決定が，より明確になった。穿刺目標は，肝管合流部をめざした[6]。

II．経皮的胆道ドレナージ（PTCD/PTBD）の歴史的背景

　PTCD（PTBD）の歴史的背景は，安全に行える PTC の開発・進歩が大きく関係している。1956 年 Remolar[7] が PTC に際して，金属針の代わりに，針にポリエチレンカテーテルを被せて胆管穿刺を行うことにより胆管穿刺後の腹腔内への胆汁漏出を予防しうることと，黄疸軽減や抗生剤注入など治療面への応用を示唆した。1961 年 Kaplan[8] が，金属針を通してポリエチレンチューブを胆管内に挿入し，48 時間の持続的胆道ドレナージに成功したのがはじめである。

　その後，X 線撮影テレビの導入とともに，テフロンまたはポリエチレンチューブを穿刺針に被せた，いわゆる，needle-catheter の利用が行われるようになり，胆管造影後，可能な限りチューブをそのまま留置し，一時的な胆汁外瘻とするようになった。これが，同時法 one step method とよばれるものである[4,9〜22]。

　しかし，同時法は，blind puncture であるうえに，太い穿刺器具を用いるために，胆管穿刺率が低く，安全性の面でも問題があった。PTC では，細い穿刺針の使用が安全で，胆管穿刺率も高く，必ずしも手術を前提としないでも行いうる検査法として定着してくるに従い[5,23〜25]，needle-catheter 方式は消滅した。

　しかしながら，黄疸患者に対する重要な非開腹的治療法として PTCD（PTBD）の研究は，依然として続けられていた。

　課題は，明確となった：いかに blind puncture を克服するかであった。

　この blind puncture の部分をより少なくする方法として二段階法（two step puncture）を Glenn[3] が提唱した。PTC は細い穿刺針で行い，胆管ドレナージは，改めて needle-catheter 方式を用いるものである。

　さらに，胆管内へのチューブの挿入や留置にも工夫がなされた。従来のように，胆管穿刺部位にそのまま留置するのでは，体動や呼吸性移動などで挿入したチューブの胆管外逸脱が容易に起こり，胆道ドレナージが無効になるだけでなく，胆汁漏出，胆汁性腹膜炎を起こす恐れがあった。それに対しての臨床研究や肝内胆管の X 線解剖学的な研究がなされてきた。対応策として，挿入したチューブを胆管内の深部に送り込み留置することで対処しうることが明らかになってきた[26]。また，胆管深部にチューブを送り込む方法にもさまざまな工夫がある。Kaplan[8] は，穿刺針を通して，ポリエチレンチューブを送り込む方法，Molnar[27]，Ukai[28]，打田[29]，Tylén[30] らは，ガイドワイヤーを用いる方法，小幡[31,32] は，外筒を通し，内筒を送り込む方法をとっていた。

III．PTCD（PTBD）の穿刺部位の問題点

　前記のように，胆管の穿刺方法やドレナージチューブの挿入や胆管内での留置についての工夫はなされてきた。しかし，もっとも大きな問題として，PTCD（PTBD）の穿刺部位が，胆管ドレナージ穿刺における blind puncture の問題として残っていた[32〜34]。それまで二段階法でのドレナージ穿刺は，多くは，PTC と同様の右側胸壁から行われていた。問題は，PTC からは，胆管の走行や閉塞，分布，拡張度を知り得ても，胆管の深さ・厚み（腹壁あるいは，背中の X 線撮影台

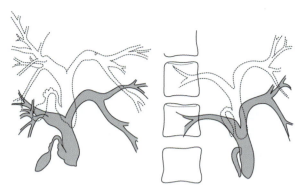

図2 胆管も呼吸性移動があり，位置が変わる
（文献6より引用改変）

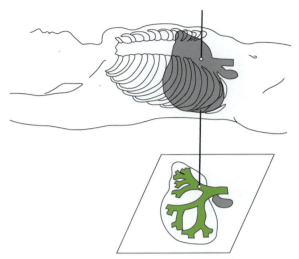

図3 影像下直達法による胆管穿刺造影法の原理
（文献6より引用改変）

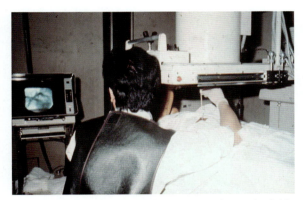

図4 X線撮影像を見ながらのPTCD（PTBD）穿刺

から胆管までの距離）に関する情報を得ることができず，PTC後に引き続き行われる胆管ドレナージの穿刺が成功するかどうかは，神に祈るしかないほど難しかった。なかでも，これまで知られていなかったことは，図2に示したように，胆管も肝臓と同じく呼吸性に移動し，最初のPTCに成功しても呼吸性移動に伴い胆管も移動するので，PTCでの穿刺部位の高さでのドレナージ穿刺が成功するとは限らない。それが，一般のPTCD（PTBD）の穿刺での問題点であった。また，あらかじめ移動した胆管を穿刺する方法ができなかったことも問題で穿刺不成功が多くにみられ，再穿刺，再再穿刺が必要となる例も少なくなかった。

私も，この問題に悩んだ一人であった。そこに，ある先輩から，（経皮的胆嚢穿刺で有名で，その後PTCの開発を先発をしている）ある大学でPTCD（PTBD）を工夫しているとの情報を得た。すぐ，その大学のX線撮影チームのリーダーにお願いし，その大学のX線室に伺って，手術直前の検査の一環としてのPTCD（PTBD）の実践を見学した。通常のPTC施行後に，同じく右側胸壁から，カテーテルを被せた穿刺針を用いての穿刺を行っていた。1回目の穿刺は不成功で，カテーテルを側胸壁に残して針を抜いた。この方法を，4回施行したが，いずれも不成功で，ただ，4本のポリエチレンのカテーテルが患者の右側胸壁に刺さったままで終了した。

私は，すぐに"ピン"ときた。名人といわれる医師が，4回も穿刺しても，穿刺が成功しないのは，"技術的な問題ではなく，X線撮影原理に沿った穿刺法の開発が必要"と感じて，「全く新しい発想が浮かんできた」。それは，通常行われている横腹からのPTCD穿刺ではなく，胆管像の真上（X線透視下に）から穿刺したらどうかという今までにない発想であった。その根拠は，X線造影の原理に関係している。人体は，「3次元構造」であるのに，PTCで造影された胆管像は，2次元像（平面像）で，「深み：厚さの情報」は得られない。厚みの情報がないままに，その造影像を頼りに再度，横腹から穿刺するのは，"山勘"で行っているようなものではないかと感じた。

そこで，「深み：厚さ」に関係がなく胆管ドレナージ穿刺ができる方法として考えたのが，PTC後の胆管像をX線撮影テレビで見ながら，胆管像の真上の腹部からの穿刺である（図3，4）。胆管の深さの情報は，PTC造影でのデータで，大体判断できる。穿刺のチャンスは，PTC後の胆管像をX線撮影で見ながら，図5のように，穿刺針（金属なので，明確に見える）と狙った拡張した胆管像が重なったところで，患者に呼吸を止めてもらい，一気に穿刺する。胆管に穿刺されると，その部の造影剤が少し排除されることでわかる。外套チューブを残して，針を抜くと胆汁が排出されてくる。続けて細いポリビニールチューブを内筒チューブとして胆管閉塞部直上まで，外套を通して挿入する

(図6)。内筒チューブから胆汁が排泄したら，外筒を皮膚に固定し，排液バッグに接続すれば完成である。この術式の名称を，影像下直達法と名付けた[35]。

ただ，「太い穿刺用の器具での穿刺なので，教室の医師たちからは，そんなことをすれば患者が死んでしまうということで，絶対ダメだと強い反対で拒否され穿刺のチャンスがなかった」。以後，周囲の医師達を順次説得し（黄疸の危険性とともに，黄疸を軽減することの重要性を述べ続けてきた），アングラ生活をしながら時期を待った[36]。時が来た。ある深夜，同期生（門脇　淳君）からの電話で呼び出され，放射線診断室で，PTCDの第1例に成功した。その後，センターでの空気が一変し，ドレナージの依頼が次々とくるようになったが，相変わらずの夜間診療（アングラ研究）が続いた。

この技術が市民権を得るのは，1972年に群馬県前橋市から，高熱を繰り返し，ショックになった黄疸患者（当時，解剖でしかわからなかったという多発性肝膿瘍を併発した急性閉塞性化膿性胆管炎：AOSC）が搬送され，その治療を，依頼された羽生富士夫教授が，手術をしたら死んでしまうから，そのような危険な患者は，高田にやらせろということで私に回ってきた（羽生富士夫：忘れぬ患者。メディカルトリビューンに掲載されている）。見事，PTCD（PTBD）の効果があり，症状改善とともに，その後，原因である総胆管結石の手術を無事受けて退院した[36]。世界ではじめての経験例であり，東京女子医大消化器病センターの中山恒明所長から，カンファランスで賞賛していただいた[37]。図7に示すように，後年，2012年には，シカゴにある国際外科学会のJapan Hall of Fameに銅板が飾られるに至っている。

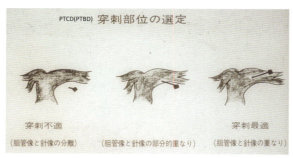

図5　影像下直達法による胆管穿刺のタイミング

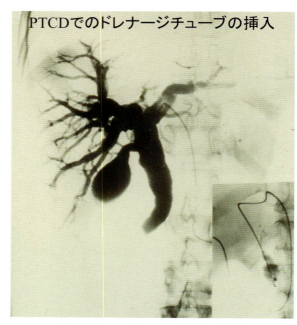

図6　PTCDチューブの挿入，留置

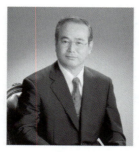
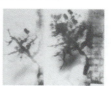
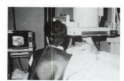

図7　Japan Hall of Fameでの掲示

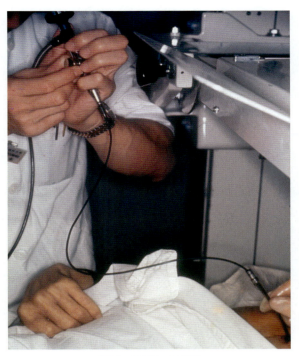

図 8　PTCS の実際

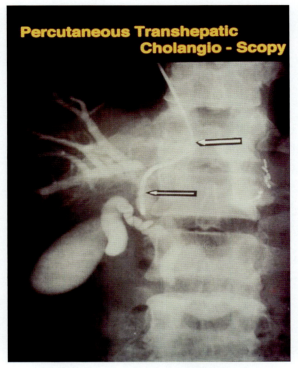

図 9　PTCS 施行の X 線撮影像

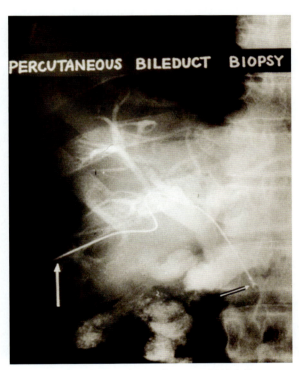

図 10　PTCD（PTBD）による胆管生検

Ⅳ．PTCD（PTBD）の内視鏡分野への応用

胆道閉塞の鑑別診断や胆道減圧・ドレナージとして用いられていたPTCD（PTBD）を，世界ではじめて経皮的胆管内視鏡（PTCS）に応用することができた（図8，9）[38]。これは，PTCD（PTBD）後，2週間ほどしてからの開腹手術で，体外から肝に穿刺してあるチューブの周囲が線維性の被膜に覆われていることに気付いたことからはじまる。そこで，カテーテルを抜いて，細径内視鏡（当時は，気管支鏡を用いた）を挿入して胆管内を直接観察した。引き続いて，生検鉗子を用いて，腫瘍部の biopsy（図10）を行った。

さらに，胆汁外瘻ではなく，内瘻化（図11）も行うようになった[39,40]。

消化管の内視鏡と同じように，一度，突破口が確保できれば，さまざまな診断ツールあるいは治療ツールが開発され，医療が進んでいく一つの見本と感じた。

Ⅴ．PTCD（PTBD）の「臨床応用」に触れて

閉塞性黄疸に対する術前 PTCD（PTBD）の効果を，手術死亡率をもとに，記載された論文でみて，術前の黄疸軽減の効果についてまとめてみた。各種の方法で行われていた（表1）（データには，non-randomized study と RCT のものがあるが，1976年時代には，まだ，日本ではRCTは，行われていないことを了解していただきたい）。海外の症例での，大きな問題は，安全な手技がないことによる complication が多く，緊急手術になってしまう症例が多いことでバラバラの成績になって preoperative percutaneous biliary drainage

の意義については，日本のようには，明確な判断ができない。

おわりに

Biliary access とのテーマなので，記載した内容のほとんどは，私自身が行ってきた 1967 年から 1985 年頃までのものである。私も，1978 年以降は超音波下での穿刺を行っているが，それらの分野の執筆者は，すでに決まっているので，私自身が獅子奮迅の努力をして作り上げたものを，今回，記載させていただいた。

大切なことは，医療も同じく，「時代の子」であり，

図 11 内瘻化

新たな機器や治療薬や治療法の出現により進化していくものといつも感じている。したがって，その時代で，もっとも目的に沿うもので，かつ，患者のために安全で，最適と考える方法を模索していくことが重要だと，長い研究生活から提言したい。その意欲と，明確な目的への道が，世のなか，とくに，周辺医療環境・技術を動かして，目標にむかっての新たな進歩と発展が出てくるものと信じている。

最後に付け加えると，PTCD，PTBD のいずれも和製英語である。PTBD は，日本での用語委員会が提案したものである。かつては，経皮的な胆道ドレナージを，欧米では，PTD と称していた論文もあった。

私の半世紀余りのスローガンは，「胆道の夜明けを見たい」ということで，努力してきた。

皆様の力強い努力と才能で，この分野が一層発展することを願っている。

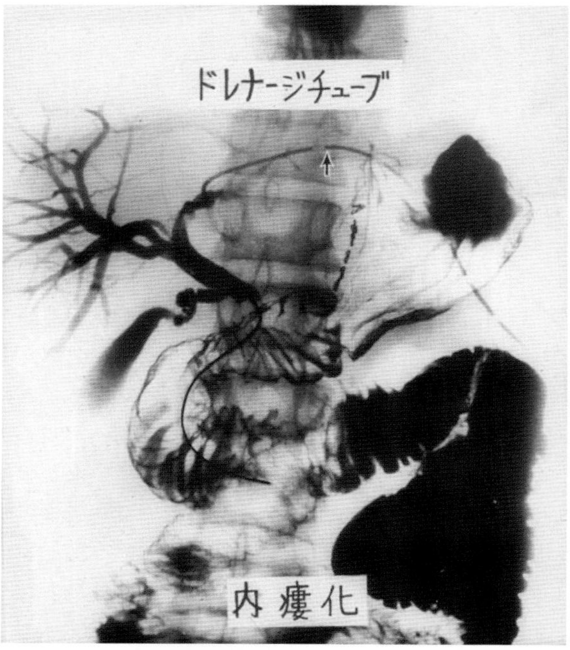

参 考 文 献

1) Huard P, Du-Xuan-Hop：Transhepatic bile duct puncture. Bull Soc Med Chir Indocine **15**：1090-1110, 1937.
2) Carter RF, Saypol GM：Transabdominal cholangiography. JAMA **148**：253-255, 1952.
3) Glenn F, Evans JA, Mujahed Z, et al.：Percutaneous transhepatic cholangiography. Ann Surg **156**：451-460, 1962.
4) Arner O, Hagberg S, Seldinger SI：Percutaneous transhepatic cholangiography：puncture of dilated and non-dilated bile ducts under roentgen television control. Surgery **52**：561-571, 1962.
5) 土屋幸浩：内科的胆管穿刺造影法．日消誌 **66**：438-455, 1969.

表 1 閉塞性黄疸に対する PTCD（PTGBD）の効果（欧文報告例より）

Ⅰ. Non-randomized Study		手術死亡率	
報告年度　　報告者	PTCD (PTGBD)（＋）	PTCD (PTGBD)（－）	文献
①1976 年　Takada	6%	28%	[41]
②1978 年　Nakayama	8%	28%	[42]
③1981 年　Denning	16%	25%	[43]
④1982 年　Norlander	18%	33%	[44]
⑤1984 年　Ellison	28%	60%	[45]
⑥1984 年　Gobien	12%	30%	[46]
⑦1984 年　Gundry	4%	20%	[47]
Ⅱ. Randomized Study		手術死亡率	
報告年度　　報告者	PTCD (PTGBD)（＋）	PTCD (PTGBD)（－）	文献
⑧1982 年　Hatfield	14%	15%	[48]
⑨1984 年　McPherson	32%	19%	[49]
⑩1985 年　Pitt	8%	5%	[50]
⑪1985 年　Smith	8%	20%	[51]

6) 高田忠敬：図解　経皮的胆管ドレナージ（著書）．28-29, 医学書院, 1978.

7) Remolar J, Katz S, Rybak B, et al.：Percutaneous transhepatic cholangiography. Gastroenterology 31：39-46, 1956.

8) Kaplan AA, Traitz JJ, Mitchell SD, et al.：Percutaneous transhepatic cholangiography. Ann Intern Med 54：856-869, 1961.

9) Dodd GD：Percutaneous transhepatic cholangiography. Surg Clin North Am 47：1095-1106, 1967.

10) Fleming MP, Carlson HC, Adson MA：Percutaneous transhepatic cholangiography：the differential diagnosis of bile duct pathology. Am J Roentgenol Radium Ther Nucl Med 116：327-336, 1972.

11) Göthlin J, Transberg KG：Complications of percutaneous transhepatic cholangiography（PTC）. Am J Roentgenol Radium Ther Nucl Med 117：426-431, 1973.

12) Kaude JV, Weidenmier CH, Agee OF：Decompression of bile ducts with the percutaneous transhepatic technic. Radiology 93：69-71, 1969.

13) Koch RL, Gorder JL：Bile-Blood fistula；A complication of percutaneous transhepatic cholangiography. Radiology 93：67-68, 1969.

14) 栗山　洋, 阪本俊一, 鵜飼　卓, ほか：経皮経肝胆管内挿管の治療的応用について. 外科 33：1367-1370, 1971.

15) Carvalho HP：Percutaneous transhepatic cholangiography. Am J Gastroenterol 47：113-123, 1967.

16) Myers RN, Deaver JM, Birkhead NC, et al.：Percutaneous transhepatic cinécholangiography. Am J gastroenterol 46：28-33, 1966.

17) Ozdemir AI, Lancaster JR：Percutaneous transhepatic cholangiography. Arch Surg 103：684-687, 1971.

18) Ritchie GW, Jackson DC, Eaglesham H：Percutaneous transhepatic cholangiography：experience with 54 cases. Can Med Assoc J 100：110-116, 1969.

19) Shaldon S, Barber KM, Young WB：Percutaneous Transhepatic Cholangiography. A modified technique. Gastroenterology 42：371- 379, 1962.

20) Turner FW, Costopoulos LB：Percutaneous transhepatic HOLANGIOGRAPHY：a study of 115 cases. Can Med Assoc J 99：513-521, 1968.

21) 綿貫重雄, 窪田博吉, 福島元之, ほか：経皮的肝内胆管ドレナージについて. 日消誌 63：1299-1300, 1966.

22) Zinberg SS, Berk JE, Plasencia H：Percutaneous transhepatic cholangiography：its use and limitations. Am J Dig Dis 10：154-169, 1965.

23) 窪田博吉：経皮的胆道造影法. 胃と腸 5：423-431, 1970.

24) 大藤正雄, 土屋幸浩, 大野孝則, ほか；経皮的胆管穿刺造影法—内科的応用について—. 日臨 27：2798-2804, 1969.

25) 李　元琳：経皮的胆道造影法特に肝内胆管穿刺法の研究. 日本医放会誌 30：216-255, 1970.

26) 高田忠敬：影像下直達法による経皮的胆管ドレナージの研究. 日消外会誌 9：791-803, 1976.

27) Molnar W, Stockum AE：Relief of obstructive jaundice through percutaneous transhepatic catheter- A new therapeutic method. Am J Roentgenol Radium Ther Nucl Med 122：356-367, 1974.

28) Ukai T, Oshima S, Kuriyama H, et al.：A new device for external biliary drainage using percutaneous transhepatic cholangiography. Med J Osaka Univ 22：85-95, 1971.

29) 打田日出夫, 黒田知純, 中村仁信, ほか：経皮的胆管ドレナージとその内瘻化—特に手技と経時的造影の診断的価値. 日本医放会誌 35：53-67, 1975.

30) Tylén U, Hoevels J, Vang J：Percutaneous transpatic cholangiography with external drainage of obstructive biliary lesions. Surg Gynecol Obstet 144：13-18, 1977.

31) 小幡五郎：経皮的胆管ドレナージについて. 日獨医報 17：48-61, 1972.

32) 小幡五郎：経皮経管胆管ドレナージ. 日臨外会誌 35：404-414, 1975.

33) 石川羊男, 嵯峨山徹, 岸本孝博, ほか：経皮経肝的胆道 drainage 法の実際. 日臨外会誌 37：458-467, 1976.

34) 板谷博之：急性閉塞性化膿性胆管炎. 日本医事新報 2720：16-20, 1976.

35) 高田忠敬, 小林誠一郎, 山田明義, ほか：閉塞性黄疸に対する経皮的肝内胆管ドレナージによる黄疸軽減法について—経皮的胆道鏡検査法にもふれて—. 東女医大誌 42：692-700, 1972.

36) Takada T, Hanyu F, Mikoshiba Y, et al.：Severe choledochocholangitis causing numerous cyst-like hepatic abscesses. Int Surg 59：180-182, 1974.

37) 高田忠敬：肝臓を針で刺す—若き獅子の時—. 1-9, 医学図書出版, 2006.

38) Takada T, Suzuki S, Nakamura M, et al.：Percutaneous transhepatic cholangioscopy as a new approach to the diagnosis of the biliary diseases. Gastroenterol Endosc 16：106-111, 1974.

39) Uchida H, Kuroda C, Nakamura H, et al.：Percutaneous external and internal drainage of biliary tract with special reference to technique and diagnostic evaluation of follow-up cholangiography. 日本医放会誌 35：53-67, 1975.

40) Takada T, Uchida Y, Yasuda H, et al.：Conversion of percutaneous transhepatic cholangiodrainage to internal drainage in obstructive jaundice. Jpn J Surg 7：10-17, 1977.

41) 表1① Takada T, Hanyu F, Kobayashi S, et al.：Percutaneous transhepatic cholangial drainage：direct approach under fluoroscopic control. J Surg Oncol 8：83-97, 1976.

42) ② Nakayama T, Ikeda A, Okuda K：Percutaneous Transhepatic Drainage of the Biliary Tract：tech-

nique and results in 104 cases. Gastroenterology **74**：554-559, 1978.

43) ③ Denning DA, Ellison EC, Carey LC：Preoperative percutaneous transhepatic biliary decompression lowers operative morbidity in patients with obstructive jaundice. Am J Surg **141**：61-65, 1981.

44) ④ Norlander A, Kalin B, Sundblad R：Effect of percutaneous transhepatic drainage upon liver function and postoperative mortality. Surg Gynecol Obstet **155**：161-166, 1982.

45) ⑤ Ellison EC, Van Aman ME, Carey LC：Preoperative transhepatic biliary decompression in pancreatic and periampullary cancer. Word J Surg **8**：862-871, 1984.

46) ⑥ Gobien RP, Stanley JH, Soucek CD, et al.：Routine preoperative biliary drainage：Effect on management of obstructive jaundice. Radiology **152**：353-356, 1984.

47) ⑦ Gundry SR, Strodel WE, Knol JA, et al.：Efficacy of preoperative biliary tract decompression in patients with obstructive jaundice. Arch Surg **119**：703-708, 1984.

48) ⑧ Hatfield AR, Tobias R, Terblanche J, et al.：Preoperative external biliary drainage in obstructive jaundice. A prospective controlled clinical trial. Lancet **2**：896-899, 1982.

49) ⑨ McPherson GAD, Benjamin IS, Hodgson HJ, et al.：Preoperative percutaneous transhepatic biliary drainage；The results of a controlled trial. Br J Surg **71**：371-375, 1984.

50) ⑩ Pitt HA, Gomes AS, Lois JF, et al.：Does preoperative percutaneous biliary drainage reduce operative risk or increase hospital cost? Ann Surg **201**：545-553, 1985.

51) ⑪ Smith RC, Pooley M, George CR, et al.：Preoperative percutaneous transhepatic internal drainage in obstructive jaundice：a randomized, controlled trial examining renal function. Surgery **97**：641-648, 1985.

*　　*　　*

特集

Biliary access 大辞典

Ⅰ．手技の背景・歴史・コンセプト

EUS ガイド下 biliary access

藤田　直孝[1]

要約：EUS ガイド下 biliary access は，今世紀に入り第 4 の胆道へのアクセス確立法として登場した。必ずしも十分な専用処置具の供給のないなか，臨床応用の可能な手技と評価され，経乳頭的な胆道へのアプローチ困難例を中心に実臨床でも採用されるに至っている。本稿では，EUS ガイド下 biliary access 開発の背景，コンセプト，手技的なバリエーション開発の歴史，予想される今後の展開について解説した。

Key words：EUS, interventional EUS, EUS-guided biliary drainage, EUS-guided biliary access

Ⅰ．手技の背景・コンセプト

　胆道へのアクセスの確立法としては，歴史的に外科手術，経皮的，経乳頭的な胆道へのアプローチが先行し，21 世紀に入りこれらに続いて登場したのが EUS ガイド下の胆道アクセス確立である。

　従来の胆道へのアクセス法にはおのおの限界や解決すべき点が存在した。主なものをあげると，外科手術ではその侵襲性，経皮的では侵襲性とチューブおよび胆汁の管理，経乳頭的では術後膵炎の問題および乳頭到達不能例，選択的胆管挿管不能例の存在などである。

　一方，EUS では肝内胆管，肝外胆管を消化管から至近距離で描出，観察することが可能である（図 1）。また，観察点（消化管）から観察対象（胆管）までの間に構造物が介在するか否かも評価することができる。さらに，観察点から数 cm の距離にある対象物を穿刺することも，超音波画像下に高い精度をもって実施可能である。ドレナージ術としては，外瘻術として施行することも技術的には可能であるが，基本的に内瘻術

として施行され，肝内胆管から消化管へ，肝外胆管から消化管へ（図 2）と，胆汁は生理的ルートを流れるべく機能し，チューブ管理が不要である。

　このような特徴を背景に，次項に示すように経乳頭的な内視鏡的胆道アプローチ困難例を克服すべく EUS ガイド下胆道アクセス確立術が登場した。

Ⅱ．開発の歴史

　関連手技の開発の先駆けとなったのは日本人研究者の業績である。Harada ら[1]は 1995 年，膵石症を有する 48 歳の幽門輪温存膵頭十二指腸切除後の男性例に対し，EUS ガイド下膵管穿刺造影を施行し報告した。翌 1996 年，Wiersema ら[2]は内視鏡的逆行性胆管膵管造影（ERCP）不成功 10 例に対し EUS ガイド下胆管穿刺造影を試み，7 例で成功したことを報告した。これらが基礎技術となり，胆管ドレナージ術，胆道アクセス確立術への展開をみた。

　2001 年，Giovannini ら[3]は ERCP 不成功の閉塞性黄疸を呈する膵頭部癌症例に対し，EUS ガイド下に 5 F の針状ナイフを用いて経十二指腸的に肝外胆管を穿刺し，胆管造影を行いガイドワイヤーを留置した。プラスティックダイレーターで瘻孔拡張を行った後，ガイドワイヤーとダイレーターを残して EUS スコープを抜去した。続いて，このガイドワイヤーとダイレー

EUS-guided Biliary Access
Naotaka Fujita
1）みやぎ健診プラザ（〒 984-0015 仙台市若林区卸町 1-6-9）

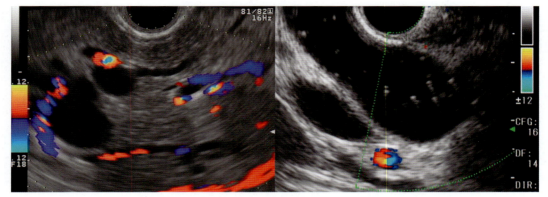

図1
a：胃からの肝内胆管の描出　カラードプラの併用で脈管と肝内胆管の区別は容易である。穿刺ルートに介在する構造物，血流の評価も簡単に行える。
b：十二指腸球部からの肝外胆管の描出　カラードプラの併用で門脈，肝動脈と胆管の区別は容易である。穿刺ルートに介在する他臓器のないこと，十二指腸壁と胆管の近位壁，遠位壁との距離も簡便に把握できる。

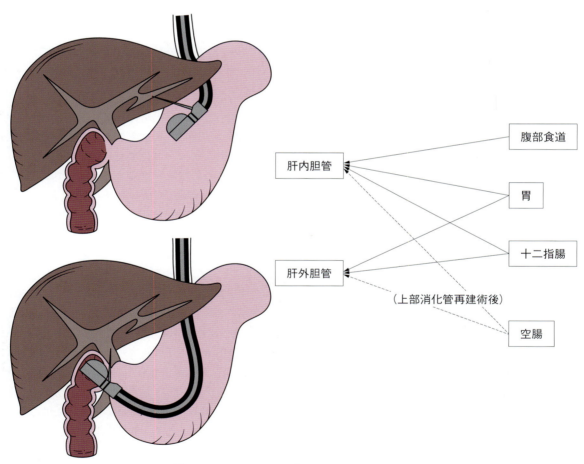

図2　EUSガイド下胆道アクセス確立のルート
介在する他臓器が存在せず，EUSガイドが安定して得られるスコープの位置取りができれば，さまざまなルートを選択することが可能である。

ターに十二指腸スコープを被せ十二指腸に挿入し，10FのプラスティックステントをLater留置した。この報告がEUSガイド下経十二指腸的肝外胆管ドレナージ術の最初のものである。

Burmesterら[4]は2003年，胃全摘Roux-en-Y再建後の42歳女性と67歳の消化性潰瘍に対するBillroth

Ⅱ再建術後の膵頭部癌男性例において，おのおの空腸からおよび残胃から左肝内胆管に，スコープを交換することなく胆管穿刺に引き続き one step でステントを留置することに成功したことを報告している。使用した器具はスコープは FG38UX (Hitachi/Pentax)，19 G の fistulotome と 0.025 インチのガイドワイヤー，8.5 F のプラスティックステントであった。同年，Giovannini ら[5]は 80 歳の胃癌術後（胃亜全摘）例において two step でプラスティックステントからメタリックステントに入れ替えた例を報告している。まず，19 G 穿刺針で左肝内胆管を経残胃的に穿刺，ガイドワイヤーを胆管に留置しトリプルルーメンニードルナイフをガイドワイヤーに被せこれで瘻孔拡張後，8.5 F のプラスティックステントを留置した。そして 20 日後にプラスティックステントを抜去，カバードメタリックステントに交換している。

ほぼ同時期に，胆管結石に対するアプローチも報告されている。2005 年 Püspök ら[6]は経十二指腸的に肝外胆管を穿刺し 3 本の 10 F プラスティックステント（スコープの入れ替え後），2 本の 7 F プラスティックステント（スコープの入れ替えなし）を留置し，おのおの 3 週間後，2 週間後にステントを抜去，胆管結石除去に成功したことを報告している。

また 2007 年には Baron ら[7]が，十二指腸を介して EUS ガイド下に胆嚢をドレナージする方法を報告している。彼らは 74 歳の切除不能肝門部胆管癌症例で，メタリックステント留置後に発症した急性胆嚢炎に対し EUS ガイド下に 19 G 穿刺針で胆嚢を穿刺し，ガイドワイヤーを留置，4 mm 径バルーンで拡張後，7 F のピッグテイルカテーテルを留置している。

EUS ガイド下胆管アクセスに関しては，これらの穿刺部位に直接ステントを留置する方法にとどまらず，さらなる展開が繰り広げられた。2004 年，Mallery ら[8]は EUS ガイド下胆管/膵管穿刺後，穿刺ルートを通じてガイドワイヤーを十二指腸乳頭から十二指腸腔に誘導し，このガイドワイヤーを利用して経乳頭的に ERCP の手法で胆管/膵管挿管を行う rendezvous 法を報告した。胆管狭窄 2 例，膵管狭窄例 4 例に対し胆管/膵管を穿刺しガイドワイヤーの十二指腸腔への誘導を試み，5 例でガイドワイヤーの胆管/膵管内留置に成功，3 例で狭窄を突破し十二指腸腔に誘導されたガイドワイヤーを利用して，経乳頭的に rendezvous 法によりステント留置に成功した（胆管 2 例，膵管 1 例）。彼らは EUS スコープに FG-32 UA/36 UA を，穿刺には 19 もしくは 22 G 針を，ガイドワイヤーには 0.018 もしくは 0.025 インチのものを使用した。経乳頭的に留

置された胆管ステントは自己拡張型金属ステントとのみ記載されている。

2008 年，Fujita ら[9]は幽門狭窄を呈する進行胃癌症例のリンパ節転移による閉塞性黄疸例に対して，antegrade stenting を行い報告している。すなわち，まず腹部食道を通じて左肝内胆管を EUS ガイド下に穿刺し，いったんプラスティックステントを留置した。瘻孔形成を待った後，この瘻孔を介してガイドワイヤーを肝内胆管から肝外胆管，Vater 乳頭を通じて十二指腸まで送り込み，デリバリーシステムをガイドワイヤーに被せ，中部肝外胆管狭窄部に uncovered のメタリックステントを留置している。このような二期的な留置からさらに，一期的な留置が 2010 年 Nguyen-Tang ら[10]により報告されるに至った。

EUS ガイド下胆管アクセス造設術に関する手技的な variation は，このように時代とともに広がりをみせ，最近では消化管術後症例における経空腸的な肝内胆管への穿刺，アクセスの確立，十二指腸から右肝内胆管を穿刺しアクセスを確立する手技[11]も報告されている。留置するステントについてもプラスティックステントから自己拡張型メタリックステント (SEMS) の選択肢が追加された。また対象疾患も，経乳頭的アプローチ困難な切除不能悪性胆道狭窄とすべきとの意見が多いものの，切除可能悪性胆道狭窄や良性胆管狭窄（肝移植後を含む術後腸管再建例，慢性膵炎例，胆管結石例，IgG4 関連疾患など）に対し施行した報告がみられている。この新技術が ERCP 不成功例に限って実施すべきなのかについては疑問も投げかけられてきており，2017 年には American Society for Gastrointestinal Endoscopy も Status Evaluation Report において EUS ガイド下胆道ドレナージと他の確立された方法との無作為化比較試験の実施を待望するに至っている[12]。

開発から普及までの経過で，EUS スコープから ERCP 用スコープへの入れ替えから EUS スコープ単独での完遂，プラスティックステントからカバードの自己拡張型メタリックステントへのシフトがみられてきた。この 2 点は，スコープの改良，具体的にはチャンネル径の大きな EUS スコープが使用可能になったことにより実現された。これによりスコープ交換時のガイドワイヤー逸脱のリスクがなくなり，また，逸脱防止の工夫が施されたメタリックのステントが利用可能になったことで，ステント逸脱のリスクの低減，留置後のステントと瘻孔との間隙からの胆汁漏出が防止されることとなり，偶発症の減少に貢献している。また，このスコープの普及は，いったん瘻孔の成熟を待つ必要のあった状況においても一期的なステント留置

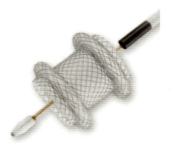

図3 同軸通電ダイレータ一体型のステントデリバリーシステム（Hot AXIOS®，ボストン・サイエンティフィック社）
通電穿刺に引き続きワンステップでステントの留置が可能である。

を可能にした．現在の道具立てでは，手技的にもっとも困難なステップは穿刺部の拡張である．とくに胆管炎の高度な場合の穿刺部胆管壁の拡張には難渋する．胆管穿刺に関してはEUS-FNA用とされる19 G穿刺針，通電タイプのニードルナイフや通電ダイレータなどが転用されてきた．これらを用いた穿刺に引き続き，安全確実な拡張をめざしいくつかの処置具の有用性が報告されている．これも近年，同軸通電ダイレータ一体型のステントデリバリーシステム（図3）の登場により一部は解決されようとしている．現在，EUSガイド下胆道アクセス造設に伴う偶発症発生率は10～30％と報告されている．手技的成功率を高め偶発症発生率を低減させ，さらに広く臨床で行われるようになるためには，いくつかの課題がある．しかし，課題を克服できた際には胆道へのアクセスにおけるパラダイムシフトを引き起こすであろうと予測される．

Ⅲ．new comerとして克服すべき課題

1．専用処置具の充実

これまで，EUSガイド下胆道アクセス確立に用いられる処置具は，内視鏡的経乳頭的胆管ドレナージ術用のものを転用することがもっぱらであった．本手技に特化したものではないため，十分な機能を備えたとはいいかねる処置具を用いざるを得ない状況も存在した．さらなる普及には，これまでのノウハウを詰め込んだ専用処置具の登場は必須といえ，逆に充足された際には先に述べたようにこの領域の診療にパラダイムシフトを起こすことが予見される．学産の連携のもとすみやかな開発が行われることを切望するところである．

2．適応

専用処置具の引き起こしうるインパクトを前項で述べたが，これが充実してくると適応を大きく変える可能性があり，今後の展開が注目される．最終的には，すべての胆管アクセスが必要な状況で，このEUSガイド下アプローチが第一選択（の一つ）となる可能性さえあると考えられる．Haraら[13]は，下部胆管狭窄による閉塞性黄疸18例に対しERCPの成否を問わずSEMSを用いてEUS-BDを施行する臨床試験を実施し，手技的成功率94％，成功例での臨床的奏効率94％と良好な成績を報告している．偶発症は限局性腹膜炎2例（11％）のみであった．また，Iwashitaら[14]は消化管再建術後の20例に対し，prospectiveにantegrade stentingを行い，95％の手技的成功率，臨床的奏効率を報告している．4例，20％に偶発症がみられ，軽症膵炎3例，軽度の発熱1例であった．経乳頭的胆道ドレナージも95％近い手技的成功率を達成するためには，おおよそ1/4の例で何らかのアドバンストテクニックを適用する必要がある．Precutなどのアドバンストテクニックの教育は困難なものであり，短期間に十分な症例数を経験することは至難で，learning curveも緩徐とならざるを得ない．一方，EUS-BDでは胆管へのアクセス（穿刺→アプローチの確保）は比較的容易で，Leeら[15]のカニュレーション不成功例でのsalvageとしてprecutとEUS-BDを比較した報告でもEUS-BDの良好な成績が示されている．さらに専用の処置具による一期的な瘻孔拡張・ステント留置システムが開発されれば，一層安全性の高い確実な手技となり得，加えて，時に治療困難となる膵炎と無縁であることは，術者，患者の双方にとって何よりの福音である．

術前ドレナージにおいてことさらEUS-BDを問題視する意見がある．たしかにこの場合には経乳頭的アプローチを置き換え第一選択となることはないであろう．しかし，患者を安全に手術するために術前の減黄がどうしても必要で，かつ経乳頭的アプローチが困難である場合，従来は経皮経肝的ドレナージが行われてきた．EUS下ドレナージは経皮経肝的ドレナージと（少なくとも）同等の安全性，確実性があることが知られている[16,17]．このことからすれば，前述のような状況ではEUS下ドレナージを否定する理由はないと考える．

3．Terminologyについて

この分野においては，terminologyに関し若干混乱がみられる．そもそも超音波内視鏡の英語表現が複数あることや，前述したように手技，経路が多彩であることなどがその要因と考えられる．EUSガイド下の手技であることを示す部分に限っても，endoscopic ultrasound-guided, endosonography-guided, EUS-cholangio-drainage, by echo-endoscopy, interventional EUS-guided, などが使われている。また，胆汁のドレナージを目的としたドレナージ術であるはずなのに anastomosis や ostomy が使われている。とくに十二指腸から肝外胆管を穿刺する場合，choledocho-duodenostomy（総胆管十二指腸吻合術）の用語を用いることは，EUS ガイド下の穿刺部位が総胆管となることは少なく，もっぱら総肝管が穿刺ルートとして選択されている現実からすると適切とはいいがたい。この混乱は我が国の保険診療にまで影響を及ぼした。当初，「超音波内視鏡下瘻孔形成術」として保険収載となったため，EUS ガイド下胆管ドレナージ術，膵管ドレナージ術をこの項目に該当するとして保険請求してよいかどうかが全国的に問題となった。その後の改定で，通知により膵仮性嚢胞，膵膿瘍とともに閉塞性黄疸が明記され，問題が解決された。今後，EUS ガイド下のアクセス確立に引き続き，留置されたステントや形成された瘻孔を通じて何らかの処置を施す診療が展開されることを予想すると，純粋なドレナージ術，その先の intervention をおのおの適正に表現し使い分けることは重要と考えられる。

EUS 下の胆道アクセス造設では診断から治療までを一期的に完了することが可能で，医療経済上のメリットも少なくないことも付記し，本手技の今後のさらなる発展を期待しながら稿を閉じる。

参 考 文 献

1) Harada N, Kouzu T, Arima M, et al.：Endoscopic ultrasound-guided pancreatography：a case report. Endoscopy **27**：612-615, 1995.

2) Wiersema MJ, Sandusky D, Carr R, et al.：Endosonography-guided cholangiopancreatography. Gastrointest Endosc **43**：102-106, 1996.

3) Giovannini M, Moutardier V, Pesenti C, et al.：Endoscopic ultrasound-guided bilioduodenal anastomosis：a new technique for biliary drainage. Endoscopy **33**：898-900, 2001.

4) Burmester E, Niehaus J, Leineweber T, et al.：EUS-cholangio-drainage of the bile duct：report of 4 cases. Gastrointest Endosc **57**：246-251, 2003.

5) Giovannini M, Dotti M, Bories E, et al.：Hepaticogastrostomy by echo-endoscopy as a palliative treatment in a patient with metastatic biliary obstruction. Endoscopy **35**：1076-1078, 2003.

6) Püspök A, Lomoschitz F, Dejaco C, et al.：Endoscopic ultrasound guided therapy of benign and malignant biliary obstruction：a case series. Am J Gastroenterol **100**：1743-1747, 2005.

7) Baron TH, Topazian MD：Endoscopic transduodenal drainage of the gallbladder：implications for endoluminal treatment of gallbladder disease. Gastrointest Endosc **65**：735-737, 2007.

8) Mallery S, Matlock J, Freeman ML：EUS-guided rendezvous drainage of obstructed biliary and pancreatic ducts：Report of 6 cases. Gastrointest Endosc **59**：100-107, 2004.

9) Fujita N, Noda Y, Kobayashi G, et al.：Temporary endosonography-guided biliary drainage for transgastrointestinal deployment of a self-expandable metallic stent. J Gastroenterol **43**：637-640, 2008.

10) Nguyen-Tang T, Binmoeller KF, Sanchez-Yague A, et al.：Endoscopic ultrasound（EUS）-guided transhepatic anterograde self-expandable metal stent（SEMS）placement across malignant biliary obstruction. Endoscopy **42**：232-236, 2010.

11) Park SJ, Choi JH, Park DH, et al.：Expanding indication：EUS-guided hepaticoduodenostomy for isolated right intrahepatic duct obstruction（with video）. Gastrointest Endosc **78**：374-380, 2013.

12) ASGE technology committee；Maple JT, Pannala R, Abu Dayyeh BK, et al.：Interventional EUS（with videos）. Gastrointest Endosc **85**：465-481, 2017.

13) Hara K, Yamao K, Hijioka S, et al.：Prospective clinical study of endoscopic ultrasound-guided choledochoduodenostomy with direct metallic stent placement using a forward-viewing echoendoscope. Endoscopy **45**：392-396, 2013.

14) Iwashita T, Yasuda I, Mukai T, et al.：Endoscopic ultrasound-guided antegrade biliary stenting for unresectable malignant biliary obstruction in patients with surgically altered anatomy：Single-center prospective pilot study. Dig Endosc **29**：362-368, 2017.

15) Lee A, Aditi A, Bhat YM, et al.：Endoscopic ultrasound-guided biliary access versus precut papillotomy in patients with failed biliary cannulation：a retrospective study. Endoscopy **49**：146-153, 2017.

16) Téllez-Ávila FI, Herrera-Mora D, Duarte-Medrano G, et al.：Biliary Drainage Patients With Failed ERCP：Percutaneous Versus EUS-guided Drainage. Surg Laparosc Endosc Percutan Tech **28**：183-187, 2018.

17) Fujita N, Kobayashi G, Ito K, et al.：Histological changes at an endosonography-guided biliary drainage site：a case report. World J Gastroenterol **13**：5512-5515, 2007.

*　　　*　　　*

胆と膵 38巻臨時増刊特大号

胆膵EUSを極める
―私ならこうする (There is always a better way)―
企画：糸井 隆夫（東京医科大学消化器内科学分野）

診 断

- ラジアル型EUS 標準描出法 …………………………… 萬代晃一朗ほか
- コンベックス走査型EUSによる標準描出法 ………… 佐藤　愛ほか
- 超音波内視鏡の進歩
  - 直視コンベックス型EUS 標準描出法 ……………… 岩井 知久ほか
- 造影EUS ……………………………………………………… 今津 博雄ほか
- EUSエラストグラフィ ……………………………………… 大野栄三郎ほか
- 胆膵疾患に対するEUS-FNA
  - ―われわれはこうしている― ……………………… 石田 祐介ほか
- EUS-FNA 私はこうする ………………………………… 花田 敬士ほか
- EUS-FNA―私はこうする― ……………………………… 蘆田 玲子ほか
- EUS-FNA―私はこうする― ……………………………… 良沢 昭銘ほか
- EUS-FNA―私はこうする― ……………………………… 菅野　敦ほか
- EUS-FNA―パターン別　穿刺困難例を克服― ……… 佐藤 高光ほか
- EUS-FNA 私ならこうする―確実で臨床に即した
  組織細胞診をめざして― ………………………………… 深見 悟生ほか

治 療

- 膵炎に伴う膵および膵周囲液体貯留に対するドレナージ術
  （含　ネクロセクトミー）―私はこうする― ……… 入澤 篤志ほか
- 膵周囲液体貯留（PFC）ドレナージ
  （含むネクロセクトミー）―私はこうする― ……… 金　俊文ほか
- 膵周囲液体貯留（PFC）ドレナージ
  （含ネクロセクトミー）―私ならこうする― ……… 向井俊太郎ほか
- 術後再建腸管症例に対する肝内胆管ドレナージ術
  （HGS, HJS）―私はこうする― ………………………… 塩見 英之ほか
- 肝内胆管ドレナージ（HGS, HJS）―私はこうする― 伊佐山浩通ほか
- 肝内胆管ドレナージ（HGS, HJS）―私はこうする― 小倉　健ほか
- EUSガイド下肝外胆管ドレナージ
  （EUS-guided choledochoduodenostomy：EUS-CDS）
  ―私はこうする― ………………………………………… 原　和生ほか
- 遠位胆管狭窄に対するEUS-CDS
  ―われわれはこうする― ………………………………… 伊藤　啓ほか
- EUSガイド下順行性ステンティング ………………… 田中 麗奈ほか
- 胆管ランデブー …………………………………………… 岩下 拓司ほか
- 胆管結石除去術 …………………………………………… 土屋 貴愛ほか
- 胆嚢ドレナージ―私はこうする― ……………………… 三長 孝輔ほか
- 胆嚢ドレナージ―私はこうする― ……………………… 辻 修二郎ほか
- EUSガイド下膵管ドレナージ―私はこうする― …… 原　和生ほか
- EUSガイド下膵管ドレナージ …………………………… 糸井 隆夫ほか
- 膵管ランデブー …………………………………………… 矢根　圭ほか
- EUSガイド下腹腔神経叢ブロック―私はこうする― 安田 一朗ほか
- 癌性疼痛に対する腹腔神経叢ブロック
  ―私はこうする― ………………………………………… 石渡 裕俊ほか

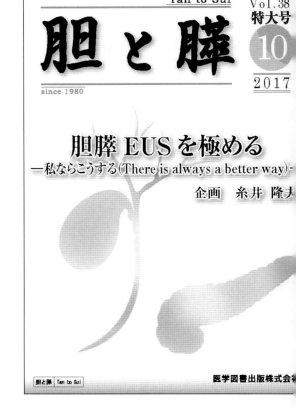

定価（本体5,000円＋税）
ISBN：978-4-86517-237-9

座談会

EUSを極める
―教育法と今後の動向―

糸井 隆夫（司会），入澤 篤志，
安田 一朗，良沢 昭銘，
潟沼 朗生，土屋 貴愛

詳しくは▶URL：http://www.igakutosho.co.jp　または、医学図書出版　で　検索

医学図書出版株式会社

〒113-0033　東京都文京区本郷2-27-18（本郷BNビル2階）
TEL：03-3811-8210　FAX：03-3811-8236
URL：http://www.igakutosho.co.jp
E-mail：info@igakutosho.co.jp

特集

胆と膵 Vol. 39 臨時増刊特大号　p. 945〜949, 2018

Biliary access 大辞典

Ⅰ. 手技の背景・歴史・コンセプト

Biliary access 戦略の考え方

岩崎　将[1]・五十嵐良典[1]

要約：胆道アプローチの方法には，経乳頭的胆道アプローチ，経皮経肝的胆道アプローチ，
EUS 下胆道アプローチがある。それぞれに特徴があり，その方法ならではの利点がある。通常
の経乳頭的胆道アプローチが困難である症例に対して，経皮経肝的胆道アプローチや EUS 下
胆道アプローチなどを行うことがあるが，その際の方法や偶発症，適応などを熟知しておくこ
とで安全な治療を行うことができる。近年は EUS 下胆道アプローチも経皮経肝的アプローチ
にとって代わり，その侵襲性の低さから頻用される手技となってきているが，EUS の技術を要
するため熟練者による施行が望ましい。基本的には，処置の習熟度や汎用性からも，まず経乳
頭的アプローチを念頭に置くべきであり，それが不適である場合にはじめて他の方法を考慮す
るべきである。

Key words：経乳頭的アプローチ，経皮経肝的胆道アプローチ，EUS ガイド下アプローチ

はじめに

　胆道アプローチの方法は，通常の側視鏡を用いた経
乳頭的なアプローチや，従来の経皮経肝的アプロー
チ，EUS を用いた経消化管的アプローチやバルーン式
小腸鏡を用いた方法など多岐にわたる。多種多様な施
設が治療にあたっているが，アプローチ方法が増えて
いるゆえにその選択は重要である。

　本稿ではそれぞれの適応や手技の方法，偶発症やそ
の対応を知ることで安全に治療が行えるように解説する。

Ⅰ. 経乳頭的アプローチ

　側視鏡を用いて十二指腸乳頭部まで到達し，経乳頭
的に胆道にカニュレーションを行う方法が標準であ
る。その他の方法に比べて比較的簡便であり，偶発症

Strategy Choices for Biliary Access
Susumu Iwasaki et al
1) 東邦大学医療センター大森病院消化器内科
　（〒143-8541 大田区大森西 6-11-1）

が少ないという理由から，施行されている。

　内視鏡的経乳頭的アプローチは，胆石性膵炎を除く
急性膵炎では禁忌とされている。また上部消化管狭窄
や潰瘍性病変の存在，術後胃などでは注意して施行す
る。そのため，術前に患者の全身状態を把握すること
が重要である。上部消化管内視鏡検査を術前に施行し
ておくことで，側視鏡挿入時における多くのトラブル
は，回避することが可能である。

　当科では緊急を除く ERCP 検査において，術前に上
部消化管内視鏡を施行している。経乳頭的アプローチ
は，一般的に各施設での習熟度も高く，手技における
処置具の選択肢も多い。経乳頭的に胆道ドレナージ術
を行う場合も，外瘻や内瘻，プラスチックステントや
金属ステントなど多岐にわたり，それぞれの利点，欠
点を熟知しておく必要がある。

　主乳頭を視認しながら処置を行うため，主乳頭処置
に伴う出血をはじめとした偶発症発生時に早期対応が
可能である。しかしながら側視鏡というスコープの特
性上穿孔などの重篤化な偶発症のリスクは高い。偶発
症の全国調査においても，死亡例は側視鏡を用いた
ERCP 検査がもっとも高頻度である[1]。そのほかにも，
経乳頭的アプローチでは，乳頭からの処置を行うため

945

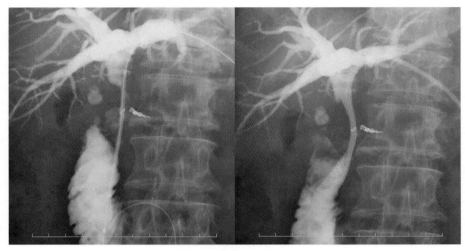

図 1

カニュレーションなどに伴う乳頭浮腫などから術後膵炎発生のリスクがある。そのため，胆管へのアプローチが困難である症例においては，プレカットなどを含めた胆管カニュレーション法についても熟知しておく必要がある。また，経皮経肝的アプローチやEUSガイド下のアプローチへのシフトも検討すべきである。

外科的手術後の症例では，通常の側視鏡で主乳頭までの到達が不可能な場合がある。過去には，そのような症例では経皮経肝的アプローチが選択されていたが，内視鏡技術の進歩に伴ってバルーン式小腸鏡を用いて経乳頭的なアプローチを行うことも可能である。しかし主乳頭までの到達に長時間を要することや，盲端まで到達しても主乳頭の確認が困難であり，主乳頭が確認できたとしても胆管への挿管が逆方向であるため，胆管のカニュレーションに難渋することが多い。術後腸管では経由する消化管が長いため，スコープの保持も側視鏡に比べて困難である。また内視鏡長が側視鏡に比して長いため，使用できる処置具も限定されてしまうことも欠点の一つである。術後の癒着による挿入困難例が少なからず存在する。前記の理由で高度な内視鏡技術を要するため，熟練した専門医による施行が望ましい。可能であればバルーン式小腸鏡に熟練した技術をもっている者が施行することが望ましい。

II．経皮経肝的アプローチ

体外式超音波で拡張した胆管を確認し，経皮経肝的に穿刺を行って胆道ドレナージを行う方法である。こちらも前述の経乳頭的アプローチ同様に以前から頻用されている方法である。胆管の拡張が認められ，間に消化管などが介在しない症例であれば基本的に施行が可能である。しかし，穿刺および瘻孔の拡張などを行うため，出血傾向がある症例では施行できない。また，腹水の貯留がみられる場合は皮膚との瘻孔が形成できないことおよび穿刺胆管からの胆汁漏出が起きてしまうことから不適である。ほか，腫瘍や介在血管などで穿刺ルートが確保できない場合も同様である。

術後胃や消化管狭窄，潰瘍性病変の存在などで経乳頭的アプローチが選択しづらい場合では，経皮経肝的アプローチが第一選択になる。しかしその侵襲性が大きいこと，また基本的にはいったん外瘻を造設することとなるため，ドレナージチューブが体外に露出することが欠点である。チューブの体外露出は逸脱や誤抜去の原因となるため，注意が必要である。そのため皮膚の固定法などにも気を配るべきである。ただ基本的に外瘻の状態であるため，閉塞や逸脱については内瘻に比して早期に発見が可能である。また，外瘻のみであれば術後の主乳頭を処置しないために術後膵炎は基本的に発生しない。

基本的に外瘻が造設されるが，ガイドワイヤーを用いて十二指腸に誘導し，金属ステントなどで内瘻化が可能である。金属ステントで内瘻とした場合，経皮経肝的ドレナージルートは金属ステントの拡張が確認できるまで留置しておいたほうがよい（図1）。ガイドワイヤーなどの出し入れが多くあるため，内瘻化には皮膚との瘻孔が完成していることが条件である。また，透視下ではあるが経皮的ルートから乳頭の処置も可能である。その場合乳頭処置はバルーン拡張となる。透視下で行うため，結石治療などの場合には，乳頭の過拡張や結石による胆管損傷などに留意する必要がある。

外瘻を用いて，ランデブー法で経乳頭的アプローチに切り替えることも可能である。一度ERCPで不成功

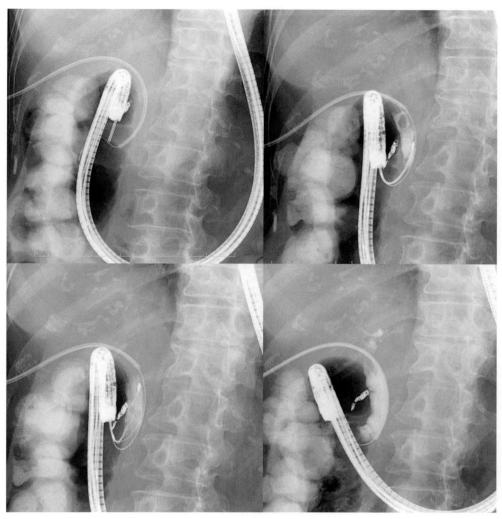

図2

に終わっている症例でも、外瘻チューブよりガイドワイヤーを挿入し、乳頭から出たガイドワイヤーを利用してERCPを施行することが可能である（図2）。ランデブー法には、ガイドワイヤーの脇からカニュレーションを行うalong-the-wire法、ガイドワイヤーを把持して鉗子口より引き出し、そのガイドワイヤーにカテーテルを被せて挿入するover-the-wire法がある。Over-the-wire法ではガイドワイヤーを把持して鉗子口から出す手間があるため途中で落とさないようにしなければならない。また、over-the-wire法の場合、外瘻から誘導するガイドワイヤーは内視鏡で使用可能なものを選択する必要がある。ランデブー法での胆道疾患に対する治療成功率は93〜100%とされ、膵炎の発症率も低いとされる[2]。同様に経皮経肝的アプローチの後に、ランデブー法でバルーン式小腸鏡を用いた胆道アプローチを行うことも可能である（図3）。ランデブー法を行うメリットとして、視認しにくい主乳頭や吻合部をガイドワイヤーにより確認できること、ま

た胆管挿管が容易になることがあげられる。二期的な方法で胆道アプローチを行うため、一期的な方法に比べて侵襲的ではあるが、確実性の増す方法である。

III. EUSガイド下アプローチ

近年、超音波内視鏡を応用した治療手技として、超音波内視鏡ガイド下胆道ドレナージ（EUS-guided biliary drainage：EUS-BD）が注目されている。EUSを用いて経消化管的に胆管を穿刺し、胆管へアプローチする手技である。従来は経乳頭的胆道アプローチが困難な症例に対して、経皮経肝胆道アプローチが選択されてきたが、外瘻になることによる苦痛やQOLの低下から新しい代替治療としてEUS-BDが開発された。しかしその方法論や適応などは、一定の見解は決まっておらず、重篤な偶発症の報告もあるため慎重に行う必要がある。EUS-BDには消化管と胆管・膵管との吻合を作成するEUS下胆管消化管吻合術（EUS-

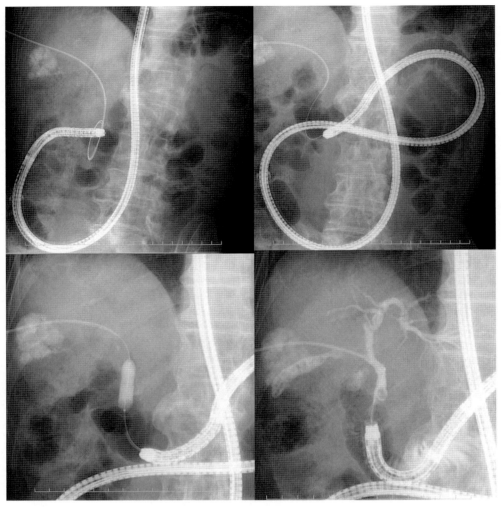

図3

guided bilio-enterostomy）と，EUS を用いて胆道穿刺を行い，そのルートを利用して経乳頭的もしくは順行性アプローチを行う EUS-rendezvous（EUS-RV），EUS-antegrade treatment（EUS-AT）がある。

　適応として，第一に通常の経乳頭的アプローチが不能もしくは不成功に終わったということが条件である。ERCP によるカニュレーションを行う前に EUS-BD を施行することの有効性や安全性についての報告はいまだなく，第一選択として施行するべきではない。コンベックス型 EUS を用いて胆道を描出し安全な穿刺が可能である。穿刺を行う治療であるため，出血傾向のある症例や介在血管などで安全に穿刺が行えないような症例については施行するべきではない。

　また，穿刺にあたっては，コンベックス型 EUS での超音波画像および内視鏡画像双方ともに十分な描出が必要であり，非常に高難度の手技である。そのため，コンベックス型 EUS のスクリーニング，また EUS-FNA の手技も精通している熟練者による施行が望ましい。経消化管的にドレナージを行うため，胃全摘術後の症例などでは困難である。合併症も多く手技も困難であるため，そのほかの胆道アプローチまたは外科的治療も含め，十分なバックアップ体制がある施設で行うことが安全性のために望ましい。

　EUS 下消化管吻合術では超音波内視鏡下胆管胃吻合術（EUS-HGS），超音波内視鏡下胆管十二指腸吻合術（EUS-CDS）が広く認知されている。そのほかにも胆嚢との吻合などさまざまな術式も存在する。EUS-CDS と EUS-HGS では穿刺部の違いにより，EUS-HGS では肝門部狭窄や十二指腸狭窄，術後再建腸管でも問題なく施行できることに差があるが，EUS-HGS では穿刺部と胆道との間の距離が長いため，胆汁漏やステントの逸脱などの偶発症が起きやすい。EUS-CDS では十二指腸からの穿刺となるが，二重穿刺に注意する必要がある[3〜5]。双方ともに経乳頭アプローチでないがゆえに，術後膵炎が少ない。しかし腹腔を一度経由するため，穿刺部の拡張などに伴って胆汁性腹

膜炎などを併発することがあり，注意が必要である。また，術後にステントが挿入されるが，その開存期間については定まった報告がないのが現状である[3,6]。それは全身状態が不良である患者に施行することが多いため，観察期間が短いことが一つの原因である。一般的には，EUS-CDS のほうが EUS-HGS に比して開存期間が長いと認識されている。

EUS-RV，EUS-AT では経皮経肝アプローチでも解説した方法で治療を行う。穿刺後にガイドワイヤーを用いて十二指腸乳頭まで誘導し，そこからスコープを交換して経乳頭的アプローチを行うものが EUS-RV である。スコープはそのままで透視下に乳頭処置を行って治療を行うものが EUS-AT である。穿刺経路は大きく三つに大別され，胃から左肝内胆管を穿刺する方法，十二指腸球部から push position で中部胆管を穿刺する方法，十二指腸下行部から pull position で下部胆管を穿刺する方法がある[7]。いずれにせよその後ガイドワイヤーを用いて主乳頭まで到達させる必要があるため，穿刺角度に注意する。EUS-RV は通常では十二指腸下行部から pull position で下部胆管を穿刺する方法が穿刺の距離などからもっとも推奨される。Billroth I 法以外の術後胃では胃から左肝内胆管を穿刺する方法が選択されやすい。EUS-AT では基本的に胃から左肝内胆管を穿刺して行う。B2 を穿刺するケースがもっとも多い。双方ともに主乳頭へのアプローチがあるため術後膵炎のリスクがある。また，処置後の乳頭浮腫などにより胆道内圧が上昇し，胆汁漏や胆汁性腹膜炎を起こす可能性があるため，穿刺後にドレナージチューブを留置することが望ましい[8]。

EUS-BD ではすべての手技で穿刺針を通じてのガイドワイヤー操作があるが，そもそもガイドワイヤー自体は穿刺針のなかを通すように設計されていないため，スタック（引っ掛かり）の可能性がある。そのため，ガイドワイヤーの不要な押し引きは避けるべきである。もしスタックしてしまった場合は，ガイドワイヤーの軟性部が遺残してしまうことがあるため，やむを得ず穿刺針ごと抜去し再穿刺を試みるべきである。ガイドワイヤーの軟性部が遺残してしまった場合は interventional radiology（IVR）なども含め，可能な限り回収を試みる必要がある。

おわりに

胆道アプローチには内視鏡技術の進歩もあり現在ではさまざまな方法が選択されうる。そのため，症例ごとに状態を把握して行う必要がある。また，EUS-BD のような高度な手技は EUS の手技に熟練した者が，バックアップ体制が整った施設で行うことが望ましい。いずれにせよ処置の汎用性や習熟度からも，やはり第一選択は経乳頭的胆道アプローチである。どのような症例においても，まずはじめに経乳頭的アプローチを念頭に置くべきであり，それが不適である場合にはじめて他の方法を考慮するべきである。

参考文献

1) 古田隆久，加藤元嗣，伊藤 透，ほか：消化器内視鏡関連の偶発症に関する第 6 回全国調査報告 2008 年〜2012 年までの 5 年間：Gastroenterol Endosc **58**：1466-1491，2016.
2) Takahashi K, Tsuyuguchi T, Sugiyama H, et al.：The efficacy and safety of rendezvous ERCP using Percutaneous biliary drainage route to salvage unsuccessful ERCP cases. Prog Dig Endosc **90**：55-58, 2017.
3) Kawakubo K, Isayama H, Kato H, et al.：Multicenter retrospective study of endoscopic ultrasound-guided biliary drainage for malignant biliary obstruction in Japan. J Hepatobiliary Pancreat Sci **21**：328-334, 2014.
4) Hara K, Yamao K, Mizuno N, et al.：Endoscopic ultrasonography-guided biliary drainage：Who, when, which, and how? World J Gastroenterol **22**：1297-1303, 2016.
5) Ogura T, Higuchi K：Technical tips of endoscopic ultrasound-guided choledochoduodenostomy. World J Gastroenterol **21**：820-828, 2016.
6) Hara K, Yamao K, Niwa Y, et al.：Prospective clinical study of EUS-guided choledochoduodenostomy for malignant lower biliary tract obstruction. Am J Gastroenterol **106**：1239-1245, 2011.
7) 川久保和道，河上 洋，伊佐山浩通，ほか：手技の解説 カニュレーション困難例に対する EUS-guided rendezvous technique. Gastroenterol Endosc **56**：504-514，2014.
8) Kawakubo K, Kawakami H, Kuwatani M, et al.：Recent advances in endoscopic ultrasonography-guided biliary interventions. World J Gastroenterol **21**：9494-9502, 2015.

メスの限界に挑戦した症例

I．肝胆膵

1. 肝外胆管切除後の胆管癌再発例に対する肝動脈・門脈切除再建を伴う肝左三区域・尾状葉切除＋挙上空腸および膵頭十二指腸切除
2. 肝左三区域・尾状葉切除＋膵頭十二指腸切除＋肝動脈・門脈切除再建にてen—blocに切除しえた広範囲胆管癌の1例
3. Bismuth IV型肝門部胆管癌に対する肝左三区域・尾状葉切除＋膵頭十二指腸切除＋肝動脈・門脈切除再建
4. 肝左葉切除術後の肝門部胆管癌に対する肝前区域・尾状葉切除＋膵頭十二指腸切除
5. 膵・胃体部浸潤、総肝動脈周囲神経叢─右肝動脈前枝に浸潤を伴う肝門部領域胆管癌に対して肝左三区域・尾状葉切除＋膵頭十二指腸切除＋肝動脈・門脈切除再建を施行した1例
6. Bismuth IV型肝門部胆管癌に対する肝左葉・尾状葉切除＋肝動脈・門脈切除再建後に下部胆管癌を切除した1例
7. 広範な神経周囲浸潤を伴う肝門部胆管癌に対し，肝左三区域・尾状葉切除＋膵体尾部切除＋肝動脈・門脈切除再建を施行した1例
8. 肝右三区域・尾状葉切除＋膵頭十二指腸切除＋門脈合併切除再建で切除しえた十二指腸浸潤，門脈・胆管内腫瘍栓を有する転移性肝癌の1例
9. 広範囲進展肝外胆管癌に対する動脈再建を伴った肝右葉尾状葉切除兼膵頭十二指腸切除
10. 家族性大腸ポリポーシスによる複数開腹手術歴のある乳頭型胆管癌に対し胃血流を温存し肝左葉・尾状葉切除＋膵頭十二指腸切除を行った1例
11. 胃全摘後に進行する右肝内胆管狭窄と膵頭部腫瘤に対する肝右葉・尾状葉切除＋膵頭十二指腸切除＋門脈切除再建の1例
12. 82歳高齢者の肝門部胆管癌に対し，十二指腸側胆管断端陽性のため追加PDを施行（最終的にRt HPD）した1例
13. S6のみを温存する拡大肝左三区域・尾状葉切除を施行した右・中・左肝静脈浸潤を有する巨大肝内胆管癌の1例
14. 肝門部胆管浸潤および下大静脈浸潤を伴った肝内胆管癌に対する肝右三区域・尾状葉切除＋下大静脈切除再建（右外腸骨静脈graft再建）
15. Bismuth IV型肝門部胆管癌に対し肝左三区域・尾状葉切除＋肝動脈・門脈切除再建を行い長期無再発生存している1例
16. Supraportal typeの右後区域肝動脈を有するBismuth IV型肝門部胆管癌に対する肝左三区域・尾状葉切除＋肝動脈・門脈切除再建
17. Supraportal typeの右後区域肝動脈を伴う肝門部胆管癌に対し肝左三区域・尾状葉切除＋肝動脈・門脈切除再建を施行した1例
18. 広範囲に動脈神経叢浸潤を認めるBismuth IV型肝門部胆管癌に対する肝左三区域・尾状葉切除＋肝動脈・門脈切除再建
19. 肝内結石による良性狭窄との鑑別に苦慮した肝門部胆管癌に対する肝右葉・尾状葉切除＋肝動脈・門脈合併切除再建
20. 85歳女性の結腸右半切除後肝門部胆管癌に対する肝左葉・尾状葉切除＋肝動脈・門脈切除再建
21. Bismuth IV型肝門部胆管癌に対する門脈ステント留置後，右肝動脈切除非再建肝左三区域・尾状葉切除＋門脈切除再建
22. 右優位Bismuth IV型肝門部胆管癌に対する"解剖学的"肝右三区域・尾状葉切除＋門脈合併切除再建
23. 門脈塞栓術＋肝動脈塞栓術後に肝左三区域・尾状葉切除にて切除しえた肝門部胆管癌の1例
24. 胆嚢炎術後病理診断にて判明した限局性腹膜播種を伴う胆嚢癌に対して化学療法後に切除した1例
25. Self-expanding metallic stents挿入＋化学放射線療法施行後にSalvage-hepatectomyを施行しpCRであった傍大動脈リンパ節転移を伴う肝門部胆管癌の1例
26. 門脈塞栓後も残肝量不足が懸念されるBismuth IV型肝門部胆管癌に対して左尾状葉温存"解剖学的"右三区域切除術を施行した1例
27. 胆嚢癌に対し肝中央二区域切除後，腹膜播種を膵体尾部切除および胃切除＋挙上空腸切除＋右半結腸切除＋腹壁合併切除により2回切除し，初回切除後5年4か月生存した1例
28. 中右肝静脈（MRHV）をドレナージ静脈として温存する肝左葉，S78切除を予定した血液凝固障害を伴う巨大肝血管腫
29. 門脈合併切除再建を併施し切除しえた巨大膵粘液性嚢胞腺癌の1例

II．上部消化管

1. S状結腸癌膀胱浸潤，同時性多発肝転移，重複食道癌に対し，前方骨盤内臓全摘，肝部分切除，二期的に3領域郭清食道亜全摘を施行した1例
2. 右胃大網動静脈温存膵頭十二指腸切除術で胃管再建が可能であった十二指腸乳頭部癌合併食道癌の1例
3. 二期分割手術で安全に切除しえた食道癌，胃癌，十二指腸乳頭部癌の3重複癌の1例
4. 頸部食道癌吻合部再発に対し，咽頭喉頭食道全摘術・縦隔気管孔・胃管遊離空腸再建を施行した1例
5. 食道癌術後に発症した胸部大動脈胃管瘻の術中気管損傷に対し食断端による被覆を行ったため発症した食道気管瘻の1例

III．下部消化管

1. 術前化学療法後に骨盤内臓全摘・大動脈周囲LN郭清および肝も術を行い長期生存中であるStage IV直腸癌の1例
2. 仙骨合併骨盤内臓全摘術─R0切除のための工夫─
3. 右内閉鎖筋・坐骨浸潤を伴う直腸癌術後局所再発に対し 骨盤内摘術・恥坐骨合併切除を施行した1例
4. 恥骨浸潤を伴う直腸癌会陰再発に対して恥坐骨陰茎合併切除を骨盤内臓全摘術を施行した1例

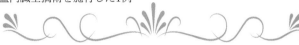

編集：梛野正人

外科の高度な手術手技を
伝承するだけでなく、
腫瘍外科医の精神の滋養にも資する
画期的な外科手術書!!

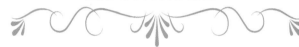

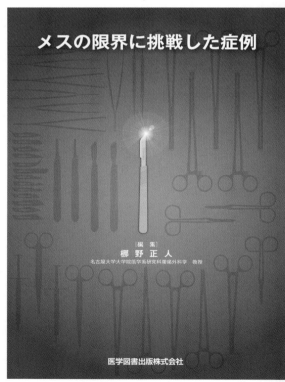

定価（本体 8,000 円＋税）

詳しくは ▶URL：http://www.igakutosho.co.j
または、医学図書出版 で 検索

〒113-0033 東京都文京区本郷2-27-18（本郷BNビル2階）
TEL：03-3811-8210　FAX：03-3811-8236
URL：http://www.igakutosho.co.jp
E-mail：info@igakutosho.co.jp

医学図書出版株式会社

特集 Biliary access 大辞典

I. 手技の背景・歴史・コンセプト

❋ コラム①：外科的 biliary access ❋

杉山　政則[1]・鈴木　裕[2]・阿部　展次[2]

要約：胆道へのアクセスのために外科的方法を行うことは少なくなった。C-tube は胆嚢摘出時に胆嚢管断端から胆管内に細いチューブを留置する方法である。術後の胆管結石遺残に備えて用い，術後に C-tube からの造影で胆管結石が明らかになれば，経乳頭的切石を行う。胆管挿管が困難な場合はランデブー法のルートとして使用する。また C-tube は肝切除後・胆管切開後の胆汁漏出の予防（胆道減圧）としても用いられる。T-tube は胆管切開・切石後に，その切開部から胆管内へ T 字型のチューブを留置する。術後に胆管結石遺残が判明すれば，T-tube を抜去した瘻孔から胆道鏡を挿入して切石を行う。このように外科的 biliary access は内視鏡治療に応用できる方法である。

Key words：C-tube，T-tube，ランデブー法

はじめに

　胆道へのアクセスの方法は，以前には外科的方法のみであったが，低侵襲的治療法の発達によって現在では ERCP が第一選択となっている。他に経皮的あるいは EUS ガイドによる方法が行われている。外科的方法はごく限られた症例においてのみ行われており，内視鏡的・経皮的ドレナージが技術的に困難な場合や，肝胆道手術後の処置のために用いられている。おもに T-tube あるいは C-tube の留置が行われている。とくに外科的 biliary access のルートを用いてランデブー法を行い，経乳頭的処置を容易に行える利点がある。

I. C-tube

　胆嚢摘出時に胆嚢管（cystic duct）の断端から細いチューブ（通常は 4〜6 Fr）を胆管内へ留置して外瘻

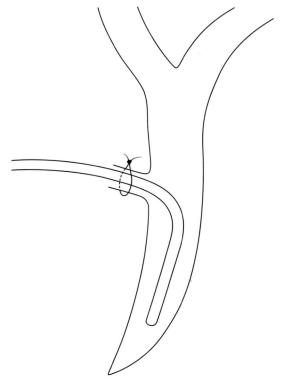

図1　C-tube のシェーマ

Surgical Biliary Access
Masanori Sugiyama et al
1) 東京労災病院院長（〒143-0013 大田区大森南 4-13-21）
2) 杏林大学外科

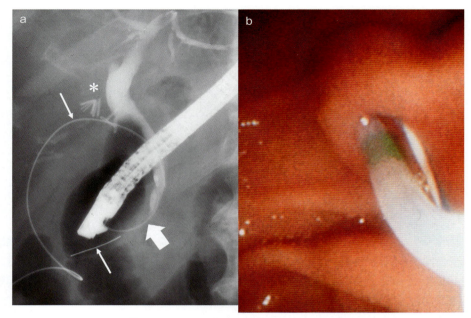

図2 C-tubeを利用した経乳頭的胆管切石
a：X線像
b：内視鏡像（乳頭部）
　C-tubeの内腔からガイドワイヤー（細矢印）を挿入し乳頭から十二指腸内へ誘導する。ガイドワイヤーの側方に沿って胆管挿管（太矢印）する。この後，EPBDで切石した。胆嚢管断端，胆嚢動脈断端のクリップ（＊）を認める。

とする（図1）。胆嚢管断端はC-tubeとともに弾性糸（ゴム製）で結紮する。C-tubeを手術直後に抜去しても，弾性糸によって胆嚢管断端が閉鎖されるため，胆嚢管断端からの胆汁漏出を予防できる。

　C-tubeの留置の目的はおもに以下の三つである。
①腹腔鏡下胆管結石切石術（経胆嚢管的切石あるいは胆管切開・切石）の施行例で，術後に胆管結石が遺残する可能性がある場合に用いる。
②腹腔鏡下胆嚢摘出時の術中胆道造影で，胆管結石が認められる場合あるいは疑われる場合に留置する[1]。後者は，胆管に小さな陰影欠損がみられ，結石と気泡との鑑別が困難な場合などである。

　胆嚢・胆管結石の治療について，一部の施設では腹腔鏡下に一期的に治療する施設もあるが，多くの施設では術前にERCPで胆管切石を行った後に，二期的に腹腔鏡下胆嚢摘出術を施行する方針を採っている。胆管結石の多くは，術前に症状，血液検査や画像診断（MRCP，CT，超音波検査など）で診断されるが，術中胆道造影ではじめて胆管結石（多くは小結石である）が判明する症例もある。術中にはじめて判明した胆管結石に対する対処法として，a. そのまま腹腔鏡下に胆管切石を行う，b. 開腹手術に移行する，c. 術後のERCPにゆだねるの三つがあげられる。aは十分に普及しておらず，bを採用する施設も減ってきており，多くの施設でcの方針を採っている[1]。後述するように，術中にC-tubeを留置しておけば術後のERCPを容易かつ確実に施行できる。
③胆管切開後あるいは肝切除後の胆管切開部・胆管断端・肝切離面からの胆汁漏出の予防（胆道減圧）のためにも用いられる。

　①②については，術後にC-tubeから胆道造影を行って体位変換を加えて詳細に胆管像を検討する。胆管結石と診断した場合はERCPによって切石を行う。胆管へのカニュレーションが困難な場合はランデブー法を用いる。C-tubeの内腔からガイドワイヤーを挿入し乳頭から十二指腸内へ誘導する。この方法によって，確実に経乳頭的処置を行うことができる[1]。あるいは「純粋な」ランデブー法を用いなくても，ガイドワイヤーを挿入して乳頭部を直線化するだけでも，ガイドワイヤーの側方に沿って胆管挿管（side by side）できることが多い（図2）。

　なお径5 mm程度以下の小結石は，C-tubeからの生理食塩水滴下によって乳頭から自然排石する可能性もあるので試みてもよい。

　③に関して，C-tubeの径は細いが，ある程度の胆道減圧が得られ，胆汁漏出を予防する効果が期待できる。しかしC-tube留置後にも胆汁漏出が続く場合は，C-tubeからの造影で胆汁漏出の部位を同定する。さ

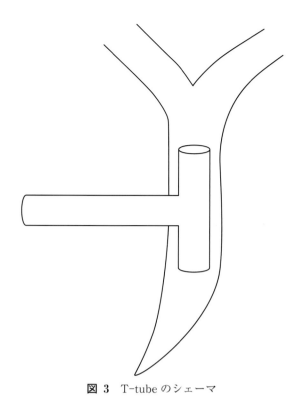

図3 T-tubeのシェーマ

らなる胆道減圧のために，経乳頭的にENBD（内視鏡的経鼻胆道ドレナージ）あるいは胆管ステントを留置して，胆汁漏出の停止を促す[2]。この場合にも前記のランデブー法が有効である。

II. T-tube

開腹下あるいは腹腔鏡下に，総胆管を切開しT字型のチューブを挿入し外瘻とする（図3）。チューブの周囲の胆管切開部を密に縫合閉鎖する。チューブの周囲に大網を巻き付けて，胆管切開部と腹壁の間でT-tube周囲の瘻孔の形成を促して，チューブ抜去後に胆汁が腹腔内へ漏れないようにする。

急性胆管炎に対する胆道ドレナージに用いられていたが[3]，侵襲性が高く，最近ではほとんど行われていない。現在，T-tubeは総胆管結石に対する腹腔鏡下あるいは開腹下の総胆管切開・切石後に用いられる。T-tubeの留置の目的は，胆管切開部の狭窄の予防，胆管縫合閉鎖部からの胆汁漏出の予防（胆道減圧），遺残肝内・胆管結石の術後切石などである。

術後4週で瘻孔が完成した後に，胆道造影を行って問題がなければ，T-tubeを抜去する。その際に肝内・胆管結石が遺残していれば，瘻孔から胆道鏡を挿入して切石を行う。T-tube抜去の1日以内に瘻孔は自然に閉鎖する。瘻孔を繰り返し使用する場合は，胆管内まで直線型のチューブを留置しておく。

術後に経乳頭的胆管切石が必要になった場合には，T-tubeからガイドワイヤーを挿入してランデブー法を行うこともできる。

III. 他の外科的biliary access

1．胆囊外瘻

胆囊底部に太いバルーンカテーテルを挿入して，挿入部を腹壁に縫合固定し，胆囊外瘻とする。施行することは非常に少ない。

2．肝内胆管外瘻（Soupault法）

肝外側区域の前縁の肝実質を切開して肝内胆管（B3の分枝）に到達し，細いカテーテルを挿入して肝内胆管外瘻とする。内視鏡的あるいは経皮的胆道ドレナージが困難な場合に行われるが，極めてまれである。

これらの外瘻ルートを介してランデブー法を行うことも可能である。

おわりに

外科的biliary accessを施行することは少なくなったが，内視鏡治療に応用できる方法である。

参考文献

1) Sugiyama M, Izumisato Y, Mori T, et al.：Management of unsuspected common bile duct stones found during laparoscopic cholecystectomy by means of transcystic catheter placement and papillary dilatation. Gastrointest Endosc 50：837-840, 1999.
2) Sugiyama M, Izumisato Y, Abe N, et al.：Endoscopic biliary stenting for treatment of bile leakage after hepatic resection. Hepatogastroenterology 48：1579-1581, 2001.
3) Sugiyama M, Atomi Y：Treatment of acute cholangitis due to choledocholithiasis in the elderly and younger patients. Arch Surg 132：1129-1133, 1997.

* * *

Expand your
procedural options.

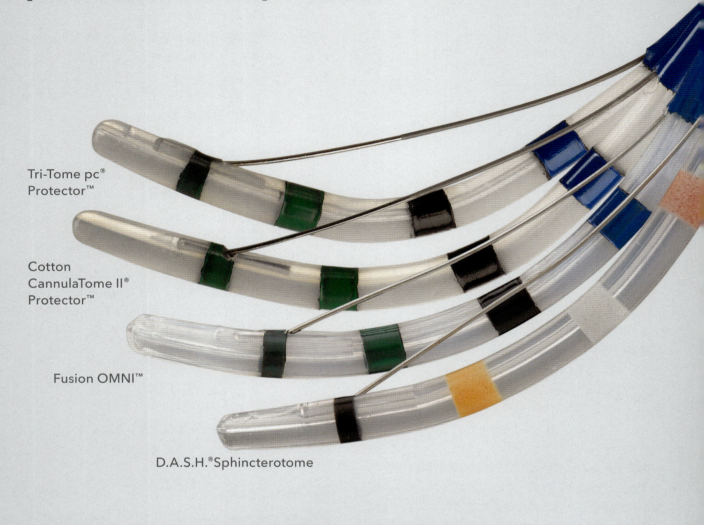

Tri-Tome pc® Protector™

Cotton CannulaTome II® Protector™

Fusion OMNI™

D.A.S.H.® Sphincterotome

Cook 社は優れたオリエンテーションとアクセス性など、操作効率性の高い多様なスフィンクテロトームを 30 年間に及び販売してきました。このたび従来の Tri-Tome と Cotton Cannulatome II に絶縁機能を有した Protector シリーズを加え、さらに新しいコンセプトの Fusion OMNI-Tome と D.A.S.H Sphincterotome を導入しました。これまで以上に豊富な製品ラインで ERCP の手技効率性の向上に貢献します。

Cook Medical–Advance your endoscopic procedures.

製造販売元
Cook Japan 株式会社
〒164-0001 東京都中野区中野4-10-1
中野セントラルパークイースト
TEL: 03-6853-9470
www.cookmedical.co.jp

© COOK 2014 ESC-WJPADV-SPHINC-JA-201402

販売名:COOKパピロトミーナイフ　認証番号:226AABZX00013000

特集

Biliary access 大辞典

Ⅱ．経乳頭的 biliary access～カニュレーションテクニック～

胆管カニュレーションに必要な解剖学的知識

竹中　一央[1]・入澤　篤志[1]・土田　幸平[1]・陣内　秀仁[1]・井澤　直哉[1]
永島　一憲[1]・水口　貴仁[1]・阿部圭一郎[1]・金森　瑛[1]・菅谷　武史[1]
富永　圭一[1]・眞島　雄一[1]・室久　俊光[1]・飯島　誠[1]

> 要約：内視鏡的逆行性胆管膵管造影（ERCP）関連手技を施行する際に，症例に応じたもっと
> も適したカニュレーション法をあらかじめイメージすることは成功率の向上に直結する。その
> ためにも，乳頭開口部の形状と胆膵管走行の関連についての乳頭部解剖を理解しておくことが
> 求められる。乳頭部における胆膵管の合流形式としては，分離型，隔壁型，共通管型の3種に
> 分類されるが，これら胆膵管の合流形式は乳頭開口部の内視鏡形態に密接に関連しており，乳
> 頭形態を理解することで胆膵管合流形態に応じた適切な挿管を施行することができる。また，
> 近年普及している wire-guided cannulation（WGC）においては，非造影下でのカニュレー
> ションが原則でもあり，乳頭形態と胆膵管走行の理解は極めて重要である。

Key words：ERCP，胆膵管合流形態，乳頭形状，カニュレーション

はじめに

内視鏡的逆行性胆管膵管造影（endoscopic retro-grade cholangiopancreatography：ERCP）関連手技は，内視鏡自体や処置具の改良により，安全かつ確実に施行できるようになった。また，次々と新たなデバイスが開発され，その適応は拡大してきている。胆管・膵管への選択的挿管がすべての first step であり，その後の内視鏡治療の成否に直接かかわる重要な因子である。本稿では，胆管カニュレーションの安全かつ確実な遂行に必要な解剖学的知識について解説する。

Ⅰ．十二指腸主乳頭の解剖の理解

ERCP 施行における十二指腸乳頭の解剖，すなわち

Anatomy of the Major Duodenal Papilla for Endo-scopic Biliary Access
Kazuhiro Takenaka et al
1）獨協医科大学医学部内科学（消化器）講座（〒321-0293 下都賀郡壬生町北小林 880）

乳頭形状の外観と乳頭開口部における膵胆管の走行の関係性を理解することは，カニュレーションの成否に直結する[1]。

1．十二指腸主乳頭の形態

十二指腸への総胆管の開口部を大十二指腸乳頭とよび，乳頭部胆管・乳頭部膵管・共通管部・大十二指腸乳頭を総称して乳頭部とよぶ。乳頭部は十二指腸下行部にあり，この部分を十二指腸内側からみると，乳頭は「ハチマキひだ」とよばれるひだで口側を覆われ，さらにその口側には長い口側隆起が連なっている（図1a）。この部位の形態や大きさは個人差が著しいが，乳頭部の大きさはおおよそ 10 mm 以内，口側隆起の長さは 8 mm 程度とされている。

2．Oddi 括約筋

乳頭部胆膵管は，胆汁・膵液の流れを調節する Oddi 括約筋に囲まれている（図1b）。Oddi 括約筋は，一般的には十二指腸の固有筋層と関係なく独立した筋組織とされるが，両者の組織学的な移行を示す報告もある。Boyden[2]は Oddi 括約筋を以下の三つに分類している。①総胆管括約筋：総胆管が十二指腸壁を貫通する前の十二指腸壁外から膵管開口部までに存在するほ

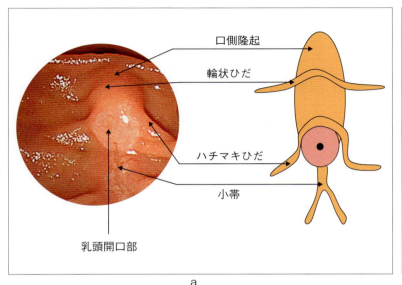
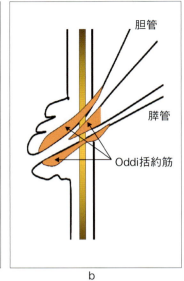

図 1 十二指腸主乳頭の解剖
a：主乳頭の解剖学的名称
b：主乳頭の側面図と Oddi 括約筋の分布

文献 1, 8 から引用改変

ぼ一様な強固な輪走筋束，②膨大部括約筋（狭義の Oddi 括約筋）：共通管（分離開口の場合は乳頭開口部付近の胆膵管）を取り巻くもの，③膵管括約筋：十二指腸壁貫通部で胆膵管を 8 字状もしくは S 字状に取り囲む筋と乳頭部の最後部で，両管を取り巻く筋からなり，胆管括約筋の収縮時には膵管も同時に圧迫狭小化される。

カニュレーション時の Oddi 括約筋への過度な刺激はれん縮を引き起こし，選択的挿管が難しくなるため，Oddi 括約筋の存在を意識したカニュレーションが大切である。とくに，乳頭内で共通管を有する症例では，共通管部分をカテーテルで突き上げることで Oddi 括約筋れん縮を誘発しやすいため注意が必要である。

3．胆膵管の走行

カニュレーションの際には胆管や膵管の走行方向を 3 次元として考えることが大切である。すなわち，乳頭を正面からみたときの走行（図 2a）と側面からみたときの走行（図 2b）をイメージすることが重要である[3]。

一般的に口側隆起内では十二指腸壁と鋭角に 11 時方向，口側隆起上縁から膵内はやや鈍角に 12～1 時方向に走行しているといわれているが[4]，これは乳頭部の水平断としての走行を示している。口側隆起が大きい乳頭では，胆管は十二指腸壁と平行して走行しながら 11 時方向にむかい，その後は十二指腸壁に垂直方向に走行して 12～1 時方向にむかう。一方，口側隆起が小さい乳頭では最初から十二指腸壁に垂直方向そして 12～1 時方向へむかう[5]。

4．乳頭形状と胆管膵管合流形態

乳頭形状から乳頭内の胆管膵管合流形態をある程度予測できることは広く知られている（図 2）。乳頭内における胆管と膵管の合流形態は，大井[6]が分離型・隔壁型・共通管型の 3 型に分類し，また猪股ら[7]は，この合流形態は乳頭形状から類推できることを示している。カニュレーションの際には乳頭形状に応じてアプローチを変えることで，胆管深部挿管の成功率向上につながる[8]。

分離型は胆管と膵管が別々に開口するもので，乳頭形状は二つの開口部が明らかな別開口型とタマネギ型がある。一方，膵管と総胆管が乳頭内で合流し 1 本の管腔となってから乳頭に開口する共通管型の乳頭形状には絨毛型と平坦型があり，共通管がないもしくはあっても非常に短い隔壁型の乳頭形状には，結節型・絨毛型・平坦型・縦長型がある。一般的な乳頭形状と胆膵管走行の関連については図 3 に示した。なお，Dowdy ら[9]は，共通管の長さは 3 mm 以下が 35％，5 mm 以上が 35％であり，平均は 4.4 mm と述べている。共通管は十二指腸粘膜下で合流して形成されるため，共通管の長さは十二指腸壁内における共通管の角度が影響する。

II．膵胆管合流形態・乳頭形状に応じた胆管カニュレーション

乳頭形状を理解すれば，おおむね適切なカニュレー

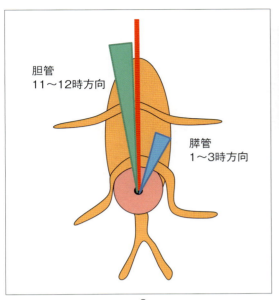
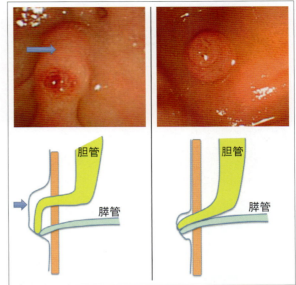

図 2 十二指腸主乳頭の形状と胆膵管の走行
a：十二指腸壁に対して水平方向の膵胆管走行
b：乳頭部口側隆起の形状と胆膵管走行
　口側隆起の大きさから十二指腸壁に垂直方向の胆管走行が推定できる．左図の矢印で示した部分が，写真と模式図のおのおの対応する部分．

文献1から引用改変

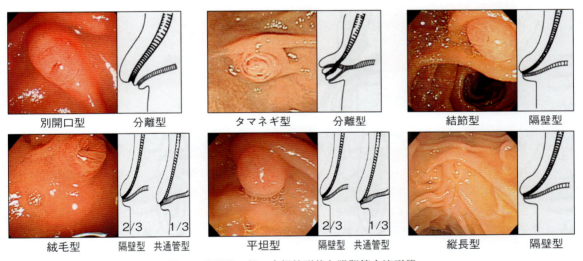

図 3 乳頭開口部の内視鏡形状と膵胆管合流形態
乳頭開口部の形状から膵胆管合流形態の推定が可能である．

文献1から引用改変

ションをイメージできるはずである．また，実際のカニュレーションの際には，先述のように口側隆起の大小もしっかり観察し，胆管の三次元的走行を考えて行う（図4：乳頭形状から想定される胆管走行）．別稿でおのおののカニュレーションテクニックについては解説されるため，本稿では乳頭形状に応じたカニュレーション法について簡単に記す（図3参照）．

1．分離型（別開口型・タマネギ型）

　分離型とは，胆管と膵管がある程度の距離をもちおのおのが別々に開口するタイプである．別開口型では開口部を2ヵ所認め，口側もしくは左側の開口部が胆管で，肛側もしくは右側が膵管となる．それぞれの開口部にカテーテルを押し当てることで容易に胆管カニュレーションが可能である．

　タマネギ型は，基本的には胆管開口が乳頭の中心に

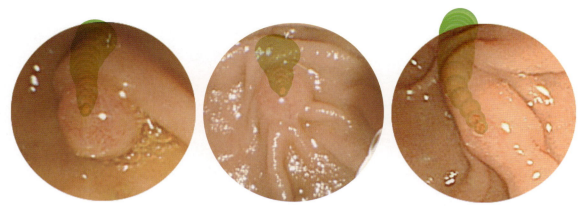

図 4　カニュレーションにおける胆膵管走行の三次元的構築
乳頭形状から胆管の三次元的走行を想定し，そのイメージをもってカニュレーションを行う。
文献1から引用改変

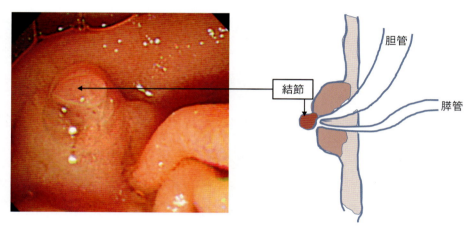

図 5　結節型乳頭の側面図

ありその周囲に膵管が開口している形をとる（胆管中心型）。一方，胆管開口が左上方に偏っている「胆管偏位型」も存在しているため，注意深い観察が必要となる。タマネギ型乳頭は口側隆起が小さいことが多いため，スコープを開口部に対しやや見下げの位置とし，カテーテル先端を同心円構造の中心に垂直方向に押し込むことで胆管カニュレーションが得られることが多い。なお，膵管への選択的カニュレーションの際は，乳頭頂部を取り巻く同心円上の溝のうち3〜4時方向を狙うとよい。

2．隔壁型（結節型・縦長型・絨毛型・平坦型）

隔壁型とは，共通管がないかあっても非常に短く，乳頭開口部に胆管と膵管が近接して開口し，両者の間に薄い隔壁があるタイプである。このため，胆管カニュレーションの際には，乳頭開口部を見上げるポジションにスコープを固定し，カテーテルの先端で開口部の口側壁のみを引っ掛けて口側に押し上げ，胆管開口部を広げた状態で深部挿管する。このタイプにおいて，隔壁の存在を意識せずにカニュレーションする

と，多くは膵管挿管となるため，乳頭形状ならびに開口部の詳細な観察は重要である。

なお，胆膵管隔壁型に含まれる結節型乳頭形状であるが，この形状がもっとも胆管カニュレーションに難渋する。乳頭開口部の9〜12時付近に認める結節状構造は「舌状弁」や「舌状突起」と呼称されており，この結節は乳頭部胆管の口側からぶら下がっているように存在している（図5）[4]。この結節状構造がカニュレーションを行う際にキョロキョロと動いてしまい，選択的挿管の障害となる。基本的には，結節状構造に接する口側の11時半から12時方向の溝にむかってカニュレーションを試みるとよい。

3．共通管型（絨毛型・平坦型）

胆管と膵管が十二指腸固有筋層を貫いた後に合流し，1本の管となって乳頭に開口するタイプである。このタイプでは，はじめに浅い挿管による造影を行うことで胆管と膵管の方向が確認でき，その後に透視画像を参考にそれぞれの軸合わせを行えば選択的挿管は可能となる[10]。なお，この形状の多くは口側隆起が大

きく，共通管は乳頭内で十二指腸壁に水平に走行することが多い。先述のような三次元的な胆管走行をしっかりと想定して，それに応じたカテーテル・ガイドワイヤー操作をしなくてはならない。

おわりに

カニュレーション方法は症例ごとに異なる。いわゆる「エキスパート」は，過去の経験そして本稿で述べた解剖学的知識をもとに，各症例に応じた絶妙な手技で対処している。おそらく，自分の感性で経験を積むだけでもある程度の上達は見込まれる。しかし，エキスパートへの壁を越えるためには，理論に基づいた対応力をつけなくてはならない。自分が今行っている手技をしっかりと言葉にできて，はじめて ERCP は医術（テクニック）から医学（サイエンス）になることを肝に銘じ，日々取り組むことが上達への近道である。

参考文献

1) 入澤篤志，澁川悟朗，星　恒輝，ほか：主乳頭に対するカニュレーションの基本—スタンダード法，Wire-guided Cannulation 法，膵管ガイドワイヤー法—. 胆と膵 36：917-923，2015.
2) Boyden EA：The anatomy of the choledochoduodenal junction in man. Surg Gynecol Obstet 104：641-652，1957.
3) 山本勝悟，入澤篤志，渋川悟朗，ほか：カニュレーションの基本：通常カニューレ法，wire-guided cannulation，膵管ガイドワイヤー法. 消内視鏡 29：824-830，2017.
4) 安田一郎：ERCP 関連手技のコツ—私はこうしている—EST と ERCP. 消画像 8：641-646，2006.
5) 長谷部修，越知泰英，立岩伸之，ほか：胆管走行をイメージした胆管カニュレーション. 胆と膵 29：9-15，2008.
6) 大井　至：十二指腸内視鏡検査と内視鏡的膵胆管造影. Gastroenterol Endosc 28：2881-2883，1986.
7) 猪股正秋，照井虎彦，遠藤昌樹，ほか：乳頭の解剖，内視鏡分類，挿管法の基礎. 消内視鏡 20：1793-1803，2008.
8) 澁川悟朗，入澤篤志，阿部洋子，ほか：乳頭形状からみたカニュレーション戦略. 胆と膵 32：907-912，2011.
9) Dowdy GS Jr, Waldron GW, Brown WG：Surgical anatomy of the pancreatobiliary ductal system. Arch Surg 84：229-246，1962.
10) 潟沼朗生，真口宏介，友成暁子，ほか：胆管カニュレーション—カニューレを用いた造影法を基本とする戦略とアルゴリズム—. 消内視鏡 26：160-166，2014.

* * *

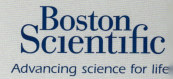

EndoSelector®
エンドセレクター 非血管用ガイドワイヤ

素材、形状から徹底的にこだわって研ぎ澄まされた EndoSelector®

様々な条件下で
ガイドワイヤの動きを
阻害する"摩擦抵抗"を
最小限にする
デザインを採用

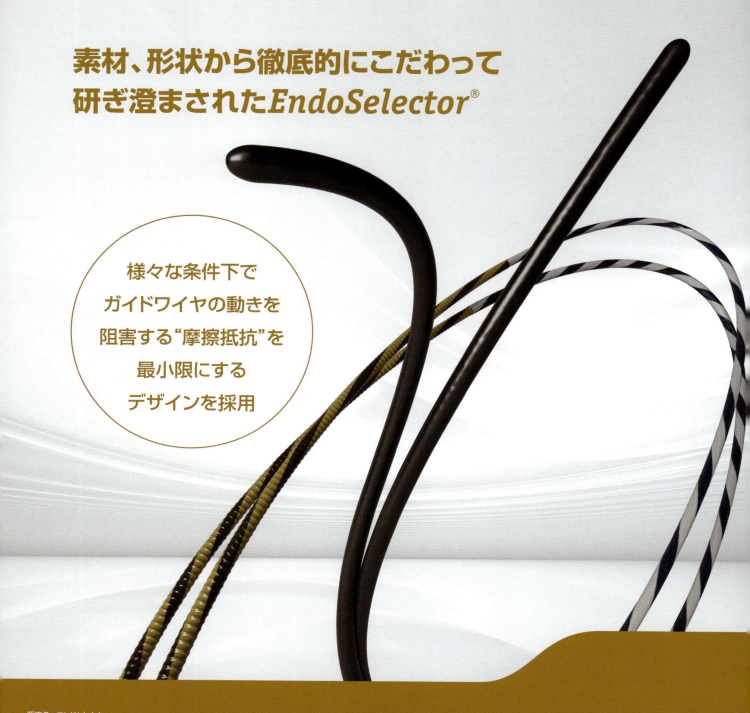

販売名：エンドセレクター
医療機器認証番号：229AFBZX00023000
製造販売業者：株式会社バイオラックスメディカルデバイス

製品の詳細に関しては添付文書等でご確認いただくか、弊社営業担当へご確認ください。
© 2018 Boston Scientific Corporation or its affiliates. All rights reserved.
All trademarks are the property of their respective owners.

ボストン・サイエンティフィック ジャパン株式会社
本社 東京都中野区中野4-10-2 中野セントラルパーク
www.bostonscientific.jp
PSST20180619-0549

特集

Biliary access 大辞典

Ⅱ．経乳頭的 biliary access〜カニュレーションテクニック〜

ERCP カテーテルを用いた造影法による
胆管カニュレーションテクニック

長濱　正亞[1]・高野　祐一[1]・新谷　文崇[1]・小林　孝弘[1]・山村　詠一[1]・丸岡　直隆[2]

要約：胆管カニュレーションにおいては乳頭正面視の理解が重要である。乳頭開口部から胆管の走行をイメージした軸と，カテーテルがスコープから出て乳頭開口部へ到達させる方向の軸が合うように調整した視野が正面視であり，この視野を保って胆管カニュレーションを行うことが非常に重要である。またカテーテルは押し付けずに乳頭開口部に差し込むイメージで挿管を試み，造影の際には介助者とともに粘膜下注入にならないよう細心の注意をはらう。胆管が造影されたら乳頭開口部から胆管の方向を透視で確認しながらスコープを操作してカテーテルの軸合わせを行い胆管へ深部挿入を試みる。以上の行程を行うために乳頭開口部でカテーテル先端を数 mm でコントロールし，造影された胆管像を注視しながら同時にスコープ操作を行う技術が求められる。ときに膵胆管が平行して走行する場合や，膵胆管合流異常の場合もあるため胆膵管の造影所見も慎重に診断して行う必要がある。

Key words：胆管カニュレーション，造影法，ERCP

はじめに

ERCP は endoscopic retrograde cholangio-pancreatography の略であり，内視鏡的逆行性胆膵管造影検査と訳されてきた。つまり ERCP 検査は胆膵管の造影検査としてスタートし，主に造影で得られる透視画像の診断が検査目的であった。その後内視鏡診断・治療が発展するとともに，胆膵管内からの細胞診・組織診や腔内超音波・胆道鏡や膵管鏡などの精査，さらにドレナージや結石の治療においてそれぞれの胆膵管の内腔へアクセスが必要となってきた。

このような歴史のなかで造影法による胆管カニュレーションは胆管内にアクセスするために最初に行われた基本的な手技である。当初のカテーテルは内腔が造影用の 1 ルーメンのみであり，専用のガイドワイヤーもなく，先端に透視不透過マーカーもなく，画質の悪い透視画像を見ながら造影された胆管に目を凝らして造影された胆管軸にカテーテルを合わせて深部挿入を行っていた。

現在ではガイドワイヤーを挿入したまま造影可能なカテーテルが主流であり，先端に不透過マーカーがあるものが多く透視下の視認性も改善されている。

また近年ではガイドワイヤーを先行させて胆管内に深部挿入する wire-guided cannulation（WGC）の有用性の報告が多くなされており，meta-analysis でも WGC の有用性を示した論文が報告されている[1]。しかしその多くがエキスパートによって行われた RCT であり，さらに本邦では通常の造影法によるカニュレーションと WGC の差を認めなかった報告がなされている[2]。本邦では ERCP において標準的に使用されているスコープの後方斜視角度が 15 度であるのに対して海外では 5 度であることが本邦と海外のデータ結果の

The Conventional Contrast-assisted Biliary Duct
Cannulation Technique Using Standard Catheter
Masatsugu Nagahama et al
1）昭和大学藤が丘病院消化器内科（〒 227-8501 横浜市青葉区藤が丘 1-30）
2）小田原市立病院消化器内科

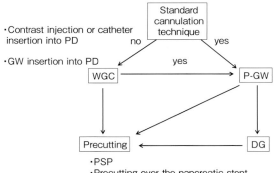

図1 Algorithm of biliary cannulation

差の原因の一つと考えられている[3]。

以上より本邦では現在でも造影法による胆管カニュレーションが多くの施設で行われている。ただしガイドワイヤーを挿入した状態で行う施設が多いのではないかと考えられる。当科では2ルーメンのカテーテルにガイドワイヤーを挿入した状態でカニュレーションを行っている。胆道造影を行った際に追従してワイヤーを胆管へ挿入する wire-loaded cannulation を基本とし，症例に応じてWGCを行っている（図1）。

本稿では当科での通常カテーテルを用いた造影法によるカニュレーションテクニックについて述べる。

I．当科における胆管カニュレーションについて

1．使用デバイスについて

当科で使用しているカテーテルはオリンパス社のStarTip 2V™（PR-V614M）という2ルーメンで先端のみ短くテーパーしているもの（図2a）であり，それに先端ストレートの0.035インチのガイドワイヤー（Jagwire™：ボストン・サイエンティフィック社）を入れた状態で使用している。胆管造影後に状況に応じて先端angle型の0.025インチガイドワイヤーに変更する場合もある。造影カテーテルはメジャーで測定すると先端から青8 mm，白3 mm，青3 mm，白3 mm，青3 mmとマーキングが色でなされており，カテーテル先端の先細り部分は3 mmであった（図2a）。胆管挿管を行う場合はあらかじめ先端の部分を左手の人差し指に軽く巻き付けるようにして親指でしごいて少し弓なりになるよう癖付けを行う（図2b）。

2．乳頭正面視

乳頭部に到達したら乳頭をできるだけ正面視する。この「正面視」とは，乳頭開口部から胆管の走行をイメージした軸と，カテーテルがスコープから出て乳頭開口部へ到達させる方向の軸が合うように調整した視野のことである。スコープ挿入後ストレッチを行った段階で乳頭部は視認できるが，その後スコープの挿入と引き，upとdownアングル，左右アングルで微調整を行って正面視の位置を決める。各疾患や解剖学的変位で理想の正面視ができない場合もしばしばあるが，そのなかでももっとも正面視に近いポジションを見つけ出して長時間保持できるかがカニュレーションを成功させるのに非常に重要である。

3．近接法と遠景法

乳頭を正面視し，その開口部と口側隆起を観察して胆管の走行を想定し，その後カニュレーションを行う。正面視はあくまでも胆管走行軸とカテーテル軸の関係であるので，カテーテルが出てくる角度によって正面視は調整する必要がある。逆に乳頭の正面視が制限された場合には，その正面視に適したカテーテルの角度の選択が必要になってくる。

当科では現在近接と通常の中距離の2通りを行っており，遠景からアプローチが必要と判断した場合は通常カテーテルから EST knife へ変更している。

通常の中距離ではカテーテルは先端から2個目の白（先端から14 mm）を鉗子口から画面上に出すとやや弓なりになった状態となる。この状態で画面やや中央から左上に乳頭開口部を視認して行う（図3）。

乳頭部に近接する場合は，カテーテルは先端の青色の部分のみ短く出して鉗子挙上を上げた状態となる。すると画面右上から比較的まっすぐに画面中央へむかう角度となる（図4）。乳頭開口部を画面上方やや左側に描出し，乳頭開口部の12時からやや11時方向にアップアングルで近づきカテーテル先端を合わせてス

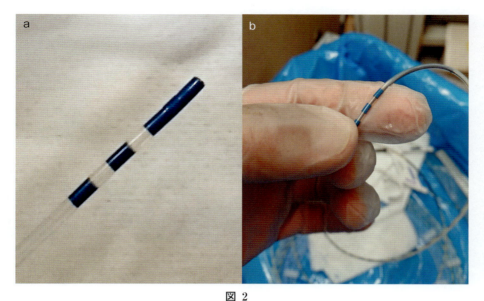

図 2
a：StarTip 2V™（PR-V614M）
b：先端の癖付け

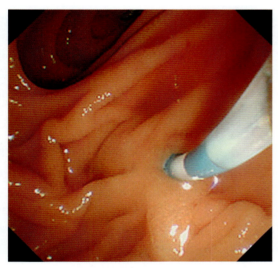

図 3　通常　中距離

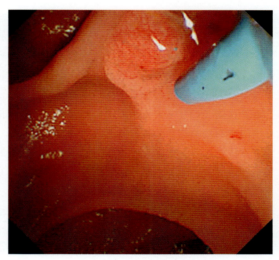

図 4　近接

コープで乳頭へカテーテル先端をわずかにひっかけて引き上げるような操作を行い，やや右アングルをかけつつ造影を行う。

乳頭部から遠景でカニュレーションを行う場合はカテーテルを先端から青と白のマーカーがすべて出る20 mmくらいまで長めに出し，鉗子挙上をあまりかけずにカテーテルを画面右下から弓なりにして先端を乳頭部にあてがうように操作する。このときはカテーテルは画面右下から左上に弓なりになっており，乳頭開口部はカテーテル先端の画面左上に合わせた状態で開口部に挿管し造影を行う（図5）。

4．胆管造影での注意点とコツ

①造影方法と粘膜下注入

当科では開口部にカテーテルを入れる際にはカテーテル先端の青い部分の半分くらい（先端先細りの3 mmの部分）を，開口部周辺の粘膜が変形せずに置けた場合に造影を行うよう心がけている。乳頭開口部にカテーテルを「差し込む」イメージである。カテーテルを数mm前後させた時に周囲粘膜が変形しないことでカテーテル先端が開口部管腔内に位置していることを確認し造影を行う。この操作はカテーテルそのものは手元では前後させずにスコープ操作でカテーテル先端を数mm前後させる。

通常カテーテルで造影を行う際の重要な偶発症とし

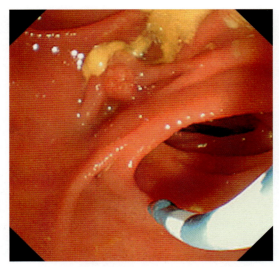

図5 遠景（乳頭部とカテーテルの位置）

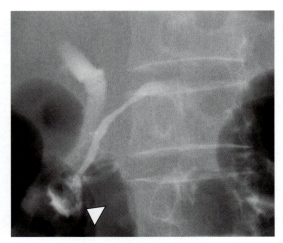

図6 粘膜下注入（矢頭）

て造影剤の粘膜下注入があげられる．乳頭開口部にカテーテル先端があたっているが入っていない状態で押しつけてそのまま圧入するように造影を試みると発症する（図6）．いったん粘膜下注入を行うと乳頭は浮腫状になり，正面視も変わり開口部も視認しにくくなるだけでなく，本来の胆管開口部が浮腫で閉塞しさらにカニュレーション困難となる．さらに膵管口の閉塞からERCP後膵炎のリスクも上がってしまう．粘膜下注入を予防するために介助者も造影剤の過度の圧入をしないよう注意し，シリンジを押す際に少しでも抵抗感を感じた時点で圧入をやめるよう指示している．

②胆管・膵管ともに造影されない場合

乳頭開口部が正しいかどうか再度乳頭全体を観察する．とくに乳頭部病変のある場合，乳頭部が発達して開口部が大きい場合，小帯が発達して長い場合など開口部がわかりにくいこともある．アプローチしている部分が乳頭開口部で間違いなければ，次に乳頭開口部のなかのカテーテル先端の位置を先端先細り部を完全に抜かずに数mmずつ前後させながら10時，11時，11時半，12時方向，というように少しずつずらして造影を試みる．その後カテーテルが入口部にあたる角度を遠景，近接で変えて同様に試してみる．

③膵管のみ造影された場合

膵管が造影され胆管が造影されない場合は，別開口でなければ短い共通管もしくは隔壁型であることがほとんどである．この場合カテーテルは胆管開口部を過ぎて膵管内に入っており，造影したカテーテル先端位置より少しだけ手前の左上にスリット状のような形で胆管は膵管内に開口している，と筆者は感じている（図7）．

短い共通管がある場合はゆっくりカテーテルを引き抜きながら造影をすると胆管造影となる場合もある．それでも造影されなければ膵管方向に一度カテーテルを数mm進めて左上方向にテンションをかけてゆっくり引き，先端先細り3mmの部分まで引いたら左上に引っ掛けるように押し込む操作を繰り返すと，段差にひっかかるような感覚で隔壁をめくって胆管へ深部挿管される場合がある．この方法で深部挿管されることがしばしばあり，膵管ガイドワイヤー法へ移行する前に一度は試したい方法である．

5．胆管深部挿管

胆管造影を得た後に胆管深部挿管を行うには，透視下に造影された胆管像を確認しつつカテーテル本体もしくはガイドワイヤーを挿入していく必要がある．

乳頭開口部から胆管口の角度，胆管口から乳頭部胆管の走行角度には差があり，胆管口から十二指腸壁内・口側隆起内の走行が直線であることはまれである．またカテーテルの圧排で胆管のルートは容易に変形する（図8a）．胆管造影が得られた際にカテーテルの圧排によって胆管走行がゆがんでいると診断した場合には，鉗子挙上を緩め，スコープをダウンアングルしつつスコープ全体をやや引き，同時にカテーテル先端は開口部に接したままの状態を保ちつつ，スコープが乳頭より離れた距離分を補うようにカテーテル全体をわずかに進める（図8b）．この連続かつ同時に行う操作を透視で確認しながら胆管走行とカテーテルの軸合わせを行う．この際は透視画面は2次元であり，3次元的に軸を合わせるためにスコープの左右アングルの調整も必要となる．ガイドワイヤーを使用していない場合にはそのままカテーテルを追従させ深部挿管を行うが，現在では軸合わせができた時点で透視下でガイドワイヤーを先行させwire loaded cannulationで深

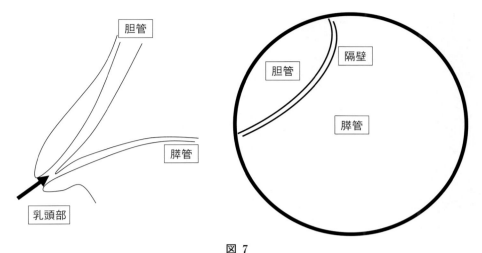

図 7
左：膵胆管と乳頭部の断面イメージ
右：左図の矢印から見た光景のイメージ

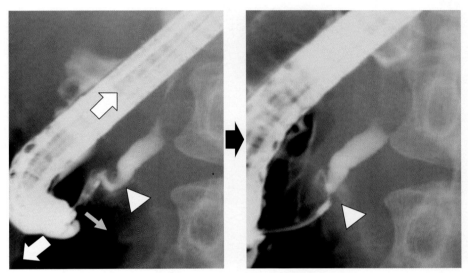

図 8　胆管圧排変形と改善方法
a：圧排で胆管ルート変形あり（白矢頭）
　　ダウンアングルとスコープの引き（白矢印）。
　　鉗子挙上を下げてカテーテルを進める（グレー矢印）。
b：胆管の変形が改善（白矢頭）

部挿管を行っている（図9）。

6．特殊な例

①膵胆管が平行して走行する場合

通常膵管は水平方向，胆管は垂直方向へと走行しているが，症例のvariationもしくは疾患によっては胆膵管が平行して走行している場合がある。カニュレーションを行い少量の造影を透視で確認した際に走行だけで膵胆管を判定すると思わぬ誤認をすることがある。胆管が目的で膵管造影となったと判断した場合でも，慌ててカニューレを抜かずに冷静に胆膵管の鑑別を試みるよう努めたい（図10）。

②膵胆管合流異常症の胆管カニュレーション

膵胆管合流異常症では共通管開口なので乳頭開口部は一つである。しかし膵胆管合流形態は症例によりさまざまであり，選択的に胆管カニュレーションを行う際には造影所見をもとに透視下操作で行う必要がある。とくに胆管合流型では直角に近い形で胆管が膵管に合流していることが多く，かつ合流部胆管は細いことが多い。そのためカテーテルを共通管内に挿入し，その後ガイドワイヤーで透視下胆管深部挿入を行う（図11）。この場合にはアングル型のガイドワイヤーが有効であることが多い。

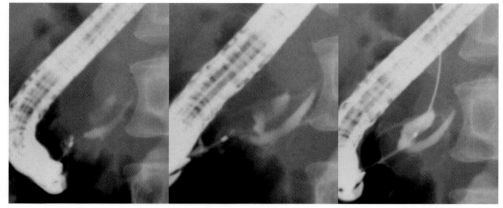

a：胆膵管造影　　　　b：胆管へ軸合わせ　　　　c：胆管深部挿管

図 9 共通管造影から胆管への軸合わせ

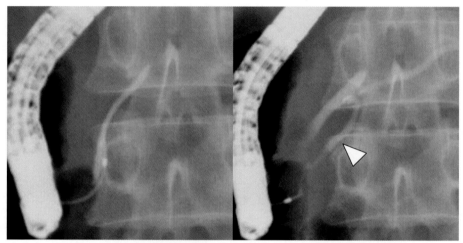

胆道造影：膵管と誤認　　　　　　　膵管造影（矢頭）

図 10 初回造影胆管を膵管と誤認した症例

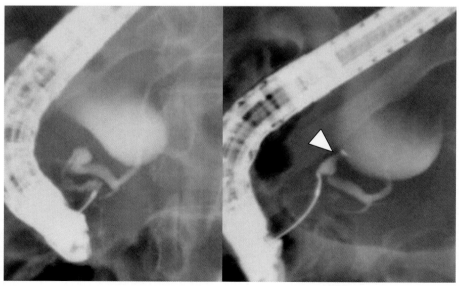

共通管造影　　　　　　　　合流部胆管（矢頭）

図 11 膵胆管合流異常（膵管合流型）

おわりに

当科における通常カテーテルでの造影法による胆管カニュレーションテクニックについて述べた。造影法による胆管カニュレーションのなかで重要と思われるのはやはり繊細なスコープ操作とカテーテル操作，乳頭正面視の理解，透視画像を正確に診断することではないかと筆者は考えている。とくに乳頭開口部でカテーテル先端を数mmの動きでコントロールし，胆管の走行を的確に予想して，造影された胆管像を注視しながら同時にスコープ操作を行いカテーテルを進めていくことができるようになることが胆管カニュレーション成功への近道であると考える。

参考文献

1) Tse F, Yuan Y, Moayyedi P, et al. : Guide wire-assisted cannulation for the prevention of post-ERCP pancreatitis : a systematic review and meta-analysis. Endoscopy 45 : 605-618, 2013.
2) Kobayashi G, Fujita N, Imaizumi K, et al. : Can a wire-guided cannulation technique reduce risk of post-ERCP pancreatitis and facilitate bile duct deep cannulation? Gastrointest Endosc 71 : AB109-AB110, 2010.
3) Kawakami H, Isayama H, Maguchi H, et al. : Is wire-guided selective bile duct cannulation effective for prevention of post-ERCP pancreatitis by all endoscopists? Endoscopy 46 : 163, 2014.

*　　*　　*

なるほど統計学とおどろきExcel® 統計処理

改訂第8版

Excel® 統計処理用CD-ROM (ystat2018) 付属

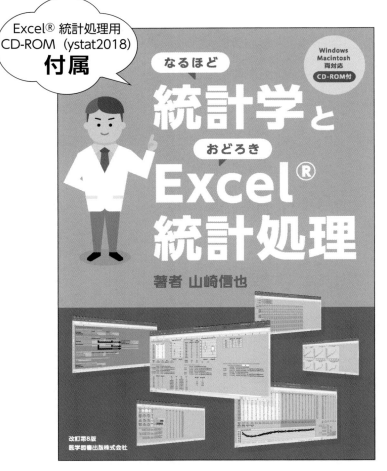

ISBN：978-4-86517-243-0　定価（本体4,800円＋税）

目次

Part 1 なるほど統計学
- Chapter 1　汎用比較統計（いわゆる有意差検定）
- Chapter 2　その他の比較統計
- Chapter 3　適切な比較統計法の選択チャート
- Chapter 4　統計に関する基本的事項
- Chapter 5　データマネージメント

Part 2 おどろきExcel® 統計処理
- Chapter 6　統計処理とExcel® について
- Chapter 7　ystat2018 使用の流れ
- Chapter 8　ystat2018 の全般的解説
- Chapter 9　各種統計方法のシートの解説
- Chapter 10　統計とExcel® のワークシート
- Chapter 11　統計数値表

25種の統計処理法プログラム済み (Windows / Macintosh 両対応)

1. 対応があるt 検定 (Paired t-test)
2. ウイルコクソン順位和検定 (Wilcoxon t-test)
3. 対応がないt 検定 (Unpaired t-test)
4. マンホイットニー順位和検定 (Mann-Whitney U-test)
5. 対応がある分散分析 (Repeated measures ANOVA)
6. フリードマン順位検定 (Friedman's χ^2r-test)
7. 対応がない分散分析 (Non-repeated measures ANOVA)
8. クリスカルウオーリス順位検定 (Kruskal Wallis H-test)
9. ボンフェローニ検定 (Bonferroni Correction)
10. ダネット検定 (Dunnett's test)
11. SNK 検定 (SNK: Student-Newman-Keuls test)
12. ボンフェローニ補正ウイルコクソン検定 (Wilcoxon t-test with Bonferroni correction)
13. ボンフェローニ補正マンホイットニー検定 (Mann-Whitney U-test with Bonferroni correction)
14. カイ二乗検定 (Chi-square test)
15. 2×2カイ二乗検定 (2×2 Chi-square test)
16. イエーツ補正2×2カイ二乗検定 (Yates 2×2 Chi-square test)
17. フィッシャー直接確率試験 (Fisher exact probability)
18. m×nカイ二乗検定 (m×n Chi-square test)
19. イエーツ補正m×nカイ二乗検定 (Yates m×n Chi-square test)
20. F 検定 (F-test)
21. ヒストグラム (Histogram)
22. 直線回帰 (Linear regression)
23. 非直線回帰 (Non-linear regression)
24. 相関 (Correlation)
25. スペアマン順位相関 (Spearman's correlation)

詳しくは ▶ URL：http://www.igakutosho.co.jp　または、医学図書出版 で検索

医学図書出版株式会社

〒113-0033 東京都文京区本郷 2-27-18（本郷BNビル2階）
TEL：03-3811-8210　FAX：03-3811-8236
URL：http://www.igakutosho.co.jp
E-mail：info@igakutosho.co.jp

特集

Biliary access 大辞典

Ⅱ. 経乳頭的 biliary access〜カニュレーションテクニック〜

先端斜め型パピロトーム（Oblique-tip papillotome）による
カニュレーションテクニック【動画付】

今津　博雄[1]・葉山　　譲[1]・野村　舟三[1]・香川　敦宣[1]
濱名　　傑[1]・藤澤真理子[1]・川村　統雄[2]・森山　光彦[1]

> **要約**：胆管カニュレーションに関連する ERCP 後膵炎の危険因子として，カニュレーション困難，膵管への造影剤やガイドワイヤーの挿入があげられる。このカニュレーション関連のERCP 後危険因子を取り除くデバイスとして，先端斜め型パピロトーム（oblique-tip papillotome）を開発した。この新しいカニュレーションカテーテルは胆管カニュレーションを容易にし，ERCP 後膵炎を予防しうる可能性をもっている。本稿で先端斜め型パピロトーム（oblique-tip papillotome）のコンセプトと使用法について解説した。

Key words：先端斜め型パピロトーム，oblique-tip papillotome，ERCP，カニュレーション

はじめに

　胆管カニュレーションはERCP関連手技のファーストステップであり，このステップでの躓きは，手技時間を延長させるばかりか，ERCP後膵炎（PEP）といった偶発症を引き起こす要因になり得る。したがって，この胆管カニュレーションはERCP関連手技を安全に成功させることができるかどうかの鍵を握るもっとも重要なステップといえる。胆管カニュレーションを容易にし，安全に行うために，さまざまなカニュレーション方法，デバイスの開発が行われてきた。カニュレーション法は造影ガイド下カニュレーション法（CGC法）とワイヤーガイド下カニュレーション法（WGC法）に大きく分けられ，多数の比較試験が行わ

れてきた。最新のメタアナリシスではWGC法が胆管カニュレーション成功率，PEP発生率に関してCGC法に比べて優れていると結論付けられている[1,2]。しかし，本邦からの前向き比較試験では，WGC法の優位性は証明されておらず，欧米とのスコープの後方斜視角の違い，使用するデバイスの違いがこの結果に反映されている可能性が指摘されており[3~6]，むしろCGC法よりWGC法のほうが重症のPEPが多くなる可能性も指摘されている[6]。また，カニュレーションに関するデバイスの開発では，最近ではWGC法を前提としたガイドワイヤーの開発が行われてきたが，そのガイドワイヤーの有用性に関するエビデンスは現在のところ証明されていない[7,8]。また，カテーテルの開発に関する報告はほとんどみられず，最近の胆管カニュレーションのためのデバイスの開発がガイドワイヤー中心に行われているのは，現在の世界における胆管カニュレーションの主流がWGC法であることを反映していると考えられる。筆者はWGC法，CGC法はともに胆管カニュレーションにおいて有用な方法であり，それぞれの利点を生かして使い分けることが重要であると考え，それを実践している。
　このなかで，筆者はCGC法およびWGC法の両法において胆管カニュレーションを容易にし，PEPを減ら

A Novel Oblique-tip Papillotome for Selective Biliary Cannulation in Endoscopic Retrograde Cholangiopancreatography
Hiroo Imazu et al
1) 日本大学医学部附属板橋病院消化器肝臓内科
　（〒173-8610 東京都板橋区大谷口上町 30-1)
2) 医療法人社団秀峰会川村病院

す目的で，先端斜め型パピロトーム（oblique-tip papil-lotome，KD-VC433Q-0720，オリンパス社）を開発[9]し，2016年にオリンパス社から市場にリリースされた。本稿では，新しいカニュレーションカテーテルである先端斜め型パピロトームのコンセプト，使用法について紹介・解説する。

I．ERCP後膵炎の危険因子からみた新しいデバイスの開発

PEPを引き起こす危険因子を明らかにするために，多くの研究がなされてきた。最新のメタアナリシスでは，女性，膵炎の既往，PEPの既往，SOD，IPMN，カニュレーション困難，プレカット，EST，膵管造影が有意なPEPの危険因子と報告されている[10]。また，Wangら[11]は，膵管造影のみならず，1回以上のガイドワイヤーの膵管内への挿入が有意な危険因子としている。われわれも，2006年4月から2009年6月までの期間に行われたnative papillaのERCP 1,251例において PEPの危険因子を，多変量解析を用いて後方視的に検討したところ，若年，1回以上の膵管造影，乳頭バルーン拡張，胆管プラスチックステント留置が有意な因子として抽出された[12]。

さて，これらのPEPを引き起こす危険因子のなかで，年齢などの患者側に関連する危険因子を取り除くことは困難であるが，術者関連の危険因子である不必要な膵管造影・ガイドワイヤー挿入，カニュレーション困難，プレカットといったPEPの危険因子は取り除ける可能性がある。われわれは，この観点から造影剤やガイドワイヤーによる不必要な膵管アクセスを減らし，胆管挿管を容易にする目的で，先端斜め型パピロトーム（oblique-tip papillotome）を開発した。

II．先端斜め型パピロトームのコンセプト

DiMagnoら[13]は剖検例のファーター乳頭部の検討から，胆膵管開口部の解剖は25％がwell delineated ampulla type，18％がlong common channel type，31％がshort common channel type，7％がinterposed septum type，19％がseparate opening type であったとしている。また，膵管，膵実質の組織学的異常はwell delineated ampulla type，long common channel type 群よりも有意にshort common channel type，interposed septum type，separate opening type 群に多かったとしている。この検討はあくまでも剖検例を用いたもので，健常人の乳頭も含まれているが，組織

学的検討の結果からは，ERCPの適応となるような症例は short common channel type，interposed septum type，separate opening type 群が多いのではないかと推察される。また，一般にカニュレーション困難となるのは short common channel type と interposed septum type であり，胆管開口部は一般的に隔壁によって膵管から分離し，膵管開口部の上方に開口している[14]。胆管にカニューレの先端を進めていくには，この隔壁を上方に越えていかなくてはならない。うまく見上げのポジションがとれて，乳頭が正面視されていても，膵管だけにカニューレが入っていくケースを時々経験するが，これは，カニューレ先端が隔壁の下に潜り込んでいるためである。これに対し，隔壁を下方に押しやり，カニューレ先端が胆管軸をむくような先端形状をもつカニューレは，胆管挿管を容易にし，不用意な膵管アクセスを減らす可能性がある（図1）。われわれは，このコンセプトに基づき，先端斜め型パピロトームを考案した。このパピロトームは20 mmのカッティングワイヤーをもち，先端は約40度斜めに，カップ形状に加工されている（図2）。

III．パイロットスタディおよび前向き比較試験の結果

われわれは先端斜め型パピロトームの有用性を明らかにすべく，85例の胆管 ERCP および関連手技症例を対象にパイロットスタディを行った[9]。先端斜め型パピロトーム群（oblique-tip papillotome，OT群）40例，先端4 Fr 標準型カニューレ（PR-V216Q，オリンパス社）群（Standard-tip catheter，ST群）45例の比較検討では，胆管挿管成功率はOT群92.5％，ST群88.9％（最終胆管挿管率は両群とも100％），総手技時間はOT群978.4秒，ST群1,162.3秒，PEP発生率はOT群7.5％，ST群6.7％で有意差を認めなかった。しかし，胆管挿管までに要した時間はOT群103.3秒，ST群287.9秒（$P=0.03$）であり，胆管挿管までに行った膵管造影回数はOT群0.56回，ST群1.65回（$P=0.009$）と有意差を認め，先端斜め型パピロトームは，標準型カニューレに比べ有意に胆管挿管を容易にし，膵管へのアクセスを減らしうるという結果であった（表1）。なお，この比較検討は先端形状を比較するためのもので，先端斜め型パピロトームのカッティングワイヤーの bow-up 機能は使用せず，胆管深部挿管は造影ガイド下で行った。

さらに先端斜め型パピロトームの有用性を明らかにするためにマレーシア大学と共同で，現在のカニュ

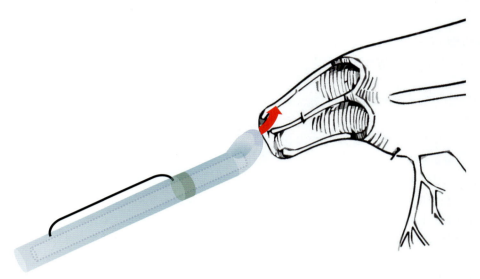

図 1 先端斜め型パピロトーム（oblique-tip papillotome）のコンセプト

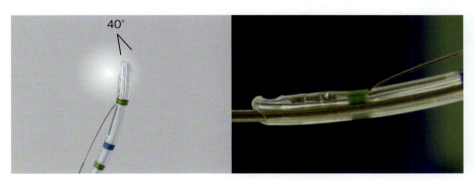

図 2 先端斜め型パピロトーム（oblique-tip papillotome）の先端部分

表 1 先端斜め型パピロトーム（oblique-tip papillotome）のパイロットスタディの結果

	先端斜めタイプ（n=40）	標準チップ（n=45）	P 値
胆管カニュレーション成功率 （単独）/（オーバーオール）	92.5%/100%	88.9%/100%	0.8
胆管深部挿管までの時間（秒；平均，レンジ）	103.3（3〜1,200）	287.9（5〜2,620）	0.03
膵管造影回数（平均，レンジ）	0.56（0〜4）	1.65（0〜10）	0.009
総手技時間（秒；平均，レンジ）	978.4（270〜4,796）	1,162.3（135〜5,400）	0.36
ERCP 後膵炎	7.5%（3/40）	6.7%（3/45）	0.78

レーション法の主流である標準パピロトームを用いたWGC法群（standard-tip papillotome-WGC：ST-WGC群）と先端斜め型パピロトームを用いたCGC法群（OT-CGC群），先端斜め型パピロトームを用いたWGC法群（OT-WGC群）の前向き比較試験を行った．その結果，OT-CGC群，OT-WGC群はともに，ST-WGC群に比べ，有意に単独胆管カニュレーション成功率が高く，プレカットや膵管ガイドワイヤー法に移行する率が低かった．すなわち，先端斜め型パピロトームはCGC法であれ，WGC法であれ，現在の世界標準である標準パピロトーム-WGC法よりも有用であり，先端斜め型パピロトームは胆管挿管を容易にするという開発コンセプトの目的を果たすことができたといえる．しかしながら，不必要な膵管アクセスに関しては，OT-CGC群，OT-WGC群はともに，ST-WGC群と有意差を認めなかった．

IV. 先端斜め型パピロトーム（oblique-tip papillotome）の使い方

先端斜め型パピロトームの使用方法は，通常の標準カテーテルや標準パピロトームとほぼ同じと考えてよい。胆管カニュレーションの基本は，乳頭のポジションを，カテーテル軸が胆管走行軸をむくようにもってくること，すなわち乳頭を正面視することが重要で，これはどのようなデバイスを使用しようが，どのようなカニュレーション法を選択しようが，この重要なポイントは同じである。筆者が行っている胆管カニュレーションの方法，スコープ操作のコツに関しては胆と膵37巻臨時増刊特大号[15]を参照されたい。

とくに，先端斜め型パピロトームを使うときのコツは常に胆管と膵管の間にある隔壁を意識することである。カテーテル先端部のほとんどが膵管口にあったとしても斜め形状の最先端部が胆管口にあれば，カテーテルを進めることで容易に胆管内に滑るように入っていくのが，この先端斜め型パピロトームの特徴といえる。また，最先端部が胆管口にある状態でワイヤーガイド下カニュレーションを行ってもよい。もし見上げが不十分な時はナイフ機能を使用してもよく，胆管開口部にひっかかりやすいように斜め型先端に小さな溝を設けている。また，先述の通り，胆管カニュレーションの基本は乳頭を正面視するスコープ操作であり，この新しい先端斜め型パピロトームは，スコープ操作に慣れていない初学者の胆管カニュレーション成功率を上げるためのデバイスではなく，パピロトームの扱いに慣れている中級者以上の術者が，先端斜め型パピロトームの有用性を実感できるのではと考える。実際に，先端斜め型パピロトームを使用する有用な場面としては，WGC法，CGC法どちらでも，①最初から使用（とくにESTを前提とした症例，簡単な症例はより簡単に，困難例も短時間でカニュレーションする）（動画1），②カニュレーション困難例でのセカンドラインのカテーテルとして使用（動画2），があげられる。

V. 先端斜め型パピロトーム（oblique-tip papillotome）の今後の展望

近年，CGC法に比べて，WGC法がPEPを減らし得るとする報告がみられる[1,2]。しかし，いくつかの前向き無作為抽出比較試験もなされてきたものの，とくにクロスオーバー試験ではWGC法の有用性は証明され

ず，また，本邦の前向き試験でもWGC法の優位性は証明されず，結局，WGC法がPEPを減らしうるとの結論までは至っているとはいえない[2~6]。さらに，ガイドワイヤーの膵管への挿入もPEPの危険因子とする報告もある[2]。すなわち，カニュレーションに関連したPEPを減らすためにはカニュレーションを造影下で行うか，ガイドワイヤー下で行うかという選択の問題よりも，いかに，不必要な膵管へのアクセスを減らし，素早く胆管挿管を行うかが重要である。

先端斜め型パピロトームは，CGC法であれ，WGC法であれ，これまでのカニュレーションカテーテルに比べ，不必要な膵管造影を減らし，胆管挿管までの時間を短縮し，その結果，PEPを予防しうる可能性をもったデバイスである。この先端斜め型パピロトームを使用することで，より安全なERCPが行われることを期待したい。

参考文献

1) Cennamo V, Fuccio L, Zagari RM, et al.：Can a wire-guided cannulation technique increase bile duct cannulation rate and prevent post-ERCP pancreatitis?：A meta-analysis of randomized controlled trials. Am J Gastroenterol 104：2343-2350, 2009.

2) Shao LM, Chen QY, Chen MY, et al.：Can wire-guided cannulation reduce the risk of post-endoscopic retrograde cholangiopancreatography pancreatitis? A meta-analysis of randomized controlled trials. J Gastroenterol Hepatol 24：1710-1715, 2009.

3) Kawakami H, Maguchi H, Mukai T, et al.：A multicenter, prospective, randomized study of selective bile duct cannulation performed by multiple endoscopists：the BIDMEN study. Gastrointest Endosc 75：362-372, 2012.

4) Kawakami H, Maguchi H, Hayashi T, et al.：A prospective randomized controlled multicenter trial of duodenoscopes with 5 degrees and 15 degrees backward-oblique angle using wire-guided cannulation：effects on selective cannulation of the common bile duct in endoscopic retrograde cholangiopancreatography. J Gastroenterol 44：1140-1146, 2009.

5) Kawakami H, Isayama H, Maguchi H, et al.：Is wire-guided selective bile duct cannulation effective for prevention of post-ERCP pancreatitis by all endoscopists? Endoscopy 46：163, 2014.

6) Kobayashi G, Fujita N, Imaizumi K, et al.：Wire-guided biliary cannulation technique does not reduce the risk of post-ERCP pancreatitis：multicenter randomized controlled trial. Dig Endosc 25：295-302, 2013.

7) Hwang JC, Yoo BM, Yang MJ, et al.：A prospective randomized study of loop-tip versus straight-tip guidewire in wire-guided biliary cannulation. Surg Endosc **32**：1708-1713, 2018.

8) Tsuchiya T, Itoi T, Maetani I, et al.：Effectiveness of the J-Tip guidewire for selective biliary cannulation compared to conventional guidewires（The JANGLE study）. Dig Dis Sci **60**：2502-2508, 2015.

9) Imazu H, Ikeda K, Kakutani H, et al.：A pilot study of the novel offset-tip papillotome for selective biliary cannulation in ERCP. Minim Invasive Allied Technol **21**：335-341, 2012.

10) Ding X, Zhang F, Wang Y：Risk factors for post-ERCP pancreatitis：a systematic review and meta-analysis. Surgeon **13**：218-229, 2015.

11) Wang P, Li ZS, Liu F, et al.：Risk factors for ERCP-related complications：a prospective multicenter study. Am J Gastroenterol **104**：31-40, 2009.

12) Kakutani H, Hino S, Imazu H, et al.：Risk factors of post-ERCP pancreatitis at a tertiary referral center in Japan. Surg Laparosc Endosc Percutan Tech **24**：270-273, 2014.

13) DiMagno EP, Shorter RG, Taylor WF, et al.：Relationships between pancreaticobiliary ductal anatomy and pancreatic ductal and parenchymal histology. Cancer **49**：361-368, 1982.

14) 今津博雄，田尻久雄：ERCP のカニュレーションのコツ. Gastroenterol Endosc **53**：319-327，2011.

15) 今津博雄：胆膵内視鏡自由自在～基本手技を学び応用力をつける集中講座～：VTR で見せる私のカニュレーション戦略とテクニック. 胆と膵 **37**：1167-1170, 2016.

動画 URL

今津　博雄　動画①URL【http：//www.igakutosho.co.jp/movie2/movie39-1.html】
（ユーザー名：igakutosho　パスワード：tantosui39s）

今津　博雄　動画②URL【http：//www.igakutosho.co.jp/movie2/movie39-2.html】
（ユーザー名：igakutosho　パスワード：tantosui39s）

＊　　　＊　　　＊

監修：日本消化器内視鏡学会

上部・下部消化管内視鏡スクリーニング検査を行う
すべての医療従事者のマニュアル本として…

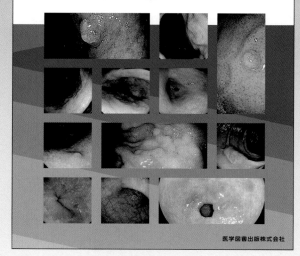

上部消化管内視鏡 スクリーニング検査マニュアル

A4版　フルカラー
定価：(本体 4,800 円 + 税)
ISBN：978-4-86517-216-4

下部消化管内視鏡 スクリーニング検査マニュアル

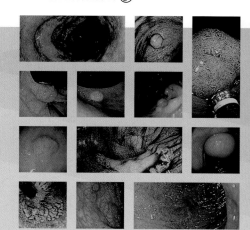

A4版　フルカラー
定価：(本体 4,800 円 + 税)
ISBN：978-4-86517-268-3

詳しくは ▶ URL：http://www.igakutosho.co.jp　または、医学図書出版 で 検索

医学図書出版株式会社

〒113-0033　東京都文京区本郷 2-27-18 (本郷 BN ビル 2 階)
TEL：03-3811-8210　FAX：03-3811-8236
URL：http://www.igakutosho.co.jp
E-mail：info@igakutosho.co.jp

特集

胆と膵 Vol. 39 臨時増刊特大号　p. 975〜980, 2018

Biliary access 大辞典

Ⅱ．経乳頭的 biliary access〜カニュレーションテクニック〜

EST ナイフを用いたカニュレーションテクニック【動画付】

加藤　博也[1]・松三　明宏[1]・石原　裕基[1]・矢部峻太郎[1]・室　信一郎[1]
内田　大輔[1]・友田　健[1]・松本　和幸[1]・堀口　繁[1]・岡田　裕之[1]

要約：EST ナイフを用いたカニュレーションは，極端な見下ろしや見上げなど，乳頭の位置が通常のカテーテルでは挿管困難な位置にくる場合や，術後や腫瘍の浸潤のために消化管が固定され，スコープの動きが制限される場合に有用である。EST ナイフのスペックは，ブレードまでの先端長，ブレードの長さによってさまざまである。ブレード長については，基本的にブレードを鉗子口から完全に出した状態で操作するため，長くないほうが乳頭との距離を離さずにすむが，逆にあまりに短いと EST が困難となるのでバランスのとれたものを使用するとよい。造影法による挿管，wire-guided による挿管，両者を組み合わせての挿管，さまざまな方法があるが，カテーテルの向きを胆管軸に合わせるという基本的な部分は造影法と同様であるが，EST ナイフをカテーテルとして使用する独自のポイントもおさえておかなければならない。

Key words：胆管挿管，EST ナイフ，biliary cannulation，sphincterotome

はじめに

カニュレーション手技は ERCP 手技における最初にして最大の難関であり，さまざまな方法が試みられてきた。カニュレーション手技として，従来の造影法に加え，近年では wire-guided cannulation（WGC）も普及している[1,2]。WGC は通常のカテーテルにガイドワイヤー（GW）を装填して行う方法と EST ナイフを用いて行う方法に大別される。また，2 ルーメンのカテーテルを用いて造影しながら GW も使用する wire-loaded cannulation という概念もあり，2 ルーメンのカテーテルを用いている施設はこの方法を用いているものと思われる。造影法にしても WGC にしてもカテーテルと胆管軸を合わせることは共通しており，通常の

カテーテルを用いてカニュレーションする際は乳頭を正面からやや見上げのポジションにもっていくことが基本となる。しかしながらさまざまな要因でそのような位置にスコープを位置させるのが難しいことをしばしば経験する。EST ナイフを用いたカニュレーションは通常の乳頭位置でのカニュレーションはもちろんだが，乳頭の位置取りが難しい症例に有用である。本稿では EST ナイフを用いたカニュレーション手技について概説する。

Ⅰ．EST ナイフを用いたカニュレーションの適応

EST ナイフを用いたカニュレーションが有用な症例として，具体的には肝切除後や生体肝移植後で左葉が腫大した症例，胆嚢炎のために十二指腸球部が肝門部側に癒着した症例など，スコープ先端の位置に対して十二指腸乳頭が見下ろしの位置にくる場合がある。このような症例では，スコープをプッシュポジションにすることで乳頭を正面視することが可能な場合もある。しかしながら，スコープ操作のみで胆管挿管が可

Technical Tips for Biliary Cannulation Using Sphincterotome
Hironari Kato et al
1) 岡山大学病院消化器内科（〒 700-8558 岡山市北区鹿田町 2-5-1）

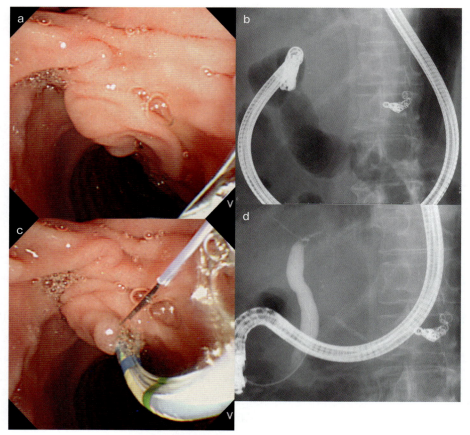

図1 肝左葉の生体肝移植後の症例
a, b：スコープのストレッチ困難で乳頭が極端な見下ろしとなっている。
c, d：ESTナイフでなんとか乳頭にアプローチ挿管可能となり、カテーテルを胆管内に留置した状態でストレッチ可能となった。

能な位置に乳頭をもってくることはしばしば困難であり、見下ろしの位置からESTナイフのbow-upを利用することで挿管が可能となる（図1）。さらには胃切除後のBillroth I法再建後症例、膵癌などの十二指腸浸潤などでスコープの位置取りが困難な症例にも有用な場合がある。

また、当然ながらあらかじめESTを予定している症例では、通常のカテーテルでアプローチできるような乳頭に対しても最初からESTナイフを用いて挿管すれば、ESTナイフに交換する手間が省けるので手技時間の短縮にもつながる[3]。

II．ESTナイフの選択

通常のカテーテルと同様、ESTナイフもさまざまなスペック、特長をもったものが市販されている。スペックの違いとして、ブレードの付いていない先端部分の長さと径、さらにブレードの長さがあげられる。先端長についてはESTナイフの先端を乳頭にくわえこませてからGWを挿入する際に影響がでてくる（図2）。先端長が短いものはいわゆる「くわえこみ」（カテーテルの先端が共通管、あるいはその奥の胆管や膵管の入口に入っている状態）が認識しづらい。一方、先端長が長いものは「くわえこみ」の認識は容易であるものの、胆管と膵管が乳頭開口部から入ってすぐに分かれるような隔壁型の乳頭の場合には先端が膵管に入ってしまうとbow-upを行ったとしても膵管しか造影されない、あるいは膵管しかガイドが入らないということになる。先端径については0.035インチのGWが装填できるものが多いが、0.025インチのGWのみ対応しているものもある。0.025インチのGWのみ対応しているものは先端径が細く、通常のカテーテルでも先端taperedタイプのものを使用している術者にはより通常の感覚で扱えるという利点がある（図3）。

ブレードの長さも15〜30mmとさまざまである（図4）。ESTナイフを用いたカニュレーションは、bow-upができるようにブレードを可能な限り鉗子口から出したうえでの操作となる。ブレードが十分に出てい

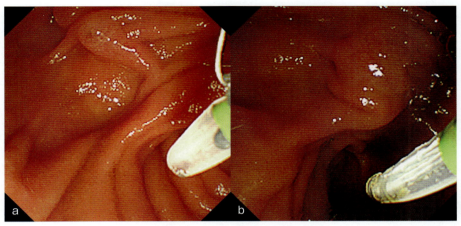

図2 ESTナイフの先端
a：3mm，b：7mm

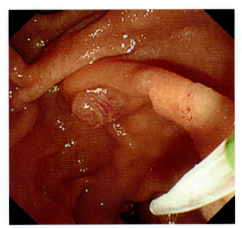

図3 0.025インチガイドワイヤー対応の先端

ない状態でbow-upすると思うようにカテーテルの先端が上方にむかなかったり，ブレード自体を痛めてその後のESTに影響したりする可能性がある。一方ブレードが短いとESTの際にブレードをピンポイントで切開方向にあてる必要があり，その点で技術を要することとなる。ブレードの長さについてはbow-upのことを考えれば短いに越したことはないが，その後のESTのことも考慮したうえで選択するのがよい。

また，ESTナイフの手元のハンドルを回すことで，先端を左右に振ることができるものも販売されている（図5）。腫瘍の十二指腸への浸潤や術後の癒着などでスコープの動きが制限されるような症例には試してみるのもよい。

III．ガイドワイヤー（GW）の選択

ESTナイフを用いたカニュレーションでは，通常のカテーテルと同様の手技で挿管する場合を除き，bow-upした状態でカテーテルを深部挿管することはできないので，造影するしないは別としてもGWを先行させて深部挿管することとなる。GWの選択としては，先端形状をストレートにするかアングルにするか，GWの径を0.035インチにするか0.025インチにするか，ということになる。

先端形状については，海外ではWGCを行う際はほとんどの施設でストレートが使用されており，カテーテルと胆管の軸があっていれば多くの症例でGWを進めることができるが，NDS（narrow distal segment）が長い症例では胆管方向にカテーテルがむいていてもNDSの蛇行のため突破に難渋することがある。また，ストレートでは胆管内，あるいは膵管内に入ってからseekingを行うことが困難である。そのような理由から，当科ではアングルタイプのGWを使用しているが，乳頭から胆管や膵管にGWを進める際にカテーテルの軸があっているにもかかわらずGWの先端が曲がっているがために進まないといった経験はないので，WGCを行うにしてもアングルタイプで問題ないものと思われる。

GW径については，0.025インチと0.035インチいずれでも大きな違いはないと思われる。最近では，0.025インチでseeking性能はもちろん，ステントなどを目的の部位まで運ぶデリバリー性能もある程度兼ね備えたものを各社販売しており，使用する施設も増えている。各社それぞれ特徴があり，優劣をつけるのは難しいが，使用する際注意を払うべきなのは先端部の固さ

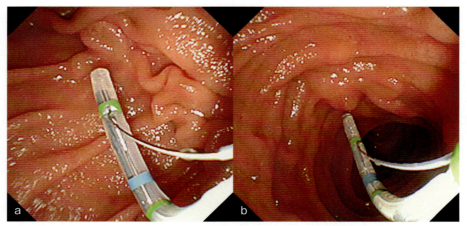

図 4 ブレード長によって同じように bow-up しても距離感が大きく異なる。
a：20 mm，b：25 mm

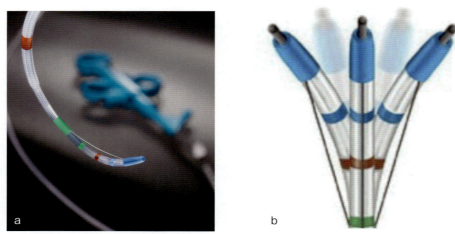

図 5 TRUEtome™（ボストン・サイエンティフィック社）。手元のハンドルを回転させることでブレード手前から先端までを左右に振ることができる。

である。そもそも先端が固い GW は近年少ないが、先端が固い GW を使用すると粘膜損傷のリスクがあることを認識しておくことは重要である[4]。また、最近では先端がある程度柔らかいものでも、芯線が固いものがあり、GW を押す力がダイレクトに先端に伝わり、粘膜損傷の原因にもなりうることも知っておくべきである。現実的には WGC 自体の成功率に差はないと思われ、各施設の好みで使用してよいと考える。

IV．手技の実際（動画）

EST ナイフを用いたカニュレーションで注意しなければならないのは、bow-up することが前提であればブレードをほぼ完全にスコープの鉗子口から出すことである[5,6]。EST ナイフを用いたカニュレーションの利点は bow-up であり、この利点を生かすためにはブレードを出せるだけの距離を乳頭と保つ必要がある。通常のカテーテルと同様の手技で挿管する場合はこの点を気にする必要はないが、ブレードを完全に出さない状態で bow-up すると鉗子口にブレードがあたってブレードが変形する。さらに、その状態で鉗子起上装置を上げるとさらにブレードは変形し、まともにbow-up することができなくなり、かりに挿管できたとしても EST を行うことができなくなる。腫瘍の浸潤などにより乳頭とスコープの距離がとれないような症例で bow-up を行いたい場合には、スコープのダウンアングルをかけてブレードを出し、そこから bow-up を行って乳頭にアプローチする。

乳頭の位置取りについては、自然と見下ろしのポジションになる場合はそのポジションでアプローチすることになるが、位置取りに制限がない場合でも通常のカテーテルで挿管手技を行う位置取りよりもやや見下

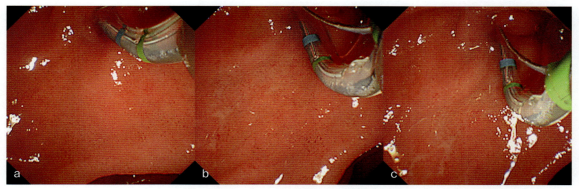

図 6 bow-up による軸の調整
胆管の軸に合わせて徐々に bow-up（a→b→c）を強める，あるいは bow-down する。

ろしの位置でアプローチしたほうが胆管軸に合うことを認識しておくとよい。要因としては EST ナイフ自体が通常のカテーテルよりもたわみが強いことが推測されるが，症例によって異なるため適宜ポジションも変更する必要がある。

EST ナイフの先端を乳頭開口部に挿入したのち，介助者は GW をわずかに進めて GW が進むかどうか確認する。その際，介助者は GW を押しすぎないことが重要である。術者は左右アングルを使って少しずつ軸を変え，GW が進む位置を探す。上下の軸が合っていないようであれば，bow-up，あるいは bow-down を行って軸を変える（図6）。左右の動きはスコープのアングルで行い，上下の動きは起上装置に加えて EST ナイフの bow-up/down で行う。さらにはスコープの位置を微調整（おもに出し入れ）することで挿管が可能となる。なお，GW が胆管内を進んでもあわてて EST ナイフを追従させずに，必ず bow-up を緩めて追従させることを忘れてはならない。

V．症例提示

1．胃癌術後 Billroth I 法再建の症例

Billroth I 法再建では，下行脚を吊り上げて残胃と吻合しているため，乳頭が極端な見上げになることをしばしば経験する。本症例でもかなり見上げた状態になるため EST ナイフを使用，膵管にガイドが進み，胆管挿管に難渋した。見上げのポジションで先端をくわえ込ませたのち，スコープをわずかに引いて左アングルをとることで挿管可能となった。

2．肝右葉切除後の症例

スコープのストレッチが困難なため push ポジションのまま EST ナイフでの挿管を試みるも困難なためさらにスコープを push し，なんとか膵管を確保でき

た。膵管に GW を留置してスコープをストレッチ，不完全なストレッチであったが，いわゆる double guide-wire technique を用いて胆管挿管可能となった。乳頭の位置取りが困難な場合は，本症例のように膵管 GW 法と EST ナイフを併用することで挿管可能となる症例も経験する。

おわりに

EST ナイフを用いたカニュレーション手技について概説した。EST ナイフを用いなければ，術後症例など胆管挿管が極めて困難な症例もあり，是非とも習得したい挿管手技の一つである。カテーテルの向きを胆管軸に合わせるという基本的な部分は造影法と同様であり，まずはカテーテルと胆管の軸を合わせるという動作に慣れることが必要である。一方で EST ナイフを用いたカニュレーション手技では独自のポイントもあり，それらを理解したうえで手技にのぞむことも重要である。

参 考 文 献

1) Siegel JH, Pullano W：Two new methods for selective bile duct cannulation and sphincterotomy. Gastrointest Endosc 33：438-440, 1987.
2) Artifon EL, Sakai P, Cunha JE, et al.：Guidewire cannulation reduces risk of post-ERCP pancreatitis and facilitates bile duct cannulation. Am J Gastroenterol 102：2147-2153, 2007.
3) 中嶋哲也：Wire-guided Cannulation. 胆と膵 30：1037-1042, 2009.
4) 藤澤真理子, 入澤篤志, 澁川悟朗：Wire-guided Cannulation による胆管カニュレーションに用いる処置具を使いこなすコツ. 消内視鏡 27：1410-1413, 2015.
5) 浮田雄生, 新後閑弘章, 大牟田繁文, ほか：Sphinc-

terotome を用いたカニュレーションのコツ. 胆と膵
32：927-931，2011.
6）河上　洋，桑谷将城，江藤和範，ほか：Wire-guided

Cannulation—テクニックの実際と成功のコツ—. 胆
と膵 **32**：913-917，2011.

動画 URL

加藤　博也　動画①URL【http：//www.igakutosho.co.jp/movie2/movie39-3.html】
（ユーザー名：igakutosho　パスワード：tantosui39s）

加藤　博也　動画②URL【http：//www.igakutosho.co.jp/movie2/movie39-4.html】
（ユーザー名：igakutosho　パスワード：tantosui39s）

* * *

特集

Biliary access 大辞典

Ⅱ. 経乳頭的 biliary access〜カニュレーションテクニック〜

ガイドワイヤーを用いた
カニュレーション・テクニック【動画付】

中井　陽介[1]・木暮　宏史[1]・水野　　卓[1]・高原　楠昊[1]・斉藤　友隆[1]・斉藤　　圭[1]
石垣　和祥[1]・武田　剛志[1]・白田龍之介[1]・佐藤　達也[1]・中村　知香[1]・鈴木　辰典[1]
金井　祥子[1]・大山　博生[1]・多田　　稔[1]・小池　和彦[1]

> 要約：胆管挿管は，胆道疾患における標準的な内視鏡的逆行性胆管膵管造影におけるファース
> ト・ステップでありながら，依然として困難な症例も少なからず存在する。Wire-guided can-
> nulation は，高い胆管挿管成功率を得られるとともに ERCP 後膵炎の発症を減らすことができ
> ると報告されている。本邦では造影法による胆管挿管が広く行われてきたが，近年では WGC
> 法を第一選択とする施設も増えている。われわれは 2007 年より WGC 法を導入し，その成績を
> 報告してきた。本稿では wire-guided cannulation（WGC）法で使用するデバイスと実際の胆
> 管挿管手技について解説する。

Key words：ERCP, biliary access, guidewire, wire-guided cannulation

は じ め に

内視鏡的逆行性胆管膵管造影（endoscopic retro-grade cholangiopancreatography：ERCP）は，胆膵疾患における標準的な治療法であるが，胆道あるいは膵管へのアクセスが治療のファースト・ステップでありながら，アクセス困難な症例も少なからず存在し，胆膵内視鏡医として，安全かつ有用な胆膵内視鏡治療を行うために第一に習得すべき技術である。胆管アクセスには，造影法などの基本テクニックの他に，困難症例で用いられるプレカット法など種々の方法が知られている。本稿では内視鏡的胆道治療を目的とした胆道アクセス法の基本テクニックとして第一選択として用いられることが増えている，ガイドワイヤーを用いたカニュレーション・テクニック，いわゆる wire-guided

cannulation（WGC）法について解説する。

Ⅰ. Wire-guided cannulation とは

ERCP における胆管アクセスには，従来，造影法とよばれる透視下にカテーテルで造影を行いながら直接カテーテルを胆管に挿入する方法が広く行われてきたが，1987 年に Siegel らによって WGC 法[1]が報告された。WGC 法は，狭義には造影剤を用いずに guidewireのみを用いて胆管挿管を行う方法であるが，造影剤も併用しながら胆管挿管を試みる wire-loaded cannula-tion 法も報告されており，guidewire を用いた胆管挿管という意味では広義の WGC 法と考えられている。

WGC 法は，とくに欧米においては sphincterotomeと guidewire の組み合わせを用いて，第一選択として行われることが多い。これまでに randomized con-trolled trial（RCT）や meta-analysis[2]が報告され，造影剤を用いる従来法と比較して，WGC 法は胆管挿管率が高く，同時に ERCP 後膵炎率も低いことが報告されている。最近の systematic review[3]では，胆管挿管成功率は 1.07 倍高く，ERCP 後膵炎率は 0.51 倍に低下

Wire-Guided Cannulation for Biliary Access

Yousuke Nakai et al

1）東京大学消化器内科（〒 113-8655 文京区本郷 7-3-1）

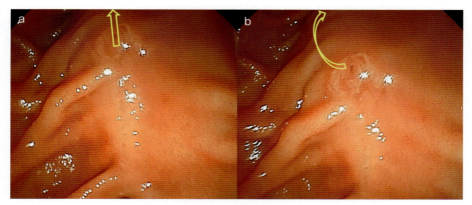

図1 乳頭の観察
a：表面のみの観察では胆管走行を矢印のように直線的にしかイメージできない。
b：口側隆起まで観察することにより三次元でのイメージが可能となる。

すると報告されている。従来の造影法においては胆管挿管を確認する目的で造影を行う際の膵管誤造影がERCP後膵炎の危険因子となることは以前から知られており，WGC法では膵管誤造影を避けることができるため，ERCP後膵炎が減少すると考えられている。前記のような結果から，胆管挿管に関するESGE guideline[4]においてもWGCは，第一選択とされている。

本邦においてもWGC法は広く行われるようになっている一方で，本邦で施行されたRCT[5]ではWGC法の明らかな優位性が示されておらず，従来の造影法やwire-loaded cannulation法を用いる施設も少なくない。本邦と海外における結果の違いについては，十二指腸鏡の後方視野角度の影響[6]が考えられている。欧米では5度，本邦では15度の後方視野角の十二指腸鏡が標準的に用いられており，欧米では胆管挿管においてbow upが可能なsphincterotomeが多く用いられている理由と推測されている。実際には十二指腸内の乳頭の位置にも個人差があることから，症例に応じた使い分けが有用である。

II．WGC法の実際

1．デバイス

前述したように十二指腸鏡の視野角の違いで海外ではsphincterotomeが用いられるが，本邦では内視鏡的乳頭切開術を施行しない症例ではコストの問題もあることから，通常カテーテルが使用されることも多い。本邦で行われた多施設研究においても通常カテーテルとsphincterotomeを用いたWGCでは同等の成績が得られている。また，ガイドワイヤーの選択についてもRCTが行われており，0.025インチオリンパス社VisiGlide 2と0.035インチボストン・サイエンティフィック社JagwireのRCT[7]では胆管挿管までの時間が短縮されたという報告もあるが，先端形状[8]やガイドワイヤー径[9]のRCTでは有意な違いは認めたものはこれまでにはない。われわれの施設では，通常カテーテル（MTW社0.025インチ対応のERCPカテーテル）と0.035インチguidewire（ボストン・サイエンティフィック社Jagwireやパイオラックスメディカルデバイス社RevoWave）を用いることが多い。胆管下端の屈曲やnarrow distal segmentが長い症例では，親水性guidewire（テルモ社0.035インチラジフォーカス，オリンパス社0.025 VisiGlide 2）を使用する。多くの症例ではguidewireによる胆管挿管の違いは大きくないことから，guidewireの選択については，胆管挿管手技だけでなく，その後の治療手技まで考慮して選択している。また通常カテーテルでは胆管の軸合わせが難しい場合には，sphincterotomeを用いる。ESTが予定されている症例ではオリンパス社CleverCut 3を，胆管挿管のみを目的としたsphincterotome，とくに乳頭が小さい症例では，先端がやや先細で回転機能がついているボストン・サイエンティフィック社TRUEtomeを用いる。

2．乳頭へのアプローチ

乳頭の正面視は，WGC法，造影法いずれの方法においても共通した，最初のステップである（図1）。乳頭の観察のポイントとしては，①開口部，②胆管軸の認識，③口側隆起も含めた三次元での胆管走行のイメージの3点である。開口部については，とくに分離型（別開口型あるいはタマネギ型）であるかどうかが重要なポイントである。分離型の場合には胆管開口部をイメージすると胆管挿管に成功する。隔壁型や共通管型の場合には，乳頭開口部にわずかにカテーテルあるいはguidewireをかけた状態で，頭側へ引き上げる

イメージで胆管開口部を開いて，guidewireを進めることをイメージする．乳頭の正面視では乳頭の十二時方向を認識して，胆管は11時から12時方向に走行することが多いことから，この方向に軸を合わせることを意識するとよい．最後に十二指腸内のみならず口側隆起を観察して，三次元での胆管走行をイメージすることで，正確な軸合わせが可能となる．これらのステップはWGCのみならず，造影法にも共通した胆管挿管の基本といえる．

乳頭へのアプローチには，カテーテル自体で乳頭へアプローチするtouch methodと，guidewireをわずかにカテーテルから先進させて，guidewireのみで乳頭へアプローチするnon-touch methodがあり（図2），RCTが1編報告されており，touch methodが胆管挿管には優れているとされている[10]．とくに乳頭の呼吸性変動が大きい場合にはnon-touch methodによる胆管挿管は困難であり，当科ではtouch methodを第一選択としている．一方乳頭が非常に小さく，カテーテルによる乳頭開口部へのアプローチが困難な症例では，guidewireを先行させるnon-touch methodが有効なこともあり，乳頭の観察を十分に行うことにより使い分けている．

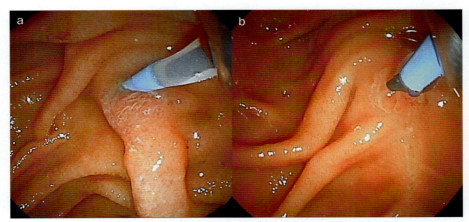

図2 WGC法における乳頭へのアプローチ法
a：Touch method　カニューラ自体を乳頭へ押し当てた後にguidewire操作を行う．
b：Non-Touch method　カニューラから先進させたguidewire自体を直接乳頭へ当て，操作を行う．

3．Guidewire操作

WGCにおいてはguidewire操作が一番の肝となる．熟練したguidewire操作は胆管挿管成功率を上げるだけでなく，ERCP後膵炎や粘膜損傷などの偶発症を減らすという意味でも重要である．前述のようにguidewireの種類で明らかな優劣はないことから，その後の治療手技に応じてguidewireを選択しているが，narrow distal segmentが長く，通常のguidewireでの胆管挿管が困難な場合は親水性guidewireを用いる．いずれのguidewireを用いる場合も，助手はguidewire先端の抵抗を感じながら，ただ単にguidewireを押すのではなく，回転操作を加えながら抵抗がなくなる角度を探って胆管方向を選択する．抵抗がある場合には助手は適宜術者に伝えて，ERCPカテーテルやsphincterotomeの向きの調整（図3），あるいは造影法の併用も選択肢となる．助手が初心者の場合に胆管挿管が困難な場合は，術者自身がguidewire操作を行ういわゆるphysician controlled wire-guided cannulation[11]

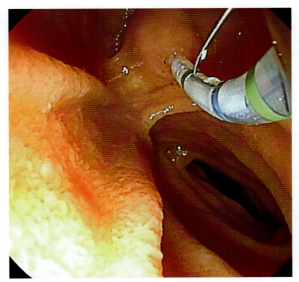

図3 Sphincterotomeを用いたWGC法　通常カテーテルで軸合わせが困難な場合にはsphincterotomeの刃を張ることにより軸合わせが可能である．

を選択すると成功することもある。胆管方向を確認するために造影を併用する場合は，乳頭に強く押し当てた状態での造影は粘膜下注入や膵管の過造影となり，ERCP後膵炎やその後の胆管挿管操作が困難となるため十分に注意が必要である。これはguidewire操作も同じであり，無理なguidewire操作は穿通や穿孔を生じることがあり，guidewireの抵抗を感じながらの愛護的操作が重要であり，そのためにはやはり経験が重要となる。先端straightのguidewireなど穿通性の強いguidewireではとくに乳頭部の損傷に留意が必要である。

Ⅲ. WGCの実際

前述のように同じWGC法でも乳頭の状態によりデバイスを選択するなどの工夫を行っており，実際の症例を提示する。
①WGCの基本的な方法：通常カテーテルとguidewireによるtouch method（動画1）。
②SphincterotomeとguidewireによるWGC（動画2）。Sphincterotomeの刃を張ることにより胆管走行との軸合わせを行う。
③呼吸性変動が大きい乳頭でのtouch methodによるWGC（動画3）。呼吸性変動によるカテーテルの位置調整が困難なため，乳頭をカテーテルで固定した状態でWGCを行う。
④タマネギ型乳頭に対するWGC（動画4）。胆管開口部にカテーテルを押し当てた状態で胆管に軸を合わせると容易に胆管挿管される。

Ⅳ. 当科におけるWGC法の検討

当科では2007年からWGCを導入しており，これまでにその成績を報告してきた。
2007年WGC導入初期連続250例の成績の検討[12]では，導入開始50例からWGCによる胆管挿管成功率96%と高く，ERCP後膵炎も4%と低率であった。胆管挿管までの時間中央値も3分と導入初期から良好な結果が得られており，造影法が主流の本邦においてもWGCは安全に導入可能であることが示された。またWGC法導入初期250例と2007年以前の造影法での胆管挿管例250例との比較では，胆管挿管成功率98%・99%，胆管挿管までの時間3分・3分，ERCP後膵炎2%・3%と同等の結果であった一方で，全処置時間は30分・35分とWGCで短縮され，guidewireが胆管挿管と同時に挿入されること，またESTを必要とする

症例ではsphincterotomeを使用することでデバイス交換時間が短縮されることが理由として考えられた。またERCP経験数や乳頭の状態におけるサブグループ解析では，expertが術者であった症例や初回乳頭症例では，ERCP後膵炎率には有意差はないものの，WGCは高アミラーゼ血症が少ないという結果が得られ，WGCを用いた胆管挿管は，これまでに行っていた造影法と，少なくとも同等の成績が得られたことから，その後もWGCを第一選択として継続して行っている。

しかし，その後もWGC法を継続して行うなかで，海外の一部の報告のようにWGCによってERCP後膵炎がなくなるという印象はなく，ある一定頻度ではERCP後膵炎を経験していた。そこで2008年から2013年にWGCで胆管挿管を施行した初回乳頭800例におけるERCP後膵炎の危険因子についての解析[13]を行った。胆管挿管成功率は，最終胆管挿管成功は96.1%であったが，WGCのみで成功した症例は70.5%にとどまり，double guidewire法や造影法を併用とした胆管挿管が必要とされていた。また胆管挿管操作中に膵管へのguidewire誤挿入が55.3%，膵管造影は21.8%と高率に起きていることが明らかとなった。全体のERCP後膵炎は9.5%であったが，膵管へのguidewire誤挿入の有・無で，それぞれ13.0%・5.3%と有意に膵管guidewire誤挿入症例でERCP後膵炎の発症が増加しており，造影法による胆管挿管における膵管造影がERCP後膵炎の危険因子であるのと同様にWGC法における膵管guidewire誤挿入もERCP後膵炎の危険因子であることが分かった。また誤挿入の回数が1〜5回では12.0%，6〜10回で14.1%，10回を超えると18.9%と膵炎合併率が上昇し続けることから，膵管へのguidewire誤挿入はWGC法におけるERCP後膵炎の危険因子であることが明らかとなった。本邦ではWGC法において膵管へguidewireが誤挿入された際に膵管guidewire法やdouble guidewire法が比較的多く用いられることからも，膵管へのguidewire誤挿入症例における最適な胆管挿管法の確立とERCP後膵炎の予防は，臨床的に大きな課題であると考えている。現在では当科ではこのような症例では，積極的に膵管stentを留置することによりERCP後膵炎を予防する試みを行っている。これに関しては，本特集の他稿を参照されたい。

おわりに

WGC法は，胆管アクセス法として有用な方法の一つであるが，WGC法のみで胆管アクセスに100%成功

することは不可能であり，従来の造影法や wire-loaded cannulation 法など他の胆管挿管法にも習熟することが必須である。また WGC 法においては，膵管へ guidewire が誤挿入されることも少なくないため，その際に double guidewire 法や膵管 stent 留置下の胆管挿管などのテクニックといった salvage technique の知識も必要となる。それぞれの方法の長所・短所を十分理解したうえで，多くの引き出しをもつことにより，一つのテクニックに固執することなく，最適な胆管挿管を選択することが重要である。

参 考 文 献

1) Siegel JH, Pullano W：Two new methods for selective bile duct cannulation and sphincterotomy. Gastrointest Endosc **33**：438-440, 1987.

2) Tse F, Yuan Y, Moayyedi P, et al.：Guidewire-assisted cannulation of the common bile duct for the prevention of post-endoscopic retrograde cholangiopancreatography（ERCP）pancreatitis. Cochrane Database Syst Rev **12**：CD009662, 2012.

3) Tse F, Yuan Y, Moayyedi P, et al.：Guide wire-assisted cannulation for the prevention of post-ERCP pancreatitis：a systematic review and meta-analysis. Endoscopy **45**：605-618, 2013.

4) Testoni PA, Mariani A, Aabakken L, et al.：Papillary cannulation and sphincterotomy techniques at ERCP：European Society of Gastrointestinal Endoscopy（ESGE）Clinical Guideline. Endoscopy **48**：657-683, 2016.

5) Kawakami H, Maguchi H, Mukai T, et al.：A multicenter, prospective, randomized study of selective bile duct cannulation performed by multiple endoscopists：the BIDMEN study. Gastrointest Endosc **75**：362-372, 2012.

6) Kawakami H, Maguchi H, Hayashi T, et al.：A prospective randomized controlled multicenter trial of duodenoscopes with 5 degrees and 15 degrees backward-oblique angle using wire-guided cannulation：effects on selective cannulation of the common bile duct in endoscopic retrograde cholangiopancreatography. J Gastroenterol **44**：1140-1146, 2009.

7) Park JS, Jeong S, Lee DH：Effectiveness of a novel highly flexible-tip guidewire on selective biliary cannulation compared to conventional guidewire：Randomized controlled study. Dig Endosc **30**：245-251, 2018.

8) Tsuchiya T, Itoi T, Maetani I, et al.：Effectiveness of the J-Tip Guidewire for Selective Biliary Cannulation Compared to Conventional Guidewires（The JANGLE Study）. Dig Dis Sci **60**：2502-2508, 2015.

9) Bassan MS, Sundaralingam P, Fanning SB, et al.：The impact of wire caliber on ERCP outcomes：a multicenter randomized controlled trial of 0.025-inch and 0.035-inch guidewires. Gastrointest Endosc **87**：1454-1460, 2018.

10) Bassi M, Luigiano C, Ghersi S, et al.：A multicenter randomized trial comparing the use of touch versus no-touch guidewire technique for deep biliary cannulation：the TNT study. Gastrointest Endosc **87**：196-201, 2018.

11) Cote GA, Ansstas M, Pawa R, et al.：Difficult biliary cannulation：use of physician-controlled wire-guided cannulation over a pancreatic duct stent to reduce the rate of precut sphincterotomy（with video）. Gastrointest Endosc **71**：275-279, 2010.

12) Nakai Y, Isayama H, Tsujino T, et al.：Impact of introduction of wire-guided cannulation in therapeutic biliary endoscopic retrograde cholangiopancreatography. J Gastroenterol Hepatol **26**：1552-1558, 2011.

13) Nakai Y, Isayama H, Sasahira N, et al.：Risk factors for post-ERCP pancreatitis in wire-guided cannulation for therapeutic biliary ERCP. Gastrointest Endosc **81**：119-126, 2015.

動画 URL

中井　陽介　動画①URL【http：//www.igakutosho.co.jp/movie2/movie39-5.html】
（ユーザー名：igakutosho　パスワード：tantosui39s）

中井　陽介　動画②URL【http：//www.igakutosho.co.jp/movie2/movie39-6.html】
（ユーザー名：igakutosho　パスワード：tantosui39s）

中井　陽介　動画③URL【http：//www.igakutosho.co.jp/movie2/movie39-7.html】
（ユーザー名：igakutosho　パスワード：tantosui39s）

中井　陽介　動画④URL【http：//www.igakutosho.co.jp/movie2/movie39-8.html】
（ユーザー名：igakutosho　パスワード：tantosui39s）

* * *

胆と膵 36巻臨時増刊特大号

医学図書出版ホームページでも販売中
http://www.igakutosho.co.jp

ERCP マスターへのロードマップ（DVD付）

企画：糸井　隆夫

序文：ERCP マスター，マイスター，マエストロ

【処置具の最新情報】
・診療報酬からみた胆膵内視鏡手技と・ERCP 関連手技処置具の up-to-date

【基本編】
・主乳頭に対するカニュレーションの基本—スタンダード法，Wire-guided・Cannulation 法，膵管ガイドワイヤー法—
・副乳頭へのカニュレーション Cannulation of the Minor Papilla
・内視鏡的乳頭括約筋切開下切石術（Endoscopic Sphincterotomized Lithotomy：EST-L）
・EPBD（＋ EST）＋胆管結石除去
・EPLBD（＋ EST）＋胆管結石除去
・経乳頭的胆管・膵管生検　細胞診
・膵石除去・膵管ドレナージ
・胆管ドレナージ（良悪性）（ENBD, PS）
・胆管ドレナージ（MS）
・急性胆嚢炎に対する経乳頭的胆嚢ドレナージ

【応用編】
・スコープ挿入困難例に対する対処法
・プレカット
・電子スコープを用いた経口胆道鏡検査
・POCS（SpyGlass）（診断・治療）
・経口膵管鏡（電子スコープ，SpyGlass）
・内視鏡的乳頭切除術
・十二指腸ステンティング（ダブルステンティングも含めて）
・Roux-en-Y 再建術を中心とした，術後腸管再建症例に対するシングルバルーン内視鏡を用いた ERCP
・術後腸管の胆膵疾患に対するダブルバルーン内視鏡治療

【トラブルシューティング編】
・スコープ操作に伴う消化管穿孔
・デバイス操作に伴う後腹膜穿孔—下部胆管の局所解剖も含めて—
・EST 後合併症（出血，穿孔）
・胆管，膵管閉塞困難例（SSR, Rendez-vous 法）
・胆管内迷入ステントの回収法
・胆管メタルステント閉塞（トリミング，抜去）
　—十二指腸ステントとあわせて—
・膵管プラスチックステント迷入に対する内視鏡的回収法
・胆管結石嵌頓
・膵管結石嵌頓
　—膵管結石除去時のバスケット嵌頓に対するトラブルシューティング—

【座談会】
・ERCP マスターへのロードマップをこれまでどう描いてきたか，これからどう描いていくのか？

今回の胆と膵臨時増刊特大号のメニューは、
ERCP マスターへのロードマップ（DVD付）
でございます。

＊前　菜：処置具の最新情報
＊メインディッシュ：
　基本編、応用編、トラブルシューティング編
　〜28 名のエキスパートによる動画（DVD）解説付〜
＊デザート：
　座談会「ERCP マスターへのロードマップを
　　これまでどう描いてきたか，
　　これからどう描いていくのか？」
〜ページの向こうに広がる ERCP の世界を
　　　　　　　　　　どうぞご堪能下さい！

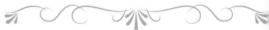

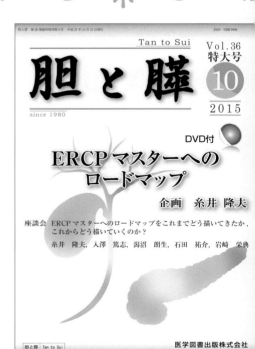

本体 5,000 円＋税

医学図書出版株式会社

特集

Biliary access 大辞典

II. 経乳頭的 biliary access～カニュレーションテクニック～

Long narrow distal segment 症例における
胆管深部挿管法【動画付】

林　　　毅[1]・金　　俊文[1]・矢根　　圭[1]・高橋　邦幸[1]・潟沼　朗生[1]

要約：Narrow distal segment（NDS）は肝外胆管遠位の十二指腸貫通部が Oddi 括約筋の影響により細くなっている部位を指し，相対的に長い場合に long NDS とよばれ，endoscopic retrograde cholangiopancreatography（ERCP）の難易度と大きく関係する。長い口側隆起および傍乳頭憩室を有する症例が一般に long NDS である。造影による NDS の走行の評価，親水性ガイドワイヤーの使用による屈曲の突破，さらには needle precut を用いた屈曲部の解放により，多くの症例で胆管深部挿管が可能になるが，NDS 走行の予測とそれに基づく ERCP カテーテルと胆管の軸合わせの正確性が成否に大きくかかわっている。

Key words：long narrow distal segment，ERCP，胆管挿管

はじめに

Narrow distal segment（NDS）は肝外胆管遠位の十二指腸貫通部が Oddi 括約筋の影響により生理的に細くなっている部位を指し，外科治療中に行われた直接胆道造影所見に基づき呼称されるようになった[1]。その長さは症例により大きく異なり，endoscopic retrograde cholangiopancreatography（ERCP）における難易度に大きく関係する。相対的に NDS が長い症例を long NDS と称し，選択的胆管挿管に難渋する代表の一つとされている[2]。困難性の要因は，単に生理的な狭窄が長いばかりではなく，多くの症例で NDS 部分の屈曲を有している，もしくは挿管中の操作で容易に屈曲することがあげられる。Long NDS に遭遇した場合，種々の方法を取り入れながら胆管挿管を行うことになるが，本稿ではその対処法を中心に解説する。

Management of Difficult Biliary Cannulation in Case with Long Narrow Distal Segment
Tsuyoshi Hayashi et al
1）手稲渓仁会病院消化器病センター（〒 006-8555 札幌市手稲区前田 1 条 12-1-40）

I．ERCP 前の準備

ERCP を行うすべての症例に該当することであるが，実施前に MRI や MDCT で膵管/胆管走行の確認，傍乳頭憩室の存在，さらには十二指腸および膵頭部での胆管/膵管への腫瘍浸潤の有無などを確認し入念に準備をする必要性がある。とくに，最近の MRI および MDCT の再構成画像は個々の症例の Vater 乳頭部近傍の解剖が理解でき，long NDS であることの把握がある程度可能である。また，膵管走行や閉塞を把握しておくことで膵管へのガイドワイヤー留置の可否を頭に入れておくとよい。さらに，最終手段として行われることが多くなった precut に頼ることのできる症例であるか，すなわち出血傾向の有無を確認しておくこともあわせて重要である。

II．Vater 乳頭の内視鏡観察による long NDS の予測

ERCP を開始するにあたり，Vater 乳頭の形態から long NDS であることを予測することが重要である。通常，Oddi 括約筋の支配と一致する NDS は，胆管開

口部から十二指腸壁貫通部，さらには膵内胆管の一部にまで達している。したがって必然的に口側隆起の長い症例は long NDS であると考えるとよい。また，傍乳頭憩室症例では胆管が憩室により圧排された状態で偏位屈曲しながら走行することが多いため，long NDS となっていることが多い。さらに，胆管の圧排される方向にパターン性はなく，NDS 走行の推定が難しいという特徴がある。本稿では長い口側隆起もしくは傍乳頭憩室を有する症例を long NDS 症例として解説する。

III．処置具選択

現在の ERCP における胆管挿管法は近年本邦で普及したガイドワイヤーを胆管開口部より挿入する wire guided cannulation（WGC）法と，開口部より造影剤を注入する旧来より行われてきた造影法に大別される。また，使用するカテーテルは内視鏡的乳頭括約筋切開術（EST）で使用される sphincterotome と通常の ERCP カテーテルのいずれかを用いて挿管が試みられている。2×2 の 4 通りの組み合わせが考えられるが，これまで実施されてきた臨床研究の集約により，sphincterotome を用いた WGC が標準的な組み合わせとされている[3]。しかし本邦では，国内で実施された多施設共同研究でいずれの組み合わせも挿管率および合併症に差がみられなかったことから[4,5]，通常のERCP カテーテルを用いた造影法も多くの内視鏡医により行われているのが現状である。Long NDS 症例では膵内胆管までにみられる屈曲をいかにして越えていくかが課題となる。したがって，カテーテル自体の剛性が高く，十二指腸口側へのくせづけがされた sphincterotome は long NDS 症例の克服にはむいておらず，ガイドワイヤー装填下に造影が可能な ERCP カテーテルで行うのがよいと考えている。また使用するガイドワイヤーにも屈曲通過の能力が必要であり，0.035 インチより操作性のよい 0.025 インチ径の angle 型の使用が無難である。当院では long NDS であっても対処可能なように，すべての症例で ERCP カテーテル（MTW 社，S 01 20 70 1，アビス社販売）と 0.025 インチの先端が親水性のアングル型のガイドワイヤー（VisiGlide 2，オリンパス社）を用いて ERCP を開始している。

IV．Long NDS に特有の ERCP における注意点と基本となる挿管法

Long NDS は ERCP カテーテルもしくはガイドワイヤー操作で容易に屈曲し，先端の方向と胆管軸のずれを生じやすい。とくにガイドワイヤーは先端が鋭利であり，胆管走行と軸がずれたままガイドワイヤーを押し込むと容易に胆管粘膜を貫通し胆管壁を損傷する。一旦損傷を生じると，ガイドワイヤーばかりでなくERCP カテーテルおよび造影剤のいずれも損傷部を介して胆管粘膜下に進むため，胆管深部挿管が不能になることがある（動画 1）。やむを得ずガイドワイヤーを用いた挿管を行うのであれば，これ以上ないほどの愛護的な操作を心がけるべきである（動画 2）。また，long NDS は挿管困難の代表例であることから，過剰な Vater 乳頭への操作で浮腫を生じ，ERCP 後膵炎を生じる可能性が高い。Long NDS 症例に限ったことではないが，ERCP 後膵炎の要因となる膵への造影剤注入は可能な限り避けるべきである。

これらの問題を回避するために，long NDS を可能な限り ERCP カテーテルのみで通過させる技術を身につける必要があると考えている。ERCP の基本はERCP カテーテルと胆管軸を合わせることであるが，近年普及した WGC 法では軸合わせが不十分な状態であってもガイドワイヤーの通過性を生かして容易に挿管が可能となっている。そのため，軸合わせという基本技術を習得していない若い医師が増えた印象をもっている。困難例であるほど軸合わせが重要となるので，是非 ERCP カテーテルのみで挿管する方法を身につけてほしい。

V．口側隆起の長い症例における挿管法

ERCP カテーテルのみで胆管深部へ挿管するためには四つの手順を行う必要がある（動画 3）。

1．口側隆起上縁までの距離を認識する

十二指腸鏡による観察で，胆管/膵管開口部から口側隆起上縁までの距離を確認しておく。初学者であれば，使用する ERCP カテーテルのマーカーの何番目の何色まで挿入されれば口側隆起の上縁付近まで達するのかを確認しておくのもよい方法である。

2．胆管開口部を ERCP カテーテルで捉える

挿入直後は十二指腸鏡通過の際の胆管および胆囊への加圧で胆汁流出がみられることが多く，開口部の形態観察の絶好のチャンスである（動画 3）。開口部の種

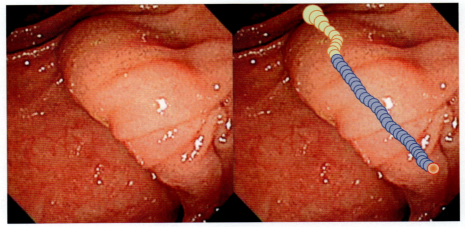

図 1
口側隆起の長い症例における narrow distal segment (NDS) 走行のイメージ：胆管は開口部（橙○）から口側隆起の稜線下を十二指腸壁と並行に走行するが（青○），上縁付近で十二指腸壁に垂直方向に方向を変えながら貫通する（黄○）。胆管が膵内に至ると Oddi 括約筋の支配がなくなり NDS は終了する。

類やおのおのに対するアプローチ法は割愛するので他稿を参照してほしいが，膵管ではなく胆管開口に確実に ERCP カテーテル先端を挿入する必要がある。

3．ERCP カテーテルと口側隆起の軸合わせをする

カテーテルを進める場合は，アップアングルを基本とするが，臨機応変にカテーテルの鉗子チャンネルからの押し出し，起上装置の上げ下げ，スコープのポジションなどを微調整しながら進めていく（動画3, 4）。口側隆起の稜線を12時とした場合，胆管開口部を捉える操作では ERCP カテーテルを 10～11 時にむけることが多いが，口側隆起の長い症例の EST 後の胆管粘膜方向の観察や，ニードルプレカットの経験から，胆管の走行は大きく11時方向に傾くことはなく，基本は口側隆起の稜線下，すなわち12時方向を走行していると考えてよい（図1）。初学者の場合，胆管開口を捉えるための方向のまま ERCP カテーテルを進める傾向があるが，胆管開口部を捉えた後は 12 時，すなわち稜線方向に進めることがコツである。ERCP カテーテルの挿入に抵抗を生じた場所が口側隆起上縁付近より肛門側の場合は，必ずカテーテルをほんの少し引き戻し，方向を微調整しながら抵抗がなくなる部位を探して進めていくことが胆管粘膜を損傷しないために重要である（動画4）。

4．十二指腸貫通部を通過する

カテーテル先端が口側隆起の上縁付近に達すると多くの症例で抵抗を感じる（動画3, 4）。口側隆起内の胆管走行は背後に位置する十二指腸壁に対して並行に走行しているが，十二指腸をそのままの角度で貫通することはまれで，多くはやや垂直に方向を変えて貫通するためである（図1，動画4）。ERCP カテーテル先端の位置確認は，前述の ERCP カテーテルのマーカーで確認可能となるが，抵抗のある部位で ERCP カテーテルを出し入れしたときの口側隆起の動きでも把握は可能である。症例により程度の差はあるが，多くは軽く左アングルをかけることにより通過する（動画3, 4）。時にスコープをやや引き気味にして ERCP カテーテルの方向をより十二指腸壁に垂直にむける必要のある症例も経験する。

VI．傍乳頭憩室症例における挿管法

胆管走行は傍乳頭憩室による圧排により大きく偏位していることが多く，NDS 走行把握が重要であるが，憩室と乳頭の位置関係である程度推測することが可能である（動画5～7）。

1．胆管/膵管開口部と憩室の位置関係を把握する

十二指腸鏡による観察で，胆管/膵管開口部の同定を行う。まれに憩室内に開口部が存在し挿管に難渋することがあるが，通常は憩室の辺縁に存在している。十二指腸の口側および肛門側を上および下とした場合，開口部の位置により胆管走行の予測が可能となる。多くの症例では右下に開口部が存在しており，同部からさらに右下方向へ NDS が圧排されている（動画5～7）。

2．胆管開口部を ERCP カテーテルで捉える

憩室のない開口部の場合と同様に形態を観察して適

切な方法で胆管開口部への挿管を試みるが,憩室による圧排で膵管と胆管開口の位置関係にねじれを生じていることが多い。まず憩室内に存在する口側隆起をよく観察し,口側隆起の稜線を12時とした場合の10～11時方向へERCPカテーテルを挿入し胆管口を捉えるのが基本である。

3. ERCPカテーテルと口側隆起の軸合わせをする

当然ながら大きい憩室ほど強く胆管走行を圧排する。憩室壁の形態と膵管/胆管開口部の位置関係からNDS走行を予測しカテーテルを進める。口側隆起の長い症例とは異なり,憩室壁の圧排による胆管の固定がよいためか,カテーテルのひっかかりは少なく比較的進めやすいことが多い。ただし,圧排の程度によりその方向は大きく変わるため,ERCPカテーテルの方向調整を大胆に行う必要がある(動画5～7)。

4. 膵内胆管へERCPカテーテルを誘導する

傍乳頭憩室症例では十二指腸固有筋層がないが,膵内胆管へ移行する部位での屈曲を多く経験する。憩室による圧排によりNDSの可動性が悪いので,ERCPカテーテルの方向調整に加え,造影やガイドワイヤー操作を加えることで膵内胆管へ誘導が可能となる(動画5～7)。

VII. 困難例の対処法

ERCPカテーテルの軸調整のみで胆管深部へ挿管できない場合,造影剤およびガイドワイヤー,さらにはニードルプレカットを利用して解決することになる(動画1,2)。

1. ガイドワイヤーを挿入してみる

単にERCPカテーテル先端のわずかな軸のずれであればガイドワイヤー挿入のみで解決することが多い。ただし,抵抗がある場合はむやみに先端で探る操作を行わず,NDSの走行確認のため造影剤を併用するのが無難である。

2. 造影してNDSの状態を確認する

少量の造影剤を注入し,ERCPカテーテルが胆管内に挿管されていることを確認する。さらに造影して胆管の屈曲状況を把握し,ERCPカテーテルの引き戻し,十二指腸鏡からの吸引,さらにスコープの位置調整を行うなどして可能な限りNDSの屈曲を解除した後に,ERCPカテーテルやガイドワイヤーを胆管造影を参考にしながら挿入する。

3. ガイドワイヤーを変更する

胆管造影で高度屈曲やループ形成がみられる場合は,これまで解説してきた方法での胆管深部への挿管

は難しい。0.025インチの全体が親水コートされたアングル型のガイドワイヤー(ラジフォーカス,テルモ社;NaviPro,ボストン・サイエンティフィック社)に変更して胆管深部への挿管を試みる。ガイドワイヤーの出し入れと回転操作により突破を試みるが,過度な操作で胆管粘膜を損傷することはまれではない(動画7)。損傷を生じると同部位へのみガイドワイヤーが誤挿入されてしまい,挿管が不能となることがあるので,極めて愛護的に操作を行う必要がある(動画2)。

4. ニードルプレカットを行う

当院では,とくに長い口側隆起でのlong NDS症例で屈曲の解除のためにニードルプレカットを行うことが多い。手技自体の詳細な方法論は他稿を参照いただきたいが,NDS突破不能となる原因部位を解放することが重要である。すなわち,口側隆起内での屈曲に対応できないのであればその口側まで,十二指腸貫通部での屈曲であれば口側隆起上縁まで解放した後に十二指腸壁の垂直方向にまで切開を行う必要がある。後者を実際に実施した症例をビデオとしたので参照していただきたい(動画1)。

おわりに

Long NDSはERCPにおける胆管深部挿管に難渋する代表的な要因である。困難例では造影,ガイドワイヤー操作,さらにはneedle precutまで行うことにより多くの症例で挿管が可能になるが,NDS走行の予測と,それに基づくERCPカテーテルと胆管の軸合わせがあって挿管が可能になることを常に意識する必要がある。

参考文献

1) Kune GA : The influence of structure and function in the surgery of the biliary tract. Ann R Coll Surg Engl **47** : 78-91, 1970.

2) Itoi T, Dhir V : EUS-guided biliary rendezvous : slow, hesitant, baby steps forward. Gastrointest Endosc **83** : 401-403, 2016.

3) Testoni PA, Mariani A, Aabakken L, et al. : Papillary cannulation and sphincterotomy techniques at ERCP : European Society of Gastrointestinal Endoscopy (ESGE) Clinical Guideline. Endoscopy **48** : 657-683, 2016.

4) Kawakami H, Maguchi H, Mukai T, et al. : A multicenter, prospective, randomized study of selective bile duct cannulation performed by multiple endoscopists : the BIDMEN study. Gastrointest Endosc **75** : 362-372, 2012.

5) Kobayashi G, Fujita N, Imaizumi K, et al.: Wire-guided biliary cannulation technique does not reduce the risk of post-ERCP pancreatitis: multicenter ran-domized controlled trial. Dig Endosc **25**: 295-302, 2013.

動画 URL

林　毅　動画①URL【http://www.igakutosho.co.jp/movie2/movie39-9.html】
（ユーザー名：igakutosho　パスワード：tantosui39s)

林　毅　動画②URL【http://www.igakutosho.co.jp/movie2/movie39-10.html】
（ユーザー名：igakutosho　パスワード：tantosui39s)

林　毅　動画③URL【http://www.igakutosho.co.jp/movie2/movie39-11.html】
（ユーザー名：igakutosho　パスワード：tantosui39s)

林　毅　動画④URL【http://www.igakutosho.co.jp/movie2/movie39-12.html】
（ユーザー名：igakutosho　パスワード：tantosui39s)

林　毅　動画⑤URL【http://www.igakutosho.co.jp/movie2/movie39-13.html】
（ユーザー名：igakutosho　パスワード：tantosui39s)

林　毅　動画⑥URL【http://www.igakutosho.co.jp/movie2/movie39-14.html】
（ユーザー名：igakutosho　パスワード：tantosui39s)

林　毅　動画⑦URL【http://www.igakutosho.co.jp/movie2/movie39-15.html】
（ユーザー名：igakutosho　パスワード：tantosui39s)

*　　*　　*

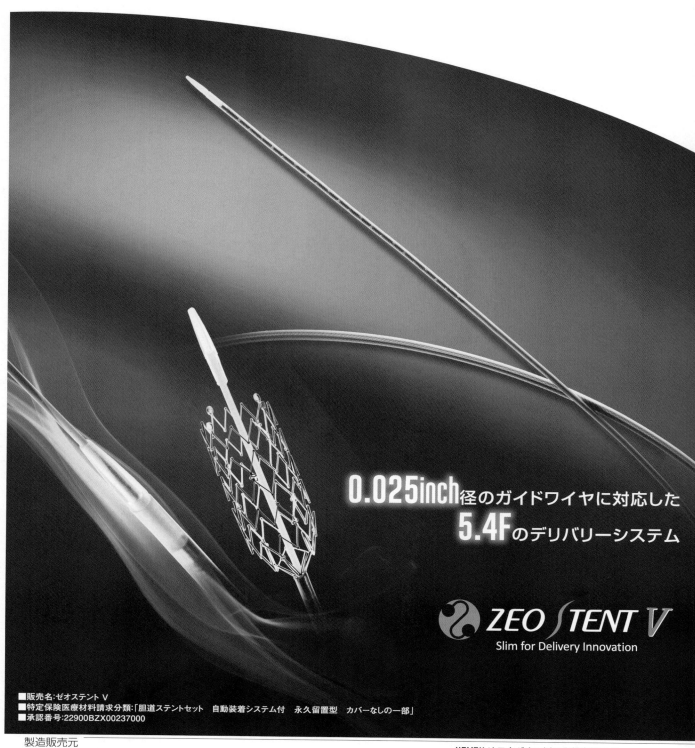

特集

Biliary access 大辞典

Ⅱ. 経乳頭的 biliary access〜カニュレーションテクニック〜

ERCP 後膵炎を最小にするテクニック・マネージメント

安田　一朗[1]・長田　巧平[1]・小林　才人[1]・南條　宗八[1]・三原　　弘[1]
梶浦　新也[1]・安藤　孝将[1]・田尻　和人[1]・藤浪　　斗[1]

要約：ERCP 後膵炎は ERCP 関連手技におけるもっとも頻度の高い偶発症であるが，その発生機序についてはいまだ十分に明らかにされておらず，有効な対策も確立されていない。繰り返しの胆管カニュレーションによる乳頭浮腫やこれに伴う膵液のうっ滞・膵管内圧の上昇，膵管造影などが発症因子となっている可能性があることから，術者は乳頭へのアプローチをできる限り愛護的に行い，できるだけ少ないアプローチで胆管挿管を成功させるべく手技を工夫し，助手もまた造影剤注入のタイミングや注入量，ガイドワイヤー操作に細心の注意を払うよう心がける。また，胆管挿管困難例に対するサルベージ手技についても手技の選択や切り替えのタイミングを適切に判断する必要がある。

Key words：胆管カニュレーション，ERCP 後膵炎，PEP

はじめに

　ERCP 後膵炎（post-ERCP pancreatitis：PEP）の発生率は 3.8〜15.1%[1〜3]と報告されており，ERCP 関連手技におけるもっとも頻度の高い偶発症である。にもかかわらず，その発生機序はいまだ十分に明らかにされておらず，十分な対策も講じられていない。

　手技に関連した PEP の危険因子としては，胆管カニュレーション困難，膵管へのカニュレーション，膵管造影，プレカットなどがあげられており[1〜4]，これらから PEP の発生機序を推測すると，造影カテーテルあるいはガイドワイヤーによる乳頭への繰り返しのアプローチによる乳頭浮腫や乳頭括約筋のれん縮，あるいは膵管口の損傷・挫滅による膵液の流出障害・うっ滞，膵管内圧の上昇による機序がまずは考えられる。

　また，造影剤注入による直接的な膵管内圧の上昇，カニュレーションやガイドワイヤーの挿入・造影剤注入時の逆行性感染や胆汁・腸液の膵管内流入，ガイドワイヤーによる膵管の損傷，造影剤自体のアレルギーや化学的刺激なども考えられる。

　本稿ではこうした成因を踏まえて，PEP の発生リスクを減らすための胆管カニュレーションのコツと注意点について述べる。

Ⅰ. 乳頭へのアプローチ

　PEP の危険因子にもあげられているが，膵管へ誤挿管せず，また，乳頭にダメージを与えずに，できるだけ少ないアプローチで胆管カニュレーションを成功させることが，膵炎を予防するうえでもっとも重要なポイントと考えられる。そのためにはカニュレーション前に乳頭をよく観察して胆管開口部を正確に同定し，胆管走行をよくイメージしておく必要がある（表1）。

　乳頭の形態別のカニュレーションのコツについては別稿で触れられていると思うが，別開口型，タマネギ型では胆管開口部を正確に同定するだけで胆管カニュレーションは容易となる。また，口側隆起の長い症例

Techniques of Biliary Cannulation to Prevent Post-ERCP Pancreatitis
Ichiro Yasuda et al
1）富山大学大学院医学薬学研究部内科学第三講座
　（〒930-0194 富山市杉谷 2630）

表 1　ERCP 後膵炎を防ぐための注意点
術者が注意すること
・乳頭をよく観察する
・胆管走行をイメージする
・乳頭への愛護的なアプローチを心がける
・サルベージ手技への切り替えを適切に判断する
介助者が注意すること
・無用な膵管造影を行わない
・注意深く造影剤を注入する
・無理なガイドワイヤー操作を行わない
・ガイドワイヤー，処置具を不潔にしない

では Oddi 括約筋の支配領域である narrow distal segment（NDS）が長く，胆管走行軸が途中で変わることが多いため，胆管への選択的カニュレーションに手間取る場合には，造影カテーテルを開口部にわずかに挿入したところで少しだけ造影剤を注入して，胆管走行を確認するとよい。胆管走行を確認後，カテーテルの先端方向をスコープとカテーテルの操作で胆管走行軸に合わせるようにすると，カテーテル先端は自然に深部に進む。また，ガイドワイヤーで探る場合にも胆管走行を明らかにすることによって明確なイメージをもってガイドワイヤー操作が行えるため，深部挿入の助けとなる。なお，造影カテーテルあるいはガイドワイヤーを挿入する際には，愛護的なアプローチを心がけることはいうまでもなく，乳頭に対して適切なポジションがとれていないのにカニュレーションをはじめたり，造影カテーテルやガイドワイヤーを無理矢理押し込んだりすることは厳に慎むべきである。

II．Wire-guided cannulation は膵炎を抑制できるか？

膵管への造影剤注入が PEP の主因の一つと考えられてきたことから，造影剤を注入せずにガイドワイヤーで胆管を探る wire-guided cannulation（WGC）が近年開発された。

WGC が胆管カニュレーション成功率を向上させ[5,6]，PEP の発生率を抑制するという比較対照試験の結果が，海外からいくつか報告されたことから[6~9]，とくに欧米では現在，WGC が胆管カニュレーション手技の主流となっている[10]。一方で，WGC と従来法で胆管カニュレーション成功率や偶発症発生率に差がないという報告もあり[5,11]，とくに国内では，複数のハイボリュームセンターで行われた比較対照試験において，従来法と WGC の胆管カニュレーション成功率と PEP 発生率にいずれも差がなかったことから[12]，今な

お従来法が主流となっている[13]。ただし，従来法よりも WGC のほうが適していると思われる状況もあるのは確かであり，例えば乳頭が小さく平坦な例においては，造影カテーテルでの開口部への挿入は難しいので，細いガイドワイヤー先端でのアプローチのほうが適している。また，先にも触れたが，NDS が長い症例においても，造影カテーテルをやみくもに押し込んで粘膜下に人工的な道を作ってしまうよりは，先端の柔らかいガイドワイヤーによって胆管方向を探るほうが，とくに初心者においては安全で胆管挿管成功率も高いかもしれない。

III．助手が注意すべきこと

PEP の発生リスクを減らすには，術者のみならず助手が果たす役割も大きい。

助手が注意すべきポイントを表 1 にあげるが，造影剤注入のタイミングや注入量には細心の注意を払い，注入の際には必ず透視画面で確認しながら少量ずつ注入し，膵管が造影されたらただちに注入をやめる。また，2 回目以降膵管にカニュレーションがなされた際には，造影カテーテル先端の方向や残存している膵管内の造影剤から膵管への誤挿管をある程度予測することができるため，この場合は造影剤の注入は行わない。さらに，注入の際にシリンジのピストンに抵抗を感じた場合も，粘膜下への注入を避けるため無理な造影剤の注入は行わない。なお，WGC の際にもガイドワイヤーは押し込むのではなく，トルクを使って先端を回すことによって胆管を探るよう心がける。また，ガイドワイヤーは常に清潔に保つように心がけ，処置具スタンドに大きなビニール袋を取り付け，そこにスコープから出ているガイドワイヤーの手前部分を入れて床に落とさないようにしたり，ガイドワイヤーの滑りが悪くならないように，適宜ガイドワイヤー表面を濡れガーゼで拭いたりして手技が円滑に進むようにする。

IV．サルベージテクニックへの切り替え

胆管挿管困難例における長時間のカニュレーションアプローチは PEP の最大の原因と考えられることから，サルベージテクニックの選択と切り替えのタイミングは非常に重要である。

サルベージテクニックの代表的なものを表 2 にあげるが，われわれの施設では簡便な方法から煩雑な手技へと移行していく方針から図 1 のようなストラテジーで対応している。ルーチン手技としては，ガイドワイ

表 2 胆管カニュレーション困難例に対するサルベージ手技

1. 膵管ガイドワイヤー法
2. ダブルガイドワイヤー法
3. プレカット法
4. EUSランデブー法
5. PTBDランデブー法

胆管挿管（hybrid法）

膵管ガイドワイヤー法

ダブルガイドワイヤー法

プレカット

↓

EUS-rendezvous法

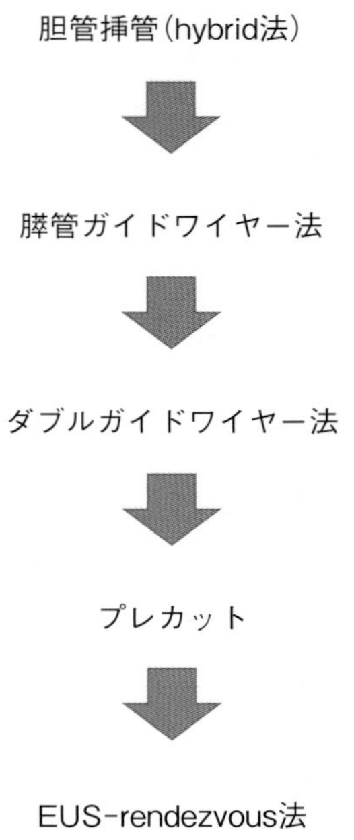

図 1 自施設におけるカニュレーション困難例への対応

ヤーを挿入したまま造影できるカテーテルを用いて，あらかじめガイドワイヤーを先端付近まで挿入しておき，基本的には造影しながら造影カテーテルで胆管を探るが，状況に応じてガイドワイヤーも利用している（hybrid法）。この方法で胆管挿管が困難な場合には，膵管にガイドワイヤーを留置して造影カテーテルで胆管を探る膵管ガイドワイヤー法を試み，それでも胆管挿管が難しい場合にはガイドワイヤーで胆管を探っている（ダブルガイドワイヤー法）[14〜16]。なお，こうした方法においてガイドワイヤーを膵管の尾側に進める際には，膵管分枝へ誤って深く挿入してしまわないようにガイドワイヤー先端をまわしながら慎重に進めるようにしている。また，可能であればガイドワイヤー先端を膵管分枝に少しひっかけてからガイドワイヤーを押し進めることによって先端にループを作ってからガイドワイヤー全体を尾側に進めるようにして，安全なガイドワイヤー挿入を心がける。膵管にガイドワイヤーを留置する利点の一つは乳頭が固定されることであり，乳頭が不安定に動く症例や，術後・傍乳頭憩室合併・腫瘍による偏位などによって，乳頭を正面視して見上げの位置にとりづらい症例にこの方法は適しており，実際この手技の最初の報告は乳頭の見上げが難しかったBillroth-I法再建例に対するものであった[17]。また，膵管に留置したガイドワイヤーを押し下げると胆管口も押し下げられ，胆管口が開いて，かつ胆管下端が直線化することから，胆管へのカニュレーションが行いやすくなる。なお，この手技では，ガイドワイヤーの左上を狙って胆管カニュレーションを試みるのがポイントである。一方，膵管にガイドワイヤーを挿入することによってPEPの発生リスクが高くなるのではないかという懸念もあるが，今のところそうした報告はなされていない。

膵管ガイドワイヤー/ダブルガイドワイヤー法で不成功の場合は，やや侵襲的なプレカットとなるが，プレカット自体がPEPの危険因子とされていることから[3,4]，施行に際してはできるだけ膵管口を損傷しないように細心の注意を払う必要がある。また，施行のタイミングについては，通常のカニュレーションで粘ってから行うよりは，早い段階でプレカットに踏み切ったほうがPEPの発生率は低いとされており[18]，また最近の報告では，早い段階でのプレカットはPEPの発生リスクを高めず[19,20]，胆道内視鏡専門医に限って検討すると，粘るよりも早い段階でプレカットに踏み切ったほうがPEP発生率は低いとされている[20]。

さらに最近では，超音波内視鏡（endoscopic ultrasonography：EUS）下に経胃あるいは経十二指腸的に胆管を穿刺し，針の内腔から胆管へ挿入したガイドワイヤーを乳頭からさらに十二指腸内へ進めたのち，ガイドワイヤーを残したままスコープを十二指腸スコープに交換し，乳頭から十二指腸内に出したガイドワイヤーを利用して，経乳頭的胆管カニュレーションを行うEUSランデブー法も行われている[21,22]。手技的には煩雑であるものの，プレカット法よりも胆管挿管成功率が高く[23]，膵管口への影響が少ないためPEPも抑制できる可能性がある。ただし，その有効性，安全性についてはさらなる症例の積み重ねによる検討が必要である。

おわりに

PEPのリスクを最小限に抑えるための胆管カニュレーションにおける注意点について解説した。術者が胆管挿管の腕を磨き，乳頭に対する愛護的なアプローチを心がけることはもちろん，助手の造影剤注入やガイドワイヤー操作においても細心の注意が必要である。また，サルベージ手技の選択や切り替えのタイミングについても適切に判断することが重要である。

参 考 文 献

1) Cheng CL, Sherman S, Watkins JL, et al.：Risk factors for post-ERCP pancreatitis：a prospective multi-center study. Am J Gastroenterol **101**：139-147, 2006.

2) Freeman ML, DiSario JA, Nelson DB, et al.：Risk factors for post-ERCP pancreatitis：a prospective, multicenter study. Gastrointest Endosc **54**：425-434, 2001.

3) Testoni PA, Mariani A, Giussani A, et al.：Risk factors for post-ERCP pancreatitis in high- and low-volume centers and among expert and non-expert operators：a prospective multicenter study. Am J Gastroenterol **105**：1753-1761, 2010.

4) Masci E, Mariani A, Curioni S, et al.：Risk factors for pancreatitis following endoscopic retrograde cholangiopancreatography：a meta-analysis. Endoscopy **35**：830-834, 2003.

5) Bailey AA, Bourke MJ, Williams SJ, et al.：A prospective randomized trial of cannulation technique in ERCP：effects on technical success and post-ERCP pancreatitis. Endoscopy **40**：296-301, 2008.

6) Artifon EL, Sakai P, Cunha JE, et al.：Guidewire cannulation reduces risk of post-ERCP pancreatitis and facilitates bile duct cannulation. Am J Gastroenterol **102**：2147-2153, 2007.

7) Lella F, Bagnolo F, Colombo E, et al.：A simple way of avoiding post-ERCP pancreatitis. Gastrointest Endosc **59**：830-834, 2004.

8) Lee TH, Park do H, Park JY, et al.：Can wire-guided cannulation prevent post-ERCP pancreatitis? A prospective randomized trial. Gastrointest Endosc **69**：444-449, 2009.

9) Vandervoort J, Soetikno RM, Tham TC, et al.：Risk factors for complications after performance of ERCP. Gastrointest Endosc **56**：652-656, 2002.

10) Tarnasky PR：ERCP cannulation may come down to the wire. Am J Gastroenterol **102**：2154-2156, 2007.

11) Katsinelos P, Paroutoglou G, Kountouras J, et al.：A comparative study of standard ERCP catheter and hydrophilic guide wire in the selective cannulation of the common bile duct. Endoscopy **40**：302-307, 2008.

12) Kawakami H, Maguchi H, Mukai T, et al.：A multicenter, prospective, randomized study of selective bile duct cannulation performed by multiple endoscopists：the BIDMEN study. Gastrointest Endosc **75**：362-372, 2012.

13) Yasuda I, Isayama H, Bhatia V：Current situation of endoscopic biliary cannulation and salvage techniques for difficult cases：Current strategies in Japan. Dig Endosc **28**：S62-S69, 2016.

14) 林　裕之，前田重信，細川　治，ほか：胆管造影困難例に対する工夫—膵管ガイドワイヤー留置法．Gastroenterol Endosc **43**：828-832，2001.

15) Gotoh Y, Tamada K, Tomiyama T, et al.：A new method for deep cannulation of the bile duct by straightening the pancreatic duct. Gastrointest Endosc **53**：820-822, 2001.

16) Maeda S, Hayashi H, Hosokawa O, et al.：Prospective randomized pilot trial of selective biliary cannulation using pancreatic guide-wire placement. Endoscopy **35**：721-724, 2003.

17) Dumonceau JM, Deviere J, Cremer M：A new method of achieving deep cannulation of the common bile duct during endoscopic retrograde cholangiopancreatography. Endoscopy **30**：S80, 1998.

18) Mariani A, Di Leo M, Giardullo N, et al.：Early precut sphincterotomy for difficult biliary access to reduce post-ERCP pancreatitis：a randomized trial. Endoscopy **48**：530-535, 2016.

19) Navaneethan U, Konjeti R, Venkatesh PG, et al.：Early precut sphincterotomy and the risk of endoscopic retrograde cholangiopancreatography related complications：An updated meta-analysis. World J Gastrointest Endosc **6**：200-208, 2014.

20) Sundaralingam P, Masson P, Bourke MJ：Early Precut Sphincterotomy Does Not Increase Risk During Endoscopic Retrograde Cholangiopancreatography in Patients With Difficult Biliary Access：A Meta-analysis of Randomized Controlled Trials. Clin Gastroenterol Hepatol **13**：1722-1729, 2015.

21) Isayama H, Nakai Y, Kawakubo K, et al.：The endoscopic ultrasonography-guided rendezvous technique for biliary cannulation：a technical review. J Hepatobiliary Pancreat Sci **20**：413-420, 2013.

22) Kawakubo K, Isayama H, Sasahira N, et al.：Clinical utility of an endoscopic ultrasound-guided rendezvous technique via various approach routes. Surg Endosc **27**：3437-3443, 2013.

23) Dhir V, Bhandari S, Bapat M, et al.：Comparison of EUS-guided rendezvous and precut papillotomy techniques for biliary access（with videos）. Gastrointest Endosc **75**：354-359, 2012.

＊　　　　＊　　　　＊

特集

Biliary access 大辞典

Ⅲ．経乳頭的 biliary access〜salvage technique〜

膵管ガイドワイヤー法のテクニック【動画付】

笹平　直樹[1]・澤田　雅志[1]・片桐　智子[1]・金田　　遼[1]・佐々木　隆[1]
松山　眞人[1]・野坂　崇仁[2]・尾阪　将人[1]・高野　浩一[1]

要約：膵管に挿入されたガイドワイヤーで乳頭を固定することで，乳頭に適度なテンションが
かかり，胆管挿管がしやすくなることがあり，膵管ガイドワイヤー法という。尾側膵管にガイ
ドワイヤーが進まない場合には，微量の造影による膵管走行の確認は重要であり，造影を参考
に，ガイドワイヤーのトルクやJターンを利用する。膵管にガイドワイヤーを留置した後は，
鉗子挙上を少し下げてガイドワイヤーを乳頭肛門側に軽く押し付けることにより，カテーテル
はガイドワイヤーの左上に位置する胆管口にむきやすくなる。ESTナイフなどによる方向の矯
正も工夫の一つである。憩室例などの挿管困難例では，早めの膵管ガイドワイヤー法が有用で
あるが，長時間の膵管ガイドワイヤー留置は膵炎のリスクにもなるため，注意が必要である。

Key words：膵管ガイドワイヤー法，ダブルガイドワイヤー法，膵管ステント，ERCP後膵炎

はじめに

　ERCPによる胆道インターベンションの基本は選択
的胆管深挿管である。膵管ガイドワイヤー法は挿管困
難例における工夫の一つであり，膵管に挿入したガイ
ドワイヤーで乳頭を固定することで，胆管挿管の際に
乳頭に適度なテンションをかけるというコンセプトに
よる。当院では，初回新鮮乳頭に対しては，造影とガ
イドワイヤー操作が同時に可能な，MTW社のテー
パードカテーテル（先端1.6 mm）と0.025インチのガ
イドワイヤー（オリンパス社 VisiGlide 2，パイオラッ
クスメディカルデバイス社（製造），ボストン・サイエ
ンティフィック社（販売）EndoSelector など）を用い
て wire-guided（wire-loaded）cannulation 法で胆管
挿管を行っており，ガイドワイヤーが非意図的に膵管

に進んだ場合には，いつでも膵管ガイドワイヤー法に
移行できる状況になっている。

Ⅰ．膵管ガイドワイヤー法のコツ

1．尾側膵管へのガイドワイヤーの進め方

　安全に膵管ガイドワイヤー法を行う第一歩は，尾側
膵管へのガイドワイヤーの誘導である。とくに膵頭部
における Wirsung 管の走行は個人差が大きく，二次元
的にはループを形成してみえる場合や，Z字のように
強く屈曲している場合など，ガイドワイヤーを進める
ことが困難な場合もある（図1）。あくまでも，胆管挿
管のための補助的な手技なだけに，なるべく時間を浪
費することなくスムーズに進めたいものである。

　多くの場合，ガイドワイヤー操作の初動は非造影下
に行われる。ガイドワイヤーは細かくトルクをかけな
がら進め，先端のわずかなスタック状態を見逃さない
ようにする。先端がスタックした場合には分枝膵管に
進んでいることを疑い，探り直すようにする。走行が
わからない場合は早めに微量の造影を行う。

　造影で膵管走行を確認した後は，ガイドワイヤーで
探ることになる。ガイドワイヤーは"つかんで手首ご

Pancreatic Guidewire-assisted Biliary Cannulation
Naoki Sasahira et al
1) がん研究会有明病院消化器内科（〒135-8550 江東
　区有明3-8-31）
2) 東京都立墨東病院消化器内科

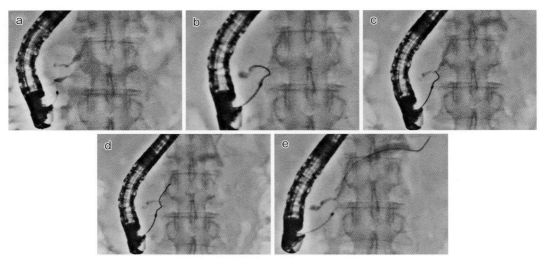

図 1 頭部主膵管の走行（動画 1）
造影でもほとんど膵管がみえない（a）。トルク操作でガイドワイヤーが Santorini 管に誘導された（b）。Santorini 管との合流部まで引き抜き（c），トルク操作で体部主膵管方向に誘導し，深部に進めることで（d），直線化に成功した（e）。

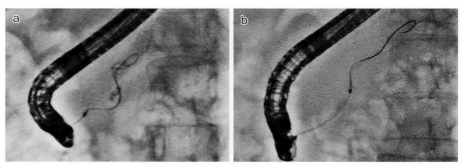

図 2 膵管内でのガイドワイヤー操作と先端 J ターン（a：動画 2，b：動画 3）
ガイドワイヤーの先端が分枝に引っかかって J ターンした場合はそのまま押すことで主膵管を進めることができる。

と回す"こと以外に，母指の腹上で示指の先を使って"高速にこねる"ことも有用である。用いる手袋によってすべりが違うので，複数の手袋がある場合には，すべり具合を比較してみるとよい。

ガイドワイヤーは先端を目的の管腔にむけて進めるのが基本であるが，分枝にあたった際に，先端軟性部が反転し主膵管内でJ型を形成することがある（図2）。先端が鈍的になるこの"Jターン"は，尾側膵管に進めるのに非常に有利な形であり，そのままうまく尾側まで進められることが多い。また，角度的に膵体尾部よりも Santorini 管に進みやすい場合がある。微量の造影剤で，副乳頭の開存が確認できれば，Santorini 管から十二指腸にガイドワイヤーを出すことも一案である（図3）。副乳頭が開存していれば，術後膵炎のリスクが高くない可能性があり，少し安心して以後の処置に臨めることになる。Santorini 管の末端が開存してい

ない場合には，その分枝の末端がわずかな造影剤の貯留として囊状にみられるので，微造影で見逃さないようにする。

膵管の屈曲が強く，膵管深部にガイドワイヤーが挿入できない場合，短い膵管ステントを屈曲部手前の主膵管に留置し，その脇から胆管挿管を試みる方法もある（図4）。膵管ステント併用の胆管挿管の詳細は他稿に譲る。

2．膵管ガイドワイヤー法による胆管挿管

膵管にガイドワイヤーを留置した後，カテーテルだけで胆管を探る方法と，2本目のガイドワイヤーを用いて WGC 法で胆管挿管を試みる方法があり，後者はとくにダブルガイドワイヤー法（DGW 法）ともよばれている。膵管にガイドワイヤーが留置され，乳頭にテンションがかかっただけで胆管口が容易に視認できることもあり，改めて乳頭をじっくり観察することが

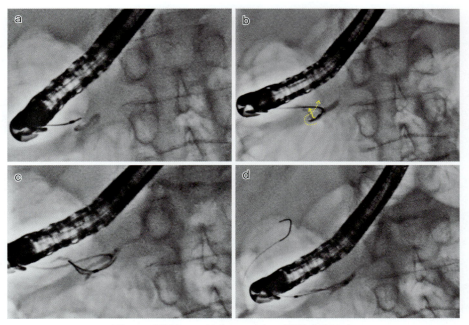

図 3　副膵管へのガイドワイヤー誘導（動画 4）
頭部主膵管は非常に屈曲が強く，ガイドワイヤーの誘導が困難だった（a）。何とか屈曲を越えたが，その先にさらに強い屈曲があり（b），手前から分岐する副膵管にJターンでガイドワイヤーが副膵管に進んだため（c），そのまま十二指腸へと誘導した（d）。

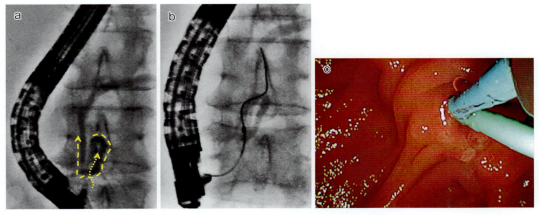

図 4　尾側膵管へのガイドワイヤー誘導不能（動画 5）
頭部でループを形成しており，ガイドワイヤーを尾側膵管に誘導できなかった（a）。分枝膵管内にガイドワイヤーを残して頭部主膵管内に 5 Fr 3 cm の膵管ステントを留置し（b），膵管ステントの脇から胆管挿管を行った（c）。

重要である。基本的には，膵管口の左上（反時計回りに 30〜45 度の位置）に胆管口があるはずであり，膵管に留置したガイドワイヤーの上からカテーテルを出して同部を狙う操作になる（図 5）。

膵管ガイドワイヤーとカテーテルが同一の鉗子チャンネルから挿入され，同一の鉗子挙上装置で固定されている以上，カテーテルとガイドワイヤーは同じ方向に進むのが普通であり，"カテーテルの軸を変える"ことが重要である。鉗子挙上を少し下げ，ガイドワイ

ヤーをたわませることで，ガイドワイヤーの上からカテーテルが出ることが多く，有用である（図 5a）。ガイドワイヤーとカテーテルのクロスもチャンスでもある（図 5b）。

どうしてもカテーテルが目的の方向にむかない場合には，先端を回転させられるカテーテルが有用である。EST ナイフの TRUEtome®（ボストン・サイエンティフィック社）もその一つで，手元のハンドル部分で回転可能であることに加え，先端 3.9 Fr とテーパー

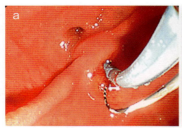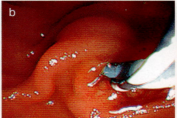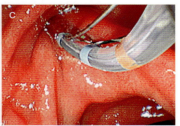

図 5　膵管ガイドワイヤー法での胆管挿管
a：（動画6）鉗子挙上を下げて膵管のガイドワイヤーを乳頭肛門側に押し付けるようにたわませ，カテーテルをその上から出すと，より上方向を狙いやすい。
b：（動画7）カテーテルを膵管のガイドワイヤーの右から左にクロスさせると，より左方向を狙いやすい。
c：（動画3）TRUEtome® を用いた膵管ガイドワイヤー法。ハンドルでカテーテルを反時計回りに回転させ，刃を張ることで，目的の方向に先端をむけることが可能である。

構造になっているため，小さな胆管口に対しても合わせやすい（図5c）。これらでも胆管挿管ができない場合には，膵管口からのプレカットが有用である。詳細は別稿を参照いただきたい。

3．胆管深挿管が得られたら

胆管挿管が得られた場合，まずは，その後の安定的な胆管口の確保と膵管口の開放を目的に内視鏡的乳頭括約筋切開術（EST）を行う。そのうえで，①膵管のガイドワイヤーを抜く，②膵管のガイドワイヤーを残して胆道処置を行い，最後に膵管ステントを留置する，の二者択一となる。

胆管挿管困難例に対しては，膵管ステントによる膵炎予防効果が示されており，基本的には膵管ステントの留置が望ましい[1]。乳頭に負荷がかかっておらず，膵管ガイドワイヤー法がスムーズに施行できた場合には，膵管ステントはなくてもよいかもしれない。また，大結石，積み上げ結石の除去や胆管癌術前精査などの場合には，ESTの後に行う処置が多岐・長時間にわたる可能性があり，膵管にガイドワイヤーを残したまま処置を継続することのほうが膵炎のリスクを助長する可能性もある一方，先に膵管ステントを留置しても，その後の処置中にステントが脱落してしまう可能性もあり，悩ましいところである。挿管処置に難渋した場合には，膵炎回避を最優先し，ESTの後に膵管ステントを留置し，胆道ドレナージなどの最低限の処置のみで手技を終了し，後日ERCPを再検する勇気も必要だろう。

II．いつ膵管ガイドワイヤー法に移行すべきか？

膵管にはいつでも簡単に入れられる，という症例では，何度か膵管に入った時点で膵管ガイドワイヤー法

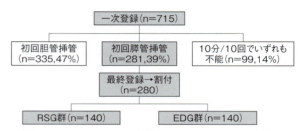

図 6　EDUCATION 試験 フローチャート（文献2より引用改変）
RSG：repeated single guidewire method, EDG：early double guidewire method

に移行すればよいであろう。一方で，乳頭そのものが安定せず，膵管にもなかなか入らなさそうな症例では，ワンチャンスを生かして1回目の膵管挿入の時点で膵管ガイドワイヤー法に移行するのも一手であろう。それでは，初回膵管に入った時点でそのまま膵管ガイドワイヤー法に移行したらどうなるのか？　この究極の問題を解決するために，以前，多施設共同研究（EDUCATION study）を行ったので紹介する[2]。

高度の慢性膵炎や頭部主膵管閉塞を伴う膵頭部癌などを除外した，胆管精査・治療目的にERCを施行する患者を対象に，WGC法で胆管挿管を開始し，初回に膵管にガイドワイヤーが入った時点で，そのままDGW法に移行する early double guidewire 法（EDG群）と，膵管に入ったガイドワイヤーを抜いてWGC法で胆管を狙う repeated single guidewire 法（RSG群）にWEB割付を行い，割付後10分/10回以内での胆管挿管成功率を比較する無作為化比較試験で，標準手技であるRSG法での胆管挿管成功率を70％，比較手技のEDG法での成功率を84％と見積もり，280例の割付を試験目標とした。

一次登録された715例中，初回操作で胆管挿管に成功した335例（47％）と，10分/10回で胆管・膵管と

表 1 EDUCATION 試験結果：胆管挿管成功率（文献 2 より引用改変）

	RSG 群 (N=137)	EDG 群 (N=137)	RR	95%CI	P 値
割付後 10 分/10 回での胆管挿管成功—n（%）	96（70）	103（75）	1.07	0.93-1.24	0.42
試行回数，平均±SD	4.1±2.6	3.6±2.7			0.16
試行時間—分，平均±SD	3.4±2.5	3.2±2.8			0.67
割付後 10 分/10 回での胆管挿管不成功—n（%）	41（30）	34（25）			
その他の手法での胆管挿管成功—n（%）	37（27）	31（23）			
Single guidewire 法—n（%）	10（7）	9（7）			
Double guidewire 法—n（%）	25（18）	20（15）			
プレカット—n（%）	2（1）	2（1）			
最終的な胆管挿管成功—n（%）	133（97）	134（98）	1.01	0.97-1.05	1.00

RSG：repeated single guidewire method，EDG：early double guidewire method，RR：relative rate，CI：confidence interval，SD：standard deviation

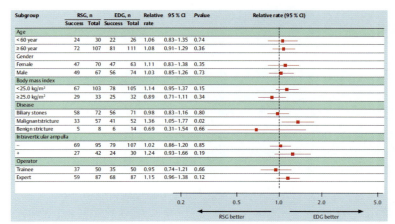

図 7 胆管挿管成功に関するサブグループ解析（文献 2 より引用）
RSG：repeated single guidewire method，EDG：early double guidewire method，CI：confidence interval

もに入らなかった 99 例（14%）は割付対象外となり，初回操作で膵管に入ってしまった残りの 281 例（39%）中 280 例において最終登録・割付が行われた（図 6）。主要評価項目である割付後 10 分/10 回での胆管挿管は，RSG 法で 70%，EDG 法で 75% であり，早期に DGW 法に移行することでの挿管率の上昇はみられなかった（表 1）。副次項目である，最終的な胆管挿管（RSG 法 97%，EDG 法 98%），および ERCP 後膵炎の発症率（RSG 法 17%，EDG 法 20%）にも有意差はみられなかった。このことから，画一的に早期に膵管ガイドワイヤー法に移行するメリットはないことがわかった。

一方，本研究のサブ解析では，いくつかの面白い結果が得られた。一つは，憩室例や胆管癌症例では，EDG 法の有用性が示唆された（図 7）。憩室例などの挿管困難が予想される症例では，1 回目の非意図的膵管挿管の時点で，膵管ガイドワイヤー法に移行してもよいかもしれない。また，EDG 法と膵炎との関係において，割付後の胆管挿管までの時間が関与していたことも示唆に富む結果と思われた（図 8）。本試験の対象は挿管困難例ではないため，膵管ステントの留置は術者判断としていたが，膵管ステント留置の有無にかかわらず，胆管挿管までの時間と相関していたことは，長時間膵管に留置されたガイドワイヤーによる刺激の可能性があるものと思われた。膵管ガイドワイヤー法は有用な方法ではあるが，本法にあまり長時間こだわり続けずに，プレカットなどの次なる一手に移ることも考慮すべきと思われる。また，術者に関しては，expert では，EDG 法で挿管成功率が高い傾向にあったのに対し，trainee では，EDG 法で ERCP 後膵炎の頻度が高い傾向にあり，技術の習得も重要と思われる。

ERCP 後膵炎の予防措置としては，膵管ステント以外に，近年 NSAID の有用性が多くの RCT およびメタ解析で示されている[3]。当院では，膵管ガイドワイヤー施行例では，ERCP 後に，ボルタレン坐剤（体重 50 kg 以上なら 50 mg，50 kg 未満なら 25 mg）を使用

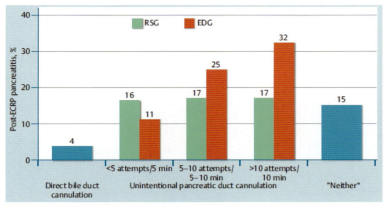

図8 挿管時間・回数とERCP後膵炎の関係（文献2より引用）
EDG群では，挿管までの時間・回数が長くなるにつれ，ERCP後膵炎の頻度が増している。
Direct bile duct cannulation：図6の「初回胆管挿管」群，Neither：図6の「10分/10回でいずれも不能」群，RSG：repeated single guide-wire method，EDG：early double guidewire method

している。

なお，欧州内視鏡学会（ESGE）のERCPガイドラインでは，膵管ガイドワイヤー法は，胆管挿管困難で膵管に繰り返しガイドワイヤーが入ってしまう症例に，強く推奨されている。また，ERCP後膵炎対策として，膵管ガイドワイヤー法を施行した後は膵管ステントを留置することも強く推奨されている[4]。

まとめ

膵管ガイドワイヤー法のコツと成績を提示した。採血や末梢ルートの確保に，左手による皮膚の固定は欠かせない。膵管に入れたガイドワイヤーもこの左手の役割を果たすものと考え，有効に使っていただきたい。

参考文献

1) Ito K, Fujita N, Noda Y, et al.：Can pancreatic duct stenting prevent post-ERCP pancreatitis in patients who undergo pancreatic duct guidewire placement for achieving selective biliary cannulation? A prospective randomized controlled trial. J Gastroenterol 45：1183-1191, 2010.

2) Sasahira N, Kawakami H, Isayama H, et al.：Early use of double-guidewire technique to facilitate selective bile duct cannulation：the multicenter randomized controlled EDUCATION trial. Endoscopy 47：421-429, 2015.

3) Patai Á, Solymosi N, Mohácsi L, et al.：Indomethacin and diclofenac in the prevention of post-ERCP pancreatitis：a systematic review and meta-analysis of prospective controlled trials. Gastrointest Endosc 85：1144-1156, 2017.

4) Testoni PA, Mariani A, Aabakken L, et al.：Papillary cannulation and sphincterotomy techniques at ERCP：European Society of Gastrointestinal Endoscopy（ESGE）Clinical Guideline. Endoscopy 48：657-683, 2016.

動画URL

笹平 直樹	動画①URL【http://www.igakutosho.co.jp/movie2/movie39-16.html】
	（ユーザー名：igakutosho　パスワード：tantosui39s）
笹平 直樹	動画②URL【http://www.igakutosho.co.jp/movie2/movie39-17.html】
	（ユーザー名：igakutosho　パスワード：tantosui39s）
笹平 直樹	動画③URL【http://www.igakutosho.co.jp/movie2/movie39-18.html】
	（ユーザー名：igakutosho　パスワード：tantosui39s）
笹平 直樹	動画④URL【http://www.igakutosho.co.jp/movie2/movie39-19.html】
	（ユーザー名：igakutosho　パスワード：tantosui39s）
笹平 直樹	動画⑤URL【http://www.igakutosho.co.jp/movie2/movie39-20.html】
	（ユーザー名：igakutosho　パスワード：tantosui39s）
笹平 直樹	動画⑥URL【http://www.igakutosho.co.jp/movie2/movie39-21.html】
	（ユーザー名：igakutosho　パスワード：tantosui39s）
笹平 直樹	動画⑦URL【http://www.igakutosho.co.jp/movie2/movie39-22.html】
	（ユーザー名：igakutosho　パスワード：tantosui39s）

特集

胆と膵 Vol. 39 臨時増刊特大号　p. 1003〜1007, 2018

Biliary access 大辞典

Ⅲ．経乳頭的 biliary access〜salvage technique〜

膵管ステント留置下胆管挿管法のテクニック【動画付】

白田龍之介[1]・伊佐山浩通[2]・大山　博生[1]・金井　祥子[1]・鈴木　辰典[1]・佐藤　達也[1]
石垣　和祥[1]・武田　剛志[1]・齋藤　　圭[1]・齋藤　友隆[1]・高原　楠昊[1]・水野　　卓[1]
木暮　宏史[1]・中井　陽介[1]・多田　　稔[1]・小池　和彦[1]

要約：胆管深部挿管は内視鏡的逆行性膵胆管造影（ERCP）において，入り口であると同時に肝となる手技である。胆管挿管困難例は ERCP 後膵炎の高リスク群となるが，ERCP 後膵炎は致命的にもなりうる重篤な偶発症である。胆管挿管困難例においては，いかに胆管深部挿管を乳頭・膵臓に負荷なく行い，挿管成功率を高めるかが，ERCP 後膵炎発症率の低下に重要である。膵管ステント留置下胆管挿管法は，膵管ステントを留置した後に胆管挿管をする方法である。ERCP 後膵炎予防として広く報告されている膵管ステントを確実に留置可能であり，またダブルガイドワイヤー法などと比較し膵管に留置した guidewire による膵実質損傷を避けることによる膵炎減少効果にも期待がもたれる。今回，膵管ステント留置下胆管挿管法のテクニックや留意点について述べる。

Key words：difficult cannulation, endoscopic retrograde cholangiopancreatography, pancreatic stent, pancreatitis

はじめに

　胆管深部挿管は内視鏡的逆行性膵胆管造影検査（endoscopic retrograde cholangiopancreatography：ERCP）の入り口となる手技である。胆管挿管は，とくに未処置乳頭で，困難な場合もあり，胆管挿管成功率は一般的には 91〜95％と報告されている[1〜3]。膵炎は ERCP 関連偶発症のなかでもっとも頻度が多くかつ致命的にもなりうるものであるが，difficult cannulation は，ERCP 後膵炎のリスク因子となる[4]。Difficult

---

Wire-guided Cannulation Followed by Pancreatic Stent Placement in Cases with Difficult Biliary Cannulation
Ryunosuke Hakuta et al
1）東京大学大学院医学系研究科消化器内科（〒 113-8655 文京区本郷 7-3-1）
2）順天堂大学医学部附属順天堂医院消化器内科

---

cannulation 症例の ERCP 後膵炎発症率を低下させるには，いかに乳頭・膵臓への負担を少なく挿管成功率を高めるかが重要であるが，どのような algorithm による cannulation method が最善であるかはいまだ解決されていない課題である。

　Wire-guided cannulation（WGC）は，従来の造影法と比較し，胆管挿管成功率の上昇，および ERCP 後膵炎率の低下が報告され[1,2,5〜9]，近年広く普及している。WGC の merit としては ERCP 後膵炎のリスク因子である膵管造影[10,11]を回避できる点である。しかしながら，われわれは以前，膵管造影をせずとも，膵管への guidewire 誤挿入自体が，ERCP 膵炎のリスク因子であると報告した[12]。膵管に guidewire が誤挿入される症例は，挿管困難である場合が多く，double guidewire（DGW）法などが考慮される。DGW 法は膵管に誤挿入された guidewire を留置したまま，two-device-in-one-channel method を用いて，脇から WGC を施行する方法である。DGW 法は difficult cannulation 症例に対して有効と報告される一方[13]，

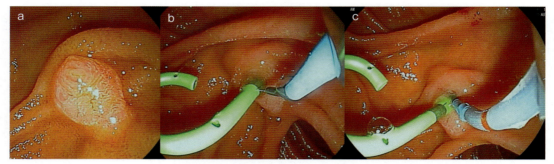

図 1 膵管ステント留置下胆管挿管法
 a：主乳頭
 b：膵管ステントの脇から胆管挿管　カテーテルから guidewire を少し出しておく。
 c：膵管ステントの頭側を狙って guidewire を胆管開口部に差し込み，カテーテルの軸を胆管軸と合わせることで，胆管深部挿管が得られる。

ERCP 後膵炎のリスクを危惧する報告もある[14]。当科では，未処置乳頭に対する胆管治療目的 ERCP において，膵管に guidewire が誤挿入された症例を対象とし，膵管 guidewire を抜去し WGC を繰り返す群と，ただちに DGW に移行する群とを比較した無作為化比較試験を実施した[15]。しかしながら，いずれの群においても ERCP 後膵炎発症率は 20％程度と非常に高い結果であった。

WGC は有効な方法であるが，膵管に guidewire が誤挿入された場合，ERCP 後膵炎発症率を低下させる方法が必要であると考える。膵管ステント留置下挿管は，膵管に guidewire が誤挿入された場合，膵管ステントを留置し，その脇から胆管挿管を試みる方法である。本稿では，膵管ステント留置下挿管の詳細について，詳しく紹介する。

I．膵管ステント留置下胆管挿管法の対象症例

未処置乳頭の胆管治療目的 ERCP において膵管に guidewire が誤挿入された症例が主な対象となる。除外すべき対象は，①膵管癒合不全・膵胆管合流異常，②膵頭部腫瘍により頭部主膵管閉塞をきたしている症例，③悪性遠位胆道閉塞に対して胆管金属ステント留置を同 session で予定している症例，④膵管内乳頭状粘液産生腫瘍により粘液で膵管口開大または主膵管拡張している症例，⑤Billroth-Ⅰ以外の術後再建腸管，⑥慢性膵炎症例，⑦ERCP 施行時に急性膵炎を発症している症例としている。④は粘液による早期の膵管ステント閉塞から，閉塞性膵炎を惹起する可能性を考慮し除外としている。

II．膵管ステント留置下胆管挿管法のコツ（動画）

WGC による胆管挿管を施行し，膵管に guidewire が進んだ時点で，慎重に guidewire を膵尾側まで進める。分枝に guidewire 先端が迷入し，スムースに尾側膵管に進まない場合には，膵管造影を行い主膵管の走行を確認する。Guidewire を無理に押し込むような動作は，分枝膵管を貫くこともあり，膵実質損傷による膵炎を避けるため決して行わないようにし，愛護的な guidewire 操作を心がける。膵管ステントは 5 Fr の Advanix™ Pancreatic Stent（ボストン・サイエンティフィック社）や Geenen Pancreatic Stent（Cook 社）などを用いている。処置中の膵管ステント脱落は ERCP 後膵炎の危険因子であると報告されており[16]，逸脱予防目的に膵管ステントは flap 付のものを選択している。長さは通常 4 cm もしくは 5 cm のものを用いているが，頭体移行部の屈曲が高度である場合，ステント尾側端が分枝膵管に迷入することがあり，膵体部まで留置可能な長さを選択している。

膵管ステント留置後，膵管ステントの脇から WGC をさらに行う。膵管ステントが留置されることにより膵管軸が内視鏡画面で視覚化され，胆管軸をイメージしやすくなる。カテーテルを膵管ステントに交差するような形で，胆管軸とカテーテルを合わせる（図1）。通常は，膵管ステントの口側の胆管開口部を狙って WGC することにより胆管挿管可能である。小結節乳頭の場合には，膵管ステントが胆管開口部を塞ぎ，胆管挿管が困難となる場合がある。このような場合，カテーテルを胆管開口部に押しあてること自体が困難になるため，カテーテルから guidewire をわずかに出した状態で，guidewire を胆管開口部に差し込み，guidewire を進めることで胆管挿管が得られる。

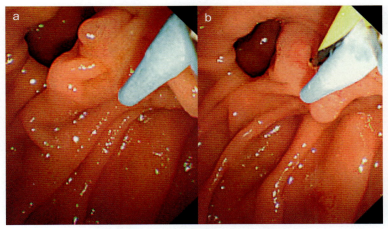

図 2 ダブルガイドワイヤー法
a：傍乳頭憩室を認め，憩室のへりに主乳頭を認める。胆管軸は変位している。
b：膵管に guidewire を留置することにより，乳頭の位置を矯正し，胆管軸にカテーテルをあわせることが可能になる。

膵管ガイドワイヤー法またはDGW法に優る点としては，スコープの自由度があげられる。前記方法の場合には，膵管に留置したguidewireを保持したまま胆管挿管を行うため，スコープの動きがある程度制限される。しかしながら，膵管ステント留置下挿管法では，膵管ステントをはじめに留置してしまうため，その後のスコープ操作が制限されず，極端な見上げなど，膵管ガイドワイヤー法またはDGW法ではとりえないスコープポジションをとることが可能となる。また，膵管口が大きく開口しているような症例では，膵管ステント留置により，膵管口をふさぐことが可能であり，その後の胆管挿管が容易となる症例も存在する。

傍乳頭憩室・憩室内開口などのため乳頭が変位し，胆管軸が極端にねじれているような症例では，膵管ガイドワイヤー法もしくはDGW法のほうが，留置している膵管guidewireで乳頭を保持できるため，適しているかもしれない（図2）。

III．注意点

ERCP手技中の膵管ステント逸脱は，とくに結石除去などの操作（バスケットやバルーンカテーテルでの結石除去）中に起こりやすい。ステント逸脱をしないような愛護的なスコープ操作を心がけることが重要である。

膵管ステント留置後に胆管挿管し，乳頭処置を施行する際，guidewireが膵管ステントの肛門側に回ってしまうことがある。内視鏡的乳頭バルーン拡張術（endoscopic papillary balloon dilation：EPBD）ならばそのまま問題なく施行可能であるが，内視鏡的乳頭括約筋切開術（endoscopic sphincterotomy：EST）の場合には，guidewireを膵管ステントの口側にもってくる必要がある。スコープ自体をやや引いて見下げのポジションとし，スコープダウン→鉗子挙上ダウン→左アングル→鉗子挙上アップの操作で，guidewireが膵管ステントを下からまたぐようにするが，その際guidewireの逸脱に十分注意する（図3）。

ERCP翌日に，膵炎を発症した場合は，CTを撮影している。尾側膵管の拡張や，分枝内へのステント迷入が疑われる場合には，内視鏡的膵管ステント抜去を行っている。また，ERCP後膵炎を発症しなかった症例でも，flap付膵管ステントを留置しているため，自然脱落は期待できず，処置後2～7日を目安に内視鏡的抜去を施行している。

IV．問題点や今後の展望

膵管ステント留置下挿管法は，1996年にはじめてdifficult cannulation症例に対するsalvage techniqueとして報告された[17]。胆管挿管への有効性は報告されているが[18～21]，膵炎予防に対する報告はまだない。しかしながら，膵管ステント留置下挿管法は，ERCP後膵炎予防として確立された効果が示されている膵管ステントを確実に留置可能なことより，高い膵炎予防効果を有すると考えている。

膵管ステントの膵炎予防効果は，RCTやmeta analysesにより報告されているが，膵管ステント留置の時期については十分な検討がなされていない。目的

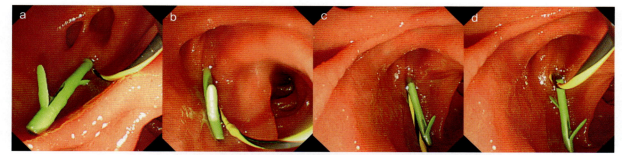

図 3 膵管ステント留置下胆管挿管：guidewire 操作
a：Guidewire が膵管ステントの肛門側に位置している．このままでは乳頭切開は困難である．
b：スコープをやや引きながらダウンアングルおよび，鉗子挙上もダウンをしていく．
c：左アングルも併用しながら，guidewire が膵管ステントの先端を越えたら，鉗子挙上アップする．
d：Guidewire は膵管ステントの口側に位置した．

とする胆管処置が終了した後，改めて膵管挿管を行い膵管ステント留置する方法や[22]，DGW で膵管に留置された guidewire を保持しスコープ抜去前に膵管ステントを留置する方法[23]が一般的とは思われる．しかしながら，それぞれ，膵管挿管困難であった場合の膵炎 risk の上昇[24]，処置中の膵管 guidewire 逸脱や guidewire 自体が膵実質損傷を惹起する可能性などが考えられる．膵管ステント留置下挿管法は，これらの問題点を明確に回避できる利点がある．

膵管ステントは ERCP 手技の初期段階において留置されるため，その後の処置（EST，IDUS，胆管生検および擦過細胞診，結石除去）による逸脱を防止するため，flap 付ステントを留置している．このため，ERCP 翌日以降の膵管ステント自然脱落は期待できず，後日の内視鏡的膵管ステント抜去が必要な点が問題である．手技中には逸脱しない自然脱落型ステントが理想的であるが，膵管ステント留置下挿管法に適したステント形態については模索中の段階である．

従来，precut は ERCP 膵炎を含む早期偶発症の危険因子とされ，既報でも膵管ステント留置下挿管は precut 施行率を減少させることが advantage とされているが[18]，近年 early precut の安全性が報告されるようになってきている[25]．小結節乳頭では膵管ステント留置下挿管は困難となることも考慮し，early precut との組み合わせが，膵管ステント留置下挿管法のさらなる有効性・安全性に寄与する可能性もあるが，今後の検討がまたれる．

V．問題点や今後の展望

膵管ステント留置下胆管挿管法について概説した．胆管挿管にはさまざまな方法があるが，それぞれの特性を理解し，適切に選択していくことが重要だと考える．

参考文献

1) Tse F, Yuan Y, Moayyedi P, et al.：Guide wire-assisted cannulation for the prevention of post-ERCP pancreatitis：a systematic review and meta-analysis. Endoscopy **45**：605-618, 2013.
2) Cheung J, Tsoi KK, Quan WL, et al.：Guidewire versus conventional contrast cannulation of the common bile duct for the prevention of post-ERCP pancreatitis：a systematic review and meta-analysis. Gastrointest Endosc **70**：1211-1219, 2009.
3) Kawakami H, Maguchi H, Mukai T, et al.：A multicenter, prospective, randomized study of selective bile duct cannulation performed by multiple endoscopists：the BIDMEN study. Gastrointest Endosc **75**：362-372, 2012.
4) Freeman ML：Adverse outcomes of ERCP. Gastrointest Endosc **56**：S273-S282, 2002.
5) Artifon EL, Sakai P, Cunha JE, et al.：Guidewire cannulation reduces risk of post-ERCP pancreatitis and facilitates bile duct cannulation. Am J Gastroenterol **102**：2147-2153, 2007.
6) Bailey AA, Bourke MJ, Williams SJ, et al.：A prospective randomized trial of cannulation technique in ERCP：effects on technical success and post-ERCP pancreatitis. Endoscopy **40**：296-301, 2008.
7) Katsinelos P, Paroutoglou G, Kountouras J, et al.：A comparative study of standard ERCP catheter and hydrophilic guide wire in the selective cannulation of the common bile duct. Endoscopy **40**：302-307, 2008.
8) Lee TH, Park DH, Park JY, et al.：Can wire-guided cannulation prevent post-ERCP pancreatitis？ A prospective randomized trial. Gastrointest Endosc **69**：444-449, 2009.
9) Cennamo V, Fuccio L, Zagari RM, et al.：Can a wire-guided cannulation technique increase bile duct cannulation rate and prevent post-ERCP pancreatitis？：A meta-analysis of randomized controlled trials. Am

J Gastroenterol **104**：2343-2350, 2009.

10) Cheng CL, Sherman S, Watkins JL, et al.：Risk factors for post-ERCP pancreatitis：a prospective multicenter study. Am J Gastroenterol **101**：139-147, 2006.

11) Tsujino T, Isayama H, Komatsu Y, et al.：Risk factors for pancreatitis in patients with common bile duct stones managed by endoscopic papillary balloon dilation. Am J Gastroenterol **100**：38-42, 2005.

12) Nakai Y, Isayama H, Sasahira N, et al.：Risk factors for post-ERCP pancreatitis in wire-guided cannulation for therapeutic biliary ERCP. Gastrointest Endosc **81**：119-126, 2015.

13) Gyokeres T DJ, Varsanyi M, Schwab R, et al.：Double guide wire placement for endoscopic pancreaticobiliary procedures. Endoscopy **35**：95-96, 2003.

14) Tse F, Yuan Y, Moayyedi P, et al.：Double-guidewire technique in difficult biliary cannulation for the prevention of post-ERCP pancreatitis：a systematic review and meta-analysis. Endoscopy **49**：15-26, 2017.

15) Sasahira N, Kawakami H, Isayama H, et al.：Early use of double-guidewire technique to facilitate selective bile duct cannulation：the multicenter randomized controlled EDUCATION trial. Endoscopy **47**：421-429, 2015.

16) Conigliaro R, Manta R, Bertani H, et al.：Pancreatic duct stenting for the duration of ERCP only does not prevent pancreatitis after accidental pancreatic duct cannulation：a prospective randomized trial. Surg Endosc **27**：569-574, 2013.

17) Slivka A：A new technique to assist in bile duct cannulation. Gastrointest Endosc **44**：636, 1996.

18) Cote GA, Ansstas M, Pawa R, et al.：Difficult biliary cannulation：use of physician-controlled wire-guided cannulation over a pancreatic duct stent to reduce the rate of precut sphincterotomy（with video）. Gastrointest Endosc **71**：275-279, 2010.

19) Cote GA, Mullady DK, Jonnalagadda SS, et al.：Use of a pancreatic duct stent or guidewire facilitates bile duct access with low rates of precut sphincterotomy：a randomized clinical trial. Dig Dis Sci **57**：3271-3278, 2012.

20) Goldberg E, Titus M, Haluszka O, et al.：Pancreatic-duct stent placement facilitates difficult common bile duct cannulation. Gastrointest Endosc **62**：592-596, 2005.

21) Yang MJ, Hwang JC, Yoo BM, et al.：Wire-guided cannulation over a pancreatic stent versus double guidewire technique in patients with difficult biliary cannulation. BMC Gastroenterol **15**：150, 2015.

22) Sofuni A, Maguchi H, Itoi T, et al.：Prophylaxis of post-endoscopic retrograde cholangiopancreatography pancreatitis by an endoscopic pancreatic spontaneous dislodgement stent. Clin Gastroenterol Hepatol **5**：1339-1346, 2007.

23) Ito K, Fujita N, Noda Y, et al.：Can pancreatic duct stenting prevent post-ERCP pancreatitis in patients who undergo pancreatic duct guidewire placement for achieving selective biliary cannulation? A prospective randomized controlled trial. J Gastroenterol **45**：1183-1191, 2010.

24) Choksi NS FE, Romagnuolo J, Elta GH, et al.：The risk of post-ERCP pancreatitis and the protective effect of rectal indomethacin in cases of attempted but unsuccessful pancreatic stent placement. Gastrointest Endosc **81**：6, 2015.

25) Mariani A, Di Leo M, Giardullo N, et al.：Early precut sphincterotomy for difficult biliary access to reduce post-ERCP pancreatitis：a randomized trial. Endoscopy **48**：530-535, 2016.

動画 URL

白田龍之介　動画 URL【http：//www.igakutosho.co.jp/movie2/movie39-23.html】
（ユーザー名：igakutosho　パスワード：tantosui39s）

＊　　　＊　　　＊

胆と膵 35巻臨時増刊特大号

医学図書出版ホームページで販売中
http:www.igakutosho.co.jp

膵炎大全
〜もう膵炎なんて怖くない〜

企画：伊藤 鉄英

膵臓の発生から解剖、先天性異常から膵炎の概念、分類、様々な成因で惹起される膵炎のすべてを網羅した1冊！
これを読めば「もう膵炎なんて怖くない」

巻頭言

Ⅰ．膵の発生と奇形
- 膵臓の発生と腹側・背側膵
- 膵の発生と形成異常—膵管癒合不全を中心に—
- 膵・胆管合流異常
- 先天性膵形成不全および後天性膵体尾部脂肪置換
- コラム①：異所性膵
- コラム②：膵動静脈奇形

Ⅱ．膵炎の概念と分類
- 急性膵炎発症のメカニズム
- 膵炎の疫学—全国調査より—
- 急性膵炎の診断基準、重症度判定、初期診療の留意点〜Pancreatitis bundles〜
- 急性膵炎の重症化機序
- 慢性膵炎臨床診断基準および早期慢性膵炎の概念
- 慢性膵炎に伴う線維化機構

Ⅲ．膵炎の診断
- 膵炎診断のための問診・理学的所見の取り方
- 膵炎診断のための生化学検査
- 急性膵炎／慢性膵炎診断のための画像診断の進め方
- 膵炎における膵内分泌機能検査
- 膵炎における膵外分泌機能検査

Ⅳ．膵炎の治療
- 急性膵炎に対する薬物療法
- 慢性膵炎の病態に応じた薬物治療と臨床的位置づけ
- 膵炎に対する手術適応と手技
- 重症急性膵炎に対する特殊治療—膵局所動注療法とCHDF
- 膵炎に対する内視鏡治療—経乳頭インターベンションからネクロゼクトミーまで
- 膵炎に対する生活指導および栄養療法
- 膵性糖尿病の病態と治療
- 膵石を伴う膵炎に対するESWL

Ⅴ．膵炎各論
- アルコール性膵炎
- 胆石性急性膵炎
- 遺伝性膵炎・家族性膵炎
- 薬剤性膵炎
- 高脂血症に伴う膵炎
- ERCP後膵炎
- 肝移植と急性膵炎
- ウイルス性急性膵炎
- 術後膵炎
- 高カルシウム血症に伴う膵炎
- 虚血性膵炎
- Groove膵炎
- 腫瘤形成性膵炎
- 腹部外傷による膵損傷（膵炎）
- 妊娠に関わる膵炎
- 膵腫瘍による閉塞性膵炎：急性膵炎は小膵癌や悪性膵管内乳頭粘液性腫瘍の診断契機か？
- 自己免疫性膵炎
- 炎症性腸疾患に伴う膵炎
- コラム③：膵性胸水・腹水
- コラム④：Hemosuccus pancreaticus
- コラム⑤：嚢胞性線維症に伴う膵障害

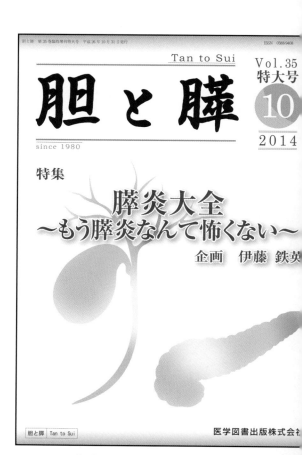

定価（本体5,000円＋税）

特集

Biliary access 大辞典

Ⅲ. 経乳頭的 biliary access～salvage technique～

❀ コラム② : 膵管ガイドワイヤー留置法における 膵炎発症のメカニズム ❀

深澤　光晴[1]・高野　伸一[1]・門倉　信[1]・進藤　浩子[1]・高橋　英[1]・廣瀬　純穂[1]
川上　智[1]・深澤　佳満[1]・早川　宏[1]・佐藤　公[1]・榎本　信幸[1]

はじめに

膵管ガイドワイヤー留置法（pancreatic guidewire cannulation : PGC）は，胆管挿管困難例に対するサルベージ法として有用であり，造影法もしくは wire-guided cannulation（WGC）困難例に対する 2nd step の手技として広く普及している。しかし，膵管へのガイドワイヤー挿入は膵管損傷による重篤な偶発症をきたすリスクがあり，膵炎の発生機序を十分に理解して安全な操作を心がける必要がある。

Ⅰ. 膵管ガイドワイヤー留置法による ERCP 後膵炎の発生機序

ERCP 後膵炎（post-ERCP pancreatitis : PEP）は，乳頭括約筋れん縮や乳頭浮腫による膵液流出障害が発端となり膵管内圧上昇をきたし，膵管上皮・膵腺房障害によりトリプシンの活性化と高サイトカイン血症の誘導などにより防御機構が破綻して発症する[1~4]。原因として，複数回の挿管や処置時間の延長による乳頭負荷や膵管への造影剤の注入などが関与している[5]。

PGC は PEP の手技的危険因子の一つとしてあげられるが，PEP 発症には前記の機序に加え，ガイドワイ

ヤーによる直接的な膵管および膵実質の損傷が大きな要因と考えられる。2015 年に報告された EDUCATION trial（主膵管にガイドワイヤーが入った時点で PGC 移行群と WGC 継続群に割り付け）では，PGC を 5 回もしくは 5 分以上行うと PEP の発症頻度が有意に上昇し，10 回もしくは 10 分以上の PEP 発症率は PGC 群 32%，WGC 継続群 17% であり，PGC が有意に高かったと報告されている[6]。PGC における PEP 発症の要因として，主膵管にガイドワイヤーを留置したままスコープや挿管操作を繰り返すことにより，ガイドワイヤーが膵管および膵実質の損傷を引き起こすと論じられている。

通常 PGC は胆管挿管困難例に対して施行するため，術者の意識が胆管に集中しやすく，膵管内に留置しているガイドワイヤーの過挿入や分枝膵管への誤挿入に気付かずに処置を継続してしまう場合がある。スコープポジションを変える際には，膵管内のガイドワイヤーも同時に移動していることを念頭に置き，常にガイドワイヤー先端の位置を意識しながら操作することが重要である。

Ⅱ. 膵管ガイドワイヤー留置法による膵炎の形態

通常，PEP は乳頭浮腫による膵管内圧上昇により惹起されるため，炎症は膵全体に及び膵全体の腫大や周囲の脂肪壊死をきたす。一方，膵管ガイドワイヤー法による PEP はガイドワイヤーによる直接的な障害であるため，損傷部位を中心とした限局性の炎症を呈し，損傷が大きい場合には膵液貯留や膵液漏を発症す

Mechanism of the Development of Pancreatitis in Pancreatic Duct Guidewire Placement Method
Mitsuharu Fukasawa et al
1) 山梨大学医学部内科学講座第一教室（〒 409-3898 中央市下河東 1110）

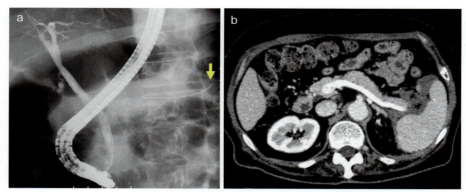

図1 膵管ガイドワイヤーによる限局性膵炎例
a：ERCP像：膵管ガイドワイヤーが過挿入され（矢印），膵尾部膵管の損傷が疑われる。
b：ERCP翌日のCT画像：膵尾部から脾周囲に限局した fluid collection を認める。

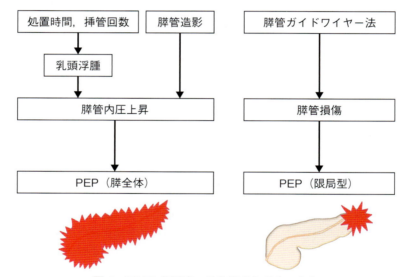

図2 ERCP後膵炎の発生機序と炎症の分布

る（図1）。膵管損傷時には強い腹痛を生じることが多いが，膵液が膵外に漏出した場合は膵管内圧が低下し膵酵素の上昇が軽度であることがあり注意を要する。

当院で2009～2014年に施行したERCPにおいて胆管挿管法（contrast cannulation（CC）群 vs PGC群）ごとのPEP発生率，炎症分布について検討した結果，PGC群はPEP率が有意に高く（12.2% vs 4.2%，$P<0.01$），炎症の分布として限局性のPEPが多い傾向を認めた（67% vs 20%，$P=0.12$）。また，限局性PEPは膵全体のPEPよりも中等症/重症が多い傾向を認めた（50% vs 11%，$P=0.12$）[7]。CC群では乳頭浮腫による膵管内圧上昇が原因となるため膵全体にびまん性の膵炎を発症するが，PGC群では膵管損傷が原因となり損傷部に限局した膵炎もしくは膵液漏を発症し，重篤な膵炎となる可能性がある（図2）。

III. 膵管ガイドワイヤー法における膵炎発症の予防

膵管ステント留置はPGCにおけるPEP発症の予防に有用であると報告されている[8]。しかし，われわれの検討ではPGC例に対する膵管ステント留置はPEP率を有意に低下させるものの（8.6% vs 25.8%，$P=0.01$），中等症/重症の限局性PEPの発生は低下させなかった（6.0% vs 9.8%，$P=0.44$）[7]。つまり，乳頭浮腫による膵管内圧上昇により発症するPEPは膵管ステント留置により予防できるが，膵管損傷によるPEPは膵管ステントでは完全には予防することができず重篤になる可能性があると考えられる。

ガイドワイヤーによる膵管損傷の予防を目的として，ガイドワイヤーの先端形状の工夫が報告されてい

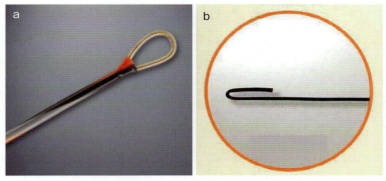

図 3 膵管損傷予防を目的としたガイドワイヤー先端形状の工夫
a：Loop tip GW（Cook 社）
b：Small J-tipped GW（RWHJ-2545SJ, 0.025 インチ；パイオラックスメディカルデバイス社）

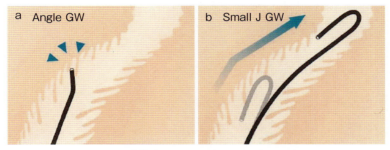

図 4 膵管内ガイドワイヤーのイメージ
a：Angle 型：分枝膵管への誤挿入や膵管壁につきあたるリスクがある。
b：Small-J 型：先端が J 形状のため分枝膵管への誤挿入や膵管壁につきあたらずスムースに先進させることができる。

る。Sakai ら[9]は PGC に先端ループ形状のガイドワイヤー（図 3a）を使用し，分枝膵管への誤挿入が有意に低下したと報告している（sample size が小さく PEP 率は差を認めなかった）。われわれは，先端 small-J 形状のガイドワイヤー（図 3b）に着目し，膵管ガイドワイヤー法や経乳頭的膵管処置の際に使用している。先端の J 構造が小さい（直径 1.1 mm）ため膵管への挿入が可能であり，狭い管腔でも壁につきあたらずに先進させることができ，膵管損傷を起こしにくい構造と考えられる（図 4）。現在までに 124 例に使用し，PEP 4.8％（中等症以上 0.8％）であり，膵管損傷による限局性 PEP は認めていない。Small-J 型ガイドワイヤー（膵管損傷予防）と膵管ステント留置（膵管内圧上昇予防）を併用することにより 2 つの主要な PEP 発症機序を抑制し，重篤な PEP を抑制できる可能性がある。

おわりに

PGC は胆管挿管困難例に対するサルベージ法として有用であるが，膵管分枝への誤挿入により膵管損傷をきたすリスクがある。膵管損傷は重篤な限局性膵炎や膵液漏を発症する可能性があり，PGC のスコープ操作の際にはガイドワイヤーの先端位置に注意する必要がある。ガイドワイヤー先端形状の工夫により膵管損傷を予防できる可能性があり，ガイドワイヤーや専用器具の開発・改善が期待される。

参 考 文 献

1) Akashi R, Kiyozumi T, Tanaka T, et al.：Mechanism of pancreatitis caused by ERCP. Gastrointest Endosc **55**：50-54, 2002.
2) Sofuni A, Maguchi H, Itoi T, et al.：Prophylaxis of PEP by an endoscopic pancreatic spontaneous dislodgement stent. Clin Gastroenterol Hepatol **5**：1339-1346, 2007.
3) 明石隆吉，清住雄昭，上田城久朗，ほか：ERCP 後膵炎の現状と対策．Gastroenterol Endosc **50**：1079-1092，2008．
4) Arata S, Takada T, Hirata K, et al.：Post-ERCP pan-

creatitis. J Hepatobiliary Pancreat Sci **17**：70-78, 2010.

5）Freedman ML, DiSario JA, Nelson DB, et al.：Risk factors for post-ERCP pancreatitis in high- and low-volume centers and among expert and non-expert operators：a prospective multicenter study. Am J Gastroenterol **105**：1753-1761, 2010.

6）Sasahira N, Kawakami H, Isayama H, et al.：Early use of double-guidewire technique to facilitate selective bile duct cannulation：the multicenter randomized controlled EDUCATION trial. Endoscopy **47**：421-429, 2015.

7）Fukasawa M, Takano S, Enomoto N：Pancreatic

guidewire technique increases the risk of post-endoscopic retrograde cholangiopancreatography pancreatitis. Dig Endosc **28**：S102-S103, 2016.

8）Sofuni A, Maguchi H, Mukai T, et al.：Endoscopic pancreatic duct stents reduce the incidence of PEP in high-risk patients. Clin Gastroenterol Hepatol **9**：851-858, 2011.

9）Sakai Y, Tsuyuguchi T, Sugiyama H, et al.：Prevention of post-endoscopic retorograde cholangiopancreatography pancreatitis by pancreatic duct stenting using a loop-tipped guidewire. World J Clin Cases **4**：213-218, 2016.

*　　　*　　　*

特集

Biliary access 大辞典

Ⅲ. 経乳頭的 biliary access～salvage technique～

Uneven Double Lumen Cannula を用いた
胆管カニュレーションテクニック（Uneven method）【動画付】

竹中　　完[1]・吉川　智恵[1]・石川　　嶺[1]・岡本　彩那[1]・山﨑　友祐[1]・中井　敦史[1]
大本　俊介[1]・三長　孝輔[1]・鎌田　　研[1]・山雄健太郎[1]・有坂　好史[2]・工藤　正俊[1]

要約：内視鏡的逆行性胆管膵管造影（ERCP）における胆管挿管困難例，とくに乳頭の固定が
ゆるい症例において，膵管ガイドワイヤー法（PGW 法）の有用性が報告されているが，それ
でも胆管挿管が困難な症例も経験される。そのような症例に対してわれわれは UDLC（uneven
double lumen cannula）を用いた胆管挿管法を開発し，良好な挿管率を得ている（uneven
method）。UDLC は 0.025 インチと 0.035 インチの内腔をもつ double lumen catheter である
が，先端細径化のために開口部が段違い（uneven）になっている。この特性を利用し，膵管に
留置したガイドワイヤー誘導下に挿入した UDLC で乳頭を固定し，手前の lumen から胆管開
口部を WGC（wire-guided cannulation）の要領で探り胆管挿管を行う手法である。Uneven
method は通常の PGW 法で経験される，ガイドワイヤーが邪魔で胆管挿管へのアプローチ開
始に時間を要することがなく，ガイドワイヤーでなくカテーテルで乳頭を固定するため，PGW
法よりも固定力に優れている特徴がある。本稿では uneven method について解説し，実際の
処置，コツをビデオで供覧する。

Key words：uneven method，UDLC，膵管ガイドワイヤー法，胆管挿管困難

は じ め に

　胆膵領域疾患は時に胆道閉塞をきたし，ドレナージ
治療の適応になる病態が多い。胆道ドレナージの基本
は経乳頭的ドレナージであり内視鏡的逆行性胆道膵管
造影（endoscopic retrograde cholangiopancreatogra-
phy：ERCP）が日常的に行われているが，経乳頭的に
ドレナージを行うには胆管挿管を行う必要があり，い
いかえれば胆道ドレナージが必要な症例で胆管挿管が
できなければ，致死的病態に陥るリスク，術後膵炎の

リスクが発生する[1]。しかし一定の頻度で胆管挿管困
難症例は存在し，これまでに多くの手法が生み出さ
れ，報告されている。もっともシンプルな対応策は術
者交代であるが，カテーテルの変更（細径カテーテル
やスフィンクテロトームなど），膵管ガイドワイヤー
法（PGW 法）[2]，プレカッティング[3,4]などがあり，と
くにプレカッティングに関しては近年早期の段階での
early プレカッティングの有用性も報告されてい
る[5~7]。また古くは経皮経肝的胆管ドレナージ術（per-
cutaneous transhepatic biliary drainage：PTBD）下，
近年では EUS 下ドレナージを利用したランデブー法
が用いられ[8~10]，それでも難しい場合は経乳頭的アプ
ローチを諦めて，PTBD や EUS 下胆道ドレナージ術へ
の変換を検討する，といった柔軟な対応が求められる。
　このような胆管挿管困難症例に対し，確実に，容易
に，かつ短時間に胆管挿管できる手法をめざし，われ
われは UDLC（Uneven Double Lumen Cannula，パイ

The Novel Biliary Cannulation Technique "Uneven
Method"
Mamoru Takenaka et al
1）近畿大学消化器内科（〒 589-8511 大阪狭山市大野
　東 377-2）
2）日本生命病院

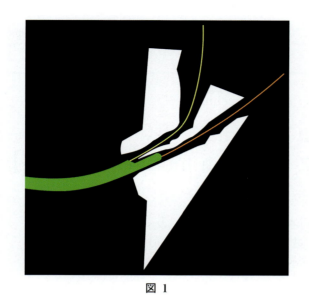

図 1

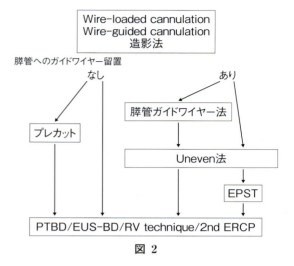

図 2

オラックスメディカルデバイス社）を用いた胆管挿管法（uneven method）を開発し報告してきた[11,12]。

本稿ではその実際とコツについて述べる。

I．概　念

Uneven method は「UDLC そのもので乳頭を固定して胆管開口部側にむけられた手前側の lumen（proximal lumen）からガイドワイヤーを用いて胆管挿管を行う手法」である（図1）。

当院の胆管挿管困難症例に対するストラテジーを示す（図2）。

図に示すように胆管挿管に難渋した症例で膵管にガイドワイヤーが留置し得た際に本手法は用いられる。

同じく乳頭を固定して胆管挿管を行う PGW 法は，膵管に留置されたガイドワイヤーが可動性の強い主乳頭を固定し，直線化して胆管を伸ばし，挿管しやすい状況にする手法である[2]。胆管挿管の手法は造影法，WGC（wire-guided cannulation）いずれでも可能であるが，WGC を行った場合はガイドワイヤーを二本使用するため，double guidewire 法とも称される[13〜15]。しかし，口側隆起が長く蛇行している乳頭や，可動性の非常に強い乳頭では膵管ガイドワイヤーのみでは乳頭を十分に固定しきれず，胆管にアクセスできても，さらにその先の蛇行した胆管を直線化することが必要になることがある。また通常膵管開口部の左上に存在することの多い胆管開口部にカテーテル先端をウェッジさせる際に膵管ガイドワイヤーが邪魔になり無用な乳頭タッチを繰り返し，なかなか胆管挿管を開始できないことも経験される。

一方，uneven法はガイドワイヤーでなく，UDLCそのもの，すなわちカテーテル自体で乳頭を固定するため，ガイドワイヤーのみよりも強い固定，胆管の直線化が可能となる。またUDLCをウェッジさせた瞬間に胆管挿管準備は整っており，すみやかに胆管挿管が開始できるため，膵管ガイドワイヤー法で発生するリスクのある頻回な乳頭タッチはなく，カテーテル先端を胆管開口部に向ける不要な時間もなくなるという利点がある（図3）。

II．手　法

1．使用デバイス

Uneven 法はパイオラックスメディカルデバイス社の Uneven カテーテル（UDLC：Uneven Double Lumen Cannula）を用いる。

UDLC は二つの lumen をもつ double lumen catheter であり，先端細径化のために開口部が段違い（uneven）になっている。Distal lumen（先端側）の内腔径は 0.66 mm（0.025 インチ）であるが，proximal lumen（手前側）は 0.89 mm（0.035 インチ）であり，それぞれの lumen の内腔径が異なる特徴をもつ。Distal lumen から proximal lumen までの長さは 5 mm のタイプと 30 mm のタイプがある。Uneven method では 5 mm のタイプを使用する（図4）。

本来，UDLC は distal lumen のワイヤーガイド下での proximal lumen から造影や吸引細胞診を行うことや，胆管選択，胆嚢管選択，胆管内腔，囊胞腔などにガイドワイヤーを二本留置する，交換することを念頭に開発されたが，われわれは胆管挿管，とくに挿管困難症例における挿管デバイスとしての可能性があることに着目した。

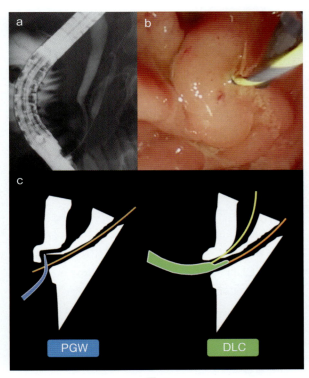

図 3

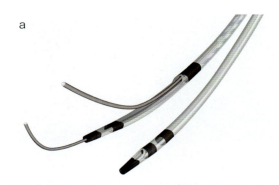

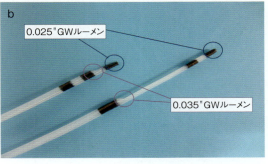

図 4

繰り返しになり，詳細は後記に詳しく述べるが，本法は膵管に留置したガイドワイヤー誘導下に UDLC 先端を乳頭に挿管して固定し，proximal lumen から胆管開口部を WGC の要領で探り選択的に胆管挿管を行う手法であり，二本のガイドワイヤーを必要とする。使用するガイドワイヤーは，膵管内に留置されるガイドワイヤーは distal lumen を通る 0.025 インチのものであれば種類は問わない。一方，proximal lumen 径は 0.035 インチであり，0.035 インチのガイドワイヤーも使用可能であるが，uneven 法では WGC のごとく胆管挿管を行うため，よりトルク伝達が良好な 0.025 インチのガイドワイヤーが推奨される。胆管挿管困難症例では，UDLC で胆管末端部が直線化されたとしても，その先の屈曲が強い症例も多く，トルクを効かせて突破がしやすいアングル型が先端の形状として好ましく第一選択となるが，症例に応じてストレート型を用いることもある。

2．Uneven 法の実際

Uneven 法は以下の工程を経て行われる（図5）。
1）UDLC に上向きの癖付けを行う
2）膵管留置ガイドワイヤーを distal lumen に通して UDLC を挿入する
3）上向きであることを確認して proximal lumen にガイドワイヤーを通し WGC のごとく胆管挿管を行う

一つ一つの工程について以下に詳細に述べる。

1）UDLC に上向きの癖付けを行う

UDLC はそもそも本手法のような胆管挿管を念頭に開発されたカテーテルではなく，封を開けてそのままの状態で膵管ガイドワイヤーを distal lumen に通してスコープ内から十二指腸管腔へ進めても，proximal lumen が上向きにならないことがある。

UDLC が上向きか下向きかどちらの向きになるか，は UDLC 自体の曲がりと，スコープの因子で決定される。UDLC 自体に proximal lumen を内側にした大きな曲がりの癖付けがされ，そのカーブがスコープのアップアングルおよび鉗子挙上台，スコープポジションにうまくフィットした場合に UDLC は上向きになる。

UDLC の先端だけに癖付けを行っても，多くの場合 UDLC を上向きにすることは難しく，動画で示すように大きく（先端から約 30 cm 程度まで長く）癖を付け，スコープをやや push 気味にしてアップアングルを効かせることで高率に上向きにすることが可能である。

いいかえると，スコープを push position にできない，乳頭が上付きの（スコープが pull position になる）症例などではカテーテルに癖付けをしても上向きにならないことがある。また，術後症例（Billroth I 再建，Billroth II 再建，Roux-en-Y 再建）ではスコープの軸をコントロールすることは不可能であり，意図的に UDLC を上向きにすることが難しくなる。

残念ながら上向きにならなかった場合は一旦スコー

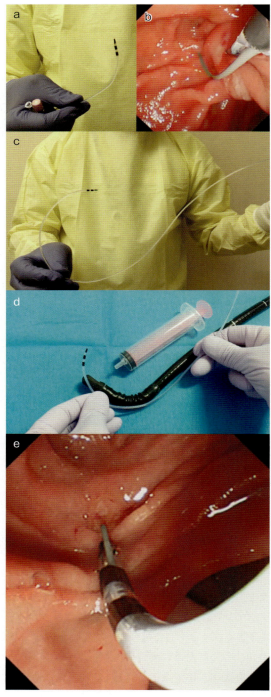

図5

認しながらカテーテルを進めていくことが重要である。

　3）上向きであることを確認してUDLCの手前側lumenにガイドワイヤーを通しWGCのごとく胆管挿管を行う

　無事に上向きにUDLCを十二指腸管腔に挿入できれば，続いてproximal lumenが乳頭内に入る程度まで乳頭に挿入して乳頭部の固定を図る．その後proximal lumenからガイドワイヤーを出してWGCのごとく胆管を探る．前述のごとく，0.035インチ対応可能なproximal lumenに，あえてトルクの効きやすい0.025インチガイドワイヤーを用いる．UDLCを進めすぎるとproximal lumenも主膵管内に入るため，proximal lumenからのガイドワイヤーは膵管内にしか進まない．逆にUDLCを手前に引きすぎるとproximal lumen開口部が乳頭外になるため，ガイドワイヤーは十二指腸管腔に出ることになる．この間に胆管開口部が存在することを理解して，UDLCの高さを合わせることがproximal lumen開口部の高さを胆管開口部の高さに合わせるコツである．

　軸が合えば抵抗なく胆管内にガイドが誘導される．なかなか胆管内へのアクセスができない場合は，鉗子挙上台を下げてUDLCを長めに出して押し下げることやスコープ操作で胆管軸を直線化するといった，通常カテーテルを見上げにする操作を行うことで，proximal lumenをより見上げに，胆管開口部にむけるという工夫が可能である．

　前述のごとく，乳頭自体は膵管ガイドワイヤー法と異なりカテーテルの先端そのもので固定されているため，proximal lumenからのガイドワイヤーは逃げ場がなく，多少軸がずれていても上向きであれば跳ねる形で胆管に誘導されることも多い．うまく胆管に留置されればUDLCは造影ができないため，通常カテーテルに変更し，造影によって胆管であることを確認する．膵管に造影剤が残っている場合は膵管内ガイドワイヤー下に脱落型の膵管ステントを留置する．

III．症　　例

1．症例1（図6）

　症例は70歳男性．膵頭部癌による閉塞性黄疸，胆管炎に対しドレナージ目的で前医でERCPが行われたが胆管挿管ができず，当院に紹介となった．転院後，緊急ERCPを行ったが膵管へガイドワイヤーは留置し得たが，胆管挿管に難渋しuneven methodを選択した．

　前述のごとく，UDLCに癖付けを行い胆管に留置されたガイドワイヤーをdistal lumenに通して進めたと

プ外に抜去して癖を逆に付け直して挿入し直すことで上向きになることもある．

　2）膵管留置ガイドワイヤーをUDLCの先端lumenに通してUDLCを挿入する

　前記のごとく癖付けをしたUDLCを膵管ガイドワイヤーをdistal lumenに通してスコープ内から十二指腸管腔へ進めていく．ここでは透視画面でスコープがpush気味のポジションをキープできていることを確

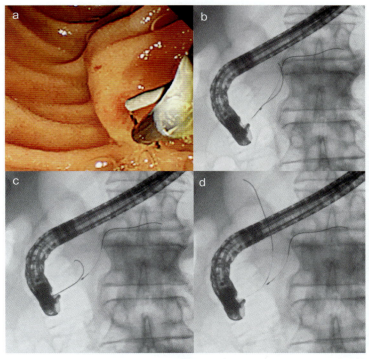

図 6

ころ，UDLCが上向きに十二指腸管腔に出た．その後，UDLCを乳頭に咥え込ませ，乳頭を固定し，proximal lumenから0.025インチガイドワイヤーで胆管を探ったところ，すみやかに胆管にガイドを誘導することができた．造影カテーテルに変更して胆管閉塞部を確認し，ドレナージを施行し得た．

2．症例2（図7）

症例は56歳女性．膵頭部膵癌による閉塞性黄疸，胆管炎に対しドレナージ目的にERCPを行った．可動性の強い憩室内乳頭であり胆管挿管に難渋した．

膵管挿管には成功したが造影で膵管癒合不全であることが判明した．そのため十分にガイドワイヤーを留置することはできず，軟性部のみが留置された．乳頭の固定は十分ではなく，膵管ガイドワイヤー法ではガイドワイヤーが容易に抜けることが予想されたためuneven methodを選択した．前述のごとく，UDLCに癖付けを行い膵管に留置されたガイドワイヤーをdistal lumenに通して進めたが，ガイドワイヤーが軟性部でも問題なくUDLCを乳頭に挿入し得た．その後型通りにproximal lumenから0.025インチガイドワイヤーで胆管を探り，すみやかに胆管にガイドを誘導することができた．造影カテーテルに変更して胆管閉塞部を確認し，ドレナージを施行し得た．

3．症例3（図8）

症例は胃癌手術既往（BillrothⅡ法再建）のある75歳女性．胃癌再発リンパ節腫大による閉塞性黄疸，胆管炎に対する治療目的に当院紹介となった．シングルバルーン内視鏡（SIF-H290；オリンパス社）を用いて乳頭部に到達はし得たが，胆管挿管に難渋した．膵管にガイドワイヤーを留置することはできたためuneven法を選択した．本症例ではproximal lumenが胆管開口部にむいたため，型通りにUDLCを乳頭に挿入し，proximal lumenから0.025インチガイドワイヤーで胆管を探り，すみやかに胆管にガイドを誘導することができた．造影カテーテルに変更して胆管閉塞部を確認し，ドレナージを施行し得た．

Ⅳ．成績（通常ERCPのみ）

2013年12月から2018年3月に胆管挿管が困難であった症例のうち（術後症例を除く）膵管へのガイドワイヤー留置が可能であった48例，平均年齢68.2（41～82）歳，男女比33：15の検討では，48例中41例の症例でUDLCを上向きにすることができ，41例中38例で胆管挿管に成功した．胆管挿管成功例での検討では，UDLCを挿入してから胆管挿管開始までに要する時間の平均は9±7.6秒であり，胆管挿管開始してから実際に挿管するまでの所用時間は2.7±1.4分であった．合併症に関しては，術後膵炎が2例に認められたが軽症であった．また5例で粘膜下注入（intima）

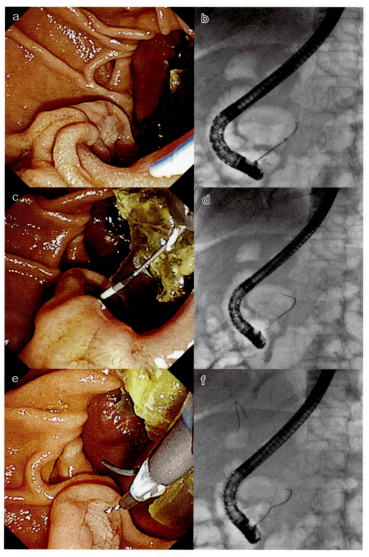

図 7

を認めたが臨床症状はみられず後日消失が確認された。

V. 考　察

Uneven法を用いることで，胆管挿管困難例においても高率に胆管挿管が可能であった。ガイドワイヤーでなく，カテーテル先端で乳頭を固定するため，ガイドワイヤーの逃げ場がなくなり胆管に誘導される症例もあるが，いいかえればガイドワイヤー先端の力が強くなるということであり，実際5例の症例で粘膜下注入が認められ，WGCと同様，本法においても胆管を探る際は愛護的にガイドワイヤー操作を行う必要がある。実臨床の場ではやはりうまく上向きにならない症例が問題になるが前記の工夫で対応が可能である。

症例1では，胆管の角度がほぼ横向きであり，通常PGW法でのガイドワイヤーによる固定ではガイドワイヤーの胆管誘導が不可能であったが，UDLCによる強い固定下ではガイドワイヤーの胆管誘導が可能であった。Uneven法が有用な典型的症例と考えられる。

症例2は膵管融合不全の症例であり，主膵管にはガイドワイヤーの柔性部しか留置をすることができなかった。通常膵管ガイドワイヤー法ではガイドワイヤーの硬性部で乳頭を固定するため，柔性部のみでは固定が非常に弱いことを意味する。また実際乳頭にウェッジさせるためのカテーテル操作で容易に膵管内からガイドワイヤーが逸脱することが予想される。一方uneven法では，通常カテーテルからUDLCへの交換は慎重を要したが，一旦乳頭まで挿入されれば，乳頭はしっかり固定され，型通りの操作ですみやかに胆管へ挿管し得た。本症例もuneven法が有用な典型的

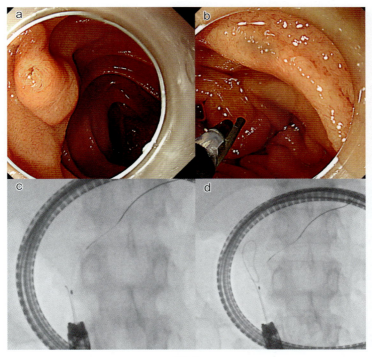

図 8

症例と考えられる。

　症例3は胃癌術後症例（Billroth II 法再建）である。術後症例でも膵管ガイドワイヤー法は有用な手法となり得るが，通常 ERCP よりもさらに胆管開口部へのカテーテルウェッジに時間を要し，成功率も低くなる[16〜19]。一方 uneven 法では，カテーテルが胆管軸側をむいていれば，乳頭まで UDLC を挿入して，すぐに胆管挿管が開始できる。本症例では proximal lumen が胆管開口部にむいたためすみやかな胆管挿管が可能であった。

　術後症例に関しては，Billroth II 法のみならず，Roux-en-Y 症例でも胆管挿管困難症例において本手法は有効であり[12]，uneven method は通常 ERCP のみならず，術後 ERCP 症例でも有効な手法である可能性があり，現在多施設後ろ向きのデータを解析中である。

結　語

　UDLC を用いた新たな胆管挿管法である uneven method について解説した。本法は胆管挿管困難例に対する有効，簡便，かつ安全な手法であると考えられる。現在多施設での後ろ向き評価を行っており，その結果を待って，今後前向き試験を行っていく予定である。Uneven method が胆管挿管困難症例を1例でも救い，1例でも多くの症例にとって有用な手法となることを切に願う。

参考文献

1) Takenaka M, Fujita T, Masuda A, et al.：What is the most adapted indication of prophylactic pancreatic duct stent within the high-risk group of post-endoscopic retrograde cholangiopancreatography pancreatitis? Using the propensity score analysis. J Hepatobiliary Pancreat Sci **21**：275-280, 2014.

2) Dumonceau JM, Deviere J, Cremer M：A new method of achieving deep cannulation of the common bile duct during endoscopic retrograde cholangiopancreatography. Endoscopy **30**：S80, 1998.

3) Dumonceau JM, Andriulli A, Elmunzer BJ, et al.：Prophylaxis of post-ERCP pancreatitis：European Society of Gastrointestinal Endoscopy (ESGE) Guideline-updated June 2014. Endoscopy **46**：799-815, 2014.

4) Freeman ML, Guda NM：ERCP cannulation：a review of reported techniques. Gastrointest Endosc **61**：112-125, 2005

5) Cennamo V, Fuccio L, Repici A, et al.：Timing of precut procedure does not influence success rate and complications of ERCP procedure：a prospective randomized comparative study. Gastrointest Endosc **69**：473-479, 2009.

6) Kaffes AJ, Sriram PV, Rao GV, et al.：Early institution of pre-cutting for difficult biliary cannulation：a prospective study comparing conventional vs. a modified technique. Gastrointest Endosc **62**：669-674, 2005.

7) Laohavichitra K, Akaraviputh T, Methasate A, et

al. : Comparison of early pre-cutting vs standard technique for biliary cannulation in endoscopic retrograde cholangiopancreatography : a personal experience. World J Gastroenterol **13** : 3734-3737, 2007.

8) Iwashita T, Uemura S, Yasuda I, et al. : EUS-guided hybrid rendezvous technique as salvage for standard rendezvous with intra-hepatic bile duct approach. PLoS One **13** : e0202445, 2018.

9) Minaga K, Kitano M : Recent advances in endoscopic ultrasound-guided biliary drainage. Dig Endosc **30** : 38-47, 2018.

10) Shiomi H, Yamao K, Takenaka M, et al. : Endoscopic Ultrasound-Guided Rendezvous Technique for Failed Biliary Cannulation in Benign and Resectable Malignant Biliary Disorders. Dig Dis Sci **63** : 787-796, 2018.

11) Takenaka M, Arisaka Y, Sakai A, et al. : A novel biliary cannulation method for difficult cannulation cases using a unique, uneven, double-lumen cannula (Uneven method). Endoscopy **50** : E229-E230, 2018.

12) Takenaka M, Yamao K, Kudo M : A novel method of biliary cannulation for patients with Roux-en-Y anastomosis using a unique, uneven, double lumen cannula (Uneven method). Dig Endosc 2018. [Epub ahead of print]

13) Huang L, Yu QS, Zhang Q, et al. : Comparison between double-guidewire technique and transpancreatic sphincterotomy technique for difficult biliary cannulation. Dig Endosc **27** : 381-387, 2015.

14) Sasahira N, Kawakami H, Isayama H, et al. : Early use of double-guidewire technique to facilitate selective bile duct cannulation : the multicenter randomized controlled EDUCATION trial. Endoscopy **47** : 421-429, 2015.

15) Yang MJ, Hwang JC, Yoo BM, et al. : Wire-guided cannulation over a pancreatic stent versus double guidewire technique in patients with difficult biliary cannulation. BMC gastroenterology **15** : 150, 2015.

16) Ishii K, Itoi T, Tonozuka R, et al. : Balloon enteroscopy-assisted ERCP in patients with Roux-en-Y gastrectomy and intact papillae(with videos). Gastrointest Endosc **83** : 377-386, 2016.

17) Itoi T, Ishii K, Sofuni A, et al. : Single-balloon enteroscopy-assisted ERCP in patients with Billroth Ⅱ gastrectomy or Roux-en-Y anastomosis(with video). Am J Gastroenterol **105** : 93-99, 2010.

18) Nakai Y, Kogure H, Isayama H, et al. : Endoscopic management of bile duct stones in patients with surgically altered anatomy. Dig Endosc **30** : S67-S74, 2018.

19) Yane K, Hayashi T, Katanuma A : Successful emergency endoscopic drainage for afferent limb syndrome-induced severe acute cholangitis in a patient with altered Roux-en Y anatomy. Dig Endosc 2018. [Epub ahead of print]

動画 URL

竹中　完　動画 URL【http : //www.igakutosho.co.jp/movie2/movie39-24.html】
（ユーザー名：igakutosho　パスワード：tantosui39s）

* 　 * 　 *

特集

胆と膵 Vol. 39 臨時増刊特大号　p. 1021〜1027, 2018

Biliary access 大辞典

Ⅲ．経乳頭的 biliary access〜salvage technique〜

Small J 型ガイドワイヤーを用いた
カニュレーションテクニック【動画付】

権　　勉成[1]・新後閑弘章[1]・齋藤　倫寛[2]・徳久　順也[1]・田中　貴志[1]・前谷　　容[1]

要約：Wire-guided cannulation（WGC）は従来の胆管挿管法である造影法（CGC）と比較し，選択的胆管挿管率の向上と ERCP 後膵炎（PEP）の発症率低減に寄与することがメタ解析より示され，欧米を中心に胆管挿管法の第一選択として広く普及している。しかし WGC は常に 100%の胆管挿管率を約束される万能な手技ではない。その一因として乳頭内胆管(intraduodenal biliary segment：IDBS）通過時のガイドワイヤー先端の stuck があげられる。われわれはこの要因を解決すべくこれまで先端 J 型ガイドワイヤーの開発を行ってきた。当教室で実施した small J 型ガイドワイヤー（sJGW）と従来のストレート型ガイドワイヤー（CGW）との RCT（クロスオーバー比較試験）では初回胆管挿管率（第一試行）は sJGW 群：80.9%，CGW 群：70.3%と sJGW 群で良好な傾向（$P=0.066$）にあり，クロスオーバー後のサルベージとしての胆管挿管率（第二試行）は sJGW 群：28.6%，CGW 群：63.6%と sJGW を用いたサルベージ（CGW 群）が有意に良好な成績（$P=0.012$）であった。本稿では胆管挿管困難例に対するサルベージとしての sJGW の有用性について述べる。

Key words：biliary cannulation, salvage method, small J tip guidewire

はじめに

　近年，超音波内視鏡下胆道ドレナージ術（endoscopic ultrasound-guided biliary drainage：EUS-BD）や超音波内視鏡下ランデブー法（endoscopic ultrasound-guided Rendezvous：EUS-RV）に代表される EUS 関連手技[1,2]の発達により胆道疾患に対する治療体系は大きな進化を遂げているが，生理的ルートつまり経乳頭的に処置を完遂させる ERCP 関連手技が胆道疾患の治療の基本となるということに変わりはない。ERCP 関連手技にあたっては胆管挿管が第一段階

すなわち手技完遂の十分条件となるが，エキスパートであっても時に挿管困難例に直面するなど，いまだ容易な手技とはいいがたい。基本となる胆管挿管法は従来の造影法（contrast guided cannulation：CGC）と Wire-guided cannulation（WGC）に大別される。本邦における CGC と WGC を比較した多施設 RCT[3,4]では胆管挿管率，ERCP 後膵炎（PEP）発症率に差を認めなかった。これは本邦と欧米で使用される十二指腸鏡の視野角の違いが影響していることによると推測されており，今なお本邦の多くの施設で CGC が行われている[5]のが現状である。しかし CGC において完全には避けることができない膵管造影（誤造影）は膵管内圧上昇による腺房細胞障害などを惹起するため PEP のリスク因子[6,7]と報告されており，WGC はこの点を確実に回避可能である利点を有する。また近年施行されている ERCP 関連手技は切石術や胆道ドレナージに代表される処置が大多数であり，①処置に際してガイドワイヤー（GW）使用は必須となること，②胆管挿

Efficacy of Modified Small J Shaped-tip Guidewire for Selective Biliary Cannulation
Katsushige Gon et al
1）厚生中央病院消化器病センター内科
2）東邦大学医療センター大橋病院消化器内科（〒153-8515 目黒区大橋 2-22-36）

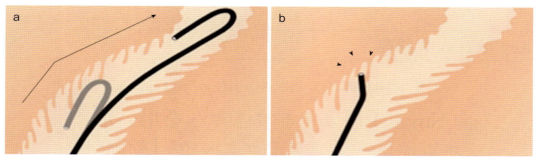

図 1（文献 19 より引用）
通常の GW では IDBS 内の papillary fold に stuck することで挿管困難となる可能性がある。

管後すぐに乳頭処置に移行でき処置時間の短縮につながるなどの利点を有する．一方欧米から報告されたCGCとWGCを比較した過去のRCT[8～11]およびメタ解析[12～14]では胆管挿管率，PEP発症率の両面においてWGCが優れるとの結果が示されており，欧米を中心に胆管挿管法の第一選択として広く普及している．しかしWGCも100%の胆管挿管率が約束される万能な手技ではない[2]．至適な乳頭の位置取り（正面視），カニューラの胆管方向への軸合わせが重要となることはもちろんのこと，GWの乳頭内胆管（Intraduodenal biliary segment：IDBS）通過も重要な点と考えられる．IDBSは時に固定なく，かつ「S型」[15]に自由に屈曲する特徴をもち，カニューラの向きがIDBS方向に一致した状態でも，IDBSの長さや形状には個人差があるうえ，大腸内視鏡検査におけるS状結腸のように容易に形態が変化する．さらにGW先端がpapillary foldにstuckする[16～18]ことが挿管困難の一因としてあげられる（図1）．われわれは以前よりWGCにおいてIDBSをストレスなく通過させることが成功の鍵を握っている[19]であろうと考えていた．本稿では当教室で行ったsmall J型ガイドワイヤー（sJGW）と従来のストレート型ガイドワイヤー（conventional GW：CGW）との前向き比較試験（UMIN000011978）の結果をもとに，胆管挿管困難例に対するサルベージとしてのsJGWの有用性について述べる．

I．GWのスペックによる胆管挿管率の比較：GW径，先端形状

一般的にWGCで用いるGW径は0.035インチないし0.025インチで，先端が親水性コーティングされたbiliary wireが用いられる[15]．0.035インチと0.025インチの比較を行ったRCT[20～22]では両群で胆管挿管率およびPEP発症率に差を認めなかったと報告されている．またこれまでにWGCにおける胆管挿管率を主要評価項目としてさまざまな先端形状のGWを比較したRCT[16,17,23,24]が行われてきたが，今のところ特定の先端形状が優れるとの報告はない．Vihervaaraら[23]はアングル型GW（AGW）とストレート型GW（SGW）との比較試験を行い，挿管時間（中央値）はAGWが有意に短い（20秒 vs 63秒，$P=0.01$）ことを示したが，胆管挿管率（60% vs 65%，$P=0.61$）や偶発症発生率において両群で有意差を示せなかった．Parkら[24]は先端の柔軟性の異なるGWの比較試験を行っている．挿管時間（平均）はhighly flexible-tip wire（Visiglide 2, オリンパス社）がアングル型GW（0.035インチ Jagwire，ボストン・サイエンティフィック社）に比べ有意に短かった（126秒 vs 202秒，$P=0.039$）ものの，両群における胆管挿管率（96% vs 86%，$P=0.08$）に有意差を示せなかった．またHwangら[17]は先端loop-tip GW（Wilson-Cook社）とストレート型GW（SGW）との比較試験を行っているが，胆管挿管率（86.5% vs 77.1%，$P=0.134$）において有意差を示せなかった．前述の通り，われわれはIDBS通過時の問題点を解決するために先端J型GW（JGW）を開発し，新鮮乳頭50例に対してpreliminary feasibility study[19]を行った．Single armでの検討ではあるが，結果として重篤な偶発症を認めず，10分以内の胆管挿管率は90%（5分以内：76%）と比較的良好な成績を報告した．しかし追試となるアングル型GW（AGW）との比較を行った多施設RCT（JANGLE STUDY）[16]では初回胆管挿管率においてJGWの優位性を示すことはできなかった（JGW群：84.8%，AGW群：80.0%，$P=0.47$）．またサルベージとしての治療成績も両群で差を認めなかった（JGW群：53.8%，AGW群：60.0%，$P=0.90$）．その理由としてTsuchiyaらはJGWでは先端ループがやや大きいため乳頭開口部の小さな症例ではIDBSのGW通過が困難であることが一因であった

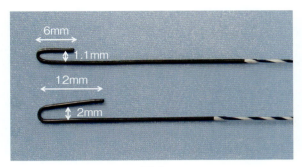

図2
上段:sJGW，下段:JGW
sJGWはループ径が従来の2 mmより1.1 mmへとmodifiedされている。

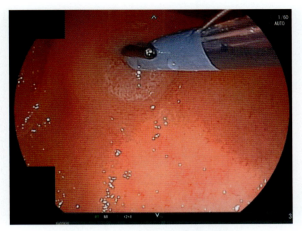

図3 sJGWを用いたWGC写真
胆管が走行していると推測される方向（10～12時方向）に先端ループを合わせる。

と推測している[16]。われわれはこの問題点を解決するためにJGWの先端ループを約50％サイズダウンさせたsJGW（図2）を使用し，ストレート型CGWとの前向き比較試験（UMIN000011978）を行った。

II．手技の実際

当教室でのERCPでは十二指腸鏡はED-530XT8™（富士フイルム社）をルーチンで使用している。術者の好みによりカニューラもしくはパピロトームを選択するが，カニューラはTandem XL（ボストン・サイエンティフィック社）を，パピロトームはTRUEtome（ボストン・サイエンティフィック社）を使用している。処置目的でESTを付加する症例が多くを占めることやbow-upによる胆管への軸合わせを適宜行うことからパピロトームの使用頻度が多い。GW操作はassistant control法を用いており，助手はERCPを最低500例経験しているセミエキスパート（中級者）以上の経験者が行っている。GW先端はカニューレより約5 mm程度先進させ，乳頭10～12時方向つまり胆管方向にループ部分をもってくるように助手はトルクで調節をする（図3）。GWはin and out motionでtactile feedback[19]をとりながら，抵抗のなくなった際にGWを進める。原則GWの抵抗がなくなり，深部挿管が得られるまでは非透視下で行うが，IDBSにGW先端が先進しているであろう感触が得られたうえでGW操作に抵抗を感じる際には安全面を考慮し，適宜透視下でWGCを行うこともある。ただしWGC全般でいえることだが"決して無理な力で先進させない"ことを心がけている。

III．sJGW vs CGW

当教室で実施したsJGWとCGWとの前向き比較試験（UMIN000011978）の結果を示す。2013年10月から2015年11月までに胆道疾患の診断・治療を目的としてERCPを予定した新鮮乳頭223例（20歳以下，妊娠女性，処置後乳頭，術後再建腸管症例：Billroth-II，Roux-en-Y，消化管狭窄症例，心肺機能が著しく不良な症例，夜間・緊急例，エキスパート不在時，同意の得られなかった症例を除外）に対して封筒法を用いてsJGW群：112例，CGW群：111例に無作為に割り付けた。このうちsJGW群において2例（スコープ挿入後のSpO$_2$低下1例，胆管十二指腸瘻1例）が除外となり，sJGW群110例，CGW群111例での比較検討を行った。胆管挿管法はまず各群に割り当てられたGWを使用し10分を限度にWGCを試みた（第一試行）。第一試行の10分間で挿管不能な場合にはクロスオーバー方式でもう一方のGWへ変更し，さらに10分間の胆管挿管を試みた（第二試行）。第二試行までの合計20分で挿管不能な場合には，術者の好みにより何らかのサルベージテクニックへ移行したが，抗血栓薬非内服例では原則としてプレカット（NKPもしくはPSP）を選択する方針とした。主要評価項目は胆管挿管率，副次評価項目はPEPを含む早期偶発症とし，乳頭へのattempt回数，GWの膵管誤挿入回数，挿管時間（すべて中央値）についても比較検討した。Study protocolを図4に示す。GWはいずれも0.025 inchであるsJGW：RevoWave-SJおよびストレート型CGW：RevoWave（いずれもパイオラックスメディカルデバイス社）を使用した（図5）。透視下で胆管深部挿管が

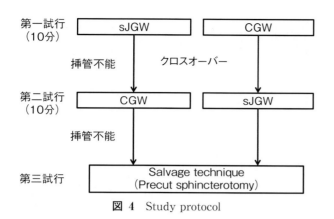

図 4 Study protocol

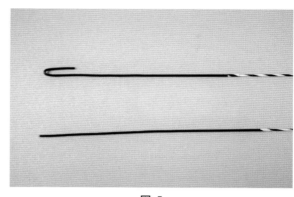

図 5
上段：sJGW（RevoWave-SJ，パイオラックスメディカルデバイス社），下段：JGW（RevoWave，パイオラックスメディカルデバイス社）

表 1 患者背景

	sJGW（n=110）	CGW（n=111）	P Value
年齢中央値，（IQR）	73（66,79）	76（66,82）	0.175
男女比	62/48	58/53	0.540
ASA grade 3 以上，n（%）	33（30.0）	27（24.3）	0.343
傍乳頭憩室，n（%）	18（16.4）	20（18.0）	0.745
疾患			
胆管結石，n（%）	60（54.5）	65（58.6）	0.547
胆囊結石，n（%）	8（7.3）	10（9.0）	0.637
悪性胆道狭窄，n（%）	32（29.1）	30（27.0）	0.733
膵癌，n（%）	19（17.3）	13（11.7）	0.240
胆管癌，n（%）	6（5.5）	5（4.5）	0.745
胆囊癌，n（%）	3（2.7）	8（7.2）	0.126
乳頭部腫瘍，n（%）	1（0.9）	1（0.9）	0.995
その他，n（%）	8（7.3）	3（2.7）	0.118
良性胆道疾患，n（%）	10（9.1）	6（5.4）	0.291

ASA：American Society of Anesthesiologists

得られるまで全例で造影剤の試験注入を避けた。また原則として予防的膵管ステントや予防的NSAIDs坐剤は使用しなかった。検査開始はGWが乳頭にtouchした時点とし，胆管挿管時間はGWが深部胆管に誘導されるまでと定義した。検査終了はスコープが体外へ出た時点とした。全例でERCP 2時間後に採血を行い，PEPの定義は血清AMYが基準値の3倍以上に上昇し，上腹部痛を伴っているものと定義した。早期偶発症の定義および重症度はconsensus criteria[25]に従った。名義変数はchi-square testもしくはFisher's exact testを用い，連続変数はMann-Whitney U testを用いた。統計学的手法はSPSS ver. 19（SPSS Inc., Chicago, IL）を用いて，P<0.05を統計学的有意差ありとした。

　患者背景を表1に示す。年齢（中央値），性別，ASA grade，傍乳頭憩室保有率，ERCP適応疾患において両群で差を認めなかった。胆管挿管率の内訳について表2に示す。初回の胆管挿管率（第一試行）はsJGW群：80.9%（89/110），CGW群：70.3%（78/111）であり，有意差はないもののsJGWで良好な成績であった（P=0.066）。第一試行不成功例はもう一方のGWへと変更し胆管挿管を試みたが，サルベージの胆管挿管率（第二試行）はsJGW群：28.6%（6/21），CGW群：63.6%（21/33）でありsJGWを用いたサルベージ（CGW群）が有意差をもって良好な成績であった（P=0.012）。第三試行での胆管挿管率はsJGW群：86.7%（13/15），CGW群：58.3%（7/12），最終的な胆管挿管率はsJGW群：98.2%（108/110），CGW群：95.5%（106/111）であり両群で差を認めなかった（P=0.254）。乳頭へのattempt回数，GWの膵管誤挿入回数，挿管時間（中央値）はいずれも両群で差を認めなかった。偶発症の内訳について表3に示す。Overallの偶発症発生率はsJGW群：10%（11/110），CGW群：12.6%（14/111）であった（P=0.540）。PEPは両群とも5.4%と同等で

表 2　結果（胆管挿管率）

	sJGW（n＝110）	CGW（n＝111）	P Value
胆管挿管率			
第一試行，%（n）	80.9（89）	70.3（78）	0.066
attempt 回数，median（IQR）	2（1,4）	2（1,3）	0.367
膵管誤挿入，median（IQR）	0（0,1）	0（0,1）	0.427
挿管時間，median（IQR）	105（30,270）	90（35,257）	0.762
第二試行，%（n）	28.6（6）	63.6（21）	0.012
attempt 回数，median（IQR）	4（2.25,5）	4（1,6）	0.859
膵管誤挿入，median（IQR）	0.5（0,1.75）	0（0,2）	0.975
挿管時間，median（IQR）	195（67.5,306）	190（30,260）	0.705
第三試行，%（n）	86.7（13）	58.3（7）	0.095
最終，%（n）	98.2（108）	95.5（106）	0.254

表 3　結果（偶発症）

	sJGW（n＝110）	CGW（n＝111）	P Value
偶発症，n（%）	11（10）	14（12.6）	0.540
膵炎，n（%）	6（5.5）	6（5.4）	0.987
軽症/中等症/重症	5/1/0	4/1/1	
穿孔，n（%）†	3（2.7）	0（0）	0.080
その他，n（%）	2（1.8）	8（7.2）	0.054

†穿孔：プレカットによる穿孔 1 例，EST による穿孔 1 例，GW による穿孔 1 例（CGW 使用時）

あった（$P＝0.987$）。CGW 群で内視鏡的ネクロセクトミーを要する重症 PEP を 1 例（CGW を用いた第一試行で挿管成功）に認めた。sJGW 群で乳頭部穿孔を 3 例に認めたが，内訳としてはサルベージとしての CGW 使用時（第二試行）の乳頭部穿孔を 1 例（軽症），GW に関連しないプレカットおよび EST による微小穿孔をそれぞれ 1 例ずつ（いずれも中等症）認めた。

　第一試行の成績については統計学的有意差はないものの sJGW 群：80.9%（89/110），CGW 群：70.3%（78/111）であり，sJGW 群で良好な傾向であった（$P＝0.066$）。クロスオーバー後の第二試行は，10 分間で挿管不成功であった症例のみが対象であり，いわば挿管困難例ともいえる対象症例に対するサルベージとしての GW のパフォーマンスをみたものである。両群において第一試行で先行して用いた GW が異なるというバイアスもあるが，挿管成功率は sJGW を用いた（CGW 群）サルベージで胆管挿管率が著しく高かった（63.6% vs 28.6%，$P＝0.012$）。WGC の問題点としてはカテーテル先端から GW がわずかに突出した状況では直線方向への高い穿通力が生じる[16]ため，GW による乳頭部[3]や胆管穿孔[26,27]をはじめとする trauma の発生につながることがあげられている。本研究においては，sJGW 群の 1 例で（第二試行としての CGW 使用時に）乳頭部穿孔を発症したが，sJGW 使用時には穿孔を認めなかった。これは sJGW 先端の atraumatic 構造が功

を奏したものと推測される。また動画で示したように口側隆起の発達した症例（IDBS が長くかつ屈曲しやすく，GW 先端が stuck しやすい症例）におけるサルベージとしても sJGW は有用である可能性がある。sJGW は CGW と比較し GW 先端が atraumatic 構造を有し，flexibility がより高いことが胆管挿管におけるパフォーマンスの高さに寄与したと推察される。

Ⅳ．動　　画

　ストレート型 CGW で胆管挿管困難であった症例に対するサルベージとして sJGW が有用であった 1 例を動画で供覧する。

1．症例

　70 歳代，男性（CGW 群）。

　中等症急性胆管炎（Tokyo Guideline 2013），急性胆嚢炎症例。抗血栓薬 3 剤内服中のため内視鏡的胆道/胆嚢ドレナージ術目的で ERCP を施行した。口側隆起は発達し下部胆管に結石嵌頓を認める。CGW は IDBS 内で stuck しやすく，内視鏡画像でも十二指腸粘膜下での頻繁な先あたり（stuck）をみてとれた。結果 10 分間の WGC で挿管不能であった。クロスオーバー後のサルベージとして sJGW へ変更。IDBS 内を in and out motion で徐々に GW を進めていき，α の形状でループ形成しながら深部挿管可能となった。胆嚢内へ GW を

negotiate させ，側孔を作成した ENGBD を留置し手技を終了した。

おわりに

当教室における sJGW を用いたサルベージの成績について概説した。sJGW は通常の GW を用いた WGC における胆管挿管困難例に対するサルベージとして有用である可能性がある。

参考文献

1) Isayama H, Nakai Y, Kawakubo K, et al.：Recent progress in endoscopic ultrasonography guided biliary intervention. Clin J Gastroenterol **5**：93-100, 2012.
2) Tsuchiya T, Itoi T, Sofuni A, et al.：Endoscopic ultrasonography-guided rendezvous technique. Dig Endosc **28**：S96-S101, 2016.
3) Kawakami H, Maguchi H, Mukai T, et al.：A multicentric prospective, randomized study of selective bile duct cannulation performed by multiple endoscopists：the BIDMEN study. Gastrointest Endosc **75**：362-372, 2012.
4) Kobayashi G, Fujita N, Imaizumi K, et al.：Wire-guided biliary cannulation technique does not reduce the risk of post-ERCP pancreatitis：multicenter randomized controlled trial. Dig Endosc **25**：295-302, 2013.
5) Yasuda I, Isayama H, Bhatia V, et al.：Current situation of endoscopic biliary cannulation and salvage techniques for difficult cases：Current strategies in Japan. Dig Endosc **28**：62-69, 2016.
6) Freeman ML, Guda NM：Prevention of post-ERCP pancreatitis：a comprehensive review. Gastrointest Endosc **59**：845-864, 2004.
7) Cotton PB, Garrow DA, Gallagher J, et al.：Risk factors for complications after ERCP：a multivariate analysis of 11,497 procedures over 12 years. Gastrointest Endosc **70**：80-88, 2009.
8) Bailey AA, Bourke MJ, Williams SJ, et al.：A prospective randomized trial of cannulation technique in ERCP：effects on technical success and post-ERCP pancreatitis. Endoscopy **40**：296-301, 2008.
9) Katsinelos P, Paroutoglou G, Kountouras J, et al.：A comparative study of standard ERCP catheter and hydrophilic guide wire in the selective cannulation of the common bile duct. Endoscopy **40**：302-307, 2008.
10) Lella F, Bagnolo F, Colombo E, et al.：A simple way of avoiding post-ERCP pancreatitis. Gastrointest Endosc **59**：830-834, 2004.
11) Artifon EL, Sakai P, Cunha JE, et al.：Guidewire cannulation reduces risk of post-ERCP pancreatitis and facilitates bile duct cannulation. Am J Gastroenterol **102**：2147-2153, 2007.
12) Cennamo V, Fuccio L, Zagari RM, et al.：Can a wire guided cannulation technique increase bile duct cannulation rate and prevent post-ERCP pancreatitis? A meta-analysis of randomized controlled trials. Am J Gastroenterol **104**：2343-2350, 2009.
13) Cheung J, Tsoi KK, Quan WL, et al.：Guidewire versus conventional contrast cannulation of the common bile duct for the prevention of post-ERCP pancreatitis：a systematic review and meta-analysis. Gastrointest Endosc **70**：1211-1219, 2009.
14) Tse F, Yuan Y, Moayyedi P, et al.：Guidewire-assisted cannulation for the prevention of post-ERCP pancreatitis：a systematic review and meta-analysis. Endoscopy **45**：605-618, 2013.
15) Testoni PA, Mariani A, Aabakken L, et al.：Papillary cannulation and sphincterotomy techniques at ERCP：European Society of Gastrointestinal Endoscopy（ESGE）Clinical Guideline. Endoscopy **48**：657-683, 2016.
16) Tsuchiya T, Itoi T, Maetani I, et al.：Effectiveness of the J-Tip guidewire for selective biliary cannulation compared to conventional guidewires（The JANGLE Study）. Dig Dis Sci **60**：2502-2508, 2015.
17) Hwang JC, Yoo BM, Yang MJ, et al.：A prospective randomized study of loop-tip versus straight-tip guidewire in wire-guided biliary cannulation. Surg Endosc **32**：1708-1713, 2018.
18) Masci E, Mangiavillano B, Luigiano C, et al.：Comparison between loop-tip guidewire-assisted and conventional endoscopic cannulation in high risk patients. Endosc Int Open **3**：E464-E470, 2015.
19) Omuta S, Maetani I, Shigoka S, et al.：Newly designed J-shaped tip guidewire：a preliminary feasibility study in wire-guided cannulation. World J Gastroenterol **19**：4531-4536, 2013.
20) Bassan M, Fanning S, Lau J, et al.：The Impact of 0.025 versus 0.035 wire guided biliary cannulation on outcomes at ERCP：a multicentre randomised control trial. Gastrointest Endosc **75**：AB142, 2012.
21) Kitamura K, Yamamiya A, Ishii Y, et al.：0.025-inch vs 0.035-inch guide wires for wire-guided cannulation during endoscopic retrograde cholangiopancreatography：A randomized study. World J Gastroenterol **21**：9182-9188, 2015.
22) Bassan MS, Sundaralingam P, Fanning SB, et al.：The impact of wire caliber on ERCP outcomes：a multicenter randomized controlled trial of 0.025-inch and 0.035-inch guidewires. Gastrointest Endosc **87**：1454-1460, 2018.
23) Vihervaara H, Gronroos JM, Koivisto M, et al.：Angled- or straight-tipped hydrophilic guidewire in biliary cannulation：a prospective, randomized, controlled trial. Surg Endosc **27**：1281-1286, 2013.

24) Park JS, Jeong S, Lee DH：Effectiveness of a novel highly flexible-tip guidewire on selective biliary cannulation compared to conventional guidewire：randomized controlled study. Dig Endosc **30**：245-251, 2018.

25) Cotton PB, Lehman G, Vennes J, et al.：Endoscopic sphincterotomy complications and their management：an attempt at consensus. Gastrointest Endosc **37**：383-393, 1991.

26) Howard TJ, Tan T, Lehman GA, et al.：Classification and management of perforations complicating endoscopic sphincterotomy. Surgery **126**：658-663, 1999.

27) Stapfer M, Selby RR, Stain SC, et al.：Management of duodenal perforation after endoscopic retrograde cholangiopancreatography and sphincterotomy. Ann Surg **232**：191-198, 2000.

動画 URL

権　勉成　動画 URL【http：//www.igakutosho.co.jp/movie2/movie39-25.html】
（ユーザー名：igakutosho　パスワード：tantosui39s）

* * *

膵癌の克服を目指す人達のために
最新の治療法を網羅したこの1冊！

膵癌治療 up-to-date 2015

監修 跡見 裕
編集 海野 倫明　土田 明彦

膵癌治療 up-to-date 2015

監修 跡見 裕　杏林大学 学長
編集 海野 倫明　東北大学 消化器外科学分野 教授
　　　土田 明彦　東京医科大学 消化器・小児外科学分野 主任教授

医学図書出版株式会社

主 要 項 目

Ⅰ. 膵癌治療の現状と将来展望
Ⅱ. 膵癌の診断法
Ⅲ. 膵癌補助療法の効果判定
Ⅳ. Borderline resectable 膵癌の診断と手術
Ⅴ. 術前補助療法の適応と効果
Ⅵ. Initially unresectable 膵癌の治療
Ⅶ. 放射線療法
Ⅷ. 興味ある症例

定価（本体 7,000＋税）
ISBN978-4-86517-087-0

詳しくは▶URL：http://www.igakutosho.co.jp　または、医学図書出版 で 検索

医学図書出版株式会社

〒113-0033　東京都文京区本郷 2-29-8（大田ビル）
TEL：03-3811-8210　FAX：03-3811-8236
E-mail：info@igakutosho.co.jp
郵便振替口座　00130-6-132204

2014. 12

特集

Biliary access 大辞典

Ⅲ. 経乳頭的 biliary access〜salvage technique〜

❀ コラム③：選択的胆管挿管法〜造影法と wire-guided cannulation はいずれも第一選択の方法である〜 ❀

河上　洋[1]・坂　哲臣[1]・久保田良政[1]

はじめに

選択的胆管挿管は ERCP 関連手技のうち，直接胆道造影に引き続くすべての胆道インターベンションに必須の基本手技である。その後のインターベンションを円滑に行うために，胆管挿管はすみやかに安全，正確で効率的に行う必要がある。

Ⅰ. 選択的胆管挿管法

選択的胆管挿管の方法はカテーテル類から造影剤を注入する方法とガイドワイヤー（GW）を使用する方法に大別される。

本邦では古典的に ERCP カテーテルを用いた造影法が基本手技として汎用されている。これは，画像診断を重視する歴史的背景によると考えられる[1]。もちろん，造影法によって選択的胆管挿管の成功率が高いことが標準的手技となっている大きな理由である。

一方，欧米では ERCP カテーテルに代わり，1993年[2]よりパピロトームが汎用されている。その背景はERCP に用いられる十二指腸内視鏡汎用機の後方視野角度の差異と考えられている[3]。また，欧米では膵管への造影剤注入が ERCP 後膵炎（post-ERCP pancreatitis：PEP）の主因と考えられていたため，1987年に

Selective Biliary Cannulation Method〜Both Contrast Injection and Wire-guided Cannulation is the First Line Method〜

Hiroshi Kawakami et al

1）宮崎大学医学部医学科消化器内科学講座（〒889-1692 宮崎市清武町木原 5200）

は造影剤の代わりに GW を先行させる wire-guided cannulation（WGC）が開発された[4]。以降，GW の開発や改良により，1996年以降[5]，とくに 2000年初頭よりパピロトームと GW を組み合わせる WGC が普及した。WGC は無作為化比較試験やメタ解析により，選択的胆管挿管の成功率が高く，PEP の発生率が低い，との結果が報告され，現在では標準的方法となっている[6]。

本邦への WGC の導入は 2007年[1]であり，比較的新しい手技として認識されている。近年では若手を中心に普及しつつある。一方，造影法でトレーニングを受けてきたエキスパートは WGC の利点や必要性を感じていない[7]。むしろ，否定的な意見さえある。

本邦の high volume center における胆管挿管法の実際は，造影法，WGC に次いで，wire-loaded cannulation が汎用されている[8]。Wire-loaded cannulation は GW を内包したまま造影可能な ERCP カテーテルを用いた造影法と WGC のハイブリッドな挿管方法である。造影剤注入による走行確認を基本とした GW誘導を行う方法であり，造影法と WGC の中間に位置する。

Ⅱ. 造影法と WGC のコンセプトの相違

造影法は十二指腸乳頭部を正面視した後，カテーテル類を胆管開口部にあてがいながら胆管口を探り，造影剤注入により胆管走行と挿管の成否を確認する方法である。一方，WGC は十二指腸乳頭部を正面視した後，GW を用いて胆管口を探り，胆管挿管の成否を確認する方法であり，そのコンセプトは異なる。

造影法では胆管末端部の narrow distal segment（NDS），すなわち Oddi 括約筋によって輪状に取り囲

まれた生理的狭窄部を確認することができるが，WGC では造影を行わないため，挿管時には確認することができない。柔らかい GW は NDS の多少の屈曲部は追従できるため，胆管末端部の構造を理解しなくても胆管挿管可能な手技ともいえる。

III．造影法と WGC の比較

造影法と WGC の利点と欠点を記載する（表1）。造影法の最大の利点は，造影剤の注入により NDS の解剖構造（長さや屈曲の有無・程度など）を理解できることである。これによって，カテーテル類や内視鏡の協調操作を習熟することができる。一方，欠点は，意図しない共通管経由の造影剤の膵管内注入による PEP あるいは造影剤の NDS 粘膜下注入による十二指腸乳頭部周囲の浮腫から生じる PEP の発症の可能性があることである。NDS の構造は造影によっても確認できないこともあり，むやみな造影剤注入は控えるべきである。習熟に時間がかかるのも欠点といえる。

WGC の最大の利点は胆管挿管に要する時間が早く，従者，被検者ともに X 線被曝時間が短い[9]ことである。習熟が早いことも利点である。欠点は GW の使用によっても PEP の可能性があることであり，これは造影法と同様である。GW による PEP の発生機序は膵管（分枝）損傷が主体，次いで膵実質損傷と考えられ，造影法の PEP とは異なる。

IV．造影法と WGC のいずれの方法を選択するべきなのか？

造影法と WGC のどちらを選択するべきなのか？というクリニカルクエスチョンに対する回答は，いずれも選択してもよい，である。欧米での成績と異なり，本邦での多施設共同無作為化比較試験では造影法も WGC も双方ともに胆管挿管成功率や PEP の発生頻度は変わらず[9,10]，内視鏡医の経験年数によっても明らかな差は認められなかった[9]。すなわち，本邦においては造影法と WGC はいずれも選択的胆管挿管の第一選択の手技といえる[11,12]。いずれの方法でも選択的胆管挿管が高率に得られるので，通常法，WGC ともに重要な方法である。双方の使い分けに関しては相補的であり，片方の挿管法で挿管困難な場合にコンバートあるいは他の方法を選択すればよい。コンバートの適切なタイミングに関しては明らかとはなっていない。個人的には時間や方法に固執することはしておらず，早期に他の方法に移行している。

表 1

	造影法	Wire-guided cannulation
Narrow distal segment（NDS）	認識可能	認識不可能
胆管挿管に要する時間	遅い	早い
膵管への影響	=	
NDS 粘膜下への影響	=	
X 線被曝時間	長い	短い
習熟に要する時間	遅い	早い

V．WGC の問題点

WGC による選択的胆管挿管を行ってみると，しばしば，術者が意図していない間に数秒間で成功することを経験する。術者がトレイニーの場合，これが問題点にもなり得る。すなわち，GW が胆管内に挿管されているにもかかわらず，その後の軸合わせに苦慮し，カテーテル類が挿管できずに時間を要していることがある。これは，十二指腸乳頭炎や腫瘍による十二指腸乳頭部直上の胆管狭窄や胆管結石の存在以外はカテーテル類の先端が NDS の屈曲部を突き上げているか，屈曲部に引っ掛かっている状況である。S 状の NDS の屈曲部を無理に突き上げると，屈曲がさらに複雑化して N 状や Z 状に変形させ，状況はますます悪化する。柔らかい対象を押し続けて突破しようとするのではなく，内視鏡の引き操作，ダウンアングル，左アングル，カテーテルの引き操作，といったような各種操作の組み合わせが必要となる。もちろん，NDS 屈曲部の通過は造影法や wire-loaded cannulation におけるカテーテル類の操作も同様の操作が必要となる（他稿を参照されたい）。

エキスパートが WGC に対して危惧している点は，胆管挿管手技が GW 頼みの安直な手技になることである。平面画像からの 3 次元画像を構成するような細かな協調操作をめざして手技の習熟に努めるべきである。

GW 操作により十二指腸乳頭部や傍乳頭憩室合併例の NDS の穿通を生じることもある。大部分は問題ないが，粘膜下浮腫や血腫[13]を生じる可能性がある。GW を超細径カテーテルに見立てて慎重な操作を行うこと，が穿通予防に重要である。

このような WGC の欠点を考慮した場合，wire-loaded cannulation は導入しやすい方法と考えられ，本邦で比較的汎用されている理由も理解できる。WGC により GW が NDS で引っ掛かった場合，造影により NDS 形態を確認することで GW による NDS 損傷を減らすことができる。また，膵管 GW 法に移行する

際に膵管走行が不明な場合，膵管造影による走行確認はGWによる膵管損傷を最低限にすることができる。一方で，造影剤注入による膵管への刺激とGWによる膵管・膵実質損傷の双方の可能性があることに留意するべきである。

VI. WGCが有用な例とは？

選択的胆管挿管後に内視鏡的乳頭括約筋切開術を施行することがあらかじめ決定している症例では当初からパピロトームによるWGCを選択することでコスト減につながり有用である。

小乳頭や平坦乳頭ではカテーテル類の開口部への挿入が困難なことがある。このような症例に対してはERCPカテーテルの先端部より細いGWで探ることにより選択的胆管挿管が容易となる可能性がある。その他，口側隆起が腫大している例ではNDSが長いため選択的胆管挿管が困難な可能性が高く，このような例に対してもWGCが有用である。

VII. 今後の選択的胆管挿管法に求められること

本邦では造影法はこれまでに十分な歴史と実績，信用があり，安定している。一方，WGCは歴史が浅く，これまでの方法とのギャップが大きく，十分に普及しているとはいいがたい。ERCPが開発され約50年が経過するが，いまだに完璧な方法は存在しない。よりよい胆管挿管法を模索し続けるために，方法論のギャップに新しい価値があるかもしれないと考える柔軟な姿勢が重要である。何事もそうであるが，年齢を重ね，エキスパートになるにつれ保守的になることを自覚するべきである。兎にも角にも，「物は試し」，である。

WGCを未導入のエキスパートの先生方はWGCの利点を考慮したうえで，自身の引き出しを増やすつもりで試してみてはいかがだろう。「術者」として，GWが挿管された直後のカテーテル類や内視鏡の協調操作をどうするべきなのか？　助手は自身で行うべきなのか？　介助者が行うべきなのか？　「助手」として，どのような操作を行うべきなのか？　注意するべきなのか？　術者にどのような操作を求めるのか？　などといった諸問題に対する教育法を考える必要がある。一方，トレイニーはエキスパートの技術や意見を謙虚に学ぶ必要がある。エキスパートと自身の手技の動画を振り返ることで，手技の差異を客観的に分析し，改良点についてたゆまず考察し続けることが必要である。

日常診療で生じるクリニカルクエスチョンに対する科学的検証も行うべきである。十二指腸乳頭開口部の形態に応じた適切な選択的胆管挿管方法は比較検討されていない。また，GWの種類やその使用法の工夫などによる比較検討も行われていない。造影法の歴史が深い本邦オリジナルの研究の発信が求められる。

いずれにせよ，ERCPistの心がけとして，「乳頭部に対しては，観音様を拝むがごとく」[14]，の姿勢で臨み，自己研鑽に努めたい。

おわりに

胆膵内視鏡医の基本手技である選択的胆管挿管は永遠のテーマの一つである。教育面の充実と研究の遂行が望まれる。

参考文献

1) 河上　洋，粟谷将城，川久保和道，ほか：選択的胆管挿管法の変遷．胆道 **29**：752-761, 2015.

2) Rossos PG, Kortan P, Haber G：Selective common bile duct cannulation can be simplified by the use of a standard papillotome. Gastrointest Endosc **39**：67-69, 1993.

3) Kawakami H, Maguchi H, Hayashi T, et al.：A prospective randomized controlled multicenter trial of duodenoscopes with 5 degrees and 15 degrees backward-oblique angle using wire-guided cannulation：effects on selective cannulation of the common bile duct in endoscopic retrograde cholangiopancreatography. J Gastroenterol **44**：1140-1146, 2009.

4) Siegel JH, Pullano W：Two new methods for selective bile duct cannulation and sphincterotomy. Gastrointest Endosc **33**：438-440, 1987.

5) Schapiro GD, Jaffe D, Ryder D, et al.：Wire guided papillotomes increase the selective bile duct cannulation rate. Gastrointest Endosc **43**：394, 1996.

6) Cennamo V, Fuccio L, Zagari RM, et al.：Can a wire-guided cannulation technique increase bile duct cannulation rate and prevent post-ERCP pancreatitis？：A meta-analysis of randomized controlled trials. Am J Gastroenterol **104**：2343-2350, 2009.

7) 安田一朗，土井晋平，馬淵正敏，ほか：カニュレーション手技の使い分け．胆と膵 **37**：1145-1148, 2016.

8) Yasuda I, Isayama H, Bhatia V：Current situation of endoscopic biliary cannulation and salvage techniques for difficult cases：Current strategies in Japan. Dig Endosc **28**：S62-S69, 2016.

9) Kawakami H, Maguchi H, Mukai T, et al.：A multicenter, prospective, randomized study of selective bile duct cannulation performed by multiple endoscopists：the BIDMEN study. Gastrointest Endosc **75**：

362-372, 2012.

10) Kobayashi G, Fujita N, Imaizumi K, et al.：Wire-guided biliary cannulation technique does not reduce the risk of post-ERCP pancreatitis：multicenter randomized controlled trial. Dig Endosc **25**：295-302, 2013.

11) Kawakami H, Isayama H, Kuwatani M, et al.：Wire-guided cannulation is not an ideal technique for preventing post-ERCP pancreatitis. Gastrointest Endosc **76**：223, 2012.

12) Kawakami H, Isayama H, Maguchi H, et al.：Is wire-guided selective bile duct cannulation effective for prevention of post-ERCP pancreatitis by all endoscopists? Endoscopy **46**：163, 2014.

13) 河上　洋：第1章 12) Wire-guided cannulation. 胆膵内視鏡治療 手技の極意とトラブルシューティング, 小池和彦監修, 伊佐山浩通編集, 105-113, 羊土社, 2012.

14) 中島正継：乳頭部に対しては, 観音様を拝むがごとく. 消内視鏡 **23**：576, 2011.

*　　*　　*

特集

Biliary access 大辞典

Ⅳ. 経乳頭的 biliary access〜プレカットを用いたカニュレーション〜

Needle knife による深部胆管挿管が成功するための precutting "bundle を探せ！"【動画付】

窪田　賢輔[1]・高柳　卓矢[1]・加藤　由理[1]・長谷川　翔[1]・佐藤　高光[1]・加藤　真吾[1]
細野　邦広[1]・目黒　公輝[2]・渡辺誠太郎[2]・北村　英俊[3]・鈴木　雅人[3]・関野　雄典[3]
石井　研[4]・藤田　祐司[4]・香川　幸一[5]・岩崎　暁人[6]・谷田恵美子[7]・栗田　祐介[8]

　要約：Precut は胆管挿管困難症例に対する必殺技である。本方法により一連の処置の流れのなかで，深部胆管挿管が完結する。Precut には needle knife で十二指腸乳頭部を切り下ろす NKF と，EST knife による膵管口切開法（PSP）がある。前者はさらに free hand による NKPP と，膵管ステントを基軸に needle knife で切開する NKOP がある。膵管にガイドワイヤーが挿入できない場合があり，free hand による precut 法（NKF，NKPP）の習得を目標としたい。Precut を行うと決心したら，まず十二指腸乳頭部の長軸をイメージする。切開の start/end，深さを認識し，胆管までの層構造（bundle）を意識する。切開は touch and on でも問題ない。12 時方向に，玉ねぎの皮を一枚，一枚はがすように，浅い切開を繰り返すことで安全に，確実に，胆管深部挿管が可能となる。

　Key words：precut, needle knife, 胆管挿管困難例

は じ め に

　胆道内視鏡医は引き出しを多くもつべきであり，precut もその一つとなる。胆管挿管困難例に対し，最近は EUS ガイド下のドレナージ法も行われている。しかし，precut が成功すれば一連の内視鏡処置で胆道ドレナージを完結できる。

　時代の変遷とともに内視鏡手技の考え方も変化している。かつて precut は on and touch で行い，通電しながら，大きく，バッサリ，十二指腸乳頭部を一刀両断する，といった考えもあった。筆者は 15 年前にはじめて，内視鏡学会のシンポジウムで本法（layer by layer method）を提示したところ，ある大御所の先生から，"そんなちまちま切るんじゃない"と一喝され，場内から失笑を買った。一方，同時に，京都の安田先生は"安全で確実であれば，手技は変わってゆく必要があります"と述べられた。この言葉を励みにわれわれは今日まで precut を行ってきた[1]。現在でも precut は通電においては，on and touch は原則であるが，実際は endcut mode で touch and on は許容され，切開についても layer by layer[2,3]の考えが浸透していると思われる。

Precutting for Successful Biliary Cannulation
"Awareness of Bundle is the First Priority！"
Kensuke Kubota et al
1) 横浜市立大学附属病院胆膵グループ（〒 236-0004
　横浜市金沢区福浦 3-9）
2) 横浜栄共済病院
3) 横浜労災病院
4) NTT 関東病院
5) けいゆう病院
6) 平塚市民病院
7) 町田市民病院
8) 愛知県がんセンター

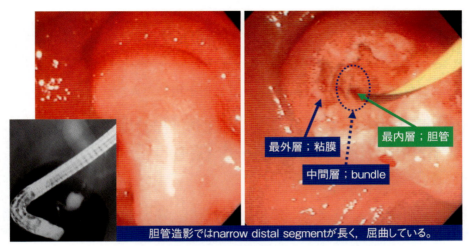

図1 Precutのための十二指腸乳頭部の粘膜からの層構造
三層構造を意識する。

Ⅰ. Precutとは

Precutとは治療ERCPに対して行う,salvage的な胆道内視鏡の手技である[1~4]。その手技は,needle knifeも使用するため,常に合併症;膵炎,穿孔,出血と表裏一体となる。本法は胆管深部挿管のため,直接,十二指腸乳頭部粘膜をEST knife,またはneedle knifeで切り開き,胆管口を解放する,やや暴力的な方法である。選択的胆管挿管困難例において,通常の方法を駆使し,胆道専門内視鏡医が20分以上かけても胆管深部挿管が不能な症例に限りprecutは許容されると考えている。Precut施行医には合併症への対応力が求められ,ERCPの成功率が95%以上であることは必要条件であり,重症膵炎,内視鏡的止血術,外科へのコンサルテーションなど,すべてが要求されると考えている。

PrecutはEST knifeによる膵管口切開法(PSP)と,needle knifeによる十二指腸乳頭部を直接切開する方法がある。後者はさらにfree handによるNKPPと,膵管ステントを挿入し,それを基軸にneedle knifeで切開するNKOPがある。膵管にガイドワイヤーが挿入できない場合があり,free handのprecut法(NKF,NKPP)のマスターを当科では目標としている。

明石ら[5]によりprecutは①~④のように分類されている。そのうちNKPPは最高難易である。①PSP＝pancreatic sphincter precutting,②NKF＝needle knife fistulotomy,③NKPP＝needle knife precut papillotomy,④NKOP＝needle knife over pancreatic stent sphincterotomy。②は主に十二指腸乳頭部陥頓結石に行われる。当科では極力小さな切開を繰り返し行うことで,precutを安全に行い,高い成功率を納め

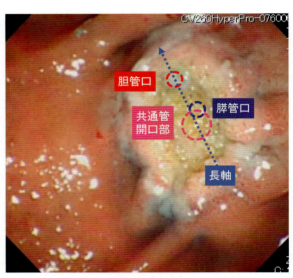

図2 十二指腸乳頭部腫瘍切除面からみた胆管口・膵管口
乳頭部の長軸に切開すれば,通常,膵管口のやや左側,口側に胆管口が展開することが多い。

ている[3]。本稿では②~④について,動画を供覧しながら概説する。

Ⅱ. Precutを成功させるために―bundleを探せ！

Precut施行にあたり,十二指腸乳頭部粘膜構造の理解が重要である。図1にprecutのための十二指腸乳頭部の粘膜から胆管までの層構造を示す。Needle knifeでlayer by layerでまず表層(最外層;十二指腸粘膜)を切開すると,十二指腸粘膜直下に"bundle"とわれわれが呼称している胆管,膵管を内包した線維・筋組織の束(中間層)が存在する。このbundleを認識し,

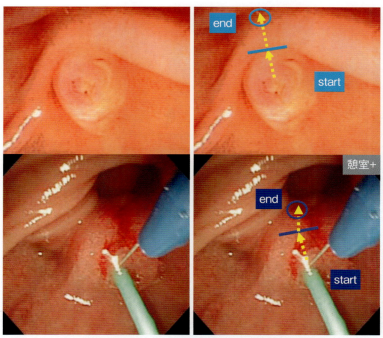

図 3 Precut 施行における十二指腸乳頭開口部の軸の同定（切開方向）と，切開の始点（start），終点（end）の決め方
傍乳頭部憩室の有無で若干異なる。

丁寧に切開することが precut 成功の鍵である。その内側にめざす胆管が存在する。理解をさらに深めるため，図2に十二指腸乳頭部腺腫の内視鏡的切除後の胆管口・膵管口が露出した局面を示す。十二指腸乳頭部の長軸に対し，多くはこのように正中線上の近傍に存在する。したがって切開は12時方向が最適であるとわれわれは考えている[3]。

NKF，NKOP，NKPP について以下のように順に述べる。

Ⅲ．Precut の start/end と切開方向

十二指腸乳頭部の長軸を頭に描く。切開の始点（start），終点（end），切開長，深さを確認する（図3）。図4に十二指腸乳頭部の長軸・start/end の判断に苦慮した症例を示す。膵頭部癌の閉塞性黄疸の症例。癌が十二指腸に浸潤し，その粘膜は血流障害により浮腫状となっている。一見，膵胆管開口部の認識が困難である。

Precut 施行において，knife は triple lumen の precut knife（KD-V441M 先端5 mm，KD-V451M 先端3 mm 絶縁 coating 付，オリンパス社），RX Needleknife XL（先端5 mm，ボストン・サイエンティフィック社）を使用している。①施行医；ERCP 成功率95％以上で，clipping を含めた止血処置が施行できる胆膵専門内視鏡医が行う。②Precut の前に十二指腸乳頭部の長軸，切開ライン，切開の start/end，胆管口を仮想する。切開は十二指腸乳頭部の長軸に沿い，真っすぐに口側に切り上げる[3]。③Needle knife は先端硬性部が長く，やや硬く，ぶれやすい。Needle を十二指腸乳頭開口部の先端に引っ掛け，touch and on で行う。④Endcut mode で cutting を行う。Endcut mode は切開速度の調節，微妙な切開方向の調節が可能であり，出血もほとんどない。⑤可能な限り膵管ステントを先行させる。膵管ステントは切開方向の指標となること，膵炎予防の二つの意味で重要[2,6,7]である。⑥十二指腸乳頭部から胆管までは最外層の十二指腸粘膜，その直下の共通管を内包する筋，線維組織による中間層（bundle），胆管壁の三層構造を有すると考えられる。このため切開は layer-by-layer で行い，この3層を順次開放していき，一期的に大きく，深く切り進まない[2,3]。⑦膵管ステントが先行可能な場合，precut は小さく済む（NKOP）。そうでない NKPP は大きな切開となることがあり，その分，合併症のリスクが高まる。

Ⅳ．NKF（動画①）

主に十二指腸乳頭部陥頓結石で腫大・膨隆した乳頭部に対し行う。手技自体は NKPP，NKOP と比べ容易である。Orifice がしばしば anal 側，下向きに偏位し，

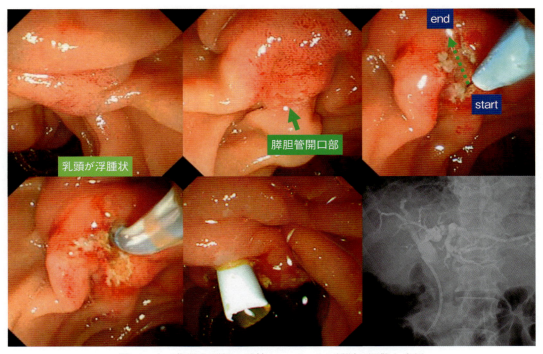

図4 十二指腸乳頭部の長軸/start/end の判断が困難な症例
膵頭部癌の症例。癌の浸潤による血流障害で，十二指腸粘膜が浮腫状になっており，orifice の同定が困難であった。

乳頭部の長軸の把握が困難な場合があるが，およそ乳頭部の長軸がイメージでき，start/end points が決定できたら躊躇なく，口側から knife を切り下ろす。この場合は layer by layer である必要はない。その際，嵌頓結石が解除されるまで，切開を行うことが肝要である。

V. NKOP（動画②，③）

多くの胆管挿管困難例では膵管挿管・造影が先行する[1〜9]。その際，径3〜5 Fr/4〜5 cm 長の膵管ステント挿入は，ERCP 後膵炎（PEP）の合併率を有意に下げる[2,6〜9]。膵管ステント挿入部のやや oral から，十二指腸乳頭部の長軸に沿い，3〜5 mm 程度最外の十二指腸粘膜層を浅く切開する。次に胆管を内包する中間層（bundle）を開放し，最後に胆管壁を直接切開する。通常は切開の始点から5 mm 以内の正中線上もしくは，やや11時方向に，胆管口が露出する。ただし，われわれの検討では10％程度の症例では，正中線のやや1時方向に胆管口が現れることがあった。膵管ステントが挿入されていれば，切開が鉢巻襞を超えない。初回の precut で胆管口の解放ができないことがあるが，3〜7日後に再検すると潰瘍が形成され，胆管深部挿管が可能となることが多い。動画③では Billroth-Ⅱ法の inverted papilla の症例であり，切開は6時方向となる。

VI. NKPP（動画④）

Free hand の切開となる。Precut 直前に orifice（膵胆管開口部），十二指腸乳頭部の長軸，precut の start（始点）と end（終点）を決定する。切開は長軸を意識し，鉢巻襞手前まで切り上げる。浅めの切開を繰り返し，まず十二指腸粘膜層を，次に胆管と筋組織と胆管を内包した線維層（bundle）に迫り，最後に胆管口を解放する。線維層の切開時，しばしば出血を認めるが，出血で視野の確保が困難な場合は，まず retrieval balloon（径9〜12 mm）で圧迫止血を行い，ボスミン生食水を出血点に散布すれば，おおよその止血は可能である。止血不能な場合 clipping を行うが，十二指腸鏡専用のデバイスは現存せず，clip 展開時に対側粘膜を損傷，穿孔するリスクがある。当科ではゼオンメディカル社の clip を，透視下で展開，装着するようにしているが，ボストン・サイエンティフィック社の Resolution clip も有用である。

おわりに

Precut は十二指腸乳頭部の表層粘膜から胆管に至

るまでの層構造を理解し，bundle を意識する。膵管ス
テントは切開方向のガイド，PEP の予防となる。基本
的には乳頭部の長軸に沿った 12 時方向に layer by
layer で切り上げることが成功の鍵となる。

参 考 文 献

1) 安田健治朗：Precutting の基本 "やっぱり大切 基本手技". 消内視鏡 **22**：706-709，2010.
2) Freeman ML, Nelson DB, Sherman S, et al.：Complications of endoscopic biliary sphincterotomy. N Engl J Med **335**：909-918, 1996.
3) Kubota K, Sato T, Kato S, et al.：Needle-knife precut papillotomy with a small incision over a pancreatic stent improves the success rate and reduces the complication rate in difficult biliary cannulations. J Hepatobiliary Pancreat Sci **20**：382-388, 2013.
4) 猪股正秋：ERCP の基礎とコツ/Pull 法によるスコープの挿入，選択的カニュレーションの基本手技，カニュレーション困難例に対する工夫. 消内視鏡 **17**：1768-

1776，2005.
5) 明石隆吉，清住雄昭，相良勝郎：内視鏡的胆管アクセス法の変遷：precut の主流は今？ Gastroenterol Endosc **47**：2623-2631, 2005.
6) ASGE Technology Committee, Kethu SR, Adler DG, et al.：ERCP cannulation and sphincterotomy devices. Gastrointest Endosc **71**：435-445, 2010.
7) Pier AT, Alberto M, Lars A, et al.：Papillary cannulation and sphincterotomy techniques at ERCP：European Society of Gastrointestinal Endoscopy（ESGE）Clinical Guideline. Endoscopy **48**：657-683, 2016.
8) 糸井隆夫，祖父尼淳，土屋貴愛，ほか：ERCP マスターへのロードマップ 応用編 プレカット. 胆と膵 **36**：S987-S995，2015.
9) Kawakami H, Kubota Y, Kawahata S, et al.：Transpapillary selective bile duct cannulation technique：Review of Japanese randomized controlled trials since 2010 and an overview of clinical results in precut sphincterotomy since 2004. Dig Endosc **28**：S77-S95, 2016.

動画 URL

窪田 賢輔 動画①URL【http：//www.igakutosho.co.jp/movie2/movie39-26.html】
(ユーザー名：igakutosho パスワード：tantosui39s)

窪田 賢輔 動画②URL【http：//www.igakutosho.co.jp/movie2/movie39-27.html】
(ユーザー名：igakutosho パスワード：tantosui39s)

窪田 賢輔 動画③URL【http：//www.igakutosho.co.jp/movie2/movie39-28.html】
(ユーザー名：igakutosho パスワード：tantosui39s)

窪田 賢輔 動画④URL【http：//www.igakutosho.co.jp/movie2/movie39-29.html】
(ユーザー名：igakutosho パスワード：tantosui39s)

* * *

歴史的背景からライセンス取得とトレーニング・システムの総論から
消化管手術（食道、胃、大腸）、肝胆膵手術と麻酔を含めた
術前・術中管理まで加えた各論で構成された
消化器領域のロボット支援手術の指針となる成書！！

消化器ダヴィンチ手術のすべて

■監修　北島政樹
（国際医療福祉大学　学長）

■編集　土田明彦
（東京医科大学外科学第三講座主任教授）

　　　　宇山一朗
（藤田保健衛生大学上部消化管外科教授）

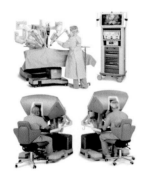

定価（本体4,500円＋税）

■目次
総論 ロボット支援手術の歴史と現状
1．ロボット支援手術の現状と未来
2．我が国における現状と展望
3．ライセンス取得とトレーニング・システム
各論Ⅰ．食道
1．胸部食道癌に対するロボット支援腹臥位胸腔鏡下食道亜全摘術
2．食道癌に対するロボット支援胸腔鏡下食道切除術
3．ロボット支援下非開胸食道亜全摘、3領域リンパ節郭清
各論Ⅱ．胃
1．ロボット支援下胃切除の実際―幽門側胃切除を中心に―
2．胃癌に対するロボット支援下胃切除術
　　―幽門側胃切除術、噴門側胃切除術、胃全摘術を中心に―
3．ロボット支援幽門側胃切除および胃全摘術の手技
各論Ⅲ．大腸
1．大腸疾患に対する大腸手術―直腸癌を中心に―
2．ロボット支援下腹腔鏡下直腸癌手術
3．腹腔鏡下手術と手術支援ロボットダヴィンチの
　　　　hybrid operation による完全鏡視下直腸位前方切除術
4．ロボット支援直腸低位前方切除術の手技
各論Ⅳ．肝胆膵
1．ロボット肝切除の手技の実際
2．胆道外科におけるロボット支援腹腔鏡下手術
3．膵臓外科におけるロボット支援腹腔鏡下手術
4．膵癌に対するロボット支援膵体尾部切除術
5．Artery-first approach によるロボット支援膵体尾部切除術
各論Ⅴ．麻酔
1．消化器手術における術前・術中管理―食道と大腸の手術を中心に―
2．消化器ロボット支援手術の麻酔管理法

詳しくは▶URL：http://www.igakutosho.co.jp　または、医学図書出版　で検索

医学図書出版株式会社

〒113-0033　東京都文京区本郷2-29-8（大田ビル）
TEL：03-3811-8210　FAX：03-3811-8236
URL：http://www.igakutosho.co.jp
E-mail：info@igakutosho.co.jp

特集

胆と膵 Vol. 39 臨時増刊特大号　p. 1039～1044, 2018

Biliary access 大辞典

Ⅳ. 経乳頭的 biliary access～プレカットを用いたカニュレーション～

Precut，乳頭膨大部切開，fistulotomy
～歴史，適応，手技の実際～

木田　光広[1]・上原　一帆[1]・宮田　英治[1]・川口　祐輔[1]・長谷川力也[1]・金子　　亨[1]
山内　浩史[1]・奥脇　興介[1]・岩井　知久[1]・今泉　　弘[1]・小泉和三郎[1]

要約：Precut の歴史は，ERCP，EST の黎明期に乳頭から切り上げる conventional precut と
してアメリカ人の Siegel によってはじめられた。1982 年には Schapira らにより，本稿の主題
である needle knife による乳頭膨大部切開 fistulotomy が報告されている。その適応は，乳頭
正面視から胆管挿管までの時間が長い場合（多くは 20 分以上），あるいは胆管挿管の失敗回数
が多い場合とされるが，最近ではワイヤーガイド挿入法において，ERCP 後膵炎（PEP）の発
生頻度が 10％以上となる因子の解析で，5 分以上，5 回以上あるいは 2 回以上の膵管へのガイ
ドワイヤー挿管がその因子として報告されている。このため，最近では，カテーテル，あるい
はガイドワイヤー挿管に固執せず，早期に precut に移行するほうが，PEP の発生頻度が低く
推奨されている。Fistulotomy の実際は，乳頭内部の胆管の走行をイメージして，開口部の数
ミリ上を layer by layer に切開し，粘膜，粘膜下層の下の縦走する白色の線維で覆われた肉色
の Oddi 筋と思われる隆起を認識し，その部位を切開して胆汁の流出を確認することが理想的
である。ただし，fistulotomy は，乳頭の口側隆起が標準型，長い長形型にはむいているが，
短い短形型では，切開の範囲が狭く，胆管も垂直に十二指腸壁を通過しているため難しい。こ
のような場合には膵管から切り上げる transpancreatic sphincterotomy が推奨されている。

Key words：precut，fistulotomy，膨大部切開，ERCP

はじめに

　内視鏡的乳頭括約筋切開術（endoscopic sphincter-
otomy：EST）は，1973 年川井，中島らによる犬によ
る基礎実験からはじまった[1]。1974 年には，川井，中
島ら，Classen ら，相馬らによる人に対する最初の
EST に関する報告が同年に行われ，その歴史がはじ
まったのである[2-4]。EST は，内視鏡的逆行性膵胆管

造影検査（endoscopic retrograde cholangio-pancrea-
tography：ERCP）時に胆管結石，膵癌，胆管癌など
による悪性胆道狭窄を認めた場合に EST ナイフを胆
管に深部挿管（cannulation）して行うわけであるが，
近年ではガイドワイヤー（guidewire）誘導で行われる
のが主流となっている。しかしながら，EST は何らか
の方法で，EST ナイフが胆管へ深部挿管が行われなく
ては施行できない。当初は，free hand で EST ナイフ
が挿入されていたが，近年ではガイドワイヤー式 EST
ナイフが一般に用いられているため，いったん深部挿
管されれば，その後の処置は確実に行えるようになっ
たのである。さらに最近では，カテーテルによる挿管
を繰り返すことが ERCP 後膵炎（post-ERCP pancre-
atitis：PEP）の原因の一つとして考えられるようにな
り，この予防の方法の一つとして，ガイドワイヤー式

Fistulotomy～History, Indications, and Tips &
Tricks～
Mitsuhiro Kida et al
1）北里大学医学部消化器内科（〒 252-0375 相模原市
　　南区北里 1-15-1）

ESTナイフから転じてガイドワイヤーによる深部挿管が，臨床の場で主流となりつつある。一般に胆管造影率は85～95%とされ，100%ではない。このために発想されたのがprecutで，数%の改善をもたらし，precutを含めた深部挿管率は90～98%と報告されている[5~11]。しかし，一方でprecutはPEPの一つの因子として報告されており，危険な手技で，熟練した内視鏡医が行うべき緊急避難的な方法と考えられていた[12]。しかし最近ではcannulation難渋例において，むやみにカテーテル挿入を何度も試みるよりも，早期にprecutに移行することでPEPの頻度を低下できるとする論文が報告されるようになってきた[13,14]。

I．Precutの種類

Precutには，いくつかの方法がある。すなわち，①乳頭開口部より切り上げていく方法（conventional precut）[5]，②乳頭膨大部を切開して胆管を探る方法（fistulotomy, or infundibulotomy）[15]，③膵管stentを留置後，その上を切り上げて胆管を探る方法（precut over pancreatic stent）[7]，④膵管に挿入後，切り上げて胆管を探る方法（transpancreatic sphincterotomy, or pancreatic sphincter precutting）などである[16~18]。それぞれの方法には，needle knifeで行う方法とEST knifeで行う方法があるので分類が複雑となってしまうのである。

Precutの歴史は，ERCP，ESTの黎明期にアメリカのニューヨークBeth Israel Medical CenterのSiegelによってはじめられた[5]。彼は，Erlangen typeのPapillotome（EST knife）を3～5mm乳頭に挿入した後，そこから切り上げる①の方法を報告し，胆管挿入率，治療成功率の向上をもたらしたのである。これから2年後の1982年にはSchapiraらにより，彼らが開発したいわゆるneedle knifeによる②の乳頭膨大部を切開して胆管を探る方法（fistulotomy, or infundibulotomy）の報告を行っている[15]。彼らは，乳頭開口部の数mm上をneedle knifeで穿刺して，胆管への瘻孔fistelを形成して，その後上に切り上げて，採石を行ったのである。

④の方法は，1995年Goffによってtranspancreatic sphincterotomyとして，はじめて報告された[16]。この時点では，ガイドワイヤー式EST knifeを用いず，膵管に挿入後5mmを超えない程度切開して胆管を探る方法であったが，2004年Akashiらによって膵管にEST knifeを挿入した後，胆管方向へ大きく切開して胆管口を探るpancreatic sphincter precuttingが報告

された[17]。その後ガイドワイヤー式EST knifeを用いた同様の方法が報告されるようになり，現在ではガイドワイヤー式EST knifeによるpancreatic sphincter precuttingが主流となっている[18]。

II．Precutの適応，選択，施行者

Precutは，胆管挿管が困難な場合に選択される方法である。では，胆管挿管困難例とはどのようなものなのか？　文献的には，乳頭正面視から胆管挿管までの時間（多くは20分以上），あるいは胆管挿管の失敗回数で定義している報告が多い[6~8]。さらに，最近では無処置乳頭に対するワイヤーガイド挿入法において，PEPの発生頻度が10%以上となる因子の解析で，5分以上，5回以上あるいは2回以上の膵管へのガイドワイヤー挿管のいずれかが関連すると報告されている[10,11]。日本においては，大井の分類により乳頭の形態別による胆管挿管の入れ分けが議論されている[19]。猪股らは，大井の分類のうち分離型と認識できれば胆管挿管は容易であるが，一方隔壁型，共通管型では，胆管挿管の難易度が高くなると報告している[20]。とくに，共通管型では，一度膵管に挿管してしまうと隔壁が胆管側に偏位してしまい，それ以後の胆管挿管がさらに困難となると考えられる。その他，長い口側隆起乳頭（後で述べる長形型），憩室内乳頭，下十二指腸角側に位置する深部乳頭なども胆管挿管困難例として考えられる。

ヨーロッパ内視鏡学会ESGEのguidelineによれば，深部挿管困難例に対してカテーテル，ガイドワイヤー法に固執して挿管を試みるより，早期にprecutを行うほうがPEPの頻度が低く推奨とされている[13,14]。では，どのようなprecutが推奨されているのであろうか？　同様にESGEのguidelineによれば，乳頭膨大部を切開して胆管を探るfistulotomyのほうが，①乳頭開口部より切り上げていくconventional precutよりもPEPの頻度が低く推奨されている（OR 0.27, 95% CI：0.09-0.82；$P = 0.02$）[13,14]。後で述べるが，乳頭の形状によっては，とくに口側隆起が短い乳頭（短形型）では，fistulotomyの選択が難しい場合もあり，またRCTによるデータもなく一概には断言できないことも事実である。ESGEでは，このような短い乳頭では，経膵管的胆管括約筋切開術（transpancreatic biliary sphincterotomy：TPBS）を選択すべきであると推奨し，この場合には切開後，ガイドワイヤーが残るので膵管stentの挿入によるPEPの予防を図るべきであるとしている。

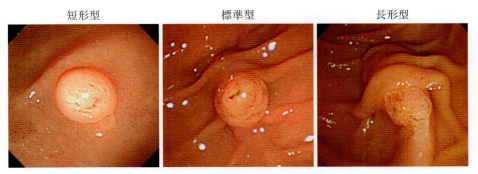

図1 口側隆起による乳頭の分類

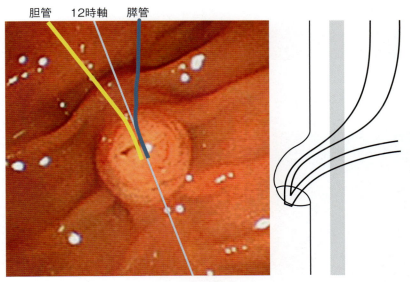

図2 標準型乳頭

では，precutの施行者の資格はどのように定義されているのであろうか？ 一般的に，ERCPのexpertと片付けられているが，われわれの施設では，消化器内科医を志し後期研修（病棟医）として専門の習得を開始する．当然，上部，下部内視鏡からはじめ，ERCPも3年目からEST施行例から数例施行させ，研修が終了する6年目までに一人でESTを施行し，採石でき，さらに胆道stentも挿入できることを目標としている．この後，専門として胆膵を選んだスタッフには，precutを許可している．すなわち，それまでには約200例ほどのERCPを施行し，ESTも約100例ほど施行しているはずである．Precutにおいては，カテーテルをmm単位で動かせることが必要であるのでこの程度の経験数が必要と思われる．さらに，この程度の経験があると乳頭内の胆管，膵管の方向のイメージも正しく理解できていると考えるからである．

III．膨大部切開 fistulotomy の実際

十二指腸乳頭は，千差万別である．とくに膨大部切開fistulotomyを行ううえでは，乳頭の口側隆起の大きさが問題となる．十二指腸乳頭は，乳頭の横径と同じから2倍未満の口側隆起を伴う標準型，それ未満の短形型，2倍以上の長形型に分類される（図1）．標準型，長形型は，膨大部切開fistulotomyは，よい適応と考えられる．というのは口側隆起内に十二指腸管腔に平行に長く胆管が走っているからである．とくに，長形型はカニュレーションが難しいとされ，precutの適応となりやすいが，隆起部が十二指腸管腔を長く経由しているため，初心者でも穿孔などを起こしにくく，切開が行えるからである．当院では，precutをはじめる症例として，このような長形型を選択し，最初のprecutを開始させるようにしている．一方，短形型は，模式図でも示すように胆管もすぐ十二指腸壁を垂

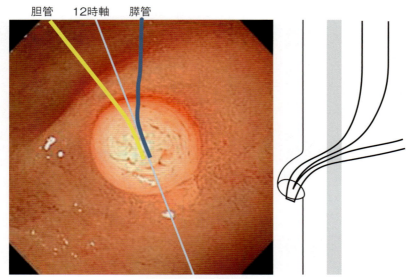

図3 短形型乳頭

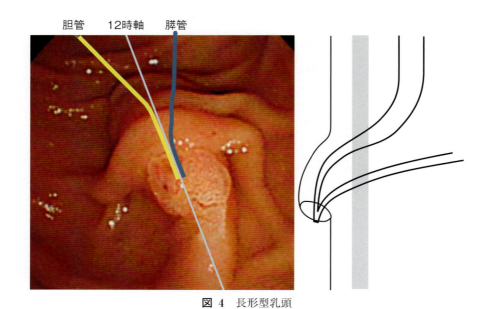

図4 長形型乳頭

直に深く入り込むため、膨大部切開 fistulotomy を行える距離は極わずかであり、胆管も拡張しておらず、手技的に難しいと考える。逆に、このような場合には、通常膨大部切開 fistulotomy は開口部の口側3～5 mm辺りを穿刺すべきとされるが、実際短形型では穿刺部が開口部近くとなり conventional precut と区別できなくなりやすい。このような意味も含めて ESGE では、膵管に EST knife を挿入後、そこから切り上げる方法を推奨している[13,14]。

次に膨大部切開 fistulotomy を行ううえで、重要なのは胆管と膵管の走行方向をイメージすることが大切である（図2～4）。胆管の深部挿管でも胆管は10時方向、膵管は1時方向といわれているが、口側隆起の方向を基準に胆管の走行をイメージして穿刺部を術前に決める。このとき、先に述べた口側隆起の大きさ別に十二指腸管腔と並行に胆管が走行するであろう部位を考えて穿刺部を決めることも大切である。胆管走行の図からもわかるように、fistulotomy として切開する範囲は、最大でも口側隆起の立ち上がる部位までにすべきである。すなわち、長形型乳頭では、標準型乳頭と比較し、長く切開でき、初心者むきであることがご理解いただけると考える。

実際の穿刺は、Schapira のオリジナルでは needle knife で穿刺して胆汁の流出を確認して、切開を拡げ

るとある（図5）が，われわれの施設ではより論理的にという意味でまず粘膜を切開して，縦走する白色の線維で覆われた肉色のOddi筋と思われる隆起を確認後，その部位を切開して胆汁の流出を確認する。このように，layer by layerに切開し，Oddi筋を認識することが大切であると教えている。その後ガイドワイヤーを胆管内に進め，それに沿ってカテーテルを挿入して造影によって胆管であることを確認し，最後に必要ならばガイドワイヤーによりEST knifeに入れ替えて，切開を拡げ，胆石採石，stent挿入などの処置を行っている。

まとめ

以上，precut，とくに膨大部切開fistulotomyについて，文献的な考察と，われわれの施設の方法，適応について解説を行った。

参考文献

1) Kawai K, Akasaka Y, Hashimoto Y, et al.: Preliminary report on endoscopical papillotomy. J Kyoto Pref Univ Med 82: 353-355, 1973.
2) Kawai K, Akasaka Y, Murakami K, et al.: Endoscopic sphincterotomy of the ampulla of Vater. Gastrointest Endosc 20: 148-151, 1974.
3) 相馬 智, 立川 勲, 岡本安弘, ほか: 内視鏡的乳頭切開術および遺残胆道結石摘出の試み. Gastroenterol Endosc 16: 446-452, 1974.
4) Classen M, Demling L: Endoskopische Sphinkterotomie der Papilla Vateri und Steinextraktion aus dem Ductus choledochus. Dtsch Med Wochenschr 99: 496-497, 1974.
5) Siegel JH: Precut papillotomy: A method to improve success of ERCP and papillotomy. Endoscopy 12: 130-133, 1980.
6) Binmoeller KF, Seifert H, Gerke H, et al.: Papillary roof incision using the Eelangen-type pre-cut papillotome to achieve selective bile duct cannulation. Gastrointest Endosc 44: 689-695, 1996.
7) Kubota K, Sato T, Kato S, et al.: Needle-knife precut papillotomy with a small incision over a pancreatic stent improves the success rate and reduces the

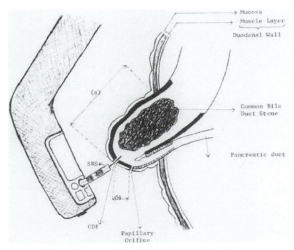

図5 Shapiraによる膨大部切開fistulotomy
（文献15より引用）

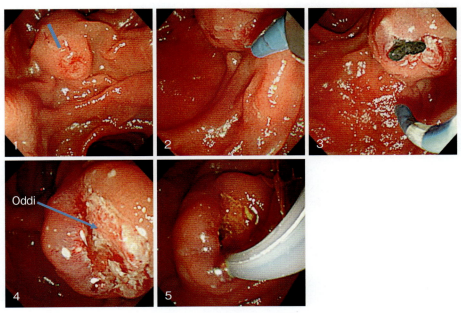

図6 Fistulotomyの実際

complication rate in difficult biliary cannulations. J Hepatobiliary Pancreat Sci **20** : 382–388, 2013.

8) Lin LF : Transpancreatic precut sphincterotomy for biliary access : the relation of sphincterotomy size to immediate success rate of biliary cannulation. Diagn Ther Endosc 2014. DOI : 10.1155/2014/864082.

9) Lee TH, Hwang SO, Choi HJ, et al. : Sequential algorithm analysis to facilitate selective biliary access for difficult biliary cannulation in ERCP : a prospective clinical study. BMC Gastroenterol 2014. DOI : 10.1186/1471-230X-14-30.

10) Halttunen J, Meisner S, Aabakken L, et al. : Difficult cannulation as defined by a prospective study of the Scandinavian Association for Digestive Endoscopy (SADE) in 907 ERCPs. Scand J Gastroenterol **49** : 752–758, 2014.

11) Wang P, Li ZS, Liu F, et al. : Risk factors for ERCP-related complications : a prospective multicenter study. Am J Gastroenterol **104** : 31–40, 2009.

12) Freeman ML, DiSario AJ, Nelson DB, et al. : Risk factors for post-ERCP pancreatitis : a prospective, multicenter study. Gastrointest Endosc **54** : 425–434, 2001.

13) Testoni PA, Mariani A, Aabakken L, et al. : Papillary cannulation and sphincterotomy techniques at ERCP : European Society of Gastrointestinal Endos-

copy (ESGE) clinical guideline. Endoscopy **48** : 657–683, 2016.

14) Dumonceau JM, Andriulli A, Elmunzer BJ, et al. : Prophylaxis of post-ERCP pancreatitis : European Society of Gastrointestinal Endoscopy (ESGE) guideline-Updated June 2014. Endoscopy **46** : 799–815, 2014.

15) Schapira L, Khawaja FI : Endoscopic fistula-sphincterotomy : an alternative method of sphincterotomy using a new sphincterotome. Endoscopy **14** : 58–60, 1982.

16) Goff JS : Common bile duct pre-cut sphincterotomy : transpancreatic sphincter approach. Gastrointest Endosc **41** : 502–505, 1995.

17) Akashi R, Kiyozumi T, Pointner S, et al. : Pancreatic sphincter precutting to gain selective access to the common bile duct : a series of 172 patients. Endoscopy **36** : 405–410, 2004.

18) 相浦浩一 : 胆管挿管困難例に対する膵管ガイドワイヤー補助下膵管口切開によるプレカット. Gastroenterol Endosc **57** : 1518–1531, 2015.

19) 大井　至 : 十二指腸内視鏡検査と内視鏡的膵胆管造影. Gastroenterol Endosc **28** : 2881–2883, 1986.

20) 猪股正秋, 小穴修平, 齋藤慎二, ほか : 理論に基づくカニュレーションテクニック. 胆と膵 **30** : 1027–1035, 2009.

* * *

特集

Biliary access 大辞典

Ⅳ. 経乳頭的 biliary access～プレカットを用いたカニュレーション～

膵管からの切り上げ法のテクニック【動画付】

杉山　晴俊[1]・露口　利夫[1]・酒井　裕司[1]・三方林太郎[1]・安井　　伸[1]
大山　　広[1]・中村　昌人[1]・日下部裕子[1]・新行内綾子[1]・飯野陽太郎[1]
粟津　雅美[1]・永嶋　裕樹[1]・興梠　慧輔[1]・加藤　直也[1]

要約：胆管挿管困難例において意図せず膵管へのアプローチのみを繰り返す場合のトラブル
シューティングの一つが，膵管に入れたガイドワイヤーを利用して膵管からパピロトームで切
り上げる方法（経膵管口プレカット）である。英文では transpancreatic precut papillotomy,
transpancreatic sphincterotomy などの用語がある。成功のための必要条件は乳頭内，胆管膵
管の解剖学的な理解である。切開の際には乳頭を膵管口から切り開くことで共通管を開放して
胆管口を確実に捉えるという意識が重要である。基本は12時方向，ハチマキひだ上縁までの切
開を，術者と助手の共通認識とすることをおすすめする。切開深度には常に留意し，出血や穿
孔をきたさないように注意する。合併症としての膵炎を避けるためにワイヤーを愛護的に扱
い，不要な分枝膵管への刺激を避けるために最小限の造影剤使用は問題ないと考える。自然脱
落式膵管ステントや NSAIDs の使用は推奨される。各種デバイス，切開用パピロトームについ
ても習熟する必要があり最適なデバイスの検討も今後は肝要と思われる。ここでは，膵管から
切り上げる際の注意点とコツを，VTR を使用しつつ申し述べる。

Key words：precut, difficult biliary cannulation, transpancreatic precut papillotomy,
transpancreatic sphincterotomy

Ⅰ. 膵管口からの切り上げ（経膵管口プレカット）の概念と準備

選択的胆管挿管困難例において，意図せず膵管にの
みカテーテルやガイドワイヤーが入ってしまう場合の
レスキュー法の一つが，膵管からパピロトームで切り
上げる方法（経膵管口プレカット）である。英文では
transpancreatic precut papillotomy（TPPP），trans-
pancreatic sphincterotomy（TPS），pancreatic sphinc-
ter precutting（PSP）などの用語があるが，本稿では

膵管口からのプレカットで「乳頭を」切開するという
意味の強い TPPP を採用することとする。根底にある
必要条件は乳頭，胆管膵管の解剖学的な理解である。
膵管口を起点として乳頭を切り開き，共通管部分を切
り広げることで胆管口を開放して確実に捉えるという
意識が重要である。括約筋を切るだけでなく，それ以
上に乳頭そのものを表面の十二指腸粘膜ごと必要十分
に切り開いて視野を得るからこそ開口部が発見できる
と筆者は考える。

切開する前に乳頭の観察を詳細に行っておく。乳頭
の開口部付近のみならず6時方向の十二指腸小帯と口
側隆起の方向を意識して撮影し，正中方向すなわち
「12時方向」がどの方向にあたるのかを術者と助手の
共通認識としてとらえるよう心がける。乳頭開口部の
形状と乳頭内の胆管膵管の合流形式としては大井の分
類による分離型，共通管型，隔壁型が基本として知ら

Technique of Transpancreatic Precut Papillotomy
Harutoshi Sugiyama et al
1）千葉大学医学部附属病院消化器内科（〒 260-8677
　千葉市中央区亥鼻 1-8-1）

れている[1]。猪股ら[2]の報告によれば分離型27%，共通管型14.8%であり，隔壁型が57%を占めていた。しかし，挿管困難となった症例についてはそもそも分類しづらい場合や，浮腫を起こしてしまっている場合もあるので，胆管の開口部がどこにあるかについては先入観をもちすぎないことが重要である。

Liaoら[3]によると，胆管挿管困難の定義は通常の方法で10分以内，もしくは5回以上の試行でカニュレーションできないものとされている。挿管困難と判断したときにどうするか，あらかじめ施設でのストラテジーが明確となっていることが望ましい。

方針をTPPPに決定したら，切開用パピロトームを膵管のワイヤーに沿わせてスコープに入れつつ，もう1本のガイドワイヤーを用意し，カテーテルに装填しておく。切開が済んで開口部を見極めたらすぐにカテーテルを入れてガイドワイヤーを進めるためである。

Ⅱ．膵管口からの切り上げ（TPPP）の実際

1．切開の方法

膵管口からの切り上げは，フリーハンドによる針状メスの切開と比較すると，利点として，①ガイドワイヤーによってデバイスが安定すること，②ふだんの乳頭切開と同じ手法で切開できること，をあげたい。針状メスでは呼吸性変動や体動で距離感や切開方向が自分の意図した方向と違ってしまうことがあり得る。しかし，膵管にワイヤーが安定して入っていれば乳頭が固定されるので比較的安全である。切開の仕方も通常の乳頭切開と大差ないため，はじめてプレカットを行う術者でも，安心して施行できると考える。近年では，メタ解析で経膵管口プレカットが針状メスよりも胆管挿管の成功率が高く合併症には差がないという報告もある[4]。

成功させる，かつ合併症を減じるためのステップとしては，筆者は下記のような順番で処置を行っているが，できるだけその意図を助手に声に出して伝えながら手技を完遂するようにしている。Step 4までを動画1で示す。

Step 1：ガイドワイヤーを安定して膵管内に留置する
Step 2：切開の終点を決める
Step 3：切開ナイフの刃の深さと方向を調節する
Step 4：胆管開口部を探し，カニュレーション
Step 5：治療終盤で自然脱落式膵管ステントを入れる。
以下に，それぞれについて詳細を示す。

①Step 1：膵管内へのワイヤー留置

ワイヤーを膵管内に安定させるためには，できれば主膵管の中で反転させて適切な位置で安定することをめざし，先端がアングルで柔らかいタイプの製品を第一選択で使用している。膵管へのワイヤー挿入が膵炎のリスク因子であるともいわれているので，ガイドワイヤーの抵抗を察して，進まない場合には分枝であると判断して繰り返して押さず，方向を合わせて抵抗がないときにのみ進める，愛護的な操作が肝要である[5]。膵管にはカテーテル内腔を満たす分の2～3 mLの造影剤は入れて，主膵管の走行を確認する。分枝膵管にワイヤーをつき込むことを避けるためである。膵管ワイヤーの位置を内視鏡画面でも常に確認しておく。

②Step 2：切開の終点を決めておく

切開の目的は，乳頭を切り広げて視野を得るとともに，共通管部分を切り開き胆管と膵管を別開口とすることである（図1）。大切開とする必要はないが，中途半端な切開では開口部がみつからない。乳頭口側隆起の頂部，もっとも十二指腸内腔側に張り出した部分までは切開する。ハチマキひだを認識できる症例では視野が開けるようにハチマキひだ上縁まで切り開くように指導している（図2）。ただし，傍憩室乳頭，憩室内乳頭などではハチマキひだそのものが不明瞭な場合がある。このような場合には穿孔のリスクもあるので経験豊富な指導医が施行するべきと思われる。

③Step 3：切開ナイフの刃の深さと方向を調節する

切開ナイフ（パピロトーム）は各社から出ているが，いずれの製品にも刃のついている部分のシャフトに，マーカーが置かれている。これは深部まで入りすぎて穿孔をきたすことを防ぐためである。マーカーの位置は各種メーカーでおおむね共通で，刃の先端から2番目のマーカーがみえる範囲の切開であれば7～8 mmまでの適切な深度であり，マーカーがちょうど隠れた場合には1 cmほどとなることは，安全な切開に必要な知識である。方向については，理想的には正中12時方向，口側隆起の頂部をめざして切開するのがよいとされる。乳頭を正面視しているつもりでも，切開が進むにつれて乳頭との位置関係が変化し，想定外の方向に切開してしまうことがある。切開途中でもダウンアングルで乳頭との距離を取ってハチマキひだや口側隆起をよく観察し，3時方向と9時方向を確認することが肝要である。そこで改めてパピロトームの出し入れで刃の向きと切開深度の調整を行い，12時方向に切開するように指導している。

パピロトームの刃をたわませることができるデバイスを使用する場合には，切開方向が意図と異なる方向にむくと出血の原因となり得る。助手がまだ経験が浅い場合には，筆者は「手を握って刃をまっすぐに張る

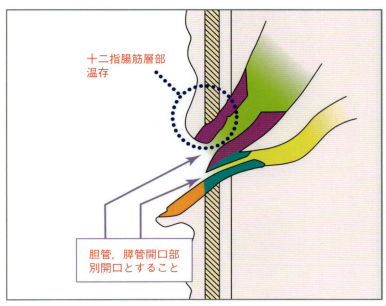

図1 切開の目的

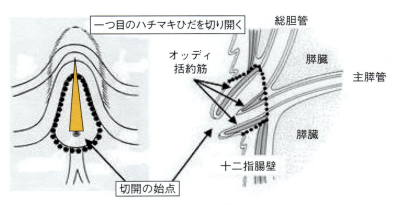

図2 切開の終点
一つ目のハチマキひだを切り開くか,もっとも盛り上がった頂部

ようにして」あるいは「手は開いて刃をたわませて(図3)」など,具体的に意図を伝えるように心がけている。この手法は乳頭の膨大部に垂直に刃をあてて効率よく切開する際にも有用である。

④Step 4:胆管開口部を探し,カニュレーション

切開中から胆管開口部を意識して探しつつ切開を進める。どこに開口部があるかは,通常は膵管開口部よりも口側,11~12時方向と考えるのが王道である。切開していって胆汁が流出して明らかに開口部とわかる場合もあるが,閉塞性黄疸の症例ではもともと胆汁流出障害があるので胆汁の流出は指標とはなりにくい。むしろ開口部としてスリット状に開いた上縁付近や,隆起してくる白色~淡紅色調を呈する胆管粘膜があればそこに狙いを定めて写真を撮り,そっとカテーテルもしくはガイドワイヤーを進める。われわれはカテーテルで突き込んで出血や浮腫を惹起しないよう,開口部と考える場所に愛護的にカテーテル先端を接し,ワイヤーが抵抗なく進むのを確認している。抵抗がある場合には軸がずれているか開口部ではないかのいずれかである。

⑤Step 5:自然脱落式膵管ステント

欧州のガイドラインでは,膵炎のリスクを下げるために膵管ステントは有用とされている[6]。意図せず膵管にガイドワイヤーが入った際のレスキューとしてはダブルガイドワイヤー法を含めた膵管ガイドワイヤー法,膵管ステントを入れて針状メスで切開する方法,さらに膵管口プレカット法があるが,Yooら[7]のダブルガイドワイヤー法と経膵管口プレカットを前向きに比較した試験では,膵炎の発症率はそれぞれ38.2%,10.8%と高率であった。そのstudyの1年ほど後から

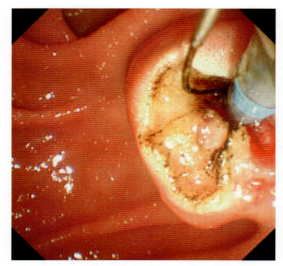

図3 パピロトームの刃をたわませての切開

われわれも同様の前向き比較試験を行ったが，ほぼ同数の症例数で，表1に示すように膵炎の発症はそれぞれ1例，2.9%であった[8]。二つの前向き研究における大きな違いは，われわれは研究デザインの段階で決まりごととして必ず自然脱落式膵管ステントを留置するという研究デザインであったことであり，これが膵炎発症率の低減に奏効した可能性がある。このことから，われわれはいずれの治療でも脱落式膵管ステント留置を推奨している。

2. ヤメどき

われわれ[8]の検討では，「プレカットを行う」と方針を決定してから，「切開デバイスを挿入」→「切開」→「切開デバイス抜去」→「新たにカテーテルを入れてガイドワイヤーで胆管に挿入する」までの一連の流れの合計時間は，成功例で平均12.0±7.2分であった。5〜10分前後で挿管困難と判断するならば，スコープ挿入から合計30分前後で挿管成功を得るために「プレカット開始からカニュレーションに至るまで」にかけてよい時間は15〜20分ほどである。「切開ののちに胆管開口部を探るのに何分ほどの時間をかけてよいか」についてはコンセンサスがないが，患者の苦痛の軽減や安全性を担保するためには，指導者がストップする目安があるとよいと思われる。探っているときの試行回数，合計の治療時間を意識することは推奨したい。

われわれは，切開して開口部と考えた場所に挿管を試みても膵管に2回以上くり返し入る場合や，5分以上試みても胆管挿管困難な場合には上級者が交代し，開口部を確認する（動画2）。それでもうまくいかない場合には胆管開口部が露出していない可能性が高いので，上級者が追加切開を行うこともある。

表1 TPPPとダブルガイドワイヤー法（文献8より）

	経膵管口プレカット法 (n=34)	ダブルガイドワイヤー法 (n=34)
胆管挿管成功率（%）	94.1%	58.8%
ワイヤー留置から挿管までの時間（分）	12.0±7.2	3.9±2.1
総処置時間（分）	44.2±10.6	45.0±11.8
ERCP後膵炎（%）	1（2.9%）	1（2.9%）

胆管口を探る過程で出血を助長する場合には，それ以上は深追いせず止血が必要かどうか観察する。出血で良好な視野が取れないときは，状況を悪くしないために潔く撤退する勇気も必要である。その場合，膵管にすでにあるガイドワイヤーを利用して，あらかじめ膵管ステントを置いてから止血術に移行することができるのもこの方法の利点である。

プレカット翌日は合併症の有無を確認する必要があるので処置は通常は行わず，2日ほど間を空けて再度試みると胆管開口部が容易に視認できることがある。

3. 注意点

日を空けて2回目の施行でも難しい場合には，プレカットにこだわらず，経皮ルートを用いたランデブー法や超音波内視鏡下のドレナージなど，施設の実情に合わせたほかの方法があることを念頭に置く。プレカットを無理に繰り返すことで出血や穿孔をきたすことは避けたい。後日に別の処置を行うか，他院に紹介するなどの選択肢があることを心に留めておき，患者の安全に配慮することが必要である。

おわりに

経膵管口プレカットの手技の根底にある考え方や注意点について述べた。もっとも重要なのは術者と助手がお互いの意図を伝え合いながら，終了後にもビデオでも確認して研鑽を積むことである。切開したが胆管口が見つからずそのセッションは終了とし後日成功した場合には，1回目の処置の際ビデオや写真を再確認し，胆管開口部はどこにあったはずか，見直すことが成功率を高める秘訣である。どのタイミングでプレカットに移行するか，どのレベルに達したら術者として施行できるか，標準化するにはまだ議論の余地があるが，ご参考となれば幸いである。

参考文献

1) 大井　至：内視鏡的膵・胆管造影の実際．医学書院，

1973.
2) 猪股正秋, 照井虎彦, 斎藤信二：選択的胆管造影および胆管深部カニュレーションの基本. 消画像 **8**：373-379, 2006.
3) Liao WC, Angsuwatcharakon P, Isayama H, et al.：International consensus recommendations for difficult biliary access. Gastrointest Endosc **85**：295-304, 2017.
4) Pécsi D, Farkas N, Hegyi P, et al.：Transpancreatic sphincterotomy has a higher cannulation success rate than needle-knife precut papillotomy - a meta-analysis. Endoscopy **49**：874-887, 2017.
5) Testoni PA, Testoni S, Giussani A：Difficult biliary cannulation during ERCP：how to facilitate biliary access and minimize the risk foof post-ERCP pancre-

atitis. Dig Liver Dis **43**：596-603, 2011.
6) Testoni PA, Mariani A, Aabakken L, et al.：Papillary cannulation and sphincterotomy techniques at ERCP：European Society of Gastrointestinal Endoscopy（ESGE）Clinical Guideline. Endoscopy **48**：657-683, 2016.
7) Yoo YW, Cha SW, Lee WC, et al.：Double guidewire technique vs transpancreatic precut sphincterotomy in difficult biliary cannulation. World J Gastroenterol **19**：108-114, 2013.
8) Sugiyama H, Tsuyuguchi T, Sakai Y, et al.：Transpancreatic precut papillotomy versus double-guidewire technique in difficult biliary cannulation：prospective randomized study. Endoscopy **50**：33-39, 2018.

動画 URL

杉山　晴俊　動画①URL【http：//www.igakutosho.co.jp/movie2/movie39-30.html】
（ユーザー名：igakutosho　パスワード：tantosui39s）

杉山　晴俊　動画②URL【http：//www.igakutosho.co.jp/movie2/movie39-31.html】
（ユーザー名：igakutosho　パスワード：tantosui39s）

* * *

胆と膵 38巻臨時増刊特大号

胆膵EUSを極める
―私ならこうする (There is always a better way)―
企画：糸井　隆夫（東京医科大学消化器内科学分野）

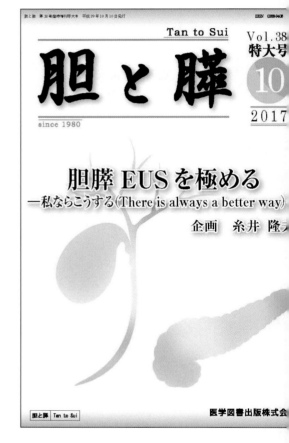

診　断
- ラジアル型EUS標準描出法 …………………………… 萬代晃一朗ほか
- コンベックス走査型EUSによる標準描出法 ………… 佐藤　　愛ほか
- 超音波内視鏡の進歩
  - 直視コンベックス型EUS標準描出法 ……………… 岩井　知久ほか
- 造影EUS ……………………………………………… 今津　博雄ほか
- EUSエラストグラフィ ………………………………… 大野栄三郎ほか
- 胆膵疾患に対するEUS-FNA
  - ―われわれはこうしている― …………………… 石田　祐介ほか
- EUS-FNA 私はこうする ……………………………… 花田　敬士ほか
- EUS-FNA―私はこうする― ………………………… 蘆田　玲子ほか
- EUS-FNA―私はこうする― ………………………… 良沢　昭銘
- EUS-FNA―私はこうする― ………………………… 菅野　　敦ほか
- EUS-FNA―パターン別　穿刺困難例を克服― ……… 佐藤　高光ほか
- EUS-FNA 私ならこうする―確実で臨床に即した
  組織細胞診をめざして― ……………………………… 深見　悟生ほか

治　療
- 膵炎に伴う膵および膵周囲液体貯留に対するドレナージ術
  （含　ネクロセクトミー）―私はこうする― ……… 入澤　篤志ほか
- 膵周囲液体貯留（PFC）ドレナージ
  （含むネクロセクトミー）―私はこうする― ……… 金　　俊文ほか
- 膵周囲液体貯留（PFC）ドレナージ
  （含ネクロセクトミー）―私ならこうする― ……… 向井俊太郎ほか
- 術後再建腸管症例に対する肝内胆管ドレナージ術
  （HGS, HJS）―私はこうする― ……………………… 塩見　英之ほか
- 肝内胆管ドレナージ（HGS, HJS）―私はこうする― 伊佐山浩通ほか
- 肝内胆管ドレナージ（HGS, HJS）―私はこうする― 小倉　　健ほか
- EUSガイド下肝外胆管ドレナージ
  （EUS-guided choledochoduodenostomy：EUS-CDS）
  ―私はこうする― ……………………………………… 原　　和生ほか
- 遠位胆管狭窄に対するEUS-CDS
  ―われわれはこうする― ……………………………… 伊藤　　啓ほか
- EUSガイド下順行性ステンティング ………………… 田中　麗奈ほか
- 胆管ランデブー ………………………………………… 岩下　拓司ほか
- 胆管結石除去術 ………………………………………… 土屋　貴愛ほか
- 胆嚢ドレナージ―私はこうする― …………………… 三長　孝輔ほか
- 胆嚢ドレナージ―私はこうする― …………………… 辻　修二郎ほか
- EUSガイド下膵管ドレナージ―私はこうする― …… 原　　和生ほか
- EUSガイド下膵管ドレナージ ………………………… 糸井　隆夫ほか
- 膵管ランデブー ………………………………………… 矢根　　圭ほか
- EUSガイド下腹腔神経叢ブロック―私はこうする― 安田　一朗ほか
- 癌性疼痛に対する腹腔神経叢ブロック
  ―私はこうする― ……………………………………… 石渡　裕俊ほか

定価（本体5,000円＋税）
ISBN：978-4-86517-237-9

座談会
EUSを極める
―教育法と今後の動向―
糸井　隆夫（司会），入澤　篤志，
安田　一朗，良沢　昭銘，
潟沼　朗生，土屋　貴愛

詳しくは▶URL：http://www.igakutosho.co.jp　または、医学図書出版　で検索

医学図書出版株式会社

〒113-0033　東京都文京区本郷2-27-18（本郷BNビル2階）
TEL：03-3811-8210　FAX：03-3811-8236
URL：http://www.igakutosho.co.jp
E-mail：info@igakutosho.co.jp

特集

Biliary access 大辞典

Ⅳ. 経乳頭的 biliary access〜プレカットを用いたカニュレーション〜

Early precut の有用性

菅野　良秀[1]・伊藤　　啓[1]・越田　真介[1]・小川　貴央[1]・楠瀬　寛顕[1]・枡　かおり[1]
酒井　利隆[1]・與那嶺圭輔[1]・川上裕次郎[1]・藤井　佑樹[1]・村林　桃士[1]・小堺　史郷[1]
宮本　和明[1]・清水　　孟[1]・洞口　　淳[1,2]・野田　　裕[1]

要約：胆管への選択的挿管が困難な場合，挿管を達成する目的でプレカットを行うことがある。
近年，早期にプレカットに移行する early precut の有用性に関する報告が相次いでいる。これ
までに early precut と通常挿管法継続を比較した無作為化比較試験は7編報告されており，プ
レカット移行の基準にはばらつきがあるものの（時間的には5〜12分，膵管挿管回数で2〜4
回），プレカットによって挿管成功率は向上し，膵炎発生率は低下するという報告が多い。プ
レカット手技には，needle knife による fistulotomy，papillotomy，sphincterotome による
transpancreatic sphincterotomy（TPS）などがあり，papillotomy と比較すると fistulotomy
や TPS のほうが好ましいとする報告が存在する。一方，これらの報告のほとんどの手技がエ
キスパートによって行われており，どういった技術力の内視鏡医が early precut を積極的に導
入すべきかどうかに関する結論は出ていない。

Key words：早期プレカット，挿管困難，EST，wire-guided cannulation

はじめに

内視鏡的逆行性胆管膵管造影（ERCP）関連手技に
おいて，胆管挿管は基本中の基本であり，同時に最大
の難関であるといって過言ではない。胆管への選択的
挿管が達成できなければ，ほとんどあらゆる胆管処置
が不可能であるが，もっとも難しく，かつもっとも有
害事象発生と関連する工程の一つである。

通常胆管挿管に用いる手法は，直接挿管法（direct
cannulation），造影法，およびガイドワイヤー先行法
（wire-guided cannulation）である。これらの手法に

よって胆管挿管が得られない場合，挿管困難症例とい
うことになる。胆管挿管困難例に対する対処法とし
て，プレカット，膵管ガイドワイヤー法，ダブルガイ
ドワイヤー法，憩室内開口に対する two-device-in-
one-channel 法，EUS 下穿刺ルートや経皮ルートを用
いた rendez-vous 法などの応用法がある（図1）。

プレカットは胆管挿管の成功率を高めるものの，
ERCP 後膵炎をはじめとする有害事象の強いリスク因
子と報告されているため，従来，エキスパートによる
最終手段という感が強かった[1〜5]。しかし近年，早い
段階でプレカットに移行する early precut の有用性が
報告されている。プレカット自体が問題なのではな
く，プレカットに移行するまでに乳頭や膵に加わる負
担が問題なのであり，早期に移行することで有害事象
はむしろ減るだろうという発想である。本稿では，
early precut に関する報告についてレビューする。

Efficacy of Early Precutting Sphincterotomy for Bili-
ary Cannulation
Yoshihide Kanno et al
1) 仙台市医療センター仙台オープン病院消化管・肝胆
膵内科（〒983-0824 仙台市宮城野区鶴ヶ谷5-22-1）
2) 名取中央クリニック

I．用語の定義

プレカットにはいくつかの独特の用語があり，手技の詳細は別稿に譲るものの，本稿で概説するにあたって簡単に定義しておきたい。

プレカット（precutting sphincterotomy, access sphincterotomy）は，胆管挿管を目的として，胆管挿管に先んじて，十二指腸乳頭開口部ないし口側膨大部の十二指腸粘膜や乳頭括約筋を切開する手法を指す[2]。用語上乳頭切開（sphincterotomy）の一種であるが，単に内視鏡的乳頭切開術（endoscopic sphincterotomy：EST）という場合は，胆管に留置したガイドワイヤーに沿って切開を行う手法のみを指すことが多い。

プレカットの手法は主に次の四つに分類することができる。

1) Needle knife を用いて開口部から口側に切り上げる方法（papillotomy，needle knife precut papillotomy（NKPP）；本稿では単に papillotomy と称する）

2) Needle knife を用いて，開口部には触れずに口側隆起（膨大部）を切開する方法（fistulotomy，infundibulotomy，needle knife fistulotomy（NKF）；本稿では fistulotomy と称する）（図2）

3) 膵管に挿入されたガイドワイヤーに沿って sphincterotome を挿入し，膵管口から口側に切り上げる方法（膵管口切開，transpancreatic sphincterotomy（TPS），transpancreatic precut papillotomy，pancreatic sphincter precutting（PSP），transpancreatic septotomy；本稿では TPS と称する）（図3）

4) 膵管ステントを留置した後，needle knife でこれをなぞるように口側隆起を切開する方法（needle knife over pancreatic stent sphincterotomy）（図4）[6]

プレカットを行うタイミングについて，通常の挿管方法で容易に胆管挿管が達成できない場合に，早期にプレカットを行う戦略を early precut とよぶことが多い。Early precut を定義するタイミング（試行時間，乳頭への接触回数，膵管誤挿管回数など）は厳密には定まっておらず，後述するように報告によってさまざまである。

また，通常の挿管方法を試みることなくまずプレカットを行う戦略がある。通常挿管法では挿管困難な症例に行うとする early precut の本義とはやや異なるものの，後述のように early precut に含めて解析されることがある。現在のところ一般的手法とはいいがたく，本稿では primary precut と呼称して区別して扱う

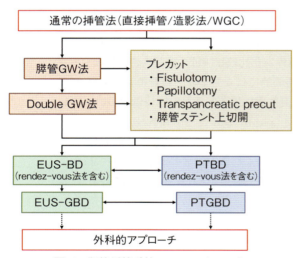

図1 胆管挿管手技のフローチャート

プレカットに移行すべきタイミングには一定の見解がないものの，通常の挿管法が困難な場合，早期にプレカットへ移行する early precut という戦略が広まっている。

WGC：wire-guided cannulation，GW：guide-wire，EUS-BD：endoscopic ultrasound-guided biliary drainage，PTBD：percutaneous transhepatic biliary drainage，EUS-GBD：endoscopic ultrasonography-guided gallbladder drainage，PTGBD：percutaneous transhepatic gallbladder drainage

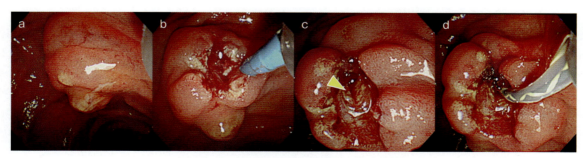

図2 プレカットの内視鏡写真（fistulotomy）
十二指腸乳頭開口部と少し離れた膨大部の粘膜を，縦になぞるように needle knife で切開していく。輪状の筋組織構造（矢頭）を認識したら，その中央に挿管を行う。

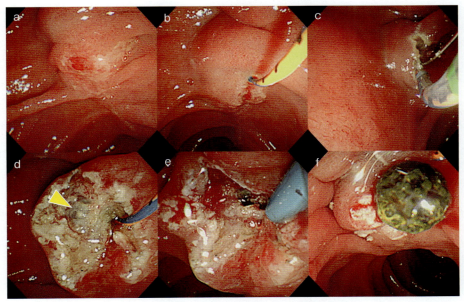

図3 プレカットの内視鏡写真（transpancreatic sphincterotomy）
膵管にのみガイドワイヤーが留置される場合に，膵管口からsphincterotomeで口側隆起を切開する。この症例では途中で，胆管末端に嵌頓している結石（矢頭）が透けて見えたので，needle knifeに持ち替えて切開を追加し，結石の排出を誘導した。

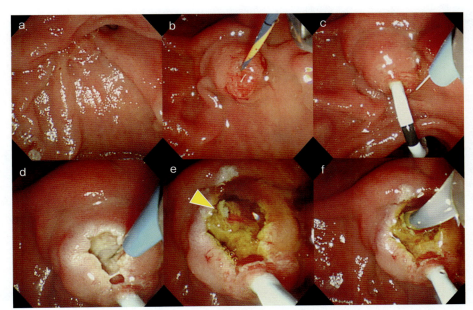

図4 プレカットの内視鏡写真（膵管ステント上切開）
膵管にステント留置したうえで，乳頭膨大部を切開していく。輪状の線維性構造（矢頭）を認識したら，その中央に挿管を行う。

ことにする。

II．Early precutに関するこれまでの報告

本稿を執筆している2018年7月の時点で，プレカットの意義に関する無作為化比較試験（RCT）をまとめたメタ解析が5編報告されている[7〜11]。しかしこのうち4編は，通常挿管法とprimary precutを比較した二つのRCT[12,13]を含む解析であり[7〜10]，挿管困難例におけるearly precutの意義について検討するという研究目的にはそぐわないものである。胆管挿管が難しい症例に対して，通常の挿管法を継続する群とプレカットに移行する群を比較したRCTのみを集めて解析したメタ解析は，唯一Sundaralingamら[11]による1編のみ

表 1 胆管挿管困難例に対する基本的挿管法継続とプレカット移行を比較した無作為化比較試験の概要

筆者	報告年	研究が行われた地域	参加施設数	Traineeの参加	プレカット手技	カニュレーション手技	挿管困難の定義	総症例数	割付症例数（挿管困難症例数）
Tang[14]	2005	カナダ	1	有	Fistulotomy	非 WGC	12分以上	642	62
Zhou[15]	2006	上海	1	無	Papillotomy or fistulotomy	WGC or 非WGC	10分以上または膵管挿管2回	948	91
Manes[17]	2009	イタリア	4	無	Fistulotomy	WGC or 非WGC	10分以上または膵管挿管4回	1,654	158
Cennamo[16]	2009	イタリア	1	無	Papillotomy	WGC	5分以上または膵管挿管2回	1,078	146
Swan[18]	2013	オーストラリア	1	有	Papillotomy	WGC	10分以上または膵管挿管3回	464	73
Mariani[19]	2016	イタリア	8	無	Papillotomy or fistulotomy	WGC	5分以上または膵管挿管3回	3,940	375
Zagalsky[20]	2016	アルゼンチン	2	無	Papillotomy	WGC（+PS）	8分以上または膵管挿管3回	1,337	101

WGC：wire-guided cannulation，PS：pancreatic duct stenting

表 2 胆管挿管困難例に対する基本的挿管法継続とプレカット移行を比較した無作為化比較試験の結果

筆者		症例数	最終的な挿管成功率（final success）		割付けた方法による挿管成功率（primary success）		総有害事象発生率		膵炎発生率		重症膵炎発生率	
Tang[14]	Precut 群	32	97%	N/D	75%	P=1.00	4.2%	P=0.60	0	N/D	0	
	通常法継続群	30	93%		73%		9.1%		4.5%		0	
Zhou[15]	Precut 群	43	91%	P<0.05	91%	P<0.05	9.3%	P>0.05	2.3%	P>0.05	N/D	
	通常法継続群	48	75%		75%		14.6%		4.2%			
Manes[17]	Precut 群	77	92%	N/D	N/D		14.3%	n. s.	2.6%	P=0.008	N/D	
	通常法継続群	74	96%				21.6%		14.9%			
Cennamo[16]	Precut 群	36	92%	P=0.69	92%	N/D	8%	P=0.70	2.8%	N/D	0	
	通常法継続群	110	95%		71%		7%		5.5%		0	
Swan[18]	Precut 群	39	87%	P=1.0	87%	N/D	N/D		20.5%	P=1.0	0	
	通常法継続群	34	85%		35%				17.6%		0	
Mariani[19]	Precut 群	185	91%	P=0.58	91%	P=0.85	10%	P=0.07	5.4%	P=0.02	0.5%	P=1.0
	通常法継続群	190	93%		90%		16%		12.1%		1.1%	
Zagalsky[20]	Precut 群	50	98%	n. s.	98%	n. s.	N/D		4%	n. s.	0	
	通常法継続群	51	96%		96%				4%		0	

N/D：not described，n. s.：no significant difference

で，2015年に報告されたこの解析には，2005年から2013年に報告された五つのRCT[14~18]が含まれている。この報告の後同様の目的で行われたRCTが二つ発表されており[19,20]，プレカットの是非について比較したRCTはこれまでに表1に示す七つが論文として報告されていることになる。

これら七つの研究のいずれにおいても，プレカットに移行するタイミングを，時間的には5～12分，膵管挿管回数で2～4回を限度としている。これらは実臨床の感覚としては比較的厳しい基準で，プレカット手技への移行タイミングは「早期」であると思われる。したがって，これらにより導かれる結論はearly precutの是非であると解釈できる。

Ⅲ．Early precut による胆管挿管成功率

前述の7研究において，通常挿管法継続群において通常挿管法で挿管達成すること，およびプレカット移行群においてプレカット後に挿管達成することを，primary success と定義すると，プレカット群でprimary success 率が高い傾向がみられる（表2）。メタ解析においても，primary success 率はプレカット群で有意に高い結果が報告されている（リスク比1.32，P=0.02)[11]。

一方，多くの研究で，通常挿管法継続群において通常挿管法で挿管が難しい場合に，プレカットを行う

cross over を許容しており[14,16~19]，これらの研究においては最終的な挿管成功（final success）率には，両群に差がみられない。このことから，プレカット適用のタイミングが早いか遅いかということによって，最終的な挿管成功率には違いがないと考えられる。

Ⅳ．Early precut と有害事象

前述のように，従来，プレカットは ERCP 後膵炎をはじめとする手技関連有害事象のリスク因子であると報告されてきた。一方，胆管挿管に難渋すること自体が，あるいは膵管に繰り返しアクセスされてしまうことが，ERCP 後膵炎の強いリスク因子であることから，解析において交絡を否定することは難しかった。前項で紹介した七つの RCT は，この交絡を断ち切る重要な業績であったといえる。

表2に示すように，有害事象の発生率は，ほとんどの報告においてプレカット群で低い。ERCP 後膵炎に関してもプレカット群で低い傾向がみられ，2編では有意差を検出している[17,19]。Sundaralingam ら[11]のメタ解析では，総有害事象，ERCP 後膵炎ともに発生率の統計学的差異はみられなかった。しかし，後に報告されたためにメタ解析[11]に含まれていない Mariani ら[19]の RCT は，比較的大きなサンプルサイズで膵炎発生率に差を認めていることから，第2種過誤の可能性も否定できないと思われる。なおこのメタ解析では，エキスパート以外の術者が含まれている研究のみ，エキスパートのみで行った研究のみ，をそれぞれ分けてサブグループ解析を行っており，いずれの場合にもERCP 後膵炎の発生率に統計学的差はみられなかったと報告している。

Zagalsky ら[20]の研究では，ERCP 後膵炎のリスク因子を有する症例のみを集積し，胆管挿管困難な場合，早期にプレカットに移行する群と通常挿管法継続群に割付け，さらに通常挿管法継続群においては膵管ステント留置を行うプロトコールで RCT を行った。非劣性を検出するにはサンプルサイズが小さいものの（n＝101），挿管成功率，膵炎発生率ともに差はなく，膵炎高リスク症例において early precut を施行することは，膵管ステント留置と比較して回避しなければならない手法であるとは限らないようである。

文献上は，胆管挿管困難例においてプレカットの早期適応が膵炎のリスクを高めるということはなさそうであり，少なくとも，エキスパートが施行する場合とエキスパートによる監督が可能な場合においては，積極的に適応すべきであると結論できそうである。

Ⅴ．プレカットに用いる手技はどれがよいか

胆管挿管困難例におけるプレカット手技として，fistulotomy，papillotomy，TPS，あるいは膵管ステント留置後切開の，いずれの手技が最適であるかに関する質の高い研究は多くない。

Pécsi ら[21]は，papillotomy と TPS を比較した13編の研究をメタ解析し報告している。13編のうち2編のみが RCT であり，3編は非無作為化前向き試験，残りの8編は後ろ向き解析である。胆管挿管成功率は，TPS で有意に高い結果であり（オッズ比 0.50，P＝0.046），この差は，前向き研究に限るとより顕著であった（オッズ比 0.43，P＝0.001）。手技関連出血は TPS で有意に少なく，ERCP 後膵炎の発生率には差を認めなかった。この解析から，needle knife による papillotomy よりは TPS のほうが好ましいということができる。もちろんこれは，膵管にガイドワイヤーが留置可能であることが前提である。

Choudhary ら[9]のメタ解析では，解析に含まれた七つの RCT のうち，プレカット手技として papillotomy を用いた4研究と，fistulotomy を用いた2研究を用いてプール解析を行っている。この結果，fistulotomy を用いた場合，通常挿管継続群と比較し有意に ERCP 後膵炎を低減させている一方（オッズ比 0.27，P＝0.02），papillotomy を用いた場合にはこの効果ははっきりしなかった。欧州内視鏡学会（ESGE）のガイドラインではこの解析を根拠に，fistulotomy を推奨している[22]。ただし，研究数とサンプルサイズに差があること，primary precut の研究を含んでいること，手法を直接比較した研究ではないことから，papillotomy よりも fistulotomy のほうが好ましいと断言できる解析結果とはいいがたい。

やや趣が異なるが，TPS を double guidewire 法と比較した RCT が Sugiyama ら[23]により報告されている。15分間胆管挿管が達成できないか，膵管に3回アクセスされてしまった場合に，膵管にガイドワイヤーを留置し，TPS と double guidewire 法のいずれかに割付け比較したところ，primary success 率は TPS 群で有意に高く（94％対59％，P＝0.001），膵炎を含む有害事象発生率には差がなかったとしている（両群とも2.9％）。これらの方法はいずれも膵管ステント留置を行いうるため，膵炎発症率の低さに関係している可能性がある。

プレカットの手法を直接比較した良質な研究はいまだサンプルサイズが十分とはいえないと考えられ，今

後の研究によって新たな知見が得られる可能性が高い。私見としては既報と同様に，膵管にガイドワイヤーが留置されていない場合には fistulotomy が，膵管ガイドワイヤーが留置されている場合には TPS が，膵管に予測不能・コントロール不能な熱ダメージが及ぶ可能性がある papillotomy よりも好ましいと考えている。

VI. Primary precut の報告

通常の挿管法を試みることなくはじめからプレカットを行う primary precut の有用性を報告した2編の RCT を紹介する[12,13]。

De Weerth らは，専用の papillotome を用いて，先端を乳頭の開口部にあてがった状態から，口側隆起を通電切開していく方法（primary precut 群）を，通常の wire-guided cannulation（WGC 群）と比較する RCT を報告している[12]。Primary success は primary precut 群で有意に多く（100％対71％，$P<0.001$），胆管挿管までの時間も有意に短かった（6.9分対8.3分，$P<0.001$）。有害事象発生率にも差がなく，有用であると報告している。

Khatibian ら[13]は，needle knife による fistulotomy で primary precut を行い WGC 群と比較した成績を報告している。WGC で15分間挿管できなかった場合は fistulotomy に cross over することを許容したプロトコールで，final success は，primary precut 群で83％，WGC 群で89％であり，統計学的差を認めなかった。挿管成功までに6回以上のコンタクトを要した症例は，primary precut 群の3％，WGC 群の26％にみられ（$P=0.002$），このことから，primary precut を行うほうが挿管が容易である可能性があると言及している。膵炎発症率には差を認めていない。

Fistulotomy による primary precut は，膵管口への接触を避けて胆管にアプローチできる可能性があるが，多くの場合，共通管を完全に避けて切開することは難しい。Khatibian らの報告で膵炎が皆無ではなかったことからも，primary precut の意義は限定的と考えられる。もちろん，EST を行う予定ではない症例にも適応とならないため，これが一般的手法として普及する可能性は高くはないだろう。一方この研究結果から，fistulotomy による primary precut を行ってはならない理由はないため，胆管結石嵌頓症例などで応用することは許容されると思われる。

VII. 各種ガイドラインの提言

現在，本邦および欧米の内視鏡学会から発表されているガイドラインにおけるコメントを紹介しておきたい。

2015年に日本消化器内視鏡学会より上梓された「EST 診療ガイドライン」では，本稿で紹介した論文の多くが未発表の段階で作成されたため，プレカットに関して積極的な提言を行っていない[24]。一方，有害事象と関連する可能性があることから「プレカットは十分な技量を有する術者が施行すべきである」と提言している。

翌2016年に ESGE より発表された挿管法と EST に関するガイドラインでは，「胆管挿管困難」を明確に定義し，「乳頭へ6回以上コンタクト（more than 5 contacts）しても胆管挿管ができない，乳頭視認から5分以上（more than 5 minutes）胆管挿管ができない，2回以上膵管誤挿管（more than one cannulation）が行われる」のいずれかを満たす場合としている[22]。Early precut の是非については明言を避けているが，4編のメタ解析[7~10]を総説し，early precut の有用性について好意的に記載している（なお，これは primary precut を含んだ4編の引用であり，挿管困難例に限っている Sundaralingam のメタ解析[11]は，この部では触れられていない）。また，プレカットは「通常の挿管法で80％以上胆管挿管に成功する内視鏡医」によって行われるべきであると記載している。なお前述のように，手法としては needle knife fistulotomy を推奨している。

さらに翌年の2017年に，米国消化器病学会（ASGE）から ERCP 関連有害事象に関するガイドラインが発表された[25]。このなかでは early precut に関して Sundaralingam らのメタ解析のみを参照されており，ERCP 後膵炎の抑制効果について触れている。一方，研究ごとにプレカットへ移行するタイミングの定義にばらつきが大きいと締めくくっており，積極的な推奨は避けている。

おわりに

Early precut にまつわる現在の evidence を，前向き研究とメタ解析を中心に概説した。Early precut の有用性は今後さらに確立していくものと思われるが，基本手技をマスターした内視鏡医によって行われるべきであることを重ねて強調したい。「基本手技のマスター」には，有害事象発生率を低減させる丁寧で確実な技術のみならず，出血や穿孔発生時の内視鏡的対処

を行いうる技量と，経乳頭的手技に固執せず勇気を
もって撤退する判断力も含む。Freemanら[26]はシステ
マティックレビューのなかで，プレカット直後に挿管
手技を継続した場合の挿管成功率は35〜96％である
が，時間をおいて再度試みることにより達成率は77〜
100％に向上することを報告しており，1回の内視鏡治
療に拘泥しないことも重要であろう。もちろん，薬物
治療，経皮的ドレナージ，外科治療を選択することも，
時に重要である。

参 考 文 献

1) Shakoor T, Geenen JE : Pre-cut sphincterotomy. Gastrointest Endosc **38** : 623-627, 1992.

2) Freeman ML, Nelson DB, Sherman S, et al. : Complication of endoscopic biliary sphincterotomy. N Engl J Med **335** : 909-918, 1996.

3) 後藤大輔，河本博文，谷川朋弘，ほか：Precut の種類と使い分け．胆と膵 **37** : 1171-1176，2016.

4) 窪田賢輔，栗田祐介，岩崎暁人，ほか：VTR でみせる Precut の実技とコツ．胆と膵 **37** : 1177-1180，2016.

5) 糸井隆夫，祖父尼淳，土屋貴愛，ほか：プレカット．胆と膵 **36** : 987-995，2015.

6) Kubota K, Sato T, Kato H, et al. : Needle-knife papillotomy with a small incision over a pancreatic stent improves the success rate and reduces the complication rate in difficult biliary cannulations. J Hepatobiliary Pancreat Sci **20** : 382-388, 2013.

7) Cennamo V, Fuccio L, Zagari RM, et al. : Can early precut implementation reduce endoscopic retrograde cholangiopancreatography-related complication risk? Meta-analysis of randomized controlled trials. Endoscopy **42** : 381-388, 2010.

8) Gong B, Hao L, Bie L, et al. : Does precut technique improve selective bile duct cannulation or increase post-ERCP pancreatitis rate? A meta-analysis of randomized controlled trials. Surg Endosc **24** : 2670-2680, 2010.

9) Choudhary A, Winn J, Siddique S, et al. : Effect of precut sphincterotomy on post-endoscopic retrograde cholangiopancreatography pancreatitis : A systematic review and meta-analysis. World J Gastroenterol **20** : 4093-4101, 2014.

10) Navaneethan U, Konjeti R, Venkatesh PGK, et al. : Early precut sphincterotomy and the risk of endoscopic retrograde cholangiopancreatography related complications : An updated meta-analysis. World J Gastrointest Endosc **6** : 200-208, 2014.

11) Sundaralingam P, Masson P, Bourke MJ : Early precut sphincterotomy does not increase risk during endoscopic retrograde cholangiopancreatography in patients with difficult biliary access : A meta-analysis of randomized controlled trials. Clin Gastroenterol

Hepatol **13** : 1722-1729, 2015.

12) de Weerth A, Sitz U, Zhong Y, et al. : Primary precutting versus conventional over-the-wire sphincterotomy for bile duct access : a prospective randomized study. Endoscopy **38** : 1235-1240, 2006.

13) Khatibian M, Sotoudehmanesh R, Ali-Asgari A, et al. : Needle-knife fistulotomy versus standard method for cannulation of common bile duct : a randomized controlled trial. Arch Iran Med **11** : 16-20, 2008.

14) Tang SJ, Haber GB, Kortan P, et al. : Precut sphincterotomy versus persistence in difficult biliary cannulation : a prospective randomized trial. Endoscopy **37** : 58-65, 2005.

15) Zhou PH, Yao LQ, Xu MD, et al. : Application of needle-knife in difficult biliary cannulation for endoscopic retrograde cholangiopancreatography. Hepatobiliary Pancreat Dis Int **5** : 590-594, 2006.

16) Cennamo V, Fuccio L, Repici A, et al. : Timing of precut procedure does not influence success rate and complications of ERCP procedure : a prospective randomized comparative study. Gastrointest Endosc **69** : 473-479, 2009.

17) Manes G, Di Giorgio P, Repici A, et al. : An analysis of the factors associated with the development of complications in patients undergoing precut sphincterotomy : a prospective, controlled randomized, multicenter study. Am J Gastroenterol **104** : 2412-2417, 2009.

18) Swan MP, Alexander S, Moss A, et al. : Needle knife sphincterotomy does not increase the risk of pancreatitis in patients with difficult biliary cannulation. Clin Gastroenterol Hepatol **11** : 430-436, 2013.

19) Mariani A, Di Leo M, Giardullo N, et al. : Early precut sphincterotomy for difficult biliary access to reduce post-ERCP pancreatitis : a randomized trial. Endoscopy **48** : 530-535, 2016.

20) Zagalsky D, Guidi MA, Curvale C, et al. : Early precut is an efficient as pancreatic stent in preventing post-ERCP pancreatitis in high-risk subjects-A randomized study. Rev Esp Enferm Dig **108** : 558-562, 2016.

21) Pécsi D, Farkas N, Hegyi P, et al. : Transpancreatic sphincterotomy has a higher cannulation success rate than needle-knife precut papillotomy-a meta-analysis. Endoscopy **49** : 874-887, 2017.

22) Testoni PA, Mariani A, Aabakken L, et al. : Papillary cannulation and sphincterotomy techniques at ERCP : European Society of Gastrointestinal Endoscopy (ESGE) clinical guidelines. Endoscopy **48** : 657-683, 2016.

23) Sugiyama H, Tsuyuguchi T, Sakai Y, et al. : Transpancreatic precut papillotomy versus double-guidewire technique in difficult biliary cannulation : prospective randomized study. Endoscopy **50** : 33-39,

2018.

24) 良沢昭銘, 糸井隆夫, 潟沼朗生, ほか：EST 診療ガイドライン. Gastroenterol Endosc **57**：2721-2759, 2015.

25) Chandrasekhara V, Khashab MA, Muthusamy VR, et al.：Adverse events associated with ERCP. Gastroin-

test Endosc **85**：32-47, 2017.

26) Freeman ML, Duga NM：ERCP cannulation：a review of reported techniques. Gastrointest Endosc **61**：112-125, 2005.

* * *

特集

Biliary access 大辞典

Ⅴ．消化管手術後症例における小腸内視鏡を用いた biliary access

内視鏡医のための再建術式の知識

森　　泰寿[1]・大塚　隆生[1]・貞苅　良彦[1]・仲田　興平[1]・宮坂　義浩[1]・中村　雅史[1]

> 要約：近年の内視鏡器具の発達にもかかわらず，術後再建腸管を有する胆膵疾患への内視鏡的アプローチは通常の内視鏡的逆行性膵胆管造影（endoscopic retrograde cholangiopancreatography：ERCP）に比べ難度の高い手技と位置付けられる。胆膵内視鏡処置を合併症なく完遂するためには，再建術式の特徴を理解し，検査前に再建経路を十分にイメージしておくことが重要である。

Key words：術後再建腸管，再建術式，内視鏡

はじめに

　術後再建腸管を有する胆膵疾患への内視鏡的アプローチは，再建や術後癒着の影響による特殊な解剖学的変化や，Y 脚・Braun 吻合から目的部位である胆管・膵空腸吻合部あるいは十二指腸乳頭部までの長さによって難易度が異なる。以前は通常の内視鏡での到達が困難なことが多く，内視鏡的アプローチは非現実的であった。しかし，小腸疾患の診断と治療目的に開発されたバルーン内視鏡（balloon assisted endoscopy：BAE）を応用することで，術後再建腸管を有する胆膵疾患への内視鏡的アプローチが可能となり，数多くの報告もなされるようになってきた。また，通常の内視鏡的逆行性膵胆管造影（endoscopic retrograde cholangiopancreatography：ERCP）で用いられるデバイスが使用可能な short type BAE が開発され，手技成功率も向上してきたが，依然難度の高い手技である。術後再建腸管を有する胆膵内視鏡を安全に行うためには，内視鏡医であっても再建術式の知識を身に付け，再建経路をイメージしたうえで検査に臨む必要が

Surgically Altered Gastrointestinal Anatomy for Endoscopists
Yasuhisa Mori et al
1）九州大学大学院医学研究院臨床・腫瘍外科（〒 812-8582 福岡市東区馬出 3-1-1）

ある。本稿では，術後再建腸管に対する胆膵内視鏡処置を行うにあたって，内視鏡医が知っておくべき再建術式の種類と特徴について述べる。

Ⅰ．幽門側胃切除術（Billroth-Ⅰ法再建）

　以前は胃潰瘍に対する手術としても行われていたが，現在では胃癌に対する定型手術として行われることが多い。近年は腹腔鏡下手術が普及しており，器械吻合の進歩とともに吻合は自動縫合器を複数本使用するデルタ吻合や三角吻合といった手技が行われている。吻合の際には胃・十二指腸吻合部にかかる緊張を軽減するための十二指腸授動（Kocher 授動）を行うことがあり，この際に十二指腸がやや後壁寄りに捻れる。このため Billroth-Ⅰ法再建後は乳頭到達までは比較的容易であるが，十二指腸管腔が捻れることにより，乳頭が内視鏡画面の右側に位置し，乳頭の正面視が困難となり，胆管軸との方向が一致せず，しばしば胆管へのカニュレーションに難渋する（図 1a）。この際には膵管ガイドワイヤー法（図 1b）やカテーテルをパピロトームに交換することによって軸を安定させてから胆管へアプローチすることが必要となる[1]。

Ⅱ．幽門側胃切除術（Billroth-Ⅱ法再建）

　最近は幽門側胃切除術後の再建法は Billroth-Ⅰ法あ

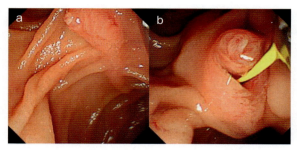

図 1
a：幽門側胃切除術 Billroth-Ⅰ法再建後の乳頭
通常よりも乳頭が内視鏡画面の右側に位置する。
b：膵管ガイドワイヤー法を行うことで強制的に乳頭を正面視に近い状態とし，胆管へのアプローチを試みる。

るいは Roux-en-Y 法が第一選択となっているが，1960年代には Billroth-Ⅱ法が主流であった。吻合は胃と空腸の側々あるいは端側吻合で，内視鏡を挿入すると輸入脚と輸出脚に分かれる。以前は手縫い吻合が行われていたが，最近では自動縫合器（linear stapler）を使用して吻合することが多くなってきた。また側々吻合には空腸を挙上する方向によって，胃の蠕動と空腸の蠕動が同方向となる順蠕動（図2a）と蠕動が逆方向になる逆蠕動（図2b）がある。逆蠕動の場合は胃内容が輸入脚へ流れにくくするため，輸入脚の胃への吊り上げが行われることもある（図2c）。したがって，輸入脚・輸出脚がはっきりと認識できる場合（図2d）もあるが，輸出脚のみしか観察できない場合（図2e）も多く，輸入脚の入口部が鋭角となり内視鏡を進めるのが困難である場合も多い。この際は内視鏡のアングル操作や患者の体位変換などを駆使して輸入脚へのアプローチを試みることが必要になる。また X 線で輸入脚の方向をイメージしながら内視鏡の向きを合わせて挿入することも多い。その後送気を行うと X 線上で Treitz 靱帯から十二指腸水平脚，十二指腸盲端まで確認できる（図2f）。

Billroth-Ⅱ法再建の場合，Braun 吻合を作成することがあるが（図2g），その目的は輸入脚へ食物が流入した際に十二指腸側に食物や胆汁・膵液の停滞することへの予防，あるいは十二指腸液の胃内逆流を軽減するためである。Braun 吻合を行うか否かは施設の方針にもよるが，通常胃空腸吻合部から 10 cm 前後の部位に作成することが多い。前述のように輸入脚への内視鏡挿入が困難である際は，輸出脚に挿入した後に Braun 吻合を経由して輸入脚へ進むことも可能となる。

Ⅲ．膵頭十二指腸切除術（pancreaticoduodenectomy：PD）

1．再建法の種類

PD は再建臓器の順で胆管・膵・胃の順に吻合するⅠ型（Whipple 法，図 3a），膵・胆管・胃の順に吻合するⅡ型（Child 法，図 3b），胃・膵・胆管の順に吻合するⅢ型（今永法，図 3c），その他のⅣ型に分けられる。膵腸吻合は膵空腸吻合が行われることが多いが，施設によっては膵胃吻合が行われることもある（図 3d）。最近もっとも多く行われている再建法はⅡ型であり，その他の再建法が選択されることは少なくなってきているが，PD 後長期生存例などは再建法がⅡ型以外のこともあるため知識として知っておく必要がある。

また胃あるいは十二指腸の切離線によって PD，幽門輪温存膵頭十二指腸切除術（pylorus-preserving PD：PPPD），亜全胃温存膵頭十二指腸切除術（subtotal stomach-preserving PD：SSPPD）に分かれることも知識として知っておく必要がある（図 3e）。

2．内視鏡挿入から処置まで

PD 後に内視鏡的治療の適応となる病態は，吻合部狭窄や再発，胆管結石，膵石に対し，胆管空腸吻合部や膵空腸吻合部へのステント留置，吻合部拡張，確定診断のための細胞診が必要な場合である。もっとも多いⅡ型の再建では通常の上部あるいは下部消化管用直視鏡を使用して，輸入脚へ入ってそのまま内視鏡を進めることによって胆管・膵空腸吻合部への到達が可能である。しかし，輸入脚が長い場合や術後癒着により到達が困難な場合は BAE を用いる場合もある。胆管空腸吻合部は挙上空腸の頂点をイメージし，X 線上胆道気腫を参考にしながら吻合部を検索する。膵空腸吻合部は胆管空腸吻合と挙上空腸盲端の間に存在するが，細径の膵管と吻合している場合に吻合部が腸管の屈曲部やひだの裏に存在していると吻合口の確認が困難なこともある（図3f）。術後内視鏡が必要な場合を想定して膵管空腸吻合に非吸収性の縫合糸を用いている施設もある。また挙上空腸の長さや吻合部までの距離も施設や術者の好みにより異なることも多いため，手術記録を内視鏡検査前に必ず確認しておく必要がある。

Ⅳ．Roux-en-Y 法再建

1．幽門側胃切除術，胃全摘術

幽門側胃切除術後に Billroth-Ⅰ法では吻合部に張力がかかり距離的に吻合が困難な場合や，胃全摘後の再建には Roux-en-Y 法が選択されることが多い（図 4a，

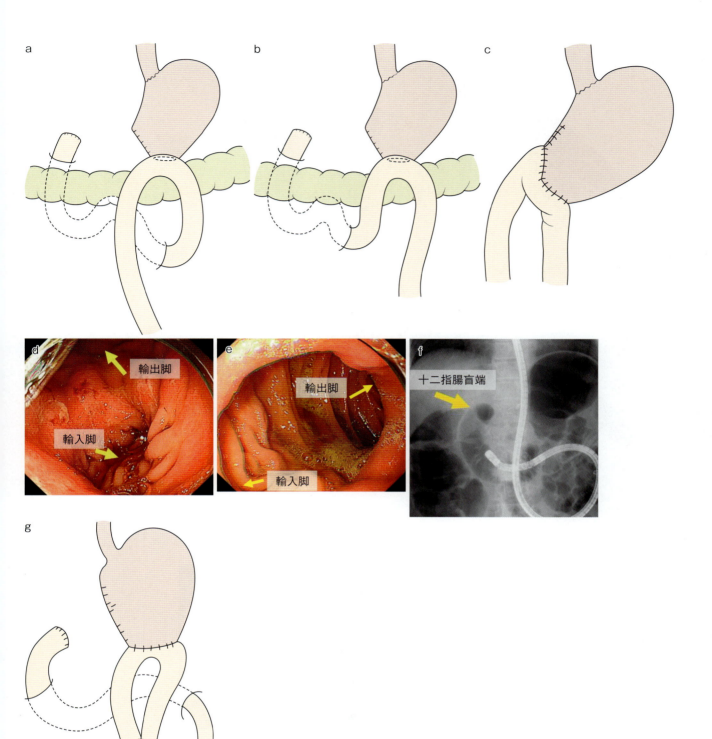

図2 幽門側胃切除術後Billroth-II法再建
a：順蠕動
b：逆蠕動
c：胃内容が輸入脚へ流れることを予防するために行う輸入脚の吊り上げ
d：幽門側胃切除術Billroth-II法再建後の胃空腸吻合部　輸入脚・輸出脚がはっきりと認識できる症例。
e：輸出脚のみはっきりと観察できる症例。この場合，輸入脚への入口部が鋭角となり内視鏡を進めるのが困難である。
f：幽門側胃切除術Billroth-II法再建後の内視鏡挿入　X線で輸入脚の方向をイメージしながら内視鏡の向きを合わせて挿入する。その後送気を行うとTreitz靱帯から十二指腸水平脚，十二指腸盲端まで確認できることが多い。
g：Braun吻合

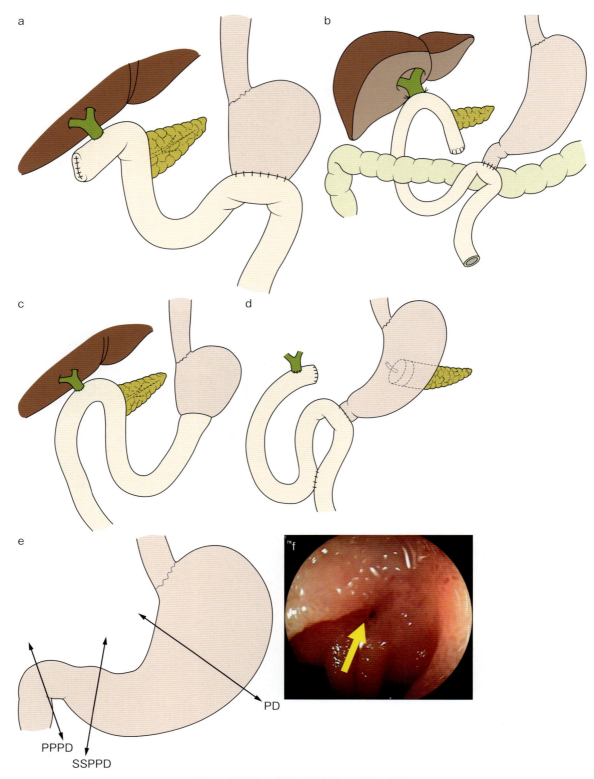

図 3 膵頭十二指腸切除術後の再建の種類
a：胆管・膵・胃の順に吻合するⅠ型（Whipple 法）
b：膵・胆管・胃の順に吻合するⅡ型（Child 法）
c：胃・膵・胆管の順に吻合するⅢ型（今永法）
d：膵胃吻合
e：胃あるいは十二指腸の切離線
　PD：pancreatoduodenectomy（膵頭十二指腸切除術），PPPD：pylorus-preserving PD（幽門輪温存膵頭十二指腸切除術），SSPPD：subtotal stomach-preserving PD（亜全胃温存膵頭十二指腸切除術）
f：膵管空腸吻合部の内視鏡写真　吻合部が腸管の屈曲部やひだの裏に存在し，同定が困難なことも多い。

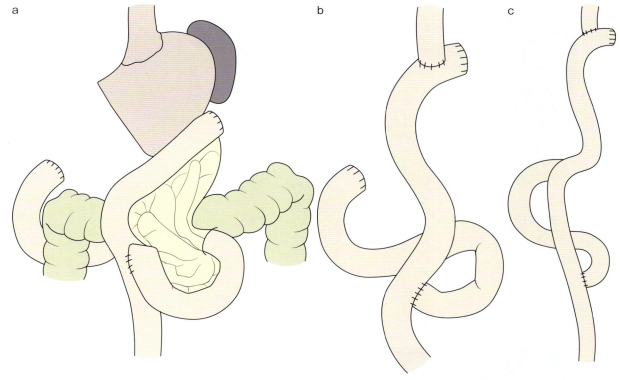

図 4
a：幽門側胃切除術後 Roux-en-Y 法再建
b：胃全摘術後 Roux-en-Y 法再建
c：胃全摘術後ダブルトラクト法再建

b)。前述の Billroth-II 法再建と異なり，胃あるいは食道空腸吻合部を越えた後に Y 脚と Treitz 靱帯を通過する必要がある。通常胃あるいは食道空腸吻合部から Y 脚までは 30〜40 cm，Y 脚から Treitz 靱帯までは 20 cm 程度であることが多く，乳頭到達までの距離が長いため内視鏡医にとって難度は高い。内視鏡挿入やカニュレーション手技についての詳細は他稿に譲るが，通常の消化管内視鏡ではスコープ長が足りないため，BAE が用いられることが多い。また胃全摘術の場合は，食物が十二指腸を通過し，より生理的な再建とする目的で十二指腸断端と挙上空腸を吻合するダブルトラクト法（図 4c）を行う場合もあり，この再建法の場合は通常の ERCP が可能であることもある。

2．胆管空腸吻合術

胃・十二指腸の切除を伴わない胆管空腸吻合（図 5a）は肝門部領域胆管癌や先天性胆道拡張症に対して行われる。Treitz 靱帯から胆管空腸吻合部までは通常 40 cm 程度であるため，到達部位までの距離はこれまで述べた再建法のなかでもっとも長いため BAE が用いられる。また右肝切除を伴う胆管空腸吻合を行っている場合は，左肝切除の場合と比べて肝切除後のスペースに挙上空腸が落ち込むため（図 5b, c），挙上空腸の屈曲が強くなり癒着もあいまって内視鏡到達に難渋することが多い。

V．当科における術後再建腸管に対する内視鏡処置

当科における術後再建腸管に対する目的部位への到達率（図 6a）と処置成功率（図 6b）を示す。再建後腸管全体の到達率は 92％，処置成功率は 81％であった。一方，胃切除後 Billroth-II 法や Roux-en-Y 法再建，PD 後はいずれも目的部位への到達率は 90％以上であったが，Roux-en-Y 式胆管空腸吻合部の到達率は 70％以下と低かった。処置成功率についても同様に他の術後再建腸管に比べて胆管空腸吻合で低かった。これは前述のように，術後の解剖学的特性と癒着のある長い再建腸管に挿入するため，必然的に他の再建より内視鏡的処置が困難であることに起因すると思われる[2]。今後いずれの再建後腸管に対しても処置成功率を向上させるためには，目的部位と内視鏡の角度や，内視鏡の鉗子口径の問題で使用できる内視鏡処置具が少ないことに対する改善策が必要であると思われる。

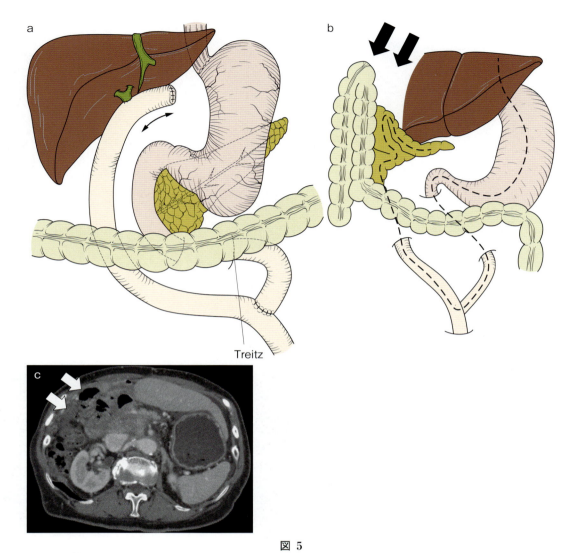

図 5
a：胆管空腸吻合術
b：右肝切除術後の胆管空腸吻合術のシェーマ
c：右肝切除術後のCT像

　肝切除後のスペースに挙上空腸が落ち込むことにより，挙上空腸の屈曲が強くなり癒着もあいまって内視鏡到達に難渋することが多い。

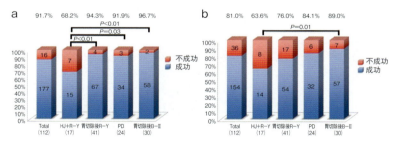

図 6　当科における術後再建腸管に対する内視鏡処置の成績
　a：目的部位への到達率
　b：処置成功率

　HJ：胆管空腸吻合，R-Y：Roux-en-Y法，PD：pancreatojejunostomy，B-Ⅱ：Billroth-Ⅱ法

おわりに

胆膵内視鏡医のための消化管手術後症例における再建術式の種類と特徴について述べた。胆膵内視鏡処置を合併症なく安全に完遂するためには術式の理解と処置前に再建経路を手術記録やCTなどの画像検査で十分にイメージしておくことが重要である。

参 考 文 献

1) 糸井隆夫, 粕谷和彦：胆膵内視鏡医のための消化管術後症例の解剖とERCPテクニック（第1回）幽門側胃切除のBillroth I 法. 胆と膵 **32**：431-439, 2011.
2) Fujimoto T, Mori Y, Nakashima Y, et al.：Endoscopic retrograde cholangiopancreatography in patients with surgically altered gastrointestinal anatomy：A retrospective study. Int Surg 2018［Epub ahead of print］.

* * *

胆と膵 37巻臨時増刊特大号

胆膵内視鏡自由自在
~基本手技を学び応用力をつける集中講座~
（企画：東京大学消化器内科　伊佐山浩通）

巻頭言：胆膵内視鏡治療をいかに学ぶか，教えるか

I．内視鏡システムと内視鏡操作に関する基本知識
十二指腸鏡の基本構造と手技の関係
超音波内視鏡 A to Z
ERCP におけるスコープの挿入方法と困難例への対処方法
術後再建腸管に対するバルーン内視鏡挿入操作の基本と挿入のコツ

II．ERCP 関連手技編
◆胆管選択的カニュレーション
カニュレーション手技の種類と使い分け
VTR でみせるカニュレーションの基本とコツ
　　　　　（Contrast and Wire-guided）【動画付】
VTR でみせる術後再建腸管に対するダブルバルーン内視鏡
　　　を用いた胆管カニュレーションのコツ【動画付】
膵管ガイドワイヤー・ステント留置下カニュレーションの実際とコツ
VTR でみせる私のカニュレーション戦略とテクニック【動画付】
Precut の種類と使い分け
VTR でみせる Precut の実技とコツ【動画付】
コラム①：膵癌早期診断プロジェクト
◆乳頭処置
EST の基本事項を押さえる
EST VTR でみせる私のこだわり（1）【動画付】
EST VTR でみせる私のこだわり（2）【動画付】
VTR でみせる EST 困難例への対応【動画付】
EPBD~VTR でみせる EPBD 後の結石除去手技のコツ~【動画付】
内視鏡的乳頭大径バルーン拡張術（EPLBD）の適応と偶発症予防
◆結石除去
結石除去・破砕用デバイスの種類と使い分け
総胆管結石除去のコツ【動画付】
結石破砕と破砕具使用のコツ，トラブルシューティング
◆胆道ドレナージ術
閉塞性黄疸の病態と病態に応じた治療戦略
ステントの種類と使い分け
VTR でみせる Metallic stent の上手な入れ方【動画付】
Bridge to Surgery：遠位胆道閉塞
非切除悪性遠位胆道閉塞に対するドレナージ戦略
Bridge to Surgery：悪性肝門部領域胆管閉塞
非切除例悪性肝門部胆管閉塞に対するドレナージ戦略
コラム②：ステント開発よもやま話
◆トラブルシューティング
ERCP 後膵炎への対処と予防
ステント迷入への対処
EST 後出血への対処と予防
穿孔への対処と予防
◆膵管 Intervention
膵石に対する内視鏡治療
膵管ドレナージの適応と手技
膵管狭窄困難例への対処

III．EUS 関連手技編
膵領域におけるラジアル式およびコンベックス式 EUS の標準描
胆道系の観察　ラジアル型とコンベックス型の描出法と使い
胆・膵領域における造影 EUS
EUS-FNA の基本的手技と検体処理
コラム③：EUS-FNA の本邦導入の経緯

IV．Interventional EUS
VTR でみせる EUS-BD の基本手技とコツ【動画付】
EUS-BD を安全に行うために
VTR でみせる胆道疾患に対する EUS-Rendezvous
　　　　　　technique と Antegrade technique【動画付】
VTR でみせる EUS-GBD の適応と手技のコツ【動画付】
VTR でみせる EUS-PD and
　　　　Pancreatic Rendezvous Cannulation【動画付】
膵仮性嚢胞・WON の病態と治療戦略—診断，治療法選択，タイミン
Endoscopic necrosectomy の基本と手技の工夫
コラム④：自由自在な胆膵内視鏡のために必要なことは

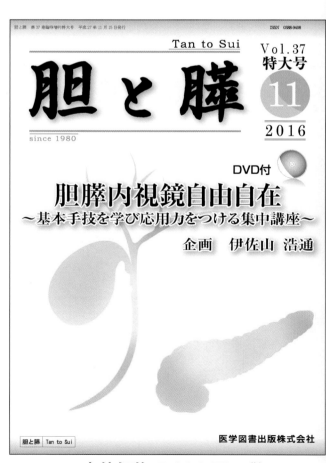

本体価格 5,000 円＋税

ホームページでも販売中！http://www.igakutosho.co.jp　医学図書出版株式会社

特集

Biliary access 大辞典

Ⅴ．消化管手術後症例における小腸内視鏡を用いた biliary access

消化管手術後症例における小腸内視鏡を用いた
目的管までの挿入テクニック【動画付】

島谷　昌明[1]・光山　俊行[1]・德原　満雄[1]・桝田　昌隆[1]・伊藤　嵩志[1]
鈴木　亮[1]・三好　秀明[1]・池浦　司[1]・高岡　亮[1]・岡崎　和一[1]

要約：術後再建腸管を有する胆膵疾患に対する内視鏡的アプローチは，従来の内視鏡では盲端部（目的管）への到達が困難であり非現実的なものであったが，バルーン式内視鏡（balloon assisted endoscope：BAE）の登場により目的管への到達が可能となり，内視鏡的アプローチは現実的なものとなってきた。ただ，一口に術後再建腸管といってもさまざまな再建法があり，再建法別に挿入の難易度やポイントは異なるため，それぞれの特徴を理解したうえでアプローチする必要がある。本稿では，再建法別に盲端部（目的管）へのスコープ挿入の実際とそのコツについて述べる。

Key words：double balloon endoscope, balloon assisted endoscopy, Roux-en-Y reconstruction, Billroth Ⅱ gastrectomy

はじめに

　術後再建腸管を有する胆膵疾患における内視鏡的アプローチを完遂するためには，二つの難関を攻略しなければならない。第一の難関は盲端部へスコープを深部挿入し目的管に到達することであり，第二の難関はERCP関連手技を成功させることである。Y吻合部からの距離，屈曲などの特殊な解剖学的特性に加えて術後癒着のため，従来の内視鏡では盲端部への挿入，乳頭や胆管・膵管空腸吻合部など目的管への到達が困難であり[1]，一般的に内視鏡的アプローチは非現実的で，これまで経皮的治療や外科的治療が選択されてきたが，これらはかなり侵襲的であるため，内視鏡的アプローチ法の確立は期待されるものであった。しかし，上部消化管用内視鏡や十二指腸用内視鏡など従来の内視鏡を用いたこれまでの試みでは，満足いく結果は得られなかった[2~9]。とくにRoux-en-Y再建例に代表される長い十二指腸・空腸脚を有する消化管再建術後例では内視鏡の盲端部への深部挿入は極めて困難であり，その中でも胃が温存されているRoux-en-Y再建術は，胃全摘例のものに比べて困難な場合が多い。

　しかしながら，山本ら[10]により小腸疾患の診断・治療目的に開発されたダブルバルーン内視鏡（double balloon enteroscope：DBE）の登場以来，バルーン式内視鏡（balloon assisted endoscopy：BAE）を応用することで，術後再建腸管を有する胆膵疾患に対する内視鏡的アプローチが一気に現実的なものとなり，最近ではBAEを用いたERCP（BAE-ERCP）に関する数多くの報告がなされているが[11~24]，いまだBAE-ERCPを完遂するのは困難な場合も多い。BAE-ERCPを完遂するためには，先ず盲端部（目的管）まで到達できなければ，ERCP関連手技を試みることさえできない。そこで，本稿では盲端部（目的管）へのスコープ挿入について，再建法別の特徴とコツについて概説

Tips for Reaching the Blind End Using Double Balloon Endoscope in Patients with Surgically Altered Gastrointestinal Anatomy
Masaaki Shimatani et al
1）関西医科大学附属病院消化器肝臓内科（〒573-1010 枚方市新町2-5-1）

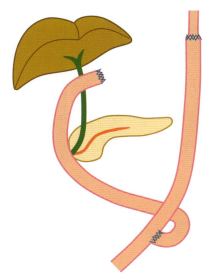

図1 胃全摘後Roux-en-Y再建術のシェーマ

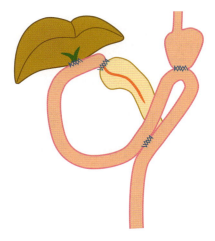

図2 Child(変)法のシェーマ

する。

I. バルーン式内視鏡(balloon assisted endoscopy：BAE)

BAEは，バルーンで腸管を把持し，腸管を短縮しながら深部まで挿入していく新しい挿入概念に基づいた内視鏡であり[10]，BAEには富士フイルム社のDBEとオリンパス社のシングルバルーン内視鏡(single balloon enteroscope：SBE)がある。

DBEに関しては，鉗子口径が2.2 mmの観察用スコープと鉗子口径が2.8 mmの処置用スコープがあり，処置用スコープには有効長が200 cmのstandard type DBE(EN-450T5・EN-580T)と有効長が152 cmのshort type DBE(EI-530B・EC-450BI5)が市販されている。とくに胆膵内視鏡治療用に新しく開発されたshort type DBE(有効長：155 cm，鉗子口径：3.2 mm：EI-580BT)が発売され，ERCP関連手技をより安全に完遂することが可能となった[11]。

SBEに関しては，鉗子口径が2.8 mmで有効長が200 cmのstandard type SBE(SIF-Q260)と，胆膵内視鏡治療用に新しく開発されたshort type SBE(有効長：152 cm，鉗子口径：3.2 mm：SIF-H290S)が市販されている。現在，日本で市販されているBAEを表1に示す。

使用スコープの選択に関しては，BAEの種類により鉗子口の位置やシャフトの硬さなどそれぞれに特徴が異なるため，それらを十分に理解して選択すべきである。

II. 再建術式

胃切除術の代表的な再建術式として，Billroth I 再建法，Billroth II 再建法，Roux-en-Y再建法，Double tract法，空腸間置法などがあるが，近年日本ではRoux-en-Y再建法が多くなされるようになってきている。胃全摘後Roux-en-Y再建法のシェーマを示す(図1)。

膵頭十二指腸切除術の再建術式として，Child(変)法，Whipple法，今永法などがあるが，現在日本では主にChild(変)法を行う施設が多い。Child(変)法のシェーマを示す(図2)。

胆管切除術の再建術式として，肝門部・上部胆管癌や先天性胆道拡張症などは，Roux-en-Y再建法(胃温存)が行われることが多い。胃温存Roux-en-Y再建法のシェーマを示す(図3)。

III. 再建術式別挿入法のコツ

盲端部(目的管)への深部挿入は再建法別に難易度は異なる。

1. Roux-en-Y再建法

一般的にRoux-en-Y再建法がもっとも挿入困難な再建法であるといわれているが，胃切除例と胃温存例で難易度は異なり，胃切除例に比べて胃温存例のほうが挿入困難である場合が多い。

①胃切除後Roux-en-Y再建法

Roux-en-Y再建法でまず問題となるのは，Y脚吻合部に到達した際に，輸入脚を見極めることである。Y脚吻合部は端側吻合と側側吻合の場合がある。堤ら[24]

も提唱しているが，"吻合部の縫合線"を利用した挿入法が有用である．本術式でのY脚吻合部は，一般的に端側吻合が多いが，器械吻合の場合や外科医の好みにより側側吻合で再建されることもある．端側吻合の場合，輸入脚は挙上空腸の側方に縫合されており，見逃されやすいため注意が必要である．この二つに分岐するY脚吻合部で，"縫合線"を越える側の管腔を選択して進めると，盲端部（目的管）に到達できる．側側吻合の場合，Y脚吻合部で三つの管腔が観察されるが，通常，"縫合線"を越えて，真ん中の管腔へ進むと輸入脚である．輸入脚にスコープを進めることができれば，あとは比較的容易に盲端部（目的管）まで挿入可能である場合が多いが，Treitz靱帯を越えて水平脚付近で頑固な癒着を認める場合があるため注意して癒着を越える必要がある．挿入のコツとして，スコープをストレッチするのではなく，大きなループを描きながら，あまりプッシュ操作は行わず，アングル操作を用いて慎重に挿入することである．Short type DBEを用いた挿入方法について，動画で供覧する．

②胃温存Roux-en-Y再建法

本術式は，解剖学的に目的管までの距離が長く，複数の屈曲部を伴うためにたわみやすく，癒着の影響も受けるため，盲端部（目的管）への到達がもっとも難しい．胃切除後Roux-en-Y再建法と同様に，Y脚吻合部は端側吻合と側側吻合の場合があるが，側側吻合の場合は，胃切除後Roux-en-Y再建法と同様に"縫合線"を利用できる．唯一，本術式の端側吻合は"吻合部の縫合線"を利用した挿入ができない．なぜなら，胃切除後Roux-en-Y再建法とは異なり，Y脚吻合部では"縫合線"を越えて二又に分岐する形態をとるためである．この端側吻合の場合は，Yanoら[25]が報告しているインジゴカルミン散布法が有用な場合があるが，例え輸入脚を同定できたとしても，Y脚吻合部の角度が急峻な場合は，内視鏡先端部に力が伝わらず，盲端部へ逆行性に内視鏡を進めることが困難である．Y脚吻合部を越えて輸入脚へ挿入するポイントは，送気を最小限にして，プッシュ操作は行わず，アングル操作（とくにダウン操作）を用いながら挿入することである．とくにDBEを使用している場合のコツは，内視鏡先端のバルーンを半分程膨らませながら，プッシュ操作することでスコープが滑り落ちることなく輸入脚に逆行性に挿入可能な場合がある．また，CO_2送

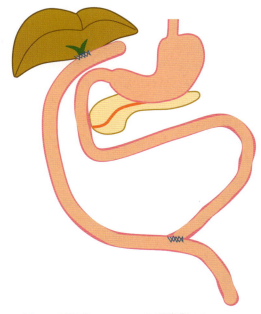

図3　胃温存Roux-en-Y再建術のシェーマ

表1　バルーン内視鏡　各社スペック

	オリンパス		富士フイルム						
	SIF-Q260	SIF-H290S	EN-450P5	EN-580XP	EN-450T5	EN-580T	EC-450BI5	EI-530B	EI-580BT
Type	処置用 (standard type)	処置用 (short type)	観察用 (standard type)	観察用 (standard type)	処置用 (standard type)	処置用 (standard type)	処置用 (short type)	処置用 (short type)	処置用 (short type)
発売時期	2007年6月	2016年3月	2003年9月	2015年2月	2004年6月	2013年12月	2005年11月	2011年6月	2016年3月
視野方向	直視	直視	直視	直視	直視	直視	直視	直視	直視
視野角	140°	140°	120°	140°	140°	140°	140°	140°	140°
観察深度 [mm]	3〜100	3〜100	5〜100	2〜100	3〜100	2〜100	3〜100	3〜100	2〜100
先端部径 [mm]	9.2	9.2	8.5	7.5	9.4	9.4	9.4	9.4	9.4
軟性部径 [mm]	9.2	9.2	8.5	7.7	9.3	9.3	9.3	9.3	9.3
湾曲角 U/D/L/R	180/180/ 160/160	180/180/ 160/160	180/180/ 160/160	180/180/ 160/160	180/180/ 160/160	180/180/ 160/160	180/180/ 160/160	180/180/ 160/160	180/180/ 160/160
有効長 [mm]	2,000	1,520	2,000	2,000	2,000	2,000	1,520	1,520	1,550
全長 [mm]	2,345	1,830	2,300	2,300	2,300	2,300	1,820	1,820	1,850
鉗子口径 [mm]	2.8	3.2	2.2	2.2	2.8	3.2	2.8	2.8	3.2

気や用手圧迫を用いることも有用な方法の一つである。さらに、新しく開発されたshort type DBEでは、これらの問題を解消するため、高追従挿入部・カーブトラッキングシステムを搭載しており、よりY脚吻合部を越えて輸入脚への挿入が行いやすくなっている[11]。

輸入脚にスコープを進めることができれば、あとは一気に盲端部（目的管）まで挿入するが、輸入脚が長く、多数の癒着が存在する場合には、盲端部（目的管）まで挿入するのが困難なことが多い。盲端部（目的管）挿入のコツとして、スコープをストレッチして、オーバーチューブを輸入脚の深部までできるだけ追従させることである。続いて、スコープ操作であるが、使用スコープで挿入のコツが異なる。DBEを使用している場合、スコープは比較的柔らかく（とくに先端部）仕上げているため、腸管走行に合わせてプッシュ操作を行い、できるだけスコープ先端を深部まで挿入するのがコツである。一方、SBEを使用している場合、スコープは比較的硬いため、あまりプッシュ操作は行わず、スコープのトルクを用いて腸管の襞をめくるように挿入するのがコツである。いずれのスコープにおいても、スコープ先端に透明フードの装着は有用であり、われわれは先端が短く柔らかいフード（DH-17EN：富士フィルム社）を好んで使用している。

2．Billroth II再建法

Billroth II再建法には、short afferent loop（SAL）とlong afferent loop（LAL）があり、後者は輸入脚と輸出脚との間にBraun吻合とよばれる空腸空腸吻合を有することが多い。これらの再建方法による違いが内視鏡挿入の難易度にかかわる[13]。

SALでは、吻合の角度が急峻であり、輸入脚と思われる腸管開口部の同定が難しく、かつ挿入が難しい。輸入脚の開口部は、通常吻合部を越えて左上方に位置することが多いが、輸出脚の開口部より対側に管腔がつぶれた状態で存在するため、輸入脚の入り口は胃内腔より観察されないことも多い。輸入脚への挿入のコツは、アップアングルを用い輸入脚に内視鏡の方向を合わせ、徐々にダウンアングルをかけながら内視鏡を「引く」ことで、輸入脚の方向へ内視鏡先端の方向が一致する。その時点で内視鏡は輸入脚へと滑りこむ。輸入脚にスコープが挿入できれば、後は比較的容易に盲端部（目的管）まで挿入可能である。ただし、輸入脚が短いため、煩雑なスコープ操作は腸管損傷に直結するため、十分に注意すべきである。

LALでは輸入脚への内視鏡挿入について難しいことはあまりない。胃内腔より腸管開口が二つ見えており、どちらにも比較的容易に内視鏡を挿入できる。しかし、輸入脚が長い症例では癒着の問題があり、輸入脚と輸出脚がBraun吻合で吻合されている症例では管腔が迷路状態になっているため注意が必要であるが、Braun吻合を利用することで盲端部（目的管）へより容易に挿入することもできる。Braun吻合の利用法に関しては後述する。

3．Child（変）法

Child（変）法は、前述したLALとほぼ同様の再建である場合が多いので、Braun吻合で迷わなければ比較的容易に盲端部まで挿入可能である。

胃内腔より腸管開口が二つ見えており、どちらにも比較的容易に内視鏡を挿入できる。しかし、輸入脚が長い症例では癒着の問題があり、われわれの経験では術後膵液瘻を併発した症例では、盲端部付近に頑固な癒着が存在し、深部挿入に苦渋することが多いので注意が必要である。また、輸入脚と輸出脚がBraun吻合で吻合されている症例では、管腔が迷路状態になっているため一見困難に思われるが、解剖学的に理解することでBraun吻合を上手く利用することができ、盲端部へより容易に挿入することもできる[24,26]。胃空腸吻合部で輸入脚ルートから挿入した場合は、Braun吻合部の縫合線を越えないで一番端の管腔に進めば盲端部（目的管）に到達できる。一方、輸出脚ルートから挿入した場合は、Braun吻合部の縫合線を越えて真ん中の管腔に進めば盲端部（目的管）に到達できる。ただし、目的管が膵管の場合、胆管空腸吻合部よりさらに盲端側に膵管空腸吻合部は存在し、その吻合部を発見することは困難な場合が多い。

おわりに

消化管手術後症例における小腸内視鏡を用いた目的管までの挿入テクニックについて概説した。このような内視鏡的アプローチの需要は年々増加しており、専用スコープも市販されるようになったが、いまだ困難な症例を経験することも多い。今後、この手技の標準化をはじめ、適応・禁忌など確立させていく必要がある。

参 考 文 献

1) Forbes A, cotton PB：ERCP and sphincterotomy after Billroth II gastrectomy. Gut **25**：971-974, 1984.

2) Katon RM, Bilbao MK, Parent JA, et al.：Endoscopic retrograde cholangiopancreatography in patients with gastrectomy and gastrojejunostomy（Billroth II）, a case for the forward look. Gastrointest Endosc **21**：164-165, 1975.

3) Lin LF, Siauw CP, Ho KS, et al.：ERCP in post-Billroth Ⅱ gastrectomy patients：emphasis on technique. Am J Gastroenterol **94**：144-148, 1999.

4) Hintze RE, Adler A, Veltzke W, et al.：Endoscopic access to the papilla of Vater for endoscopic retrograde cholangiopancreatography in patients with Billroth Ⅱ or Roux-en-Y gastrojejunostomy. Endoscopy **29**：69-73, 1997.

5) Gostout CJ, Bender CE：Cholangiopancreatography, sphincterotomy, and common duct stone removal via Roux-en-Y limb enteroscopy. Gastroenterology **95**：156-163, 1988.

6) Wright BE, Cass OW, Freeman ML：ERCP in patients with long-limb Roux-en-Y gastrojejunostomy and intact papilla. Gastrointest Endosc **56**：225-232, 2002.

7) Elton E, Hanson BL, Qaseem T, et al.：1998 Diagnostic and therapeutic ERCP using an enteroscope and pediatric colonoscope in long-limb surgical bypass patients. Gastrointest Endosc **47**：62-67, 1998.

8) 猪股正秋, 照井虎彦, 遠藤昌樹, ほか：胃全摘・Roux-en-Y 再建術例に対する ERCP および経十二指腸乳頭的内視鏡治療. 胆と膵 **25**：19-25, 2005.

9) Kikuyama M, Sasada Y, Matsuhashi T, et al.：ERCP after Roux-en-Y reconstruction can be carried out using an oblique-viewing endoscope with an overtube. Dig Endosc **21**：180-184, 2009.

10) Yamamoto H, Sekine Y, Sato Y, et al.：Total enteroscopy with a nonsurgical steerable double-balloon method. Gastrointest Endosc **53**：216-220, 2001.

11) Shimatani M, Tokuhara M, Kato K, et al.：Utility of newly developed short type double balloon endoscopy for endoscopic retrograde cholangiography in postoperative patients. J Gastroenterol Hepatol **32**：1348-1354, 2017.

12) Shimatani M, Matsushita M, Takaoka M, et al.：Effective "short" double-balloon enteroscope for diagnostic and therapeutic ERCP in patients with altered gastrointestinal anatomy：a large case series. Endoscopy **41**：849-854, 2009.

13) 菊山正隆, 島谷昌明, 松村和宣：胃切除後の総胆管結石治療のコツ. Gastroenterol Endosc **54**：3619-3635, 2012.

14) 島谷昌明, 徳原満夫, 加藤孝太, ほか：消化管再建術後症例に対するバルーン内視鏡を用いた胆膵内視鏡治療〜ショートタイプダブルバルーン内視鏡を中心に〜. Gastroenterol Endosc **58**：2211-2221, 2016.

15) Shimatani M, Takaoka M, Okazaki K：Tips for double balloon enteroscopy in patients with Roux-en-Y reconstruction and modified Child surgery. J Hepatobiliary Pancreat Sci **21**：22-28, 2014.

16) Siddiqui AA, Chaaya A, Shelton C, et al.：Utility of the Short Double-Balloon Enteroscope to Perform Pancreaticobiliary Interventions in Patients with Surgically Altered Anatomy in a US Multicenter Study. Dig Dis Sci **58**：858-864, 2013.

17) Skinner M, Popa D, Neumann H, et al.：ERCP with the overtube-assisted enteroscopy technique：a systematic review. Endoscopy **46**：560-572, 2014.

18) Koornstra JJ, Fry L, Mönkemüller K, et al.：ERCP with the Balloon-Assisted Enteroscopy Technique：A Systematic Review. Dig Dis **26**：324-329, 2008.

19) Shah RJ, Smolkin M, Yen R, et al.：A multicenter, U. S. experience of single-balloon, double-balloon, and rotational overtube-assisted enteroscopy ERCP in patients with surgically altered pancreaticobiliary anatomy（with video）. Gastrointest Endosc **77**：593-600, 2013.

20) Yamauchi H, Kida M, Okuwaki K, et al.：Short-type single balloon enteroscope for endoscopic retrograde cholangiopancreatography with altered gastrointestinal anatomy. World J Gastroenterol **19**：1728-1735, 2013.

21) Shimatani M, Takaoka M, Ikeura T, et al.：Evaluation of endoscopic retrograde cholangiopancreatography using a newly developed short-type single-balloon endoscope in patients with altered gastrointestinal anatomy. Dig Endosc **26**（Suppl 2）：147-155, 2014.

22) Shimatani M, Hatanaka H, Kogure H, et al.：Diagnostic and Therapeutic Endoscopic Retrograde Cholangiography Using a Short-Type Double-Balloon Endoscope in Patients With Altered Gastrointestinal Anatomy：A Multicenter Prospective Study in Japan. Am J Gastroenterol **111**：1750-1758, 2016.

23) Itoi T, Itokawa F, Sofuni A, et al.：Endoscopic sphincterotomy combined with large balloon dilation can reduce the procedure time and fluoroscopy time for removal of large bile duct stone. Am J Gastroenterol **104**：560-565, 2009.

24) 堤康一郎, 加藤博也, 堀口　繁, ほか："消化管吻合部の縫合線" を利用した, 術後再建腸管症例に対する ERCP のスコープ挿入手技. Gastroenterol Endosc **59**：1644-1652, 2017.

25) Yano T, Hatanaka H, Yamamoto H, et al.：Intraluminal injection of indigo carmine facilitates identification of the afferent limb during doubleballoon ERCP. Endoscopy **44**：340-341, 2012.

26) Wu WG, Gu J, Zhang WJ, et al.：ERCP for patients who have undergone Billroth Ⅱ gastroenterostomy and Braun anastomosis. World J Gastroenterol **20**：607-610, 2014.

動画 URL

島谷　昌明　動画 URL【http：//www.igakutosho.co.jp/movie2/movie39-32.html】
（ユーザー名：igakutosho　パスワード：tantosui39s）

メスの限界に挑戦した症例

I．肝胆膵

1. 肝外胆管切除後の胆管癌再発例に対する肝動脈・門脈切除再建を伴う肝左三区域・尾状葉切除＋挙上空腸および膵頭十二指腸切除
2. 肝左三区域・尾状葉切除＋膵頭十二指腸切除＋肝動脈・門脈切除再建にてen—blocに切除しえた広範囲胆管癌の1例
3. Bismuth IV型肝門部胆管癌に対する肝左三区域・尾状葉切除＋膵頭十二指腸切除＋肝動脈・門脈切除再建
4. 肝左葉切除術後の肝門部胆管癌に対する肝前区域・尾状葉切除＋膵頭十二指腸切除
5. 膵・胃体部浸潤，総肝動脈周囲神経叢―右肝動脈前枝に浸潤を伴う肝門部領域胆管癌に対して肝左三区域・尾状葉切除＋膵頭十二指腸切除＋肝動脈・門脈切除再建を施行した1例
6. Bismuth IV型肝門部胆管癌に対する肝左葉・尾状葉切除＋肝動脈・門脈切除再建後に下部胆管癌を切除した1例
7. 広範な神経周囲浸潤を伴う肝門部胆管癌に対し，肝左三区域・尾状葉切除＋膵体尾部切除＋肝動脈・門脈切除再建を施行した1例
8. 肝右三区域・尾状葉切除＋膵頭十二指腸切除＋門脈合併切除再建で切除しえた十二指腸浸潤，門脈・胆管内腫瘍栓を有する転移性肝癌の1例
9. 広範囲進展肝外胆管癌に対する動脈再建を伴った肝右葉尾状葉切除兼膵頭十二指腸切除
10. 家族性大腸ポリポーシスによる複数開腹手術歴のある乳頭型胆管癌に対し胃血流を温存し肝左葉・尾状葉切除＋膵頭十二指腸切除を行った1例
11. 胃全摘後に進行する右肝内胆管狭窄と膵頭部腫瘤に対する肝右葉・尾状葉切除＋膵頭十二指腸切除＋門脈切除再建の1例
12. 82歳高齢者の肝門部胆管癌に対し，十二指腸側胆管断端陽性のため追加PDを施行（最終的にRt HPD）した1例
13. S6のみを温存する拡大肝左三区域・尾状葉切除を施行した右・中・左肝静脈浸潤を有する巨大肝内胆管癌の1例
14. 肝門部胆管浸潤および下大静脈浸潤を伴った肝内胆管癌に対する肝右三区域・尾状葉切除＋下大静脈切除再建（右外腸骨静脈graft再建）
15. Bismuth IV型肝門部胆管癌に対し肝左三区域・尾状葉切除＋肝動脈・門脈切除再建を行い長期無再発生存している1例
16. Supraportal typeの右後区域肝動脈を有するBismuth IV型肝門部胆管癌に対する肝左三区域・尾状葉切除＋肝動脈・門脈切除再建
17. Supraportal typeの右後区域肝動脈を伴う肝門部胆管癌に対し肝左三区域・尾状葉切除＋肝動脈・門脈切除再建を施行した1例
18. 広範囲に動脈神経叢浸潤を認めるBismuth IV型肝門部胆管癌に対する肝左三区域・尾状葉切除＋肝動脈・門脈切除再建
19. 肝内結石による良性狭窄との鑑別に苦慮した肝門部胆管癌に対する肝右葉・尾状葉切除＋肝動脈・門脈合併切除再建
20. 85歳女性の結腸右半切除後肝門部胆管癌に対する肝左葉・尾状葉切除＋肝動脈・門脈切除再建
21. Bismuth IV型肝門部胆管癌に対する門脈ステント留置後，右肝動脈切除非再建肝左三区域・尾状葉切除＋門脈切除再建
22. 右優位Bismuth IV型肝門部胆管癌に対する"解剖学的"肝右三区域・尾状葉切除＋門脈合併切除再建
23. 門脈塞栓術＋肝動脈塞栓術後に肝左三区域・尾状葉切除にて切除しえた肝門部胆管癌の1例
24. 胆嚢炎術後病理診断にて判明した限局性腹膜播種を伴う胆嚢癌に対して化学療法後に切除した1例
25. Self-expanding metallic stents挿入＋化学放射線療法施行後にSalvage-hepatectomyを施行しpCRであった傍大動脈リンパ節転移を伴う肝門部胆管癌の1例
26. 門脈塞栓後も残肝量不足が懸念されるBismuth IV型肝門部胆管癌に対して左尾状葉温存"解剖学的"右三区域切除術を施行した1例
27. 胆嚢癌に対し肝中央二区域切除後，腹膜播種を膵体尾部切除および胃切除＋挙上空腸切除＋右半結腸切除＋腹壁合併切除により2回切除し，初回切除後5年4か月生存した1例
28. 中右肝静脈（MRHV）をドレナージ静脈として温存する肝左葉，S78切除を予定した血液凝固障害を伴う巨大肝血管腫
29. 門脈合併切除再建を併施し切除しえた巨大膵粘液性嚢胞腺癌の1例

II．上部消化管

1. S状結腸癌膀胱浸潤，同時性多発肝転移，重複食道癌に対し，前方骨盤内臓全摘，肝部分切除，二期的に3領域郭清食道亜全摘を施行した1例
2. 右胃大網動静脈温存膵頭十二指腸切除術で胃管再建が可能であった十二指腸乳頭部癌合併食道癌の1例
3. 二期分割手術で安全に切除しえた食道癌，胃癌，十二指腸乳頭部癌の3重複癌の1例
4. 頸部食道癌吻合部再発に対し，咽頭喉頭食道全摘術・縦隔気管孔胃管遊離空腸再建を施行した1例
5. 食道癌術後に発症した胸部大動脈胃管瘻の術中気管損傷に対し断端による被覆を行ったため発症した食道気管瘻の1例

III．下部消化管

1. 術前化学療法後に骨盤内臓全摘・大動脈周囲LN郭清および肝術を行い長期生存中であるStage IV直腸癌の1例
2. 仙骨合併骨盤内臓全摘術―R0切除のための工夫―
3. 右内閉鎖筋・坐骨浸潤を伴う直腸癌術後局所再発に対し骨盤内摘術・恥坐骨合併切除を施行した1例
4. 恥骨浸潤を伴う直腸癌会陰再発に対して恥坐骨陰茎合併切除と骨盤内臓全摘術を施行した1例

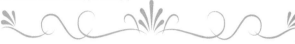

編集：梛野正人

外科の高度な手術手技を伝承するだけでなく、腫瘍外科医の精神の滋養にも資する画期的な外科手術書!!

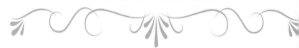

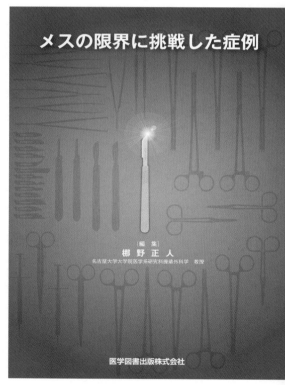

定価（本体 8,000 円＋税）

詳しくは▶URL：http://www.igakutosho.co.jp
または、医学図書出版　で検索

〒113-0033　東京都文京区本郷2-27-18（本郷BNビル2階）
TEL：03-3811-8210　FAX：03-3811-8236
URL：http://www.igakutosho.co.jp
E-mail：info@igakutosho.co.jp

医学図書出版株式会社

特集

Biliary access 大辞典

V．消化管手術後症例における小腸内視鏡を用いた biliary access

バルーン内視鏡を用いた挿入困難例の克服のコツ

矢野　智則[1]・横山　健介[1]・川﨑　佑輝[1]・多田　大和[1]・沼尾　規且[1]
牛尾　純[1]・池田恵理子[1]・玉田　喜一[1]・山本　博徳[1]

要約：バルーン内視鏡により消化管手術後症例の ERCP が可能になったが，挿入困難な例もある。その克服のためには，バルーン内視鏡の原理をよく理解して丁寧な操作をすることが必要である。挿入操作では push 操作よりも捻り操作とアングル操作を中心にし，短縮操作では内視鏡視野に管腔を捉えつつ引き終わりでアングルをまっすぐにすることが重要である。腹臥位よりも左側臥位のほうが，腹腔内の前後長が長くなり，ループ解除が容易になる他，仰臥位への体位変換が容易で重力方向の変更も利用できる。事前に手術記録を確認し，道に迷わぬようクリップでマーキングしながら挿入する。分岐部をみつけるまでは送気して観察しながら挿入するが，輸入脚では腸管内圧を上げないように無送気とし，water exchange 法で挿入する。癒着部位では，ゆっくり丁寧な操作を心がける。複雑なループを作らぬよう，こまめに短縮操作を行う。

Key words：Water exchange 法，バルーン内視鏡，ダブルバルーン内視鏡，シングルバルーン内視鏡

Ⅰ．バルーン内視鏡の基本原理

消化管手術後症例の ERCP におけるバルーン内視鏡（balloon assisted endoscopy：BAE）の挿入困難例を克服するためには，BAE の基本原理を理解しておく必要がある。

BAE は，もともと小腸に挿入する内視鏡として開発された。小腸は腹腔内でほとんど固定されずに曲がりくねって存在している。通常の内視鏡では，手前の曲がった腸管が容易に伸展するため，手元の操作がスコープ先端に伝わらない。BAE では，バルーン付き

オーバーチューブが手前の曲がった腸管の伸展を抑制してくれるため，手元の操作をスコープ先端にそのまま伝えることができる。

スコープをできるだけ進めたら，次にオーバーチューブを進める。このときにスコープ先端が抜けてこないよう，ダブルバルーン内視鏡（double-balloon endoscopy：DBE）ではスコープ先端のバルーンで腸管を把持できるが，シングルバルーン内視鏡（single-balloon endoscopy：SBE）ではスコープ先端のバルーンがないため，アングルで引っかけることで代用する。

オーバーチューブを進めた後で，スコープとオーバーチューブの両方を引き戻すように操作し，オーバーチューブの手前側に腸管を畳み込むように短縮する。このスコープ挿入，オーバーチューブ挿入，短縮操作を繰り返すことによりスコープの有効長を超える長さの腸管に挿入することができる。

How to Overcome Difficulties in Insertion of Balloon-assisted Endoscopy for Patients with Surgical Altered Anatomy
Tomonori Yano et al
1) 自治医科大学内科学講座消化器内科学部門
　（〒 329-0498 下野市薬師寺 3311-1）

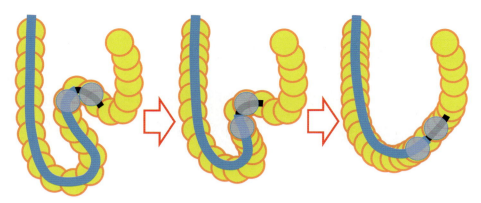

図1 短縮操作の引き終わりでアングルをまっすぐに

II. 基本操作のコツ

1. 挿入操作のコツ

BAEのバルーン内圧は45 mmHg程度に調整されており、絶対的な把持力は強くない。挿入操作中にスコープのpush操作が強いと、バルーンが滑ってオーバーチューブ先端が後退するようになっている。とくに挿入困難な部位ではアングルと捻りを主体として操作し、push操作は極力控え、最終手段くらいに考えておいたほうがよい。

スコープを進めていく中で操作性が低下したら、オーバーチューブ後端にスコープを根元まで押し込む必要はない。挿入長を使い切る前でも挿入操作を終了し、オーバーチューブを進める。

2. オーバーチューブを進める操作のコツ

オーバーチューブを進める際に、スコープの屈曲が強い部分で抵抗が強くなる。スコープとオーバーチューブを押し込めば、屈曲が緩やかになり、オーバーチューブを進めることができる。それでも抵抗が強い場合、オーバーチューブを無理に進めるとスコープ先端が抜けてきてしまうため、無理なく進められる位置までで止めておく。

3. 短縮操作のコツ

短縮操作では、内視鏡視野に管腔を維持しつつ、スコープとオーバーチューブをほぐすように左右に捻りながら引いてくる。捻り操作に対する抵抗感がなくなれば、無駄な屈曲がなくなって単純な形状になったと考えてよい。

短縮操作で重要なことは、引き終わりの時点で管腔を内視鏡視野に維持しつつアングルをまっすぐにできる状況を作り出すことである（図1）。そうすれば、次の挿入操作が容易になるが、引き終わりの時点でアングルがかかっていると、次の挿入操作の最初からステッキ状態になってしまう。

III. 機器選択と体位

1. スコープとフードの選択

BAEにはDBEとSBEがある他、有効長や鉗子口径の違うさまざまなスコープがある。有効長200 cmのスコープでは処置具の選択肢が限られるが、有効長152～155 cmのスコープであれば、多くの胆道系処置具が使用できる。鉗子口径は2.8 mmでもある程度の処置が可能だが、3.2 mmが理想的である。

送気を最小限にして視野を確保できる点で、スコープ先端にフードを装着したほうがよい。視野にかからない短いフードでもよいが、われわれは4 mm長の先端アタッチメントD-201-10704（オリンパス社）をほぼ全例で使用している。フードを使用することで、襞の影に埋もれた胆管空腸吻合部や十二指腸乳頭をみつけることができ、適切な距離や角度を保ちやすくなる。

2. 左側臥位か腹臥位か

内視鏡施行時の体位について、通常の後方斜視鏡（十二指腸鏡）を用いたERCPでは腹臥位で行うことが一般的である。後方斜視鏡の対物レンズはアップアングル方向の側面にあり、スコープの捻り操作に視野が大きく影響される。術者が処置具操作を行える姿勢で十二指腸乳頭を視野に捉えるためには、左側臥位よりも腹臥位のほうが適していたからと考えられる。

一方、BAEでは対物レンズがスコープ正面にあり、視野の向きはアングル操作で調整されるため、左側臥位でも問題はない。

腹臥位や仰臥位に比較して側臥位では腹腔の前後長が比較的長くなるため、内視鏡形状の自由度が高くなり、ループ解除も容易になる。大腸内視鏡でS状結腸のループを解除する際に、仰臥位よりも左側臥位のほうがループ解除しやすいのと同じ理屈である。また、

左側臥位では仰臥位に体位変換することが容易であり，スコープや腸管にかかる重力方向が変わることや，仰臥位での用手圧迫を，挿入困難部位の解決の糸口にすることができる。

腹臥位では腹部が圧迫されて腹腔の前後長が短くなるため，内視鏡形状が制限され，ループ解除も比較的困難になる。また，他の体位への変換が困難なため，重力方向を変えることや用手圧迫の助けを利用しにくい。

さらには，腹臥位で小児患者に全身麻酔下で経口BAEを行った結果，肝虚血を生じた例[1]があるので，要注意である。

3. 左側臥位・仰臥位での誤嚥性肺炎の予防

経口BAEでは，短縮操作時に口側腸管の内圧が上昇して，嘔吐を誘発しやすい。また，深鎮静で施行される場合が多く，誤嚥性肺炎の発生に注意が必要である。この誤嚥性肺炎の予防に関して，左側臥位・仰臥位の組み合わせよりも，腹臥位のほうが安全とする意見もある。しかし，適切な対策をとっていれば誤嚥性肺炎は予防できる。

誤嚥性肺炎の予防には，スコープ先端が胃に到達した時点で胃内容を可能なかぎり吸引し，吐き出すものをなくしておくことが重要である。また，二酸化炭素送気を必ず用いたうえで無送気を心がけ，腸管内圧を上昇させないことも重要である。当施設で2007年6月までに行った経口DBE 489件中では4件の誤嚥性肺炎が発生していたが，上記の対策を徹底した後の経口DBE 2,042件中では1件も発生していない。

以上よりBAEを用いたERCPでは左側臥位で挿入開始し，挿入困難部位や，胆管造影時など必要に応じて仰臥位にすればよいと考えている。

IV. 道に迷わぬために

1. 事前の情報収集の重要性

手術記録を確認せずに挿入すると，道に迷ってしまい時間の無駄になる。可能なかぎり手術記録を取り寄せて再建方法を確認し，図にして検査前に助手・介助者を含むチーム内で情報共有しておく。

手術記録がない場合には，手術に至った原因疾患，術式情報から再建方法を類推する。また，CTを詳細に読影することで，再建方法を推測できることがある。複数の再建方法の可能性がある場合には，それぞれ図にしておく。

2. 道に迷わないためのマーキング

小腸の分岐部では，これから挿入する管腔の入口にクリップでマーキングをしておく。クリップをかける場所は，分岐部から直接みえる範囲が望ましい。挿入した管腔が間違っていれば引き返してくることになるが，クリップがあれば分岐部を見逃しにくく，透視でも位置確認ができる。さらに分岐部に戻った後で，同じ間違いを防ぐこともできる。

複数の分岐部がある場合には，クリップの本数を変えることで区別できるようにする。2本のクリップを長軸方向に並べる，短軸方向に並べる，互いに対側にかけるなどで区別してもよい。

検査開始前に想定した再建方法の図を見ながら，どこにマーキングクリップをかけて行けば，効率的に目的部位に到達できるか，作戦を立ててチームで共有しておく。

クリップによるマーキングには，一度みつけた胆管空腸吻合部や十二指腸乳頭を見失わないように，対側にマーキングしておくという使い方もある。

クリップは数ヵ月以内に脱落することが多いため，繰り返し検査が必要な患者では，処置終了後に点墨によるマーキングをしておくとよい。点墨する場所は，分岐部から直接みえる範囲という点はクリップと同様だが，挿入すべきではない側の管腔の分岐外側壁に点墨する。これにより，次回施行時に分岐部を認識できなかったとしても，点墨に出合わずに挿入すれば目的部位に到達できる。点墨に出合ったら，そこが分岐部なので点墨のない側に挿入していけば目的部位に到達できる。

小腸の壁は薄いため，点墨のための注射針が容易に漿膜側まで穿通してしまう。注射針の管路内を生理食塩水で満たしておき，わずかずつ注入しながら穿刺し，生理食塩水の膨隆ができたら墨汁に切り替えて点墨する。一度でも漿膜側まで穿通してしまうと，注射針を戻して膨隆が作れたとしても注入した墨汁が腹腔内に漏れてしまう。そのため，注射針を抜いて穿刺場所を変えるようにする。

3. 分岐部を見逃さないために

内視鏡で送気すると腸管が伸びて挿入効率が低下する他，腸管形状の自由度が下がるため，内視鏡の挿入面では不利になる。しかし，腸管が虚脱した状態では分岐部を認識しにくいため，分岐部をみつけるまでは送気して内腔を観察しながら挿入する。胆汁性腸液や内腔拡張，不自然なKerckring襞などが，分岐部を見つける手がかりになる。

挿入中に胆汁性腸液がみられはじめたら，10 cm前後奥に輸入脚吻合部がある。胆汁性腸液がみえてからは挿入効率よりも輸入脚吻合部を見逃さないように注意して，少しずつ挿入していく。

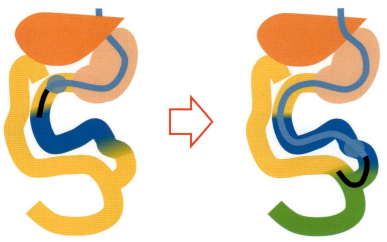

図2 インジゴカルミン管腔内注入法

4．輸入脚判定のためのインジゴカルミン管腔内注入法

輸入脚吻合部で二股に分かれた管腔のどちらが輸入脚なのかを判定することは容易ではない．術式によっては襞の流れを読むことで判定できることもある．例えば，胃全摘後・Roux-en-Y再建では内視鏡が通ってきた空腸の横から輸入脚が合流してくるので，自然な襞の流れが維持される側の管腔は肛門側にむかっており，襞の流れが断絶している側の管腔が輸入脚と考えられる．逆に，胆管切除後・胆管空腸吻合や，生体肝移植術後では，輸入脚から肛門側にむかう腸管の横に，内視鏡が通ってきた空腸が合流していくため，襞の流れでは判定困難である．

この輸入脚判定の問題を，腸管蠕動を利用して判定するのが，インジゴカルミン管腔内注入法[2]である．スコープ先端が食道空腸吻合部を越えた所か，十二指腸下行部でDBEのスコープ先端バルーンを拡張しておき，大腸内視鏡などで用いるのと同じ0.2％インジゴカルミン水溶液を鉗子口から50 mL注入し，後押しとして30 mLほどの水を注入する．インジゴカルミンを注入後にオーバーチューブを進める操作を行う間に，インジゴカルミンは蠕動で肛門側に運ばれていく（図2）．前述のとおり，分岐部を見逃さないように適宜送気しながらスコープを進めていくが，腸液に胆汁が混じってくるとインジゴカルミンの青色が緑色に変化してくることで，Roux-en-Y吻合部が近いことを知ることができる．

Roux-en-Y吻合部では蠕動方向の肛門側にむかう輸出脚にインジゴカルミンが多く流入する一方で，逆蠕動となる輸入脚への流入が少なくなる．この判定は，相対評価のため，両方の管腔にそれぞれ10 cmずつ挿入して流入量を評価し，判定する．この方法で判定を行った結果，正解率は80％であった[2]．

5．Braun吻合を有する場合

胃部分切除・BillrothⅡ法再建で，Braun吻合がない場合は，胃空腸吻合部に二つみえる管腔のうち，残胃小弯に近い側の管腔に進めば，十二指腸輸入脚に挿入できる．

Braun吻合がある場合（図3）には，同様に残胃小弯に近い側の管腔に進むと，Braun吻合部で三つの管腔が存在するが，どれが十二指腸輸入脚に通じる管腔なのか判定しにくい．縫合線を認識できればよいが，認識しにくいこともある．胃空腸吻合部で残胃大弯に近い側の管腔に進めば，Braun吻合部での三つの管腔のうち，中央の管腔が十二指腸輸入脚に通じる管腔と判定できる．

Ⅴ．吻合部でのコツ

1．二つのバルーンを用いたステッキ脱出法

Roux-en-Y吻合部に輸入脚が鋭角に合流している例では，スコープ先端を輸入脚内へ進めることができても，スコープを押すと輸入脚が遠ざかり，スコープを引くと輸入脚が近づくという，いわゆるステッキ状態になりやすい．

ステッキ状態を脱出するための一般的な方法として，短縮操作で上手く鈍角化するか，アングルを解除方向に操作しつつスコープを捻りながら押すことで鈍角化して，脱出を試みる．一般的な方法で脱出できない場合のオプションとして，DBEでは二つのバルーンを用いたステッキ脱出法（図4）がある．輸入脚にスコープ先端を進めた状態で短縮操作を終了後，二つのバルーンを拡張させたままでアングルを解除方向に操作しつつスコープのみを押す．この結果，二つのバ

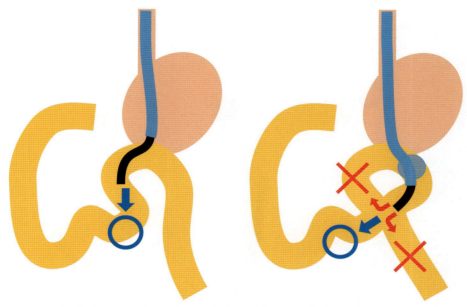

図3 胃部分切除・Billroth Ⅱ法における Braun 吻合の有無別挿入法

ルーンの間にある強い屈曲が引き延ばされて鈍角化される。スコープが進みそうだがスコープ先端バルーンが抵抗になって進めないという状況になってから，スコープ先端バルーンを虚脱させるとスコープを進めることができる。

この方法は Roux-en-Y 吻合部に限らず，ステッキ状態からの脱出が必要な場合に用いることができる。

2．Roux-en-Y 吻合部で反転してしまう場合

Roux-en-Y 吻合部は，他の部位に比較して内腔拡張している場合が多く，スコープを輸入脚にむけようと操作しているうちに，スコープ先端が反転してしまうことがある。内腔拡張していない部位で，無理に反転状態を解除すると裂傷・穿孔を起こす危険がある。必ず内腔拡張した部位まで戻ってから，すべてのバルーンを虚脱させて腸管とスコープの固定をなくした状態で慎重に解除する。

3．Roux-en-Y 吻合部を鈍角化できない場合

BAE は原理的にオーバーチューブ先端バルーンが，スコープ先端に近いほど，操作性がよくなる。しかし，Roux-en-Y 吻合部の周辺では癒着していることが多く，オーバーチューブ先端バルーンが癒着部位で固定されると，輸入脚への進入角度が鋭角のまま固定され，鈍角化できない場合がある。この場合には，オーバーチューブ先端バルーンの固定位置を，手前側に10 cm ほどずらすと，輸入脚への進入角度を鈍角化でき，解決できる場合がある。

Ⅵ．輸入脚でのコツ

1．輸入脚内では water exchange 法で視野確保

輸入脚に入ってからは分岐部を探す必要はないため，送気しないほうがよい。送気してガスで内腔確保すると，腸管が拡張して行き先がわかりやすくなる一方で，腹腔内の限られた空間での腸管の自由度は大幅に低下する。その結果，ループ解除やスコープ形状の単純化が困難になり，通過困難部位への進入角度も制限される。また，輸入脚は盲端になっていることが多く，輸入脚内で送気すると腸管内圧が上がりやすく，塞栓症のリスク[3]にもなる。

無送気で管腔を虚脱させ，管腔内の残存ガスと腸液を吸引して水に置き換えながら挿入する water exchange 法にすれば，腸管の自由度を高く保つことができる。挿入形状を単純化することも，意図的にループを形成することも，腸管の自由度が高ければ容易になる。腸管内腔が拡張しているより虚脱しているほうがバルーンの固定力も強くなる。前述のフードを使用すればレンズが粘膜面に密着せず，スコープの前方に水を溜めやすくなり，視野を維持しやすい。水中では屈折率が変わり，近接してもピントが合い，ハレーションも起きにくい。ガスをすべて吸引して，完全に浸水になれば泡立つこともない。水は，送気・送水ボタンで注入する。送気・送水ボタンは中央の穴を指で塞ぎながら，ゆっくり押し込むと送気してしまうが，穴を塞がずに押し込むか，一気に奥まで押し込め

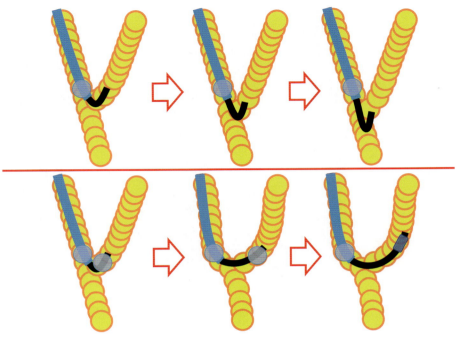

図4 二つのバルーンを用いたステッキ脱出法

ば送気することなく,水のみを注入できる。慣れると,ガスでの内腔確保よりも快適である。

輸入脚盲端に到達したあとも,water exchange法を継続することによって,副次的なメリットがある。胆管空腸吻合部がpin-hole状に高度狭窄してみつけにくい場合に,水中への胆汁流出を手がかりにしてみつけやすくなる。また,胆管空腸吻合部狭窄をバルーン拡張した後,胆管造影時にガスが胆管内に侵入してpneumobiliaになるのを防ぐこともできる。

2. 癒着部位でのコツ

癒着が多い部位では,内視鏡操作に対するスコープ先端の動きが予想しにくいことがあるため,全体の操作速度を遅くして,操作に対する動きを確認しながら慎重に操作する。操作速度が速すぎると,修正操作が増えて,結果的に目的部位への到達が遅くなる。

術後症例では,術後癒着により腹腔内に複数の固定部位がある。複雑なループを作ってからのループ解除は困難なことが多く,無理やり解除しようとすれば穿孔につながりかねない。こまめに短縮操作をして複雑なループを作らないよう心がける。

3. 腸管蠕動・れん縮が起きた場合

輸入脚内では内視鏡の挿入方向と逆方向に蠕動があるため,ブチルスコポラミンやグルカゴンなどを使用して蠕動を止めたほうがよい。また,強いれん縮が起きた場合は,バルーンを拡張したままでいるとれん縮で押し出されてしまうため,れん縮が収まるまですべてのバルーンを虚脱させてやり過ごしたほうがよい。

おわりに

挿入困難例では,BAEの原理を理解し,腸管内圧を低く保ちつつ,ゆっくりと丁寧な操作をすることがよい結果につながる。しかし,BAEによる治療にこだわりすぎて,穿孔などの有害事象を起こしてしまっては,せっかくの低侵襲治療が無意味になってしまう。時には撤退することも必要である。

参考文献

1) Tsutsumi K, Kato H, Okada H, et al.: Transplanted liver graft ischemia caused by pediatric ERCP in the prone position. Endoscopy 46 (suppl 1): 594-595, 2014.
2) Yano T, Hatanaka H, Yamamoto H, et al.: Intraluminal injection of indigo carmine facilitates identification of the afferent limb during double-balloon ERCP. Endoscopy 44 (suppl 2): 340-341, 2012.
3) Yamamoto H: Be aware of the fatal risk of air embolism. Dig Endosc 26: 23, 2014.

* * *

特集

Biliary access 大辞典

胆と膵 Vol. 39 臨時増刊特大号　p. 1079〜1085, 2018

Ⅴ. 消化管手術後症例における小腸内視鏡を用いた biliary access

小腸内視鏡を用いた乳頭・瘻孔への
カニュレーション/結石除去のテクニック【動画付】

木暮　宏史[1]・山田　篤生[1]・大山　博生[1]・金井　祥子[1]・鈴木　辰典[1]・佐藤　達也[1]
白田龍之介[1]・石垣　和祥[1]・武田　剛志[1]・齋藤　　圭[1]・齋藤　友隆[1]・高原　楠昊[1]
濱田　　毅[1]・水野　　卓[1]・中井　陽介[1]・多田　　稔[1]・小池　和彦[1]

> 要約：バルーン内視鏡の登場により，術後再建腸管症例においても十二指腸乳頭や胆管空腸吻合部への内視鏡的アプローチが高い確率で可能となった。しかしながら，乳頭や吻合部に到達できても，解剖学的要因や直視鏡で鉗子起上装置がないなどの内視鏡側の要因により，術後再建腸管症例における胆管カニュレーションや結石除去などの処置は容易ではない。処置成功率を上げるには，挿入時のスコープ形状，乳頭正面視の工夫，造影カテーテルやデバイスの選択など，さまざまな点に留意し，困難例に対処するためのテクニックや知識の引き出しを増やすことが大切である。

Key words：ダブルバルーン内視鏡，ERCP，術後再建腸管

はじめに

　バルーン内視鏡を用いることで，術後再建腸管症例においても十二指腸乳頭や胆管空腸吻合部への内視鏡的アプローチが高い確率で可能となり，胆管結石の治療や胆道閉塞に対するステント治療が行えるようになった[1]。しかしながら，乳頭や吻合部に到達できても，解剖学的要因や直視鏡で鉗子起上装置がないなどの内視鏡側の要因により，術後再建腸管症例における胆管カニュレーションや結石除去などの処置は，通常のERCP手技とは異なる点も多く容易ではない。

　本稿では，とくにshort typeのダブルバルーン内視鏡を用いる際の術後再建腸管症例における胆管カニュレーションと結石除去のコツについて述べる。

Techniques for Biliary Cannulation and Stone Removal Using Enteroscopy
Hirofumi Kogure et al
1）東京大学消化器内科（〒113-8655 文京区本郷7-3-1）

Ⅰ. 胃切除 Roux-en-Y 再建術後症例における 胆管カニュレーション/結石除去

1. 乳頭到達時のスコープ形状の重要性

　胃切除Roux-en-Y再建術後症例においても，ダブルバルーン内視鏡を用いれば，ほとんどの症例で乳頭に到達することができるが，ただ到達さえすればよいわけではなく，同一症例でも乳頭到達時のスコープ形状によって乳頭のみえ方がかなり異なり（図1），カニュレーションの成否に影響する[2]。

　胃切除Roux-en-Y再建術後症例の場合，スコープのループを解除して挿入するとスコープの形状はU字（図1a）になるが，乳頭が接線方向にしかみえないことが多い。Pushで大きなループを形成したままスコープを挿入したほうが乳頭を正面視しやすく（図1b），後述するRetroflex positionにもできる。ループを形成したまま乳頭に到達してもどうしても乳頭の正面視ができない場合は，逆に完全にstretchすると乳頭の正面視が得られることもあり，スコープの形状を色々変えてみることが重要である。

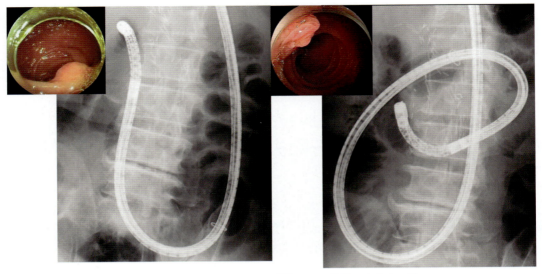

図1 乳頭到達時のスコープの形状による乳頭のみえ方の違い
a：短縮して挿入した場合。乳頭は接線方向に位置しカニュレーションは困難。
b：Pushでループを形成して挿入した場合。乳頭正面視可能でカニュレーションは容易。

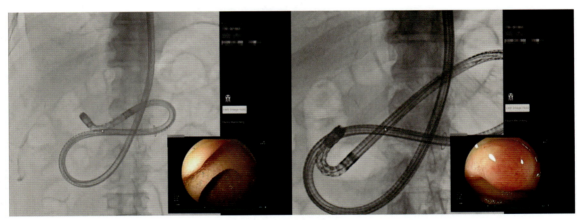

図2 Retroflex position
a：乳頭に到達した時点では，乳頭は接線方向で正面視できていない。
b：アップアングルをかけてスコープをpushし下十二指腸角で反転させて乳頭を正面視（Retroflex position）。

2．カニュレーション時の乳頭の位置

胃切除Roux-en-Y再建術後症例では，通常のERCPと異なり，スコープが肛門側からの挿入となるため，乳頭の長軸方向が上下逆さまになる。したがって，通常のERCPでは胆管軸は11時方向であるが，ダブルバルーンERCPでは乳頭が12時方向にある場合，胆管軸は5時方向となる。

新しいshort typeのダブルバルーン内視鏡（EI-580BT；富士フイルム社）はカテーテルが5時半方向から出るため，スコープを回転させて6時方向に乳頭をもってくると，カニュレーションの際に胆管方向に軸が合いやすいが[3〜5]，われわれの経験では6時方向にもってくるのが難しい症例も多く，そうした症例では安定して正面視可能な位置に乳頭をもってきて，カニュレーションを試みている[6]。

3．乳頭正面視のコツ

ループを解除せずにスコープを挿入すると乳頭到達時のスコープ形状は逆αになることが多く，乳頭は9〜11時の接線方向にみえる（図2a）。そうした症例でアップアングルをかけて輸入脚でたわみを作るようにスコープをpushしていくと，下十二指腸角でスコープを反転させることができる（Retroflex position）[3,4]（図2b）。その結果，乳頭を正面視でき，かつ乳頭から適度な距離をとれるようになり，カニュレーションしやすくなる。

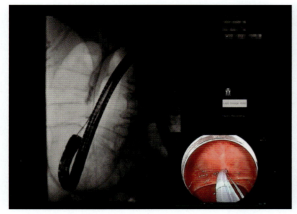

図3 TRUEtomeを用いたカニュレーション
乳頭は12時方向に位置している。TRUEtomeを回転させて5時方向にむけてブレードを張り胆管カニュレーションに成功。

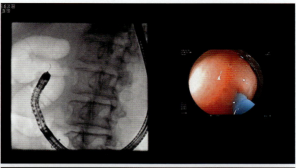
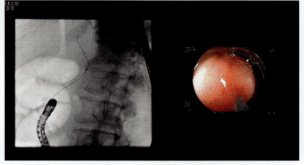

図4 乳頭正面視困難例
a：乳頭の手前に先端フードを押し当てて乳頭をこちら側にむけ、造影カテーテルの先端を開口部にひっかける。
b：Radifocusで探り胆管深部挿管に成功。

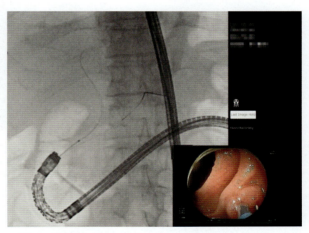

図5 膵管ガイドワイヤー法によるカニュレーション
乳頭は5時方向に位置している。膵管に留置したガイドワイヤーの左上からアプローチして胆管カニュレーションに成功。

4．造影カテーテルの選択

　乳頭が正面視できている場合、新品で曲がり癖のないストレートタイプのカテーテルを使用すると胆管軸に合って深部挿管しやすい。われわれはシングルルーメンタイプだがガイドワイヤーを挿入したまま造影可能な0.025インチERCP-catheter（MTW社）を第一選択としている[6]。ガイドワイヤーは0.025インチのVisiGlide2（オリンパス社）かEndoSelector（パイオラックスメディカルデバイス社（製造），ボストン・サイエンティフィック社（販売））を用いることが多い。胆管下端が屈曲していてカテーテルのみで深部挿管が困難な場合には、造影して胆管の走行を確認しながらガイドワイヤーで探り深部挿管を試みる。Seeking困難な場合は親水性ガイドワイヤー（Radifocus：テルモ社）を用いる[2]。

　ストレートタイプのカテーテルで乳頭開口部にカテーテル先端を合わせられない場合や膵管方向にむきやすい場合は、回転式sphincterotome（TRUEtome：ボストン・サイエンティフィック社）を用いる[2]（図3）。TRUEtomeは先端弯曲長が短く、先端チップが左右に回転するため、乳頭からの距離や乳頭の位置による制限が少なく、親水性ガイドワイヤーも使用できるため、非常に有用である。

5．乳頭正面視困難例への対処

　乳頭が接線方向にしかみえない場合は、乳頭の手前に先端フードを押し当てて乳頭をこちら側にむけつつ、造影カテーテルの先端を開口部にひっかけて引き寄せながらカニュレーションを行う[6]（図4）。カテーテル先端を開口部にひっかけるまでは、スコープのアングル操作のみでカニュレーションする形になるため、はじめにカテーテルを出す長さが大切であり、繊細なカテーテル操作が求められる。

　この方法でカニュレーションをする際は、胆管造影が得られても乳頭を引き寄せることで胆管下端が直角に近く屈曲しているため、Radifocusで慎重に探って深部挿管を試みる必要がある。

6．胆管挿管困難例への対処

　胆管挿管が困難で膵管のみに挿管される場合、膵管ガイドワイヤー法が有用である。膵管のガイドワイ

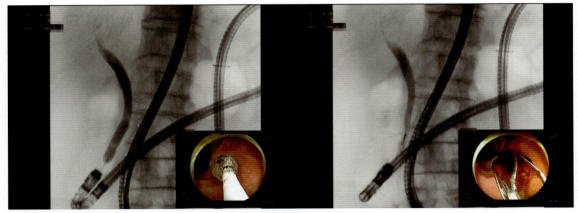

図 6 EPBD
a：10 mm Hurricane で EPBD 施行。
b：ワイヤーガイド式バスケットカテーテルで結石除去。

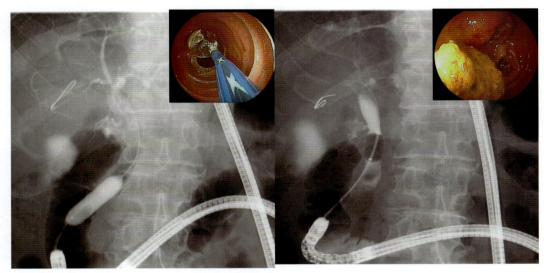

図 7 EPLBD without EST
a：EST は付加せず 13〜15 mm REN で EPLBD 施行。
b：バルーンカテーテルで結石除去。

ヤーで乳頭を固定することで，乳頭正面視がしやすくなるのと胆管下端が直線化されるのが利点である。乳頭が5〜6時方向であれば膵管ガイドワイヤーの左上，乳頭が11〜12時方向であれば膵管ガイドワイヤーの右下を沿わすようにカテーテルを出していくと，比較的容易に胆管深部挿管が可能である[7]（図5）。膵管ガイドワイヤー法でも胆管挿管困難な場合は，別稿で詳述されている Uneven Double Lumen Cannula（パイオラックスメディカルデバイス社）を用いた方法（Uneven method）が有用である[8]。

7．乳頭処置

胃切除 Roux-en-Y 再建術後症例に対する EST には，TRUEtome や回転可能な押し切りタイプの sphincterotome（RotaCut B II Shape：Medi-Globe社）を用いる方法[7,9]や，プラスチックステントを留置後にステントに沿ってニードルナイフで切開する方法[10]があるが，高度な技術が必要で困難なことも多い。われわれは簡便な EPBD を第一選択としている[6]（図6）。胆管径に応じて6〜10 mm 径の胆管拡張用バルーンカテーテル（Hurricane：ボストン・サイエンティフィック社，ZARA EPBD バルーン：センチュリーメディカル社，REN：カネカメディックス社）を用いる。

大結石や多数結石例に対しては，胆管径が12 mm 以上あれば EPLBD を施行している[11]（図7）。胆管径に応じて12〜20 mm 径の胆管拡張用バルーンカテーテル（Giga II EPLBD バルーン：センチュリーメディカ

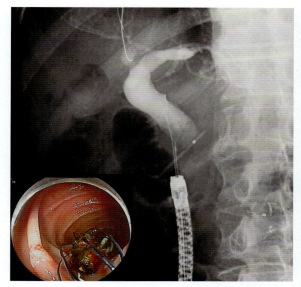

図8 オーバーザワイヤータイプの8-Wire Nitinol Basketによる結石除去
バスケットが形状を保持したままよく開き，結石の捕獲能が高い。

ル社，REN）を用いる。ESTは付加しておらず，EPLBDバルーンが挿入困難な場合はEPBDを先行して行う[6]。

EPBDやEPLBDの際に，胆管径より太径のバルーンを使用しないこと，また胆管軸とバルーンの軸が合うように拡張することが，穿孔や膵炎を回避するために重要である。

8．結石除去

結石除去の際に通常のERCPより力を加えにくいので，大きめの結石の場合は嵌頓を予防するために，ガイドワイヤー誘導式の砕石具（BML-V437QR-30：オリンパス社，ゼメックスクラッシャーカテーテル：ゼオンメディカル社）を積極的に使用する。結石破砕後や小結石にはワイヤーガイド式バスケットカテーテル（FG-V435P・FG-V436P：オリンパス社）や結石除去用バルーンカテーテル（Multi-3V Plus：オリンパス社，Tri-Ex Triple Lumen Extraction Balloon：Cook社）を用いるが，胆管軸と合わず胆管下端に結石が残存してしまう場合は，オーバーザワイヤータイプの8-Wire Nitinol Basket（Medi-Globe社）（図8）やMemory Basket Eight Wire（Cook社），オフセットバルーンカテーテル（ゼオンメディカル社）が有用である。

結石除去の際にデバイスを引いてくると胆管のほうにスコープが引き込まれるので，アングル操作で胆管軸に沿って遠ざかる力（対側の十二指腸壁にむかってスコープ先端を振るような操作）を加えて結石を排出

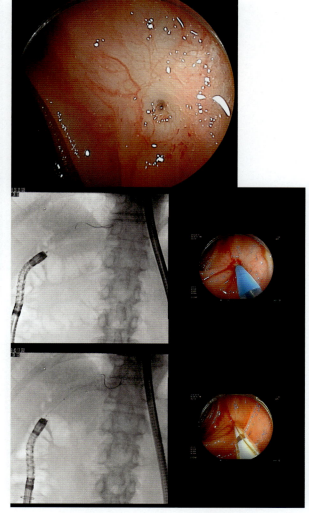

図9 高度の胆管空腸吻合部狭窄例
a：胆管空腸吻合部はピンホール状に狭窄している。
b：カテーテル先端を開口部に合わせ0.025インチガイドワイヤーを挿入。
c：RENで狭窄部を突破。

する。スコープを引き抜く操作は胆管軸とは合わずに結石排出には有効でないうえに，下十二指腸角の辺りに裂創を形成しやすいので避ける。

II．胆管空腸吻合術後症例における胆管カニュレーション/結石除去

1．カニュレーション

まず胆管空腸吻合部をみつけないことにははじまらない。胆汁の流出やX線透視でのpneumobiliaが目印になる。吻合部が襞裏にあることや狭窄して潰瘍瘢痕様になっていることがあり，慎重に探す必要がある。胆管空腸吻合部の多くは正面視可能だが，その際にスコープは左肝内胆管方向をむいていることが多いの

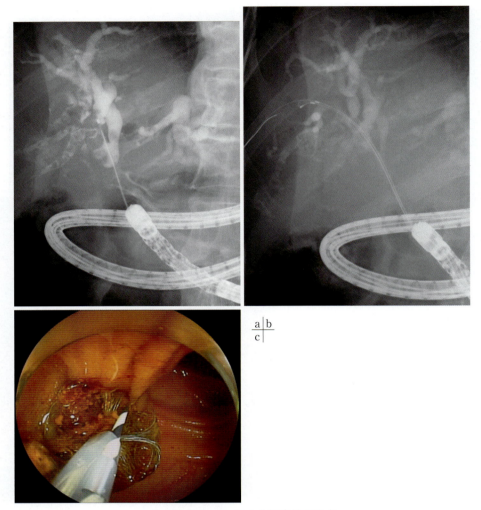

図10 Reformaによる肝内結石除去
a：右肝内胆管末梢に多数の肝内結石を認める。
b：目的の胆管枝へReformaを挿入。
c：肝内結石を除去。

で，ストレートタイプのカテーテルでカニュレーションすると左肝内胆管に挿入されやすい。肝切除術後などで胆管空腸吻合部の正面視が困難な場合や，右肝内胆管を狙う場合は，TRUEtomeが有用である。

高度の吻合部狭窄例では，0.025インチのガイドワイヤーを先行させて胆管内に進めた後に先端がテーパーされた胆管拡張用バルーン（REN：カネカメディックス社）やESダイレータ（ゼオンメディカル社）を用いて狭窄部を突破する（図9）（動画）。ガイドワイヤーも挿入不能な場合はメタルチップカテーテル（PR-132Q：オリンパス社）を用いてカニュレーションを試みる[6]。

2．胆管空腸吻合部の拡張

胆管拡張用バルーンカテーテル（Hurricane, REN）を用いている。拡張バルーン径は吻合部の上流の胆管径に合わせて選択する。胆管径を超える径のバルーンで拡張するのは穿孔のリスクがあるので避ける。膜様狭窄の拡張は比較的容易であるが，炎症または線維化に伴う硬い狭窄の場合はバルーン拡張時に思わぬところが裂けることがあるので，細めのバルーンで拡張して問題なければ太いバルーンで拡張する，というように段階的に拡張を行うと安全である。吻合部の拡張の際は最大拡張圧（8 atm程度）までゆっくり加圧して，1分間維持するようにしている。スコープポジションが安定しない症例では，バルーン表面にざらつきをもたせた加工が施されたZARA EPBDバルーン（センチュリーメディカル社）が拡張中のバルーンのスリッピングが生じないので有用である。

3．結石除去

胆管空腸吻合術後の肝内結石例では，結石の存在する胆管に選択的にデバイスを誘導する必要があり，ワイヤーガイド式バスケットカテーテル（FG-V435P・

FG-V436P）やオーバーザワイヤータイプのバルーンカテーテル（Tri-Ex Triple Lumen Extraction Balloon, オフセットバルーンカテーテル）を用いる。しかしながら，結石のある胆管枝に進まない，末梢胆管や狭窄近傍だとバスケットが開かない，といった困難にしばしば直面する。そのような場合には，オーバーザワイヤータイプで，バスケットの形状が保たれたまま開いて結石の捕獲能が高い 8-Wire Nitinol Basket（Medi-Globe 社）や，先端が細径で屈曲の強い胆管や末梢胆管まで挿入でき，細い胆管でもバスケットが開く，網目の細かいタイプのバスケット（Reforma：パイオラックスメディカルデバイス社）が有用である[12]（図10）。

おわりに

　術後再建腸管症例における胆管カニュレーションと結石除去のコツについて概説した。鉗子口径 3.2 mm の short type のバルーン内視鏡や新たなデバイスの登場により，処置成功率の向上が期待されるが，術後再建腸管症例はバリエーションに富んでおり，一筋縄ではいかない。バルーン内視鏡ならではのテクニック，デバイスの知識など，困難例に対処するための引き出しを増やすことが大切である。

参 考 文 献

1) Shimatani M, Hatanaka H, Kogure H, et al.：Diagnostic and Therapeutic Endoscopic Retrograde Cholangiography Using a Short-Type Double-Balloon Endoscope in Patients With Altered Gastrointestinal Anatomy：A Multicenter Prospective Study in Japan. Am J Gastroenterol 111：1750-1758, 2016.
2) 木暮宏史，山田篤生，伊佐山浩通，ほか：Roux-en-Y 法再建術後症例に対するカニュレーション—ダブルバルーン内視鏡を用いて—. 消内視鏡 26：264-269, 2014.
3) 糸井隆夫，粕谷和彦：胆膵内視鏡医のための消化管術後症例の解剖と ERCP テクニック（第 4 回） Roux-en-Y 吻合. 胆と膵 32：987-1007, 2011.
4) 石井健太郎，糸井隆夫，森安史典：バルーン内視鏡を用いた胆膵内視鏡治療. 消化器内視鏡プロフェッショナルの技—上級者へのステップアップのために—, 入澤篤志編集, 291-294, 日本メディカルセンター, 2013.
5) 島谷昌明，高岡　亮，池浦　司，ほか：術後腸管に対する ERCP におけるカニュレーションテクニック. 胆と膵 32：943-950, 2011.
6) 木暮宏史：術後腸管に対する ERCP. 胆膵内視鏡治療手技の極意とトラブルシューティング, 小池和彦監修, 伊佐山浩通編集, 71-78, 羊土社, 2012.
7) 島谷昌明，高岡　亮，三好秀明，ほか：消化管再建術後例に対するバルーン内視鏡を用いた胆膵内視鏡治療の進歩—最新の知見も含めて—. 胆道 31：809-820, 2017.
8) Takenaka M, Yamao K, Kudo M：A novel method of biliary cannulation for patients with Roux-en-Y anastomosis using a unique, uneven, double lumen cannula（Uneven method）. Dig Endosc 2018.［Epub ahead of print］
9) 花田敬士，福本　晃，飯星知博：ダブルバルーン内視鏡を用いた ERCP. Gastroenterol Endosc 55：68-76, 2013.
10) Ryozawa S, Iwamoto S, Iwano H, et al.：ERCP using double-balloon endoscopes in patients with Roux-en-Y anastomosis. J Hepatobiliary Pancreat Surg 16：613-617, 2009.
11) Kogure H, Tsujino T, Isayama H, et al.：Short- and long-term outcomes of endoscopic papillary large balloon dilation with or without sphincterotomy for removal of large bile duct stones. Scand J Gastroenterol 49：121-128, 2014.
12) 木暮宏史，山田篤生，伊佐山浩通，ほか：胆管空腸吻合部狭窄の診断・治療におけるダブルバルーン内視鏡の有用性. 胆と膵 35：157-161, 2014.

動画 URL

木暮　宏史　動画 URL【http：//www.igakutosho.co.jp/movie2/movie39-33.html】
（ユーザー名：igakutosho　パスワード：tantosui39s）

＊　　　＊　　　＊

なるほど統計学とおどろき Excel® 統計処理

改訂第8版

Excel® 統計処理用 CD-ROM（ystat2018）付属

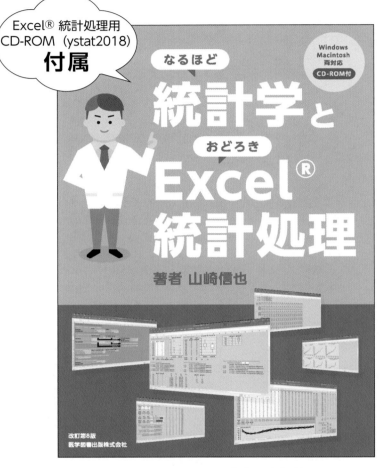

ISBN：978-4-86517-243-0　定価（本体 4,800 円＋税）

目次

Part 1 なるほど統計学
- Chapter 1　汎用比較統計（いわゆる有意差検定）
- Chapter 2　その他の比較統計
- Chapter 3　適切な比較統計法の選択チャート
- Chapter 4　統計に関する基本的事項
- Chapter 5　データマネージメント

Part 2 おどろき Excel® 統計処理
- Chapter 6　統計処理と Excel® について
- Chapter 7　ystat2018 使用の流れ
- Chapter 8　ystat2018 の全般的解説
- Chapter 9　各種統計方法のシートの解説
- Chapter 10　統計と Excel® のワークシート
- Chapter 11　統計数値表

25 種の統計処理法プログラム済み（Windows / Macintosh 両対応）

1. 対応があるt 検定（Paired t-test）
2. ウイルコクソン順位和検定（Wilcoxon t-test）
3. 対応がないt 検定（Unpaired t-test）
4. マンホイットニー順位和検定（Mann-Whitney U-test）
5. 対応がある分散分析（Repeated measures ANOVA）
6. フリードマン順位検定（Friedman's χ^2r-test）
7. 対応がない分散分析（Non-repeated measures ANOVA）
8. クリスカルウオーリス順位検定（Kruskal Wallis H-test）
9. ボンフェローニ検定（Bonferroni Correction）
10. ダネット検定（Dunnett's test）
11. SNK 検定（SNK：Student-Newman-Keuls test）
12. ボンフェローニ補正ウイルコクソン検定（Wilcoxon t-test with Bonferroni correction）
13. ボンフェローニ補正マンホイットニー検定（Mann-Whitney U-test with Bonferroni correction）
14. カイ二乗検定（Chi-square test）
15. 2 × 2 カイ二乗検定（2 × 2 Chi-square test）
16. イエーツ補正2 × 2 カイ二乗検定（Yates 2 × 2 Chi-square test）
17. フィッシャー直接確率試験（Fisher exact probability）
18. m × n カイ二乗検定（m × n Chi-square test）
19. イエーツ補正m × n カイ二乗検定（Yates m × n Chi-square test）
20. F 検定（F-test）
21. ヒストグラム（Histogram）
22. 直線回帰（Linear regression）
23. 非直線回帰（Non-linear regression）
24. 相関（Correlation）
25. スペアマン順位相関（Spearman's correlation）

詳しくは ▶ URL：http://www.igakutosho.co.jp　または、医学図書出版　で検索

医学図書出版株式会社

〒113-0033　東京都文京区本郷 2-27-18（本郷 BN ビル 2 階）
TEL：03-3811-8210　FAX：03-3811-8236
URL：http://www.igakutosho.co.jp
E-mail：info@igakutosho.co.jp

特集

Biliary access 大辞典

Ⅴ．消化管手術後症例における小腸内視鏡を用いた biliary access

小腸内視鏡を用いた EST のテクニック【動画付】

良沢　昭銘[1]・水出　雅文[1]・谷坂　優樹[1]・原田　舞子[1]
藤田　曜[1]・南　一洋[1]・小川　智也[1]・加藤　里絵[1]

要約：Billroth Ⅱ 法再建例や Roux-en-Y 再建症例などの消化管手術後症例では，小腸内視鏡を用い，特殊な処置具を用いて EST を行う必要がある。このような症例に対する EST では，①Billroth Ⅱ 法専用のプッシュタイプのスフィンクテロトームやナイフの方向を回転させることができるタイプのスフィンクテロトーム，成型してナイフの方向を変えた通常のスフィンクテロトームを用いる方法と，②胆管ステントを留置してニードルナイフで切開する方法がある。

Key words：内視鏡的乳頭括約筋切開術，EST，術後再建腸管

はじめに

　内視鏡的乳頭括約筋切開術（endoscopic sphincterotomy：EST）は 1974 年に開発されて以来[1~3]，現在ではその有用性，安全性は確立されたものとなっている。EST は総胆管結石に対する標準的治療として行われるほか，各種胆道内視鏡下の診断や治療に際して適応がある[4]。一方，Billroth Ⅱ 法再建例や Roux-en-Y 再建症例などの消化管手術後症例に対する ERCP 関連処置は難易度が高く，これまで非現実的とされてきた。しかしながら近年小腸内視鏡の登場により，アプローチ成功率は飛躍的に向上した[5]。このような消化管手術後症例に対する EST では，特別な対応を要する[4]。本稿では小腸内視鏡を用いた EST の実際について述べる。

Endoscopic Sphincterotomy (EST) in Surgically
Altered Anatomy
Shomei Ryozawa et al
1) 埼玉医科大学国際医療センター消化器内科
　（〒350-1298 日高市山根 1397-1）

Ⅰ．使用するスコープ

　当科では，3.2 mm の鉗子口径を有する有効長 1,520 mm のショートタイプのシングルバルーン内視鏡（SIF-H290S，オリンパス社）を用いている。富士フイルム社からも同様のタイプのダブルバルーン内視鏡（EI-580BT）が市販されている。

Ⅱ．EST の実際

　Billroth Ⅱ 法再建例や Roux-en-Y 法再建例では乳頭の位置は一定しておらず，画面のさまざまな方向に観察される可能性がある。このため，通常のスフィンクテロトームでは切開方向が合わない。このような症例に対する EST では，①特殊なスフィンクテロトームを用いる方法，②ニードルナイフを用いる方法で EST を行う[6]。

1．特殊なスフィンクテロトームを用いる方法

　ナイフがシャフトの反対側についた Billroth Ⅱ 法専用のプッシュタイプのスフィンクテロトームが数社から市販されている。他には，ナイフの方向を回転させることができるタイプのスフィンクテロトームや，通常のスフィンクテロトームを成型してナイフの方向を変えて用いる方法（図 1）もある。

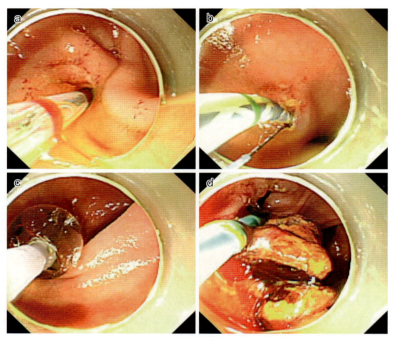

図1 Roux-en-Y法再建例に対する成型してナイフの方向を変えた通常スフィンクテロトームによるESTとEPLBD（文献6より引用）
a：乳頭をよい方向に位置させてカニュレーションする。
b：通常のスフィンクテロトームを成型してナイフの方向を変えてESTを行った。
c：ラージバルーンで胆管口を拡張させた。
d：バルーンカテーテルで複数の結石が除去された。

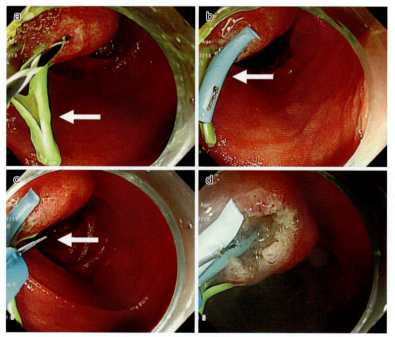

図2 Billroth II法再建例に対するニードルナイフによるEST
a：良性胆管狭窄症例。前回胆管挿入困難で膵管ステント（矢印）を留置して終了。今回胆管深部挿管に成功したので次回以降の胆管挿入のためにESTを行うこととした。
b：胆管ステント（矢印）を挿入した。
c：ニードルナイフ（矢印）を用いてESTを行う。
d：胆管ステントを剥き出しにする要領で切開をすすめる。

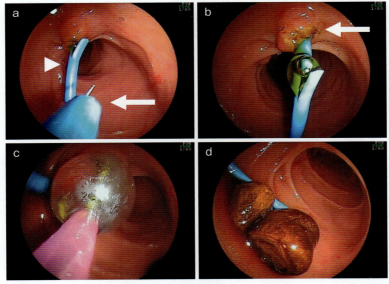

図3 Roux-en-Y法再建例に対するニードルナイフによるESTとEPLBD（文献6より引用）
a：胆管ステント（矢頭）を留置し，胆管開口部からニードルナイフ（矢印）で切開を開始する。
b：胆管ステントに沿って，口側隆起を切開（矢印）する。
c：ラージバルーンで胆管口をさらに拡張させる。
d：複数の巨大結石が除去された。

しかし，このような特殊なスフィンクテロトームは病院に常備していないことが多く，また回転できるタイプのスフィンクテロトームや通常のスフィンクテロトームを成型したものも思う方向にナイフがむかないことがある。

2．ニードルナイフを用いる方法

当施設ではニードルナイフ（KD-V451M，オリンパス社）を用いる方法で，BillrothⅡ法再建例（図2）（動画1）やRoux-en-Y法再建例（図3）（動画2：文献6から引用）に対してESTを行うことが多い。胆管ステントを留置後，ステントに沿って口側隆起をニードルナイフで切開する方法である。実際には，胆管に7 Frのプラスチックステントを留置した後に，ニードルナイフを用いてステントを肛側から徐々に剥き出しにしていく要領で切開を行っていく。ある程度ステントの方向がわかるようになれば，口側から切開を開始してもよい。EST後はステントを抜去してから結石除去や金属ステント留置などの処置を行う。

おわりに

小腸内視鏡を用いたESTの実際について述べた。

消化管手術後症例に対するESTは，非常に難易度の高い処置であり，熟練ERCP医のもとで施行されるのが望ましい。

参考文献

1) Kawai K, Akasaka Y, Murakami K, et al.：Endoscopic sphincterotomy of the ampulla of Vater. Gastrointest Endosc **20**：148-151, 1974.
2) 相馬 智, 立川 勲, 岡本安弘, ほか：内視鏡的乳頭切開術および遺残胆道結石摘出の試み. Gastroenterol Endosc **16**：446-453, 1974.
3) Classen M, Demling L：Endoskopische sphinkterotomie der papilla Vateri und steinextraktion aus dem ductus choledochus. Dtsch med Wochenschr **99**：496-497, 1974.
4) 良沢昭銘, 糸井隆夫, 潟沼朗生, ほか：EST診療ガイドライン. Gastroenterol Endosc **57**：2721-2759, 2015.
5) 良沢昭銘, 岩野博俊, 谷坂優樹, ほか：術後再建腸管におけるバルーン内視鏡による胆膵疾患の診断と治療. Gastroenterol Endosc **58**：1395-1403, 2016.
6) 良沢昭銘, 谷坂優樹, 原田舞子, ほか：VTRでみせるEST困難例への対応【動画付】. 胆と膵 **37**：1207-1211, 2016.

動画URL

良沢 昭銘　動画①URL【http://www.igakutosho.co.jp/movie2/movie39-34.html】
　　　　　（ユーザー名：igakutosho　パスワード：tantosui39s）
良沢 昭銘　動画②URL【http://www.igakutosho.co.jp/movie2/movie39-35.html】
　　　　　（ユーザー名：igakutosho　パスワード：tantosui39s）

監修：日本消化器内視鏡学会

上部・下部消化管内視鏡スクリーニング検査を行う
すべての医療従事者のマニュアル本として…

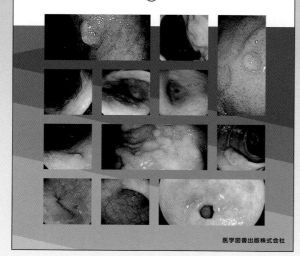

上部消化管内視鏡スクリーニング検査マニュアル

A4版　フルカラー
定価：（本体 4,800 円＋税）
ISBN：978-4-86517-216-4

下部消化管内視鏡スクリーニング検査マニュアル

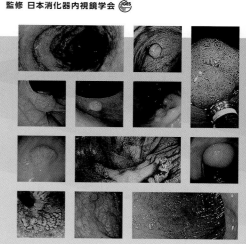

A4版　フルカラー
定価：（本体 4,800 円＋税）
ISBN：978-4-86517-268-3

詳しくは▶URL：http://www.igakutosho.co.jp　または、医学図書出版 で 検索

医学図書出版株式会社

〒113-0033　東京都文京区本郷 2-27-18（本郷 BN ビル 2 階）
TEL：03-3811-8210　FAX：03-3811-8236
URL：http://www.igakutosho.co.jp
E-mail：info@igakutosho.co.jp

特集

Biliary access 大辞典

Ⅴ. 消化管手術後症例における小腸内視鏡を用いた biliary access

小腸内視鏡における偶発症の予防と対策

小穴　修平[1]・山本　一成[1]・斎藤　慎二[1]・松本　主之[1]

要約：ダブルバルーン内視鏡を用いた胆膵内視鏡治療は従来アプローチ困難であった術後再建腸管症例に対する有効な治療手技となっているが，通常の ERCP と比較し高い偶発症の発生率が問題となっている。ダブルバルーン内視鏡では，盲端部までの挿入手技と ERCP 関連手技のそれぞれで特有の手技の難しさがある。安全に施行するためには症例の適切な選択，術中管理，挿入手技や ERCP 関連手技にかかわる偶発症の予防が必要となる。本稿では偶発症への予防と対策法について述べる。

Key words：ダブルバルーン内視鏡，術後腸管，ERCP，偶発症，予防

はじめに

　術後再建腸管症例に対する ERCP 関連手技はダブルバルーン内視鏡の登場により一般に普及する段階となった。普及につれて高難易度の手技に起因する偶発症の発症も報告され，その予防と対策法が求められている。

　現在，術後腸管へのアプローチとしては short double-balloon endoscope（DBE）と single balloon endoscope（SBE）を使用した二つの方法があり，総じて balloon assisted endoscopy（BAE）とよばれる。本稿では DBE を中心に解説する。

　Double-balloon endoscopic assisted ERCP（DB-ERCP）における偶発症は DBE の盲端部までの挿入手技と ERCP 関連手技に伴うものとがある。それぞれの段階において，通常の非術後腸管症例への手技とは異なる注意点がある。DB-ERCP の施行に際しては症例の選択，術中管理，盲端部までの挿入，ERCP 関連手

Method of Prevention and Countermeasure for Complications in Balloon Assisted Endoscopy
Shuhei Oana et al
1）岩手医科大学内科学講座消化器内科消化管分野
　（〒 020-8505 盛岡市内丸 19-1）

技の段階に分けて偶発症の発症の要因を理解し予防する必要がある。これまで DB-ERCP の偶発症については，穿孔，後腹膜気腫，粘膜裂創，胆管損傷，膵炎，胆管炎，消化管出血，誤嚥性肺炎，脳塞栓症などが報告されている[1~4]。これまでの報告における DB-ERCP の偶発症の発生率は 0~17% と報告されている[1]。本稿では自験例での偶発症の経験も踏まえて，現在行っている予防と対策について解説する。

Ⅰ. 症例の選択

　DB-ERCP の手技時間は挿入まで 22.4 ± 20.8（mean ± SD）分，総処置時間は 56.3 ± 32.5（mean ± SD）分と報告されており[1]，通常の ERCP と比較し時間を要する手技である。長い手技時間を安全に施行するためには症例の選択と厳格な術中管理が必要となる。症例の選択にあたり留意することは，患者が腹臥位で 60 分程度耐えられる心肺機能を有しているかどうかである。手技時間が長くなることで心不全，術中の循環動態の変動，誤嚥性肺炎の発症が危惧される。実際，誤嚥性肺炎については Shimatani ら[1]による本邦の multicenter study でも 2/311 例（0.6%）で報告されている。循環器系の基礎疾患の有無，抗凝固薬の服薬歴，年齢などは偶発症の発症に影響を与える。年齢については高齢者でも安全に施行可能であったとの報告[5]も

みられるが，そもそも施行症例の選定自体にバイアスがかかっている可能性があり高齢者への安全性については一定の見解が得られていない。また，高齢者・肥満者においては長時間の腹臥位は換気障害のリスクが高いことが報告されており手技中の呼吸状態の管理には注意が必要である[6]。その他，術前に把握しておくべき患者の状態として大量の胸腹水や癌性腹膜炎の有無がある。大量の胸腹水は腹臥位の際の換気不良の要因や呼吸状態の悪化，癌性腹膜炎は全身状態の低下や穿孔を生じた際の致死的な状態に陥るリスクを伴う。実臨床において全身状態不良の患者の DB-ERCP 施行の依頼も多くなってきているが，施行にあたっては個々の基礎疾患や全身状態を評価したうえでの判断が必要となる。

II．術中管理

長い手技時間となるため術中管理における適切な鎮痛・鎮静剤の使用が重要である。患者モニタリングとして，心電図モニター，パルスオキシメーターでの管理は基本である。

内視鏡処置の際の sedation として，ペンタゾシンや塩酸ペチジンなどの鎮痛剤とミダゾラム，ジアゼパム，フルニトラゼパムなどの鎮静剤を併用しての管理が行われている。自施設では通常の ERCP 手技と同様に検査開始時にペンタゾシンとミダゾラムを静注し，適時ミダゾラムの追加投与を行い安定した鎮静が得られるように調節している。DB-ERCP では長時間の処置となるため必然的に鎮静剤の使用量も多くなり，過鎮静や呼吸抑制を生じるリスクが高くなる。鎮静不良例に対してはプロポフォールによる管理も検討されるが，添付文書上「麻酔技術に熟練した医師が，専任で患者の全身状態を注意深く監視すること」の縛りがあり，術者以外の人員が必要となるなどの煩わしさがある。また，一旦 ERCP 関連手技が始まると呼吸抑制が生じてもなかなか途中で引き返しがたい状況となることも多く，非挿管下において使用しがたい。そのため，当科では鎮静不良例であることが事前に把握できている症例に対しては呼吸抑制がない，デクスメデトミジン（プレセデックス®）併用下での鎮静管理を行い，過鎮静による呼吸抑制の予防を行っている。

現在，DB-ERCP 時に使用する送気は空気による腹部膨満とそれに伴う換気障害，穿孔時の気腹，腸管・胆管内圧の上昇による脳塞栓症の予防のため CO_2 が用いられている。CO_2 送気は有効な反面，長時間の鎮静下での使用では体内の CO_2 の蓄積が危惧される。閉塞性肺疾患例や呼吸機能低下例では CO_2 の蓄積のリスクが高くなるため，術前に把握しておく必要がある。高 CO_2 血症や無呼吸状態の早期発見に対して経皮的 CO_2 分圧モニタリングの使用の有効性が報告されており[8]，不測の呼吸状態の変化の発見に有効な安全対策となり得ると思われる。

III．盲端部までの挿入

DB-ERCP における難易度については再建法により異なり，術式の解剖学的特徴を理解して施行することが重要である。盲端部までの挿入の偶発症でもっとも注意すべきは穿孔であるが，穿孔につながる粘膜裂創の形成にも注意する必要がある。

1．粘膜裂創

現在，内視鏡に先端フードを装着し挿入するのが一般的であるが，先端フードと小腸粘膜との接触による粘膜裂創の形成が経験される。粘膜裂創は屈曲部の通過の時に形成されることが多いが，管腔へ直線的に挿入している際にも生じる。小腸絨毛が剝離され先端フードに白い粘膜として付着しているときは先端フードが強く接触している可能性があり，粘膜裂創を生じるリスクが高まる（図1a）。そのため，小腸粘膜との過度の接触を避けて挿入する必要がある。屈曲部を通過する際に push 操作で通過するのではなく，ストレッチやプルバック操作により可能な限り屈曲を直線化しながら挿入を行う。また，適時透視で腸管ガス像による腸管走行の方向，内視鏡のたわみによる腸管の過剰な伸展の有無を確認しながら挿入することも大切である。腸管屈曲の強い所では腸管走行方向の確認や通過に難渋するため，時に push 操作での挿入が必要となる。その様な場面では粘膜裂創の形成がしやすくなる（図1b）。屈曲部における粘膜裂創の形成の予防として，自施設では管腔内へ生理食塩水を注水しながら内視鏡の挿入操作を行っている。大腸内視鏡時の注水法と違い，DB-ERCP では残便の影響を受けないため視野確保が得られやすく管腔方向の把握に有効である。さらに，注水は屈曲部の鈍化の効果もあるため，粘膜裂創の形成の予防に役立つと考え施行している。

2．穿孔

DB-ERCP では盲端部までの挿入時の穿孔と ERCP 関連手技に伴う穿孔の両方について予防する必要がある。穿孔の発症については各再建術式で報告されている[1,8]。これまでの報告は少数例のみのため，正確な発生頻度は不明であるが，Shimatani ら[8]は5%であったと報告している。Shimatani ら[1]は穿孔を気腫像で確認

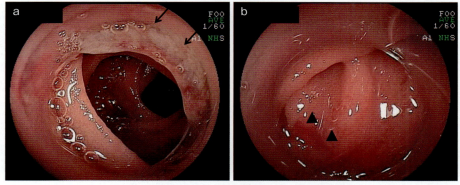

図1 挿入時の内視鏡の先端部による粘膜損傷
a：小腸絨毛が剝離し，先端フード内に付着している（→）。
b：小腸粘膜にわずかな裂創が形成されている（▲）。

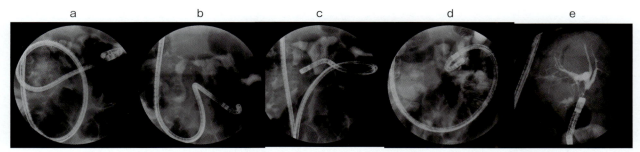

図2 高度癒着症例の穿孔（Roux-en-Y再建術＋複数回手術施行例）
a：盲端到達までに複数のループを形成し，解除操作を施行。
b：ストレッチ操作時に癒着による抵抗があり。
c：ストレッチ操作後。
d：盲端到達直前の内視鏡画像，ループは完全に解除されて到達。
e：盲端到達後の胆管造影時に後腹膜気腫像を認める。

される微小穿孔と顕性穿孔に分けて報告している。

穿孔の形成機序については，内視鏡挿入時に内視鏡の先端部で形成されるものと内視鏡の先端以外の部分で形成されるものがある。

内視鏡の先端部で形成される粘膜裂創による微小穿孔は，愛護的な内視鏡挿入と粘膜への過度な接触を防ぐことで予防し得る。また，ループ解除やストレッチ時の内視鏡先端の突然の直線化で形成される顕性穿孔は，内視鏡画面中心に管腔を捉えながら操作することで予防できる。これは，大腸内視鏡のループ解除や側視鏡での十二指腸下行脚への挿入操作の際の注意点と同様である。

内視鏡の先端以外の部分で生じる穿孔については内視鏡のループ解除時に生じるものと腸管の過伸展による癒着部の剝離で生じる二つのパターンがあると考えている。この穿孔のパターンでは挿入時に顕性穿孔部の認識はされず，気腫像で気付かれることが多い（図2）。ループの解除操作は腸管の固定部位や癒着の有無を意識して行うことが穿孔の予防につながる。実際，複数回の手術施行例においてループ解除操作により腹腔内の癒着部での穿孔を経験しており，抵抗があった際にはそれ以上の操作を行わないように心がけている（図2）。

挿入時の穿孔については術式により異なることが最近報告されている[1,9]。特徴的な事項としてBillroth-Ⅱ（B-Ⅱ）再建術による穿孔率の高さがある。島谷らの報告ではB-Ⅱ再建術においては10.1％と他の術式よりやや発生率が高くなっている[1,2,9]。

B-Ⅱ再建術でDB-ERCPの適応となるのはlong afferent loop例やBraun吻合例などの盲端到達困難例となる。穿孔率の高さは難治例への施行も要因であるが，術式に起因する可能性もある。B-Ⅱ再建術ではTreitz靱帯から盲端側が後腹膜で固定されているため，内視鏡挿入時の腸管にかかる伸展圧力が逃げず，肛門側への過剰な張力（図3）として加わることが要因の一つではないかと推測している。自験例においても過伸展が要因と推測される後腹膜気腫例を経験している（図4）。その他，Treitz靱帯固定部近傍での内視

鏡屈曲部のストレッチ操作は輸入脚部や十二指腸水平脚部での穿孔発症のリスクとなる（図3）。Treitz靱帯による強固な固定部ではダブルバルーン状態での操作を行わず，挿入されたオーバーチューブを胃内付近まで引き抜き，腸管への過度な力を避けて操作することが穿孔の予防につながると思われる。

一方，Roux-en-Y再建術ではY脚の吻合部は固定されておらず，内視鏡の挿入操作に伴う過度な伸展力が一点に集中しないため穿孔が生じにくいのではないかと考えている。しかし，内視鏡のループ解除操作をオーバーチューブが深部まで挿入されたダブルバルーン状態のままで行うと腸管に過度な負担がかかり穿孔のリスクとなるため避ける必要がある。自施設では穿孔例の経験を踏まえ，内視鏡のループを解除する際にはオーバーチューブを解除したいループ部より口側に引き抜き，腸管の可動性を確保したうえでループ解除操作を行うよう手技を改めている。

穿孔後の対策については穿孔部や粘膜裂創部が確認できればクリップによる縫縮やENBD留置などによる保存的治療で改善が得られたとの報告もあるが[3,8]，輸入脚に生じた顕性穿孔については手術での対応が必要となった症例も報告されており[3]，穿孔の状態と部位などを考慮して症例ごとに適切に判断することが必要となる。

Ⅳ．ERCP関連手技

現在，DB-ERCPで行うERCP関連手技としてはEST，EPBD，EPLBD，結石除去，ENBD/EBS/SEMS留置，吻合部狭窄に対する拡張術がある。抗凝固薬内服例への施行は非術後腸管症例より注意が必要である。処置後出血により緊急処置が必要となった際には，DBE施行可能な術者を含めた人員確保や盲端到達までの時間と労力など通常内視鏡と比較し施行のハードルが高い。自施設では出血リスク管理のため，ヘパリン置換や可能であれば抗凝固薬を休薬してから施行

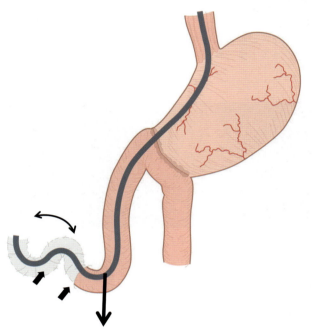

図3 Billroth-Ⅱ再建における穿孔の発生の機序
Treitz靱帯固定部（➡），伸展圧力（↓），ストレッチ操作時の穿孔部位（↔）

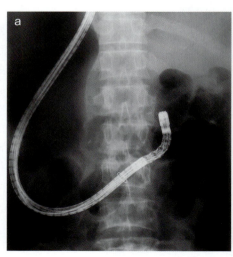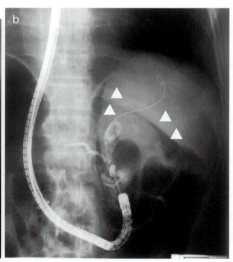

図4 Billroth-Ⅱ再建術　後腹膜気腫出現例
a：盲端到達時X線像（free airなし）
b：胆管造影時X線像　内視鏡は肛門側に過伸展され，free air（▲）出現を認めた。ENBDによる保存的治療により改善した。

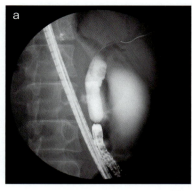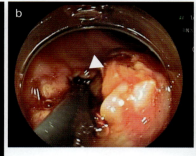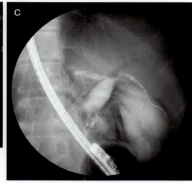

図5 EST＋EPLBD施行後結石除去時穿孔例
　a：EPLBD施行時。
　b：EPLBD施行後クラッシャーカテーテルを非GW下に挿入時に切開部で穿孔（▲）。
　c：後腹膜気腫出現。

している。

1．EST

　直視鏡のため乳頭が接線方向となりハチマキひだや口側隆起の観察が不十分となりやすく，思ったより大きなESTとなることがある。また，正しい方向への切開や切開範囲の確認が難しく十分な乳頭切開ができないときがある。その際は無理せずEPBDやEPLBDによる代替手技で施行するほうが安全である。DB-ERCPにおけるEPLBDの導入は結石処置の時間の短縮や一期的結石除去率の向上が得られるため[10]，偶発症の発症の軽減に貢献できると思われる。しかし，結石を胆管壁とバルーンの間に挟んだ状態でのEPLBD施行は，穿孔や出血などの偶発症につながるためDB-ERCPにおいても基本を守った手技を行うことが大切である。

2．結石除去

　総胆管結石除去時のクラッシャーカテーテルの使用の際にも注意が必要である。非術後腸管症例に対するESTまたはEPLBD後の乳頭へのMechanical lithotriptorの挿入については難渋することは少ないが，DB-ERCPの症例においてはESTやEPLBD施行後でも鉗子口の軸と乳頭部を合わせてdeviceを挿入することが難しいときがある。そのため，乳頭処置後もガイドワイヤー誘導下にdeviceを胆管に挿入したほうが安全である。結石が大きい際には破砕が必要となるが，従来のEC-450BI5（富士フイルム社）で使用可能な結石破砕具はゼメックスクラッシャーカテーテルのみであった。そのため，硬いアウターシースを非ガイドワイヤー誘導下で胆管に挿入する際には穿孔の危険があった（図5）。硬いシースを挿入する際は手間をおしまずガイドワイヤー留置下に挿入することが不用意な穿孔の予防につながる。

　現在の新機種であるEI-580BT（富士フイルム社）では鉗子口径3.2 mmとなったことでこれまで使用できなかったガイドワイヤー誘導式のdeviceの使用も可能となり，周辺機器環境も改善されより安全な手技施行が可能となってきている。現在，適合内視鏡鉗子口径3.2 mmを満たすガイドワイヤー誘導式の結石破砕具はTrapezoid（ボストン・サイエンティフィック社，有効長180 cm，WC推奨3.2 mm）のみであるが，実際にはメーカー推奨の適合鉗子口径が3.2 mmを超えるものでもGWを0.025インチにすることで使用できる製品もある。

3．吻合部狭窄処置

　通常はバルーンダイレーターなどを使用して拡張するが，狭窄が強くdeviceの挿入が困難な場合では切開処置が必要となる。狭窄部のfree handによる切開は，内視鏡の軸と胆管の軸が一致していない場合もあるため偶発症のリスクが高くなる。また，吻合部の背後には思わぬ血管が存在している可能性もあるため，自施設では切開・焼灼処置を施行する際には同軸通電ダイレーターで行っている。

4．急性膵炎

　DB-ERCPでのintact papilla症例への胆管挿管は困難なことも多く，必然的に乳頭への接触回数が多くなる。挿管不能となりEST未施行となった場合には乳頭浮腫から膵炎の発症リスクが高くなる。予防として膵管へのアクセスができていれば，通常のERCP同様に膵管ステント留置が有効な予防法となると考えられる。

5．その他

　術後に発症する偶発症もあり術後の経過観察も重要である。誤嚥性肺炎については術中と術後の口腔内の唾液の吸引をしっかり行い，内視鏡終了後は早期に覚醒させ，咳嗽を促し，タッピングを行うことが予防に

つながると思われる。その他，脳梗塞の報告[3,4]もあり
術後の患者状態を慎重に経過観察する。自験例におい
て不整脈に対するヘパリン置換症例で術後脳梗塞の発
症を認めており，ヘパリン置換例であっても注意が必
要であると考えられる。

おわりに

これまでの経験で得られた偶発症への予防と対策法
について述べた。DB-ERCPは2016年度診療報酬改定
で手技加算が認められ，術後腸管の胆膵処置としてま
すます施行が求められるようになる。しかし，手技の
難易度自体は依然として高いため，通常のERCPより
偶発症の発生率も高くなる。そのため，安全に施行す
るには手技の習熟はもちろんであるが偶発症の予防と
対策法がより大切となる。

参 考 文 献

1) Shimatani M, Hatanaka H, Kogure H, et al.：Diagnos-
tic and Therapeutic Endoscopic Retrograde Cholan-
giography Using a Short-Type Double-Balloon
Endoscope in Patients With Altered Gastrointestinal
Anatomy：A Multicenter Prospective Study in
Japan. Am J Gastroenterol **111**：1750-1758, 2016.

2) Shimatani M, Takaoka M, Tokuhara M, et al.：Review
of diagnostic and therapeutic endoscopic retrograde
cholangiopancreatography using several endoscopic
methods in patients with surgically altered gastroin-
testinal anatomy. World J Gastroenterol **10**：617-627,
2015.

3) Shah RJ, Smolkin M, Yen R, et al.：A multicenter, U.
S. experience of single-balloon, double-balloon, and
rotational overtube-assisted enteroscopy ERCP in
patients with surgically altered pancreaticobiliary
anatomy（with video）. Gastrointest Endosc **77**：593-
600, 2013.

4) 小穴修平，柴田　将，松本主之，ほか：DB-ERCP に
よる高齢者術後腸管に対する治療—EPLBD の効果も
含めて．日高齢消会誌 **16**：9-15, 2014.

5) 岩田恵典，岩井孝史，楊　和典，ほか：当院における
高齢者の胃切除後患者に対する胆膵内視鏡治療の現
状．日高齢消会誌 **13**：77-82, 2011.

6) 三村亨彦，伊藤　謙，鈴木拓也，ほか：80 歳以上の高
齢者総胆管結石における内視鏡治療の有用性の検討．
胆道 **23**：602-609, 2009.

7) Miyoshi H, Shimatani M, Kato K, et al.：Transcutane-
ous monitoring of partial pressure of carbon dioxide
during endoscopic retrograde cholangiopancreatog-
raphy using a double-balloon endoscope with carbon
dioxide insufflation under conscious sedation. Dig
Endosc **26**：436-441, 2014.

8) Shimatani M, Matsushita M, Takaoka M, et al.：Effec-
tive "short" double balloon enteroscope for diagnostic
and therapeutic ERCP in patients with altered gas-
trointestinal anatomy：a large case series. Endoscopy
41：849-854, 2009.

9) 島谷昌明，高岡　亮，光山俊行，ほか：消化管再建術
後例に対するダブルバルーン内視鏡を使用した
ERCP. 肝胆膵 **69**：119-128, 2014.

10) Oana S, Shibata S, Matsuda N, et al.：Efficacy and
safety of double-balloon endoscopy-assisted endo-
scopic papillary large-balloon dilatation for common
bile duct stone removal. Dig Liver Dis **47**：401-404,
2015.

* * *

特集

胆と膵 Vol. 39 臨時増刊特大号　p. 1097〜1102, 2018

Biliary access 大辞典

V．消化管手術後症例における小腸内視鏡を用いた biliary access

❀ トピックス：肥満手術後の ERCP ❀

石井健太郎[1]・祖父尼　淳[1]・土屋　貴愛[1]・田中　麗奈[1]・殿塚　亮祐[1]
本定　三季[1]・向井俊太郎[1]・藤田　　充[1]・山本健治郎[1]・朝井　靖二[1]
松波　幸寿[1]・黒沢　貴志[1]・小島　啓之[1]・糸井　隆夫[1]

要約：高度肥満（BMI$\geqq$35 kg/m^2）が比較的多い海外において肥満治療としての外科的治療は広く普及している。なかでも標準術式としてもっとも多く行われているのが Roux-en-Y 胃バイパス術（Roux-en-Y gastric bypass：RYGB）である。近年 Roux-en-Y 再建を含めた術後腸管再建例の胆膵疾患に対してはバルーン内視鏡を用いた内視鏡治療が確立してきており，RYGB 症例に対しても積極的に行われている。しかし RYGB 症例はバイパス腸管の長さから他の術後症例と比較し処置成功率は 60〜70％台と低く，実際の処置内容もスコープ動作の制限や乳頭正面視の難しさ，専用処置具の不足などから困難で時間を要する場合が多い。そのため海外では腹腔鏡補助下経胃的 ERCP（laparoscopic-assisted transgastric ERCP：LA-ERCP）も普及しており，バルーン内視鏡治療と並び標準的治療となっている。また最近では LA-ERCP と同様に胃瘻を介した治療であるが，胃瘻形成において EUS などを用いた低侵襲な方法が報告されている。

Key words：肥満手術，Roux-en-Y 胃バイパス術，バルーン内視鏡

はじめに

高度肥満（BMI$\geqq$35 kg/m^2）に対する外科的治療は海外，とくに欧米においては一般的であり，中でも Roux-en-Y 胃バイパス術（Roux-en-Y gastric bypass：RYGB）は標準的な肥満手術の一つである[1,2]。肥満手術を行った患者は体重減少に関連して胆石症を併発しやすく[3,4]，バイパス腸管の長い RYGB 例における胆石症を含めた胆膵内視鏡治療は世界的なトピックの一つである。一方，我が国では人種的背景から肥満手術後の胆膵内視鏡治療症例を経験することは少ない。しかし外科的治療の適応である高度肥満例は少な

いにしても，食生活やライフスタイルの変化に伴う肥満症（BMI$\geqq$25 kg/m^2）の増加は社会問題化しており，また国際化に伴い海外の患者をみる機会も増えてきている。そのためわれわれも肥満手術後の胆膵内視鏡治療症例を経験する機会は今後増えてくる可能性があり，実行可能ないくつかのアプローチ方法やそれらの治療成績を知っておく必要がある。本稿ではとくにバルーン内視鏡を用いた RYGB 例の胆膵内視鏡治療を中心に解説し，他のアプローチ方法を含めた最近の世界の動向，当院における経験と合わせて報告する。また EUS ガイド下胆管アクセスルートからの治療[5]については他稿で詳述しているため本稿では省略する。

I．肥満手術（bariatric surgery）

現在，肥満症に対する外科治療として確立し世界的に広く行われている術式は①RYGB，②スリーブ状胃切除術（sleeve gastrectomy：SG），③調整性胃バン

ERCP in Patients with Bariatric Surgery
Kentaro Ishii et al
1）東京医科大学消化器内科学分野（〒160-0023 新宿区西新宿 6-7-1）

ディング術（adjustable gastric banding），④スリーブ
バイパス術（sleeve gastrectomy with duodeno-jeju-
nal bypass：SG/DJB）である。多くは腹腔鏡下で行わ
れ，うち海外でもっとも行われ標準的治療となってい
るのは①RYGBで，次いで②が普及している[1]。RYGB
は胃の20〜30 mL程度の胃囊（gastric pouch）と，そ
れ以外の残胃（excluded stomach/remnant pouch）と
に分断され，続いてTreitz靭帯から50〜100 cm肛門
側で空腸が切離され，遠位側の断端を挙上して胃囊と
吻合される。また同吻合部から100〜200 cm肛門側の
空腸と他方の空腸断端とが吻合される。この胃空腸吻
合部から空腸・空腸吻合部までをRoux limb（alimen-
tary limb），Treitz靭帯から空腸・空腸吻合部までを
biliopancreatic limbとよぶ。また前述したRoux limb
の長さについてコンセンサスはなく，外科医の好みや
目的の減量の程度によって変化する[6]。本邦において
は胃癌が多い背景から残胃に発生する癌の問題があ
り，また保険適応がないことからRYGBはほとんど行
われていない。一方，腹腔鏡下スリーブ状胃切除術は
2014年から本邦でも一部の施設において保険診療で
治療が可能となり手術例は増えてきている。しかしそ
の件数は海外に比べると絶対的に少ないのが現状であ
る。そのためわれわれがRYGB症例を経験する機会が
あるとすれば海外の患者が大部分を占めると考えられ
る。RYGB症例における胆膵内視鏡治療の適応はさま
ざまあるが，前述の通り術後胆石症を併発しやすいこ
とから総胆管結石がもっとも一般的な治療適応であ
る[4]。以下，RYGB症例における胆膵内視鏡治療につ
いて詳述する。

II．バルーン小腸内視鏡下ERCP（balloon enteroscopy-assisted ERCP：BEA-ERCP）

　バルーン内視鏡の登場により術後腸管再建症例にお
ける胆膵内視鏡治療の実行可能性は格段に向上し，
Roux-en-Y法（RY）再建症例においても多くの報告
で高い治療成績が示されている[7〜17]。また本稿では詳
述しないがスパイラル内視鏡についてもバルーン内視
鏡と同等の成績が報告されている[7,8]。しかし，特殊な
解剖学的要素に加え，内視鏡操作の制限や専用処置具
の不足などから，その処置には高い技術と経験を要し
一般的に容易な治療とはいえない。またRY再建例で
挿入成績が格段に向上したといってもバイパス腸管が
とくに長いとされるRYGB症例は再建腸管が比較的
短い胃切除後RY再建例と比較し成績はさらに低い傾

向である。Skinnerら[7]はバルーン内視鏡およびスパ
イラル内視鏡を用いた945例を超えるERCP症例のシ
ステマティックレビューにおいて，Billroth-II法再建
例で乳頭到達率は96%，目的とする治療の完遂率は
90%であったのに対し，膵頭十二指腸切除後や胆管空
腸吻合術症例で盲端到達率85%，処置完遂率76%，
RYGB症例でそれぞれ80%，70%であったと報告して
いる。また後ろ向き検討であるが同じくバルーン内視
鏡およびスパイラル内視鏡を用いた術後腸管ERCP症
例の多施設研究においてShahら[8]がRYGB 63例の成
績を検討しており，挿入成功率は76%（48/63），全処
置成功率は62%（39/63）であったと報告している。
いずれも処置成功率は60〜70%台と十分とはいえな
い。また再建腸管の長さに言及した報告として，De
Koningら[9]は単施設後ろ向き検討であるがRY再建例
のバルーン内視鏡を使用したERCP 95症例を検討し
ており，Y脚の長さが50 cm未満（胃切除後RYなど）
と100 cm以上（RYGBなど）でERCP成功率に有意
な差があったとしている（80% vs. 58%：$P=0.040$）。
またSchreinerら[10]はRYGB症例におけるBEA-
ERCP 32例のうち挿入成功率は72%で，カニュレー
ションおよび処置成功率は59%であったとし，加えて
治療不能であった主な理由として多変量解析を用いて
バイパス腸管の長さ150 cm以上を指摘している。
RYGB症例において使用スコープ長の選択について言
及した報告は少ないが，Siddiquiら[12]が後ろ向き多施
設共同研究で術後再建症例79例（うちRYGB 39例）
におけるshort typeダブルバルーン内視鏡を用いた
ERCP成績を検討しており，RYGB例における処置成
功率が74%（29/39）と実行可能性を示している。た
だ一方で挿入不成功例は全体の10%（8/79）で，うち
88%（7/8）はRYGB例であったとし，RYGB例にお
けるshort type内視鏡の不利を指摘している。内視鏡
挿入部の有効長が短いためshort typeはstandard
typeに比べ操作性は高く，最近の新規short type内視
鏡においては鉗子口径が3.2 mmと拡大したため，使
用可能なERCP処置具の種類が増えて処置の困難性は
改善してきている。一方，standard typeは鉗子口径
が2.8 mmで2,000 mmの内視鏡長のため使用可能な処
置具は限られるため，可能な治療の幅も狭くなる。未
処置乳頭のカニュレーションについてはダブルかシン
グルかのバルーン内視鏡の種類と内視鏡挿入部の有効
長の違いはあるが，基本的な成績については胃切除後
RY再建例などと同様と考えられ，その成績は63〜
91%である[10〜16]。偶発症については3.4〜12%で腹痛，
咽頭痛，膵炎，穿孔，出血などが報告されている[6〜15]。

多くの報告で強調している問題は他の RY 再建例と同様，挿入については前述の通りバイパス腸管の長さ，他に癒着や Y 脚吻合部の急峻な角度，乳頭部の同定であり，処置全体としてはスコープ動作の制限，直視鏡であることや起上鉗子がないこと，また乳頭正面視の解剖学的違いや専用処置具の不足などである[7～17]。

RYGB 症例における BEA-ERCP の報告例は多くが単施設または後ろ向き研究であり，報告施設のほとんどは高い技術と経験を有する high volume center であることから一般的な施設を含めると実際にはもっと低い成績が予想される。また処置が困難で時間を要し，成績も十分ではないという認識が一般的であり，海外ではそのような背景から BEA-ERCP 以外のさまざまなアプローチが試みられている。以下詳述する。

Ⅲ．腹腔鏡補助下経胃的 ERCP

RYGB 症例に対する胆膵内視鏡で BEA-ERCP 以外の方法として広く普及しているのが腹腔鏡補助下経胃的 ERCP（laparoscopic-assisted transgastric ERCP：LA-ERCP）である。これは下方に残っている胃（excluded stomach）に腹腔鏡下に胃瘻を形成し，そのルートを介して汎用側視鏡を挿入し ERCP を行う方法である。当初は開腹下で行われていたが，現在は腹腔鏡補助下が標準的な方法である。Abbas ら[18]が後ろ向き研究であるが米国を中心とした 34 施設 579 例のRYGB 症例における LA-ERCP の成績を報告している。結果は全処置成功率 98％で通常解剖の ERCP 成績とほぼ同等であり，また腹腔鏡手術および ERCP を合わせた全処置時間の中央値は 152 分（IQR 109～210），うち ERCP 時間中央値は 40 分（IQR 28～56）であった。偶発症率は 18％（106/579）でうち腹腔鏡手術関連が 10％であった。全体の内訳は膵炎 7.4％，術後感染 4.1％，出血 2.2％，胃瘻部感染 1.2％，胆管炎 1％，穿孔 0.8％などで，重症度分類では軽症と中等症が 92％と大半を占め，重症は 8％であった。1 例死亡例があり穿孔からの多臓器不全が原因であった。またBanerjee ら[19]が RYGB で胃瘻を介した ERCP 症例 26論文 509 例のシステマティックレビューで LA-ERCP 296 例（58％：296/509）の治療成績は 98.5％であったと報告しており，偶発症率は 14％（72/509）でうち 80％以上は胃瘻形成術に伴うものであったと報告している。胃瘻形成術関連では創部感染が 3.7％，ERCP 関連では膵炎が 1.4％ともっとも多かった。BEA-ERCPとの比較では後ろ向き研究であるが Schreiner ら[10]がRYGB 症例で LA-ERCP 24 例と BEA-ERCP 32 例の成績を比較している。結果は内視鏡挿入成功率，処置成功率ともに LA-ERCP が BEA-ERCP より高い成績で（100％ vs. 72％：$P=0.005$，100％ vs. 59％：$P<0.001$），偶発症率に差はなかった（LA-ERCP：膵炎 1例，腸瘻 1 例，BEA-ERCP：膵炎 1 例）。また平均全処置時間は LA-ERCP が 172 分と BEA-ERCP 106 分より長かったが（$P<0.001$），うち内視鏡時間は LA-ERCP が 75 分，BEA-ERCP 106 分と LA-ERCP が短かった（$P=0.006$）。LA-ERCP は一般的に処置成功率が高いが，欠点としては BEA-ERCP と比較して侵襲性が高いこと，処置に関わる煩雑さ，そして偶発症率である。また LA-ERCP は外科医との協力も不可欠であり，また癒着が強い場合は開腹術への移行もあり得る。現在この二つの治療方法の選択において明確な基準はなく適応対象疾患の種類や施設の好みによる場合が多い。一般的には 1 回の内視鏡治療ですむような総胆管結石症例などは侵襲性やコスト面から BEA-ERCP が選択されやすい。一方，複数回の ERCP 処置の必要性が予想される場合や乳頭機能不全におけるマノメトリーなど専門的な検査を要する場合，また膵管癒合不全など副乳頭処置を要する場合などは繰り返し胃瘻を介して行え，かつ汎用側視鏡が使用可能な LA-ERCP が好まれる。また他に過去の手術所見などから予想されるバイパス腸管の長さ，耐術能や外科治療のリスク，患者の希望なども適切な治療法を選択するための情報である[13]。

Ⅳ．その他の方法

LA-ERCP 同様，残胃に胃瘻を形成し ERCP を行うというコンセプト（経胃的 ERCP：trans-gastric ERCP）は同じだが，胃瘻形成の段階で低侵襲化を目的としていくつかの方法が試みられている。一つはバルーン内視鏡を使用し残胃（excluded stomach）に胃瘻を形成する方法である[20,21]。バルーン内視鏡を残胃まで進め，内視鏡補助下に経皮的に胃瘻を形成する。この方法を用いると BEA-ERCP で乳頭に到達したがカニュレーションが困難であった場合は続けて残胃までスコープを進めて胃瘻形成に移行できる。もう一つの方法は EUS を使用する方法である。これは EUS を用いて胃嚢（gastric pouch）側から残胃を描出し穿刺したのち空気と無菌水を注入し膨張させ，そのガイド下に経皮的に胃瘻を形成する[22]。また最近では EUS 下胃-胃吻合形成併用 ERCP（EUS-guided gastrogastrostomy-assisted ERCP：EUS-GG-ERCP）が報告されている。これは経皮的な胃瘻ではなく，胃嚢と残胃

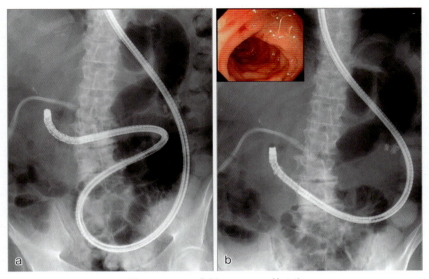

図 1　RYGB 症例の ERCP（初回）
a：挿入は比較的容易でループを形成せずに十二指腸まで到達した。
b：乳頭正面視は不良でカニュレーションは困難であった。

間に瘻孔を形成する技術で瘻孔部には lumen-apposing metal stent を使用する．Bukhari ら[15)] が Bariatric RYBG 症例で EUS-GG-ERCP 30 例と BEA-ERCP 30 例の成績を前向きに比較している．処置成功率は EUS-GG-ERCP 100％と BEA-ERCP 60％と有意に高く（$P<0.001$），全処置時間も EUS-GG-ERCP 49.8 分，BEA-ERCP で 90.7 分と有意に短かった（$P<0.001$）．また入院期間中央値は EUS-GG-ERCP が 1 日と BEA-ERCP の 10.5 日より有意に短く（$P=0.02$），偶発症は EUS-GG-ERCP 10.7％，BEA-ERCP で 6.7％と同等であった．また胃瘻形成から ERCP まで一期的に行うことも可能と報告している．以上のように現在さまざまな方法が試みられており，いずれも低侵襲かつ高い成功率と好ましい結果が報告されている．しかし経験はいまだ限定的で報告も限られていることから標準的治療には至っていない．

V．当科が経験した RYGB 症例

症例は 50 歳代，白人女性．46 歳時に高度肥満（BMI $\geqq 35\ kg/m^2$）のため RYGB を施行されている．右季肋部痛を主訴に近医を受診し，血液検査で肝機能障害および高ビリルビン血症を認めた．CT で総胆管結石と十二指腸周囲の血腫を認め，診断目的で腹腔鏡検査が施行され，その後開腹に移行し胆嚢摘出術および胆管切開，総胆管結石除去術が行われた．術後に胆汁漏を認め，内視鏡的経乳頭的胆管ドレナージ目的で当科紹介転院となった．初回は長い Roux limb を予想して standard type のシングルバルーン内視鏡を使用し処置を行った．挿入は比較的容易で，Y 脚吻合部は左下腹部から正中へ進んだ部位で同定され，ループを形成せずに十二指腸まで到達した（図 1）．しかし十二指腸は胆汁性腹膜炎の影響でやや狭小化しており，乳頭は下十二指腸角に位置していたこともあり retroflex position をとることができず，乳頭正面視は不良のまま接線方向でカニュレーションを試みたが困難であった．挿入は容易であったことから，鉗子口径の大きな short type のシングルバルーン内視鏡に入れ替え，改めて十二指腸へ到達させた．正面視は悪いままであったが，先端弯曲可能なカテーテルであるエリプソトーム（MTW 社）を使用し膵管アプローチが可能となり，膵管ガイドワイヤー法を併用し，CleverCut 3 V（オリンパス社）で胆管深部挿管に成功した．胆管造影を行うと中部胆管から胆汁漏を認めたため，胆管に 7 Fr 10 cm プラスチックステントを留置した．また膵管に 5 Fr 7 cm プラスチックステントを留置し終了した（図 2）．術後ドレーンチューブからの胆汁排出は著明に改善し，その後経過良好でドレーンチューブは抜去された．2ヵ月後，ステント交換のため再度処置を行った．2 回目ははじめから short type のシングルバルーン内視鏡を使用し処置を行った．挿入は前回同様比較的容易であった．前回留置していた胆管ステントと膵管ステントを確認した後，胆管ステント脇からワイヤーを使用して胆管アプローチし胆管造影を行った．胆管は軽度拡張しており胆汁うっ滞が予想された．8 mm EPBD バルーンで乳頭拡張後，抜去鉗子を使用して胆

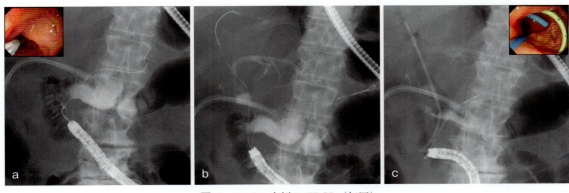

図 2 RYGB 症例の ERCP（初回）
a：先端弯曲可能なエリプソトーム（MTW 社）を使用し膵管アプローチが可能となった。
b：膵管ガイドワイヤー法を併用し，CleverCut 3V（オリンパス社）で胆管深部挿管に成功した。
c：胆管に 7 Fr 10 cm，膵管に 5 Fr 7 cm プラスチックステントを留置した。

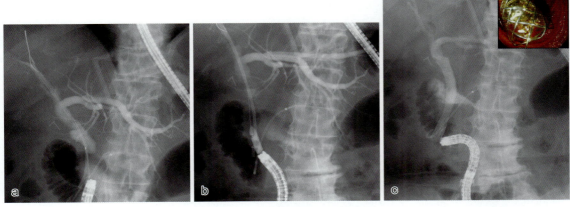

図 3 RYGB 症例の ERCP（2 回目）
a：胆管ステント脇からワイヤーを使用して胆管アプローチし胆管造影を行った。
b：8 mm EPBD バルーンで乳頭拡張後，抜去鉗子を使用して胆管ステントを抜去した。
c：膵管ステントを留置したまま 10 mm×8 cm fully covered type SEMS を留置した。

管ステントを抜去した。続いて膵管ステントを留置したまま 10 mm×8 cm fully covered type self expandable metal stent（WallFlex：ボストン・サイエンティフィック社）を留置した。最後に胆管プラスチックステントを回収して終了した（図3）。

おわりに

肥満手術後症例の ERCP についてバルーン内視鏡治療と新規内視鏡治療を含めた LA-ERCP を主体とする trans-gastric ERCP について解説した。現在本邦においては実際に肥満手術後，とくに RYGB 例を経験することは少ないが，日本の生活習慣の変化や活発な国際化に伴う社会の変化に合わせ，肥満手術後 ERCP についても世界の動向を注視していくことは大切である。

参考文献

1) Welbourn R, Pournaras DJ, Dixon J, et al.：Bariatric Surgery Worldwide：Baseline Demographic Description and One-Year Outcomes from the Second IFSO Global Registry Report 2013-2015. Obes Surg **28**：313-322, 2018.
2) Neff KJ, le Roux CW：Bariatric surgery：a best practice article. J Clin Pathol **66**：90-98, 2013.
3) Miller K, Hell E, Lang B, et al.：Gallstone formation prophylaxis after gastric restrictive procedures for weight loss：a randomized double-blind placebo-controlled trial. Ann Surg **238**：697-702, 2003.
4) Hamdan K, Somers S, Chand M：Management of late postoperative complications of bariatric surgery. Br J Surg **98**：1345-1355, 2011.
5) Mukai S, Itoi T, Sofuni A, et al.：EUS-guided antegrade intervention for benign biliary diseases in

patients with surgically altered anatomy (with videos). Gastrointest Endosc Aug 1, 2018. [Epub ahead of print]

6) Madan AK, Harper JL, Tichansky DS : Techniques of laparoscopic gastric bypass : on-line survey of American Society for Bariatric Surgery practicing surgeons. Surg Obes Relat Dis 4 : 166-172, 2008.

7) Skinner M, Popa D, Neumann H, et al. : ERCP with the overtube-assisted enteroscopy technique : a systematic review. Endoscopy 46 : 560-572, 2014.

8) Shah RJ, Smolkin M, Yen R, et al. : A multicenter, U. S. experience of single-balloon, double-balloon, and rotational over-tube-assisted enteroscopy ERCP in patients with surgically altered pancreaticobiliary anatomy (with video). Gastrointest Endosc 77 : 593-600, 2013.

9) De Koning M, Moreels TG : Comparison of double-balloon and single-balloon enteroscope for therapeutic endoscopic retrograde cholangiography after Roux-en-Y small bowel surgery. BMC Gastroenterol 16 : 98, 2016.

10) Schreiner MA, Chang L, Gluck M, et al. : Laparoscopy-assisted versus balloon enteroscopy-assisted ERCP in bariatric post-Roux-en-Y gastric bypass patients. Gastrointest Endosc 75 : 748-756, 2012.

11) Saleem A, Baron TH, Gostout CJ, et al. : Endoscopic retro-grade cholangiopancreatography using a single-balloon enteroscope in patients with altered Roux-en-Y anatomy. Endoscopy 42 : 656-660, 2010.

12) Siddiqui AA, Chaaya A, Shelton C, et al. : Utility of the short double-balloon enteroscope to perform pancreaticobiliary interventions in patients with surgically altered anatomy in a US multicenter study. Dig Dis Sci 58 : 858-864, 2013.

13) Choi EK, Chiorean MV, Coté GA, et al. : ERCP via gastrostomy vs. double balloon enteroscopy in patients with prior bariatric Roux-en-Y gastric bypass surgery. Surg Endosc 27 : 2894-2899, 2013.

14) Trindade AJ, Mella JM, Slattery E, et al. : Use of a cap in single-balloon enteroscopy-assisted endoscopic

retrograde cholangiography. Endoscopy 47 : 453-456, 2015.

15) Bukhari M, Kowalski T, Nieto J, et al. : An international, multicenter, comparative trial of EUS-guided gastrogastrostomy-assisted ERCP versus enteroscopy-assisted ERCP in patients with Roux-en-Y gastric bypass anatomy. Gastrointest Endosc 88 : 486-494, 2018.

16) Inamdar S, Slattery E, Sejpal DV, et al. : Systematic review and meta-analysis of single-balloon enteroscopy-assisted ERCP in patients with surgically altered GI anatomy. Gastrointest Endosc 82 : 9-19, 2015.

17) Ishii K, Itoi T, Tonozuka R, et al. : Balloon enteroscopy-assisted ERCP in patients with Roux-en-Y gastrectomy and intact papillae (with videos). Gastrointest Endosc 83 : 377-386, 2016.

18) Abbas AM, Strong AT, Diehl DL, et al. : LA-ERCP Research Group. Multicenter evaluation of the clinical utility of laparoscopy-assisted ERCP in patients with Roux-en-Y gastric bypass. Gastrointest Endosc 87 : 1031-1039, 2018.

19) Banerjee N, Parepally M, Byrne TK, et al. : Systematic review of transgastric ERCP in Roux-en-Y gastric bypass patients. Surg Obes Relat Dis 13 : 1236-1242, 2017.

20) Law R, Wong Kee Song LM, Petersen BT, et al. : Single-session ERCP in patients with previous Roux-en-Y gastric bypass using percutaneous-assisted transprosthetic endoscopic therapy : a case series. Endoscopy 45 : 671-675, 2013.

21) Saxena P, Azola A, Kumbhari V, et al. : Percutaneous through-the-stent assisted ERCP in patients with Roux-en-Y gastric bypass. Gastrointest Endosc 80 : 163, 2014.

22) Kedia P, Kumta NA, Widmer J, et al. : Endoscopic ultrasound-directed transgastric ERCP (EDGE) for Roux-en-Y anatomy : a novel technique. Endoscopy 47 : 159-163, 2015.

* * *

特集

Biliary access 大辞典

Ⅵ. EUS ガイド下 biliary access

EUS-CDS のコツ
～粘膜 double puncture を避けるテクニック～【動画付】

小倉　　健[1]・神山理絵子[1]・西岡　　伸[1]・宮野　　亮[1]・奥田　　篤[1]・今西みゆき[1]
都木　　航[1]・佐野　達志[1]・植野紗緒理[1]・天野　美緒[1]・井元　　章[1]・増田　大介[1]
山田　忠浩[1]・山田　真規[1]・松野　　潤[1]・樋口　和秀[1]

要約：超音波内視鏡下胆管十二指腸吻合術（EUS-CDS）は，主に経乳頭アプローチ困難例に対する新たな代替療法として有用である。特徴的な偶発症として，粘膜の double puncture がある。Double puncture が生じた場合，瘻孔拡張操作が困難である可能性があり，出血も危惧される。加えて筋層を折りたたんで穿刺した場合は，消化管穿孔が生じる可能性がある。Double mucosal sign に留意し，送水を行うことで粘膜の進展が得られるため，本偶発症は事前に回避可能である。EUS-CDS 手技自体の難易度はさほど高くない分，偶発症なく成功させることが重要である。各ステップでの留意事項を熟知し，確実に成功させることで，EUS-CDS が第三のドレナージ法として選択できるよう，本稿が，少しでも診療の一助になれば幸いである。

Key words：EUS-BD，超音波瘻孔形成術，EUS-CDS，Double puncture

Ⅰ. はじめに

内視鏡的逆行性胆管膵管造影検査（endoscopic retrograde cholangiopancreatography：ERCP）下胆道ドレナージ術（biliary drainage：EBD）は，悪性胆管閉塞に対するドレナージ法として確立された手技である。しかし，胆管深部挿管困難例や，消化管閉塞あるいは術後再建腸管といった乳頭到達困難例では，代替法として経皮経肝胆管ドレナージ術（percutaneous transhepatic biliary drainage：PTBD）が選択されている。PTBD は，多量腹水症例や，tube の自己抜去が危惧される場合などは適応になりにくく，基本的に外瘻法となるため，患者の QOL が低下するといったよ

うな欠点があった。こういった背景から，超音波内視鏡下穿刺吸引法（endoscopic ultrasound-guided fine needle aspiration：EUS-FNA）手技を応用した胆道ドレナージ術（EUS-guided biliary drainage：EUS-BD）が報告され，現在数多くの施設で行われてきている[1~7]。EUS-BD は，肝内胆管アプローチと，肝外胆管アプローチに大きく分類される。本稿では，肝外胆管アプローチである，超音波内視鏡下胆管十二指腸吻合術（EUS-guided choledochoduodenostomy：EUS-CDS）について，手技のコツおよび，粘膜の double puncture を中心とした偶発症回避のためのコツを，動画を交えて概説する。

Ⅱ. EUS-CDS 手技のコツ

EUS-CDS は，超音波内視鏡を十二指腸（多くの場合は球部）まで挿入し，総胆管を描出する。その後，FNA 針で総胆管を穿刺し，ガイドワイヤーを胆管内に留置する。総胆管および十二指腸壁を必要に応じて各種デバイスで拡張後，ステントを総胆管から十二指

Technical Tips for EUS-guided Choledochoduodenostomy
Takeshi Ogura et al
1) 大阪医科大学第二内科（〒 569-8686 高槻市大学町 2-7)

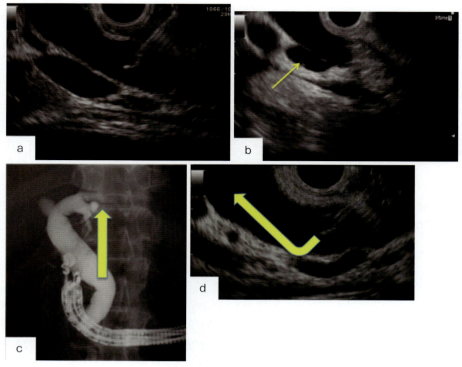

図 1
a：胆管拡張が十分ある場合は，穿刺自体は容易である。
b：穿刺前に胆嚢管を同定しておく（矢印）。
c：X線撮影上，超音波内視鏡が肝門側をむくように調整する。
d：超音波内視鏡画面上，胆管が平行に描出されればされるほど，ガイドワイヤーは肝門側へ誘導しやすい（矢印）。

腸内に留置することが一連の手法である。超音波内視鏡下胆管胃吻合術に代表される，肝内胆管アプローチに比し，手技自体はさほど困難ではない。各ステップにおける留意事項を熟知しておくことで，EUS-CDSが安定して行えるようになる。このことは，ERCP，PTBDに加えて，第3の選択肢が増えることを意味するため，習得しておいて損はない。以降，各ステップにおける手技のコツについて概説する。

1．総胆管穿刺

総胆管は十二指腸に近接して確認が可能であり，拡張が十分な症例では，穿刺自体は容易である（図1a）。穿刺前に超音波内視鏡で胆嚢管を同定し，誤穿刺しないことが重要である（図1b）。胆管壁が肥厚している症例では，時として穿刺が困難である場合があり，疎通性のよいFNA針を選択することをおすすめする。穿刺部位であるが，のちに述べる金属ステント留置の際に有利であるため，われわれは可能な限り下部胆管を穿刺している。また，穿刺角度に関しては，超音波内視鏡上では胆管走行が180度に近ければ近いほどガイドワイヤーが肝門側へむかいやすい（図1c, d）。また，X線撮影上で超音波内視鏡が肝門側へむいている

か，捻れが加わっていないかを確認する。ねじれが加わらないようにすることは，デバイスの挿入や，ステント留置時の良好なX線撮影上での視野確保のために重要である。穿刺法は，ゆっくりと針を進めて行き穿刺を行うことを推奨したい。胆管壁を突破できず，いわゆる胆管の'たわみ'が生じる場合は，ドアノッキング法で穿刺することもあるが，穿刺中の患者の急な体動や，穿刺軸の'ずれ'の防止の観点からも愛護的に穿刺を行うようにしている。当然のことであるが，穿刺直前に再度カラードップラーで介在血管のないことを確認してから穿刺を行うことを怠ってはいけない。

2．ガイドワイヤー留置

前述した穿刺角度に留意すれば，ガイドワイヤーを肝門側へ誘導することは容易である。その後の瘻孔拡張のデバイスや，ステントデリバリー挿入のため，コシの強いガイドワイヤーを使用する。万が一，ガイドワイヤーが乳頭側にしか誘導できない場合は，ガイドワイヤーを反転させ，トルクをかけながらガイドワイヤーの'はね'を利用して肝門側へむける必要があるため，先端は柔軟性の高いものを選択している。ガイ

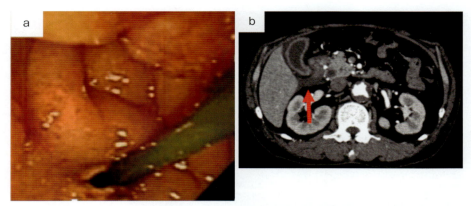

図2 プラスチックステントでは、瘻孔との間に間隙が生じる可能性があり（a）、胆汁瘻をきたすことがある（b）。

ドワイヤーが胆管内に挿入され、無事肝門側に誘導できた後は、後述するステント留置の観点から、右肝内胆管、とくに後区域枝に十分に留置するようにしている。無論、正常解剖の場合である。

3. 瘻孔拡張

EUS-BD全般に共通することであるが、各種デバイスの挿入では、超音波内視鏡上、デバイスが視認できていること、X線撮影上で穿刺時の内視鏡の形がほぼ変化ないことが、真に'軸'が合っているといえ、重要な事項である。本事項を忠実に遂行すれば、過分な瘻孔拡張操作なくステントデリバリーの挿入が可能である。

EUS-CDSにおける瘻孔拡張は、胆管と十二指腸壁を'切る'イメージになる。そのため、われわれはバルーンカテーテルによる鈍的拡張法を推奨しているが、ERCPカテーテルを胆管内に挿入するだけでステントデリバリーの挿入が可能であることが多い。

なお周囲組織へのburning effectによる出血などが否定しきれないため、われわれは通電法を第一選択として使用することは少ない。

4. ステント留置

EUS-CDSに用いられるステント種類には、プラスチックステントと金属ステントがある。プラスチックステントは、金属ステントに比し安価である一方で、より細径である。EUS-CDSでは、肝臓などの実質臓器を介することなくステント留置が行われるため、瘻孔から胆汁が漏出する可能性がある（図2a, b）。そのため、プラスチックステントを用いた場合は、胆汁瘻の可能性があるため、EUS-CDSでは、自己拡張型のカバー付き金属ステントを第一選択として使用している。

ステント留置法であるが、いくつかのコツが存在する。以下にポイントを示す。

①EUS-CDSでは、ERCPに比し、より肝門近傍でのステンティングになること、総胆管と直交してステントが留置される可能性が高い（図3a）。また、肝門直下のステンティングになると、総胆管に比し細い肝内胆管との口径差のため、肉芽形成をきたしやすい（図3b, c, d, e）。そのため、穿刺部と、肝門部との距離が長ければ長いほど、ステントは安定して留置されるため、可能な限り下部胆管を穿刺するようにしている。ステントがキンクする形で留置された場合は、胆管炎をきたしやすく、早期のステント機能不全をきたすため、胆管軸に無理のない留置が好ましい。これを回避するためには、まずガイドワイヤーを左肝内胆管ではなく、右肝内胆管、可能であれば後区域枝に留置する。そうすることで、少しでも胆管と直交しないよう工夫をしている。また、axial forceの低い金属ステントを選択することも重要である。当然、axial forceが強いステントを留置した場合、総胆管とキンクするようにステントが'たつ'ことは想像に難くない。

②ステント展開は、EUS-CDSでもっとも難しいステップの一つである。重複するが、肝内胆管アプローチとは異なり、EUS-CDSでは肝臓といった実質臓器が介在しない。逆をいえば、胆管と消化管が極めて近接するため、ステントの迷入のリスクは少ないと考えられる。ステントの展開は、超音波内視鏡上で、胆管内、十二指腸壁を必ず介して展開されていくことをリアルタイムに視認しながら行う（図4a, b, c）。以前までは、その後、ステントデリバリーを押して、超音波内視鏡を引く操作を繰り返し、内視鏡を視認しながらステント展開を行っていたが、本手法では、胆管壁と十二指腸壁との距離が開いてしまい（図4d）、万が一、瘻孔形成前にステント機能不全が生じた場合、ステント抜去は極めて危険を伴う。そのため、確実に胆管壁と十二指腸壁を圧着させるため、胆管と十二指腸

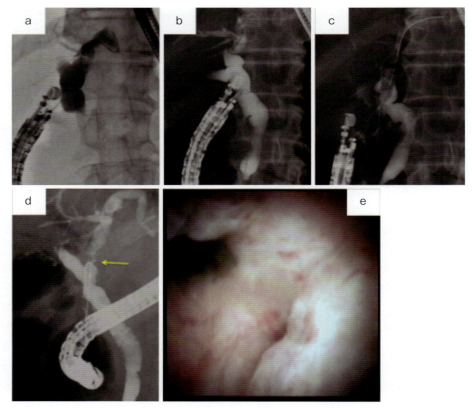

図3
a：ガイドワイヤーが左に留置されている状態であれば，胆管とステントが直交して留置されることが多い．
b：肝門直下を穿刺になった場合，肝門部までの距離が短くなる．
c：金属ステントが肝門直下に留置されている．
d：肝内胆管と金属ステントの口径差が大きく，早期の閉塞をきたした（矢印）．
e：胆道内視鏡を挿入すると，肉芽が形成されていた．

を押し当てた状態で，1～2 cm 程度チャネル内展開を行う．その後，デリバリーを押して少し距離をとって展開を完成させる[8]．そうすることで胆管と十二指腸が圧着し，ステントの迷入も確実に回避できる．

③ERCP 時のステント留置と同様であるが，支点となる胆管壁と十二指腸壁（ERCP 時では，狭窄部）でステントの短縮率がもっとも大きくなると予想される．そのため，ある程度十二指腸側に余裕をもってステント留置を行う必要がある．このことから，適切なステント長は，6 cm であると考えている．

Ⅲ．EUS-CDS における偶発症回避のコツ

EUS-CDS における偶発症は，全体で 16％程度と報告されている[9]．偶発症の種類は，腹膜炎や，胆管炎，胆囊炎といった感染，気腹症，出血，腹痛，穿孔やステント迷入などが報告されている．穿孔やステントの迷入は，前述した項目に留意すること，愛護的な操作を行うことで回避可能であると思われる．その他の偶発症に関してもほとんどが保存的に改善可能であることが多い．EUS-CDS における特徴的な偶発症として，粘膜の double puncture が報告されている[9,10]．

超音波内視鏡を十二指腸内に挿入後，総胆管を描出し，適切な穿刺ルートを探す際に十二指腸粘膜を織り込むことで生じると考えられる（図5）．粘膜のみの織り込みであれば，出血程度の偶発症で済むと思われるが，筋層を織りたたんで穿刺した場合には，消化管穿孔が生じうる．これは，超音波内視鏡で総胆管と十二指腸を押し当てて行う手技であるため，意識しない限りステント留置まで確認することはない．また，手技途中に内視鏡像を確認しようとすると，穿刺軸がずれることがあり，その後の手技が困難になることがある．直視型コンベックスを用いれば，double puncture はほぼ回避できるが[11]，起立装置がないこと，穿刺後の各種操作が熟練した内視鏡医でないと難しい．コンベックス型超音波内視鏡を用いる場合は，穿刺前に確実に double puncture を避ける必要がある．

以下に double puncture 回避法を示す[12]（動画）．ま

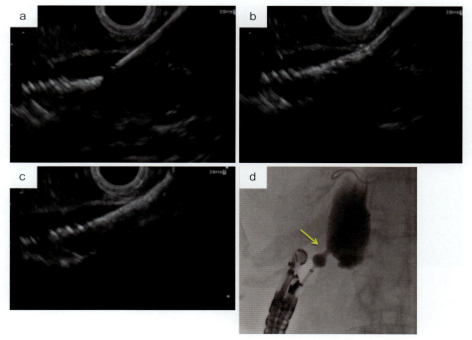

図 4
a：ステントの展開は，超音波内視鏡上で視認しながら行う。胆管内で展開。
b：胆管壁を介して展開。
c：十二指腸壁を介して展開。
d：圧着させながら展開しないと，十二指腸と胆管との間に間隙が生じる（矢印）。

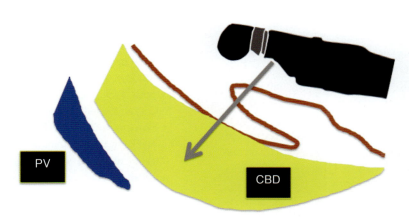

図 5　Double puncture のシェーマ。超音波内視鏡の出し入れ操作により，粘膜を折りたたんでしまうことがある。

ず総胆管を描出し，穿刺ルートを決定する。穿刺前に超音波内視鏡画面上，右上方の部分を確認する。その際，double mucosal sign が認められた場合，そのまま手技を行うと double puncture が生じる（図 6a, b）。その sign が認められた場合は，再度超音波内視鏡を挿入しなおして穿刺ルートの再決定を行うことが一つの方法である。もしくは，十二指腸軟膜を進展させるため，超音波内視鏡の送水ボタンを押して水を注入させる方法もある。この際，鉗子口から水を注入し，粘膜を進展させる方法もあるが，気泡が多く入ることが多いため，送水ボタンでの注入を推奨する（図 6c）。超音波内視鏡像で，右上方にスペースができた後，穿刺針のシースのみを進めて十二指腸壁に圧着させる（図 6d）。そうすることで，その後に吸引をかけても double puncture を回避できる。

おわりに

EUS-CDS における手技および偶発症，とくに double puncture 回避のためのコツを述べた。あくまで筆

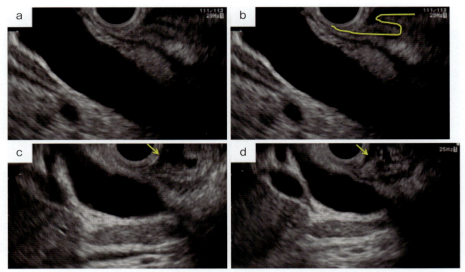

図 6 Double puncture を回避するためには，超音波内視鏡上，右上に確認される double mucosal sign に留意が必要である（a, b：矢印）。送水することで，十二指腸粘膜が進展され，間隙が生じる（c，矢印）。さらにシースを十二指腸壁に押し当てることで double puncture の回避が可能である（d，矢印）。

者個人の手法であり，その他種々の手法があると思われるが，本稿が，読者の安全な手技遂行の一助になれば幸いである。

参考文献

1) Law R, Baron TH：Endoscopic ultrasound-guided gallbladder drainage. Gastrointest Endosc Clin N Am 28：187-195, 2018.
2) Boulay BR, Lo SK：Endoscopic ultrasound-guided biliary drainage. Gastrointest Endosc Clin N Am 28：171-185, 2018.
3) Uemura RS, Khan MA, Otoch JP, et al.：EUS-guided choledochoduodenostomy versus hepaticogastrostomy：A systematic review and meta-analysis. J Clin Gastroenterol 52：123-130, 2018.
4) Dhir V, Isayama H, Itoi T, et al.：Endoscopic ultrasound-guided biliary and pancreatic duct interventions. Dig Endosc 29：472-485, 2017.
5) Nakai Y, Isayama H, Yamamoto N, et al.：Indications for endoscopic ultrasonography(EUS)-guided biliary intervention：Dose EUS always come after failed endoscopic retrograde cholangiopancreatography？ Dig Endosc 29：218-225, 2017.
6) Itoi T, Isayama H, Sofuni A, et al.：Stent selection and tips on placement technique of EUS-guided biliary drainage：transduodenal and transgastric stenting. J Hepatobiliary Pancreat Sci 18：664-672, 2011.
7) Ogura T, Higuchi K：Technical tips for endoscopic ultrasound-guided hepaticogastrostomy. World J Gastroenterol 22：3945-3951, 2016.
8) Miyano A, Ogura T, Yamamoto K, et al.：Clinical impact of the intra-scope channel stent release technique in preventing stent migration during EUS-guided hepaticogastrostomy. J Gastrointest Surg 22：1312-1318, 2018.
9) Ogura T, Higuchi K：Technical tips of endoscopic ultrasound-guided choledochoduodenostomy. World J Gastroenterol 21：820-828, 2015.
10) Kawakami H, Kuwatani M, Sakamoto N：Double penetrated duodenal wall during enoscopic ultrasound-guided choledochoduodenostomy. Gut Liver 10：318-319, 2016.
11) Hara K, Yamao K, Hijioka S, et al.：Prospective clinical study of endoscopic ultrasound-guided choledochoduodenostomy with direct metallic stent placement using a forward-viewing echoendoscope. Endoscopy 45：392-396, 2013.
12) Ogura T, Masuda D, Takeuchi T, et al.：Intraluminal water filling technique to prevent double mucosal puncture during EUS-guided choledochoduodenostomy. Gastrointest Endosc 83：834-835, 2016.

動画 URL

小倉　健　動画 URL【http://www.igakutosho.co.jp/movie2/movie39-36.html】
（ユーザー名：igakutosho　パスワード：tantosui39s）

特集

胆と膵 Vol. 39 臨時増刊特大号　p. 1109～1110, 2018

Biliary access 大辞典

VI. EUS ガイド下 biliary access

✻ コラム④：ERCP vs EUS-CDS，EUS-CDS は primary drainage となり得るか？✻

原　　和生[1]・奥野のぞみ[1]・松本　慎平[1]・桑原　崇通[1]・水野　伸匡[1]

　今回は，"EUS-CDS は primary drainage となり得るか？" というコラムを執筆する機会をいただいた。今回のテーマは，EUS-HGS や EUS-HJS ではなく，通常の十二指腸鏡を用いて十二指腸乳頭部から ERCP が可能な状態の患者さんに ERCP よりも EUS-CDS を選択すること（primary drainage）の妥当性はあるか？に関するコラムである。それに関する私の答えは，"Sure" である。そもそも，最終的に何を primary drainage にするかを決めるには，患者さんの状態，術者の経験値や好み，施設環境，保険償還の有無，入院期間，等々多くの因子が関係してくる。臨床的には得られる成果が同じで，患者さんにデメリットがなければ，その施設において最善と思われた方法を primary drainage とすればよいと考えている。ERCP，EUS-CDS，PTBD など，どれか一つを primary drainage として決めつけておく必要はない。臨機応変に選択すべきである。実際に ERCP よりも EUS-CDS が勝るポイントも数多くあることから，われわれの施設では，切除不能悪性中下部胆管狭窄の症例に対しては EUS-CDS を primary drainage としてすでに施行している。そこで，まずは EUS-CDS のメリット，デメリットについて整理したうえで，最後に ERCP と EUS-CDS の使い分けについて述べたい。本コラムに書かれた内容は，コラムの特性上，あくまで著者の個人的見解を述べたものであり，独断と偏見が多分に含まれていることをお許し願いたい。

ERCP vs EUS-CDS, EUS-CDS as the Primary Biliary Drainage

Kazuo Hara et al

1）愛知県がんセンター中央病院消化器内科
　（〒464-8681 名古屋市千種区鹿子殿 1-1）

I．Primary として EUS-CDS を行うメリット

1．胆管へのアクセスが容易

　EUS で肝外胆管を描出したうえで手技を行うため，胆管へのアプローチが容易である。腫瘍の十二指腸浸潤がある症例では，スコープの挿入は可能でも乳頭の正面視が困難で胆管深部挿管が不成功に終わる症例を経験する。また，十二指腸乳頭部癌や乳頭に腫瘍浸潤がみられる症例でも同様であり，これらの症例に対しては EUS-CDS が圧倒的に容易である。

2．Reintervention が容易

　EUS-CDS はステント閉塞時など，容易に抜去＋交換が可能である。経乳頭的ステントの場合は，腫瘍内をステントが通過するため，抜去困難であったり，腫瘍出血などのリスクを伴う。また，EUS-CDS を primary で施行しておくと，後に十二指腸狭窄が発生した場合でも，その後の Reintervention が容易である。狭窄が球部に及んできた場合でも，CDS ルートが完成していれば，十二指腸ステントのメッシュ間隙から CDS ステントを再挿入することが無理なく行える。

3．腹水症例について

　腹水症例に対する EUS-BD は基本的に適応外としている。これは，瘻孔形成ができないという観点ではなく，手技中の胆汁漏れを原因とする感染性腹膜炎の可能性を危惧するためである。われわれは実際に感染性腹膜炎を経験しており，Gastrointest Interv 2018 に報告している。EUS-CDS に限らず，EUS-BD が病状が進行したあとに必要になることが予想される症例であれば，腹水がないうちに primary で EUS-BD を施行して瘻孔形成しておくことが望ましい。

4．ERCP 後膵炎がない

　EUS-CDS の最大のメリットは，ERCP 後膵炎がな

いことである。ERCP 後膵炎の可能性がゼロであることは内視鏡医の夢であり，永遠のテーマでもある。理不尽に起きてしまう ERCP 後膵炎がないことは，患者さんにも医師にも大きなメリットといえる。膵頭部癌の ERCP では膵炎のリスクは少ないが，膵疾患以外の閉塞性黄疸では膵炎のリスクは通常と同じである。

5．永久瘻孔ができる可能性がある

EUS-CDS の最大の魅力として，永久瘻孔ができる可能性があることがあげられる。われわれはステント抜去後に永久瘻孔になった患者さんを経験している。ステントがなくても瘻孔が維持できれば，真の瘻孔形成術と言える。ステントが不要ということは，ステント閉塞も逸脱もないということであり，外科的胆管十二指腸吻合と同一である。

Ⅱ．Primary として EUS-CDS を行うデメリット

1．胆汁漏

やはり EUS-CDS の短所は手技中の胆汁漏れである。現状ではこれを完全に防ぐことはできない。One-Step のデバイスを用いても，その使用方法によっては完全には胆汁漏を防ぐことができない可能性もある。この点に関しては新規デバイスの改良によっては，克服可能であると思われる。

2．偶発症率

現状では，ハイボリュームセンターでの EUS-CDS

の偶発症は 1～10％，ERCP の偶発症は 1～5％程度と推測される。やはり，EUS-CDS の偶発症のほうが高い傾向にあるのは否めない。しかし，偶発症の種類には差があり，EUS-CDS では術後の腹膜炎，ERCP では膵炎が中心である。腹膜炎は数日で軽快するが，膵炎では重篤になることがある。一概に偶発症率の高さだけでは手技を評価できないが，デバイスの改良により偶発症の軽減が可能であると思われる。

3．手技の難易度

手技の難易度は，現状では EUS-CDS のほうが高い。手技の難易度は偶発症率にも関係する。しかし，これは専用デバイスの開発が完成していないことが大きな理由である。誰にでも容易に EUS-CDS が施行できるデバイスが近い将来登場することが予想される。その際には，ERCP のほうが難易度の高い手技として位置付けられる可能性がある。

最終的には，デバイスの開発が KEY になることは間違いなく，だれしも想像に難くない。専用デバイスが開発された後には，症例に応じて EUS-CDS が Primary drainage になる可能性が高い。とくに健常膵の患者さん（とくに若い女性など）や十二指腸乳頭部癌の患者さん，将来的に十二指腸狭窄をきたすことが予想される患者さん，などには，EUS-CDS を primary drainage として積極的に取り入れてもよいと思われる。しかし，一つの手技に固執せず，すべての手技を臨機応変に使い分けることがもっとも重要であると考えていることに変わりはない。

*　　*　　*

特集

Biliary access 大辞典

VI. EUS ガイド下 biliary access

❀ トピックス：Hot AXIOS システムを用いた EUS-CDS ❀

土屋　貴愛[1]・祖父尼　淳[1]・石井健太郎[1]・田中　麗奈[1]・殿塚　亮祐[1]
本定　三季[1]・向井俊太郎[1]・藤田　　充[1]・松波　幸寿[1]・朝井　靖二[1]
山本健治郎[1]・黒澤　貴志[1]・小嶋　啓之[1]・糸井　隆夫[1]

要約：胆道ドレナージの基本は ERCP 下に行う内視鏡的胆道ドレナージであるが，近年，超音波内視鏡（endoscopic ultrasonography：EUS）の進歩に伴い EUS 下治療，いわゆる interventional EUS（i-EUS）が日常臨床でも広く行われ，ERCP 困難例において EUS 下胆管ドレナージ（EUS-guided biliary drainage：EUS-BD）が注目されている。しかし i-EUS 専用のデバイスはほとんど存在せず，i-EUS には穿刺→ガイドワイヤー留置→穿刺ルート拡張→ステント留置といった複数のステップを踏む必要がありそれぞれのステップに偶発症が存在し得る。最近市場に登場した Hot AXIOS システムは瘻孔形成専用のデバイスであり，i-EUS においてステップを減らすことができ，更なる有効性，偶発症の軽減などが期待でき，今後の動向が注目されている。本稿では，本邦での適応は取れていないが，この Hot AXIOS システムを用いた EUS-BD（とくに EUS-guided choledochoduodenostomy）について概説する。

Key words：EUS ガイド下胆道ドレナージ，EUS ガイド下胆管十二指腸吻合術，Lumen apposing metal stent，Hot AXIOS システム

はじめに

Lumen apposing metal stent（LAMS）の一つである「Hot AXIOS システム（ボストン・サイエンティフィック社）」は，これまでのステントとはコンセプトが異なり，狭窄部を拡張またはバイパスし，ドレナージを行うのではなく，新たな瘻孔を形成するために，目的に応じた径の穴をあけ，管腔と管腔を引き寄せ，瘻孔を作るという新しいデバイスである[1]。そのため，本邦では瘻孔形成補綴（ほてつ）材という名称で薬事承認を得ている。Hot AXIOS システムを含む LAMS は，超音波内視鏡下瘻孔形成術に使用されており，具体的には膵仮性嚢胞（pancreatic pseudocyst：PPC）や被包化壊死（walled-off necrosis：WON）などの pancreatic fluid collections（PFCs）に対する超音波内視鏡下経消化管的ドレナージ（EUS-guided transmural drainage：EUS-TD）[2]や，超音波内視鏡下胆管十二指腸吻合術（EUS-guided choledochoduodenostomy：EUS-CDS）[3]，さらに超音波内視鏡下胆嚢ドレナージ（EUS-guided gallbladder drainage：EUS-GBD）[2]に用いられている。また，われわれは悪性胃十二指腸狭窄に対する治療として，Hot AXIOS システムを用いた超音波内視鏡下胃空腸吻合術（EUS-guided gastrojejunostomy：EUS-GJ）も報告している[4]が，Hot AXIOS システムの本邦での適応は，症候性 PPC または症候性 WON にのみにとどまっているため，注意が必要である。

EUS-guided Choledochoduodenostomy（EUS-CDS）
Using Hot AXIOS System
Takayoshi Tsuchiya et al
1）東京医科大学消化器内科学分野（〒 160-0023 新宿区西新宿 6-7-1）

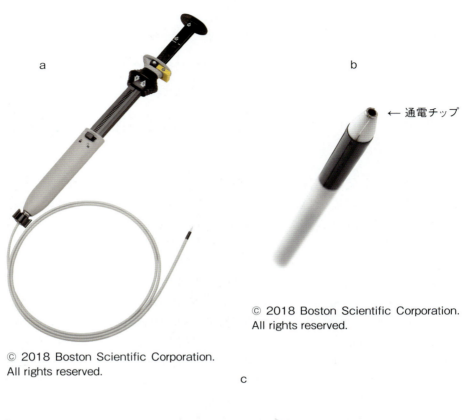

図 1 Hot AXIOS システム
a：概観
b：デリバリーシステムの先端には通電チップが付いている。
c：デリバリーシステムにはステントが内蔵されているため，通電後はデバイスを交換することなく，そのまま AXIOS を留置できる。

I．Hot AXIOS システムについて

最初に開発された LAMS である AXIOS™ stent system は，米国のベンチャー企業である Xlumena 社が PFCs と胆嚢の超音波内視鏡下治療専用のデバイスとして開発した[5]。現在は Hot AXIOS システムとともにボストン・サイエンティフィック社が製造，発売を行っている。先に述べたように Hot AXIOS システムは 2017 年 10 月に本邦でも薬事申請が承認され，2018 年 7 月に償還価格が決定され，2018 年 9 月より症候性 PPC と症候性 WON に対する EUS-TD のデバイスとして用いることがついに可能となった。このデバイスの特徴は，デリバリーシステム（図 1a）の先端に通電チップ（図 1b）が備わっており直接通電穿刺が可能である点である。これまでは超音波内視鏡で穿刺対象を観察した後に，EUS-FNA 用の穿刺針で穿刺を行い，ガイドワイヤー（GW）を留置し，穿刺経路を拡張してから，ステントを留置する必要があったが，このシステムは穿刺すればすでにステントが内蔵されたデリバリー（図 1c）が一期的に対象管腔に挿入されるため，拡張の必要なくステントが留置可能である。このことは，デバイスの入れ替えの煩雑さを解消し，手技時間の短縮，手技の途中の穿刺軸のズレや穿刺対象と消化管が離開する現象の予防，腹腔内への内容液の漏出をより防止できるといった利点を有する[6,7]。ステン

トは編み込み式の記憶合金でできており，周囲がシリコンで被覆されている fully-covered タイプの金属ステントである。今回市場に出た Hot AXIOS システムは 10.8 Fr のデリバリーシステム内に，ステントが引き伸ばされた状態でマウントされている。本邦で市販されるステントのラインナップは内腔の径が 10 mm，15 mm，20 mm の三種類であるが，報告では，EUS-CDS などに用いる 6 mm と 8 mm の内径を有するものがある。ステントの挿入および展開は非常に容易であり，デリバリーシステムに記載された 1，2，3，4 という番号に沿って，操作すれば，穿刺から遠位端，近位端と順に展開できる。近位端の展開については目安となるブラックマーカーが付されているので，直視下に展開することも可能であるが，より安全に展開する別の方法として，ブラックマーカーがみえづらい時もあるので，管腔同士を引き寄せるためにデリバリーシステムを十分消化管壁側に引き寄せた後に，超音波内視鏡像で AXIOS がフットボール型になったことを確認できたら，近位端をチャンネル内で展開し，穿刺部から距離を取るまたは，デリバリーシステムを押し出すことで，近位端が展開し迷入防止が可能である[8]。

Ⅱ．Hot AXIOS システムを用いた EUS-CDS

EUS-CDS は 2001 年に Giovanini ら[9]から，はじめて報告され，その後 ERCP 下での経乳頭的胆管ドレナージ術が困難な場合の salvage therapy として，有用性が報告され[10〜15]，300 例の EUS-CDS を review したデータ[16]から，成功率は 94% と高い一方で，偶発症も 19% と高く，その一因として専用デバイスのないことがあげられていた。EUS-CDS の偶発症の中でも，手技中または手技後の胆汁漏は，胆汁性腹膜炎や感染胆汁を腹腔内や後腹膜腔内に漏出させ時として重篤となる[1]。理論的には金属ステントを用いれば，その拡張力で留置後の予防が期待されるが，実際には約 10% 程度，胆汁漏出を認めたという報告もある[17]。これはおそらく手技中にデバイスを交換しているときなどに少なからず漏出しているものと考える。Hot AXIOS システムは胆管と十二指腸を強固に把持しながら胆汁漏出を防ぎ，瘻孔形成を促進することが期待される（図2）。Hot AXIOS システムは EUS-FNA 針で穿刺しガイドワイヤーを留置し，拡張してステントを留置するというマルチステップを省き，ワンステップで AXIOS を留置可能であるが，十分拡張した（30 mm 以上）胆管の場合はよいが，通常拡張していても総胆管径は 10 数 mm であることが予想されるため，通電

穿刺する際や，AXIOS の遠位端を展開する際に十分な距離を取れないことが多い。すなわち安全に AXIOS を留置するためには，ワンステップではなく Hot AXIOS システム内にガイドワイヤーを前もって充填しておき，通電穿刺した後にガイドワイヤーを肝門方向へ十分な長さを留置してから AXIOS を展開する，または EUS-FNA 針で穿刺しガイドワイヤーを留置してから，Hot AXIOS を使用するなどの複数のステップを踏むことも考慮すべきと考える。さらに，これまでの報告をみると EUS-CDS における AXIOS は，胆管径を考慮しサイズの小さい 6 mm や 8 mm のもので行われている場合が多い[18〜23]。これは 15 mm など大きめの AXIOS を使用した場合，AXIOS 内腔から食残が胆管内に混入してしまい胆管炎を引き起こす，AXIOS が十二指腸内腔を塞いでしまい，十二指腸閉塞をきたす，ドレナージが効いて胆管拡張が取れてきた際に AXIOS 自体が十二指腸と対側の胆管壁に密着してしまい，ドレナージが不十分になること（kinking），などが考えられるためである。Kunda ら[17]は，多施設で 57 例の AXIOS および Hot-AXIOS による EUS-CDS を retospective に解析し，手技成功率および臨床改善率がそれぞれ 98.2，94.7% と非常に良好な成績を報告している。しかし，十二指腸穿孔，出血，胆管炎などの偶発症が 7% に起こったとしており，AXIOS や Hot AXIOS においても完全に安全性が保障されたものではないことを認識すべきである。われわれは多施設で前向きコホート研究として 6 mm と 8 mm 径の Hot AXIOS システムによる EUS-CDS 19 例の長期予後を検討したところ，手技成功率は 100%，治療奏功率（黄疸改善率）は 1 週間で 79%，最終的には 95% と良好であったが，手技中の偶発症は認めないものの，5 例にステント閉塞（食残による閉塞が 2 例，胆管との kinking が 1 例，腫瘍 ingrowth 1 例，十二指腸側への自然脱落が 1 例）を認め，平均観察期間 205 ± 187.9 日においてすべての偶発症率は 36.8%（7/19）と決して少なくなかった。また対象疾患に膵癌が多かったため 19 例中 5 例に十二指腸下行脚の閉塞を経過観察中に認め，十二指腸ステントや胃空腸吻合術を要しており，長期予後を考え，EUS-CDS を行う際には十二指腸閉塞をきたした際の対策も考慮しておくべきであり，さらに閉塞という観点からは EUS-CDS のデバイスとしては形状の改良が必要と考えられた[23]。現状では kinking や食残の胆管への流入により胆管炎を発症した際には，AXIOS 内に両端 pigtail 型プラスチックステントを留置するなどの工夫が必要である。

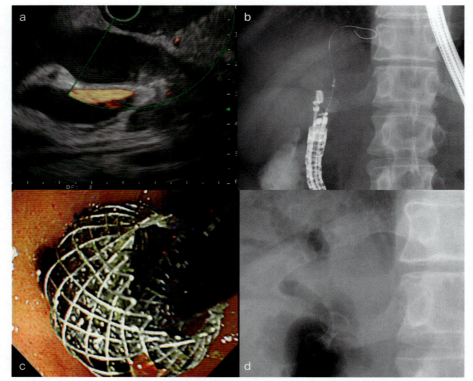

図2 Hot AXIOS を用いた EUS-guided choledochoduodenostomy（文献24より引用改変）
a：拡張した総胆管のEUS像　ドプラで穿刺経路に介在する血管がないことを確認した。
b：遠位端を展開した際の透視像　19 G の EUS-FNA 針で穿刺しガイドワイヤーを肝門まで留置した後に，Hot AXIOS システムをガイドワイヤーを介して挿入し，通電しながら胆管内に進めた。さらに EUS 下に遠位端のフランジを展開した。
c：AXIOS を留置した直後の内視鏡像　遠位端のフランジを十分，十二指腸壁に引き寄せた後に近位端のフランジを展開した。良好な胆汁流出が確認できる。
d：AXIOS を留置した直後の透視像　良好なドレナージが得られ，胆管気腫像が確認できる。

おわりに

Hot AXIOS システムを用いた EUS-CDS について文献的考察を交え概説した。先に述べたように新しい治療法の可能性を秘めたデバイスではあるが，現在の適応は症候性 PPC または症候性 WON に対するドレナージであるため，日常診療で EUS-CDS には使用できない。今後 Hot AXIOS システムが胆管十二指腸吻合術や胆囊十二指腸（胃）吻合術，さらに胃空腸吻合術へ早期に適応が拡大することが強く望まれる。

参考文献

1) 土屋貴愛，殿塚亮祐，向井俊太郎，ほか：Lumen apposing metal stent の現況と展望．Gastroenterol Endosc 60：203-214, 2018.
2) Itoi T, Binmoeller KF, Shah J, et al.：Clinical evaluation of a novel lumen-apposing metal stent for endosonography-guided pancreatic pseudocyst and gallbladder drainage (with videos). Gastrointest Endosc 75：870-876, 2012.
3) Itoi T, Binmoeller KF：EUS-guided choledochoduodenostomy by using a biflanged lumen-apposing metal stent. Gastrointest Endosc 79：715, 2014.
4) Itoi T, Ishii K, Ikeuchi N, et al.：Prospective evaluation of endoscopic ultrasonography-guided double-balloon-occluded gastrojejunostomy bypass(EPASS) for malignant gastric outlet obstruction. Gut 65：193-195, 2016.
5) 糸井隆夫，Binmoeller Kenneth F，祖父尼淳，ほか．胆膵ステントの新しい潮流—開発コンセプトとステント選択を学ぶ—Lumen-apposing metal stent の開発コンセプトと有用性．胆と膵 33：869-874, 2012.
6) Teoh AY, Binmoeller KF, Lau JY.：Single-step EUS-guided puncture and delivery of a lumen-apposing stent for gallbladder drainage using a novel cautery-tipped stent delivery system. Gastrointest Endosc

80：1171, 2014.

7）殿塚亮祐，糸井隆夫，祖父尼淳，ほか：Lumen-apposing metal stent（AXIOS, Hot-AXIOS）を用いた EUS-guided intervention therapy. 胆と膵 **37**：743-751, 2016.

8）Anderloni A, Attili F, Carrara S.：Intra-channel stent release technique for fluoroless endoscopic ultrasound-guided lumen-apposing metal stent placement：changing the paradigm. Endosc Int Open **5**：25-29, 2017.

9）Giovanini M, Moutardier V, Pesenti C, et al.：Endoscopic ultrasound-guided bilioduodenal anastomosis：a new technique for biliary drainage. Endoscopy **33**：898-900, 2001.

10）Kahaleh M, Hernandez AJ, Tokar J, et al.：Interventional EUS-guided cholangiography：evaluation of a technique in evolution. Gastrointest Endosc **64**：52-59, 2006.

11）Yamao K, Sawaki A, Takahashi K, et al.：EUS-guided choledochoduodenostomy for palliative biliary drainage in case of papillary obstruction：report of 2 cases. Gastrointest Endosc **64**：663-667, 2006.

12）Tarantino I, Barresi L, Repici A, et al. EUS-guided biliary drainage：a case series. Endoscopy **40**：336-339, 2008.

13）Park DH, Koo JE, Oh J, et al.：EUS-guided biliary drainage with one-step placement of a fully covered metal stent for malignant biliary obstruction：a prospective feasibility study. Am J Gastroenterol **104**：2168-2174, 2009.

14）Hara K, Yamao K, Hijioka S, et al.：Prospective clinical study of endoscopic ultrasound-guided choledochoduodenostomy with direct metallic stent placement using a forward-viewing echoendoscope. Endoscopy **45**：392-396, 2013.

15）Itoi T, Isayama H, Sofuni A, et al.：Stent selection and tips of placement technique of EUS-guided biliary drainage：trans-duodenal and trans-gastric stenting.

J Hepatobiliary Pancreat Sci **18**：664-672, 2011.

16）Iwashita T, Doi S, Yasuda I：Endoscopic ultrasound-guided biliary drainage：a review. Clin J Gastroenterol **7**：94-102, 2014.

17）Kunda R, Pérez-Miranda M, Will U, et al.：EUS-guided choledochoduodenostomy for malignant distal biliary obstruction using a lumen-apposing fully covered metal stent after failed ERCP. Surg Endosc **30**：5002-5008, 2016.

18）Glessing BR, Mallery S, Freeman ML et al.：EUS-guided choledochoduodenostomy with a lumen-apposing metal stent before duodenal stent placement for malignant biliary and duodenal obstruction. Gastrointest Endosc **81**：1019-1020, 2015.

19）Fabbri C, Luigiano C, Lisotti A, et al.：Endoscopic ultrasound-guided treatments：are we getting evidence based-a systematic review. World J Gastroenterol **20**：8424-8448, 2014.

20）Gupta K, Perez-Miranda M, Kahaleh M, et al.：Endoscopic ultrasound-assisted bile duct access and drainage：multicenter, long-term analysis of approach, outcomes, and complications of a technique in evolution. J Clin Gastroenterol **48**：80-87, 2014.

21）Itoi T, Binmoeller KF：EUS-guided choledochoduodenostomy using a biflanged lumen-apposing metal stent. Gastrointest Endosc **79**：715, 2014.

22）Tarantino I, Barresi L, Granata A, et al.：Single-step EUS-guided choledocoduodenostomy and stenting. Gastrointest Endosc **81**：1016-1017, 2015.

23）Tsuchiya T, Teoh AYB, Itoi T, et al.：Long-term outcomes of EUS-guided choledochoduodenostomy using a lumen-apposing metal stent for malignant distal biliary obstruction：a prospective multicenter study. Gastrointest Endosc **87**：1138-1146, 2018.

24）Tsuchiya T, Sofuni A, Tsuji S, et al.：Endoscopic management of acute cholangitis according to the TG13. Dig Endosc **29**（suppl 2）：94-99, 2017.

＊　　＊　　＊

胆と膵 36巻臨時増刊特大号

ERCPマスターへのロードマップ（DVD付）

企画：糸井　隆夫

医学図書出版ホームページでも販売中
http://www.igakutosho.co.jp

序文：ERCPマスター，マイスター，マエストロ

【処置具の最新情報】
・診療報酬からみた胆膵内視鏡手技とERCP関連手技処置具のup-to-date

【基本編】
・主乳頭に対するカニュレーションの基本—スタンダード法，Wire-guided Cannulation法，膵管ガイドワイヤー法—
・副乳頭へのカニュレーション Cannulation of the Minor Papilla
・内視鏡的乳頭括約筋切開下切石術
　(Endoscopic Sphincterotomized Lithotomy：EST-L)
・EPBD（＋EST）＋胆管結石除去
・EPLBD（＋EST）＋胆管結石除去
・経乳頭的胆管・膵管生検　細胞診
・膵石除去・膵管ドレナージ
・胆管ドレナージ（良悪性）(ENBD, PS)
・胆管ドレナージ（MS）
・急性胆嚢炎に対する経乳頭的胆嚢ドレナージ

【応用編】
・スコープ挿入困難例に対する対処法
・プレカット
・電子スコープを用いた経口胆道鏡検査
・POCS（SpyGlass）（診断・治療）
・経口膵管鏡（電子スコープ，SpyGlass）
・内視鏡的乳頭切除術
・十二指腸ステンティング（ダブルステンティングも含めて）
・Roux-en-Y再建術を中心とした，術後腸管再建症例に対するシングルバルーン内視鏡を用いたERCP
・術後腸管の胆膵疾患に対するダブルバルーン内視鏡治療

【トラブルシューティング編】
・スコープ操作に伴う消化管穿孔
・デバイス操作に伴う後腹膜穿孔—下部胆管の局所解剖も含めて—
・EST後合併症（出血，穿孔）
・胆管，膵管閉塞困難例（SSR, Rendez-vous法）
・胆管内迷入ステントの回収法
・胆管メタルステント閉塞（トリミング，抜去）
　—十二指腸ステントとあわせて—
・膵管プラスチックステント迷入に対する内視鏡的回収法
・胆管結石嵌頓
・膵管結石嵌頓
　—膵管結石除去時のバスケット嵌頓に対するトラブルシューティング—

【座談会】
・ERCPマスターへのロードマップをこれまでどう描いてきたか，これからどう描いていくのか？

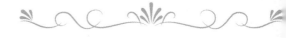

今回の胆と膵臨時増刊特大号のメニューは、
ERCPマスターへのロードマップ（DVD付）
　　　　　　　　　　　　　でございます。

＊前　菜：処置具の最新情報
＊メインディッシュ：
　基本編、応用編、トラブルシューティング編
　～28名のエキスパートによる動画（DVD）解説付～
＊デザート：
　座談会「ERCPマスターへのロードマップを
　　これまでどう描いてきたか，
　　これからどう描いていくのか？」
～ページの向こうに広がるERCPの世界を
　　　　　　　　　　　どうぞご堪能下さい！

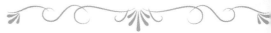

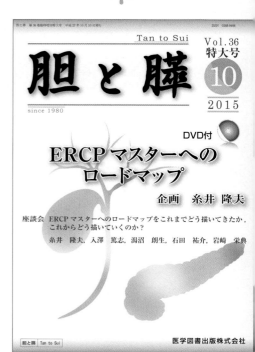

本体 5,000円＋税

医学図書出版株式会社

特集

胆と膵 Vol. 39 臨時増刊特大号　p. 1117～1121, 2018

Biliary access 大辞典

VI. EUS ガイド下 biliary access

EUS-RV テクニック【動画付】

川久保和道[1]・棄谷　将城[1,2]・杉浦　　諒[1]・加藤　　新[1]
平田　幸司[1]・平田　　甫[1]・中島　正人[1]・坂本　直哉[1]

> **要約**：EUS ランデブー法（EUS-rendezvous method：EUS-RV）は，超音波内視鏡下に直視下で胆管を穿刺し，ガイドワイヤーを胆管内から十二指腸へ誘導し，そのガイドワイヤーを頼りにして，ERCP 関連処置を行うものである。確実な biliary access が得られる一方，さまざまなアプローチルートがあり，その後のガイドワイヤー操作や，胆管挿管の方法など，習熟すべきことが多数ある。また，EUS-RV に伴う重篤な偶発症もあるため，EUS-RV の適応を再度確認するとともに，他の biliary access 方法も考慮しつつ，EUS-RV による biliary access を行うべきである。

Key words：EUS ランデブー法，EUS-RV，biliary access，胆管挿管困難

近年 EUS ガイド下治療の発展が目覚ましく，ERCP が不成功に終わった症例のみならず，ERCP にとって変わるような治療になりうる可能性も，示されるようになってきている[1~4]。EUS ガイド下ランデブー法（EUS-guided rendezvous method：EUS-RV）は，ERCP による胆管または膵管カニュレーションが不成功に終わった症例や，胆管や膵管狭窄の突破が困難であった症例に対する，サルベージ方法としての有用性が数多く報告されている[5~11]。本稿では，"biliary access"に焦点を絞って，EUS-RV のコツを概説する。

I. 適　　応

EUS-RV の大原則は，ERCP が不成功に終わった後の，サルベージ治療の一つであるということである。つまり，十二指腸乳頭部または胆管空腸吻合部への到達が可能であることが，EUS-RV の必要条件であるといえる。乳頭部への到達が，不確かな場合は，EUS-RV を施行するべきではない。また，通常の ERCP における偶発症に加え，EUS-RV による重篤な偶発症にも，留意する必要があり，ERCP 不成功が，すぐに EUS-RV の適応ではない。過去の報告によると，EUS-RV の臨床的な成功率は，約 80%（58～100%）である。一方，Dhir ら[5]は，カニュレーション困難例においては，precut 法より EUS-RV のほうが，成功率が高いと報告しており，有用な biliary access 法であることは間違いない。したがって，本特大号で記載されているような，さまざまな biliary access 法を理解・習得したうえで，EUS-RV を行う必要がある。"EUS-RV is most dangerous for people who need it least."である[12]。

II. 使用スコープ

現在，コンベックス型 EUS には前方斜視（オリンパス社，富士フイルム社，ペンタックス社）および直視型（オリンパス社）のものがあるが，EUS-RV に適したスコープはいまだ定まっていない。もし，普段使用していて慣れているスコープがあれば，それを用いる

EUS-rendezvous Technique for Biliary Access
Kazumichi Kawakubo et al
1) 北海道大学大学院医学研究院内科学分野消化器内科学教室（〒060-8648 札幌市北区北 14 条西 5 丁目）
2) 北海道大学病院光学医療診療部

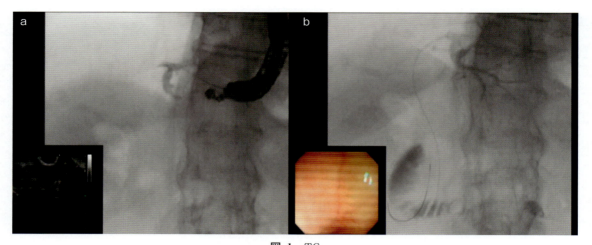

図1 TG
a：肝内胆管を穿刺している。
b：ガイドワイヤーが乳頭から十二指腸に出ている。

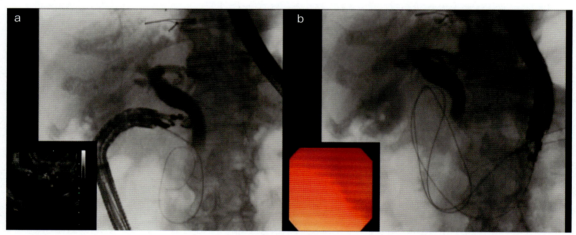

図2 TDL
a：肝外胆管を穿刺し，ガイドワイヤーが乳頭から十二指腸に出ている。
b：ガイドワイヤーが十二指腸の奥深くまで留置されている。

のがよい。以下に示すように，EUS-RV法では，さまざまなルートからのbiliary accessが可能であり，普段からEUSを用いた観察やEUS-FNAを行うときも，胆管の位置や走行を意識しておくとよい。

Ⅲ．胆管の穿刺（穿刺消化管，穿刺胆管，穿刺方向）

EUS-RV法は，穿刺する消化管により，経食道的（transesophagus route：TE），経胃的（transgastric route：TG）（図1）（動画），経十二指腸的（transduodenal route：TD），経空腸的（transjejunal route：TJ）に分けられ，さらにTDは，スコープを十二指腸球部でpushした形になるロングポジション（TDL）（図2）（動画2）と，下行脚でストレッチした形になるショートポジション（TDS）（図3）（動画3）に分けられる。穿刺する胆管は，肝内胆管（intrahepatic biliary duct：IHBD）もしくは肝外胆管（extrahepatic bile duct：EHBD）に分けられる。どの方法であっても，穿刺方向が"乳頭側"にむくように心がける必要がある。とくに，TDLでは，穿刺方向が乳頭とは反対側にむく可能性が高い。そのような場合，スコープを少し押し込んで，アップアングル，時計回りにトルクをかけると，"乳頭側"にむくようになる。また，TGでは，B2穿刺しようとするとTEになったり，B3の抹消側を穿刺しようとすると穿刺針が乳頭とは反対側にむいてしまうことがあり，注意する必要がある。

どのルートからのEUS-RVが一番いいのかといっ

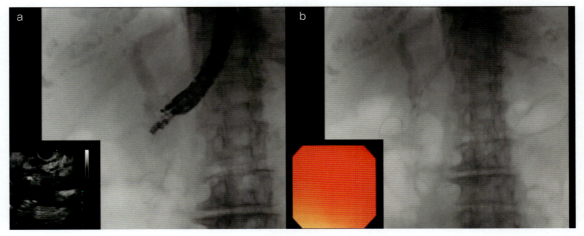

図 3 TDS
a：肝外胆管を穿刺し，ガイドワイヤーが乳頭から十二指腸にでている。
b：ガイドワイヤーが十二指腸の奥深くまで留置されている。

たデータはまだ少ないが，Dhir ら[13]は，IHBD ルートと EHBD ルートで成功率に差はみられないが，IHBD ルートで手技時間が長く，偶発症率も多いことから，両方選択できる場合は，EHBD ルートを推奨している。また，Iwashita ら[8]は，TDS を最初に行い，困難な場合，TDL さらに TG と変更していくというアルゴリズムで行うと，TDS では 10 人中 10 人で胆管挿管に成功したと報告している。膵頭部癌や上部消化管術後症例では TDS で困難な場合もあるが，正常解剖や良性疾患の場合は，TDS から試みるのがいいと考える。消化管術後症例などでは，TE や TG でしか行えない場合もある。

IV. 穿刺針

穿刺針は，基本的には 19 ゲージ穿刺針を用いる。現在，各種穿刺針があるが（ボストン・サイエンティフィック社，オリンパス社，Medi-Globe 社，Cook 社），製品によりとくに差異はないものと考える。一方，22 ゲージ穿刺針で穿刺した場合には，0.018 インチのガイドワイヤーを用いることになるが，トルク伝達性や pushability が悪く，難渋することが多いため，第一選択としてはおすすめできない。

V. ガイドワイヤー操作

胆管造影に引き続き，ガイドワイヤーを穿刺針の中に通し，胆管から十二指腸へ誘導する。EUS-RV においては，このガイドワイヤー操作が"キモ"である。通常の ERCP におけるガイドワイヤー操作と違い，本来使用するべきではない穿刺針の中を通してのガイドワイヤー操作であるため，愛護的に操作する必要がある。コツとしては，ガイドワイヤーをなるべく引き戻さないことである。回転操作に加えてゆっくり押す操作を繰り返すことで，ガイドワイヤーを胆管内から十二指腸へ誘導することが肝要である。Okuno ら[10]は，EUS-RV 手技不成功の原因として，ガイドワイヤーのキンキングと狭窄突破失敗がもっとも多かったと報告しており，ガイドワイヤー操作の難易度の高さがうかがえる。使用するガイドワイヤーについては，19 ゲージ穿刺針の場合は，0.025 インチ 450 cm のものを使用するのが第一選択である。市販されているどのガイドワイヤーを用いても，無理な操作をすると，破損や断裂する可能性がある。穿刺針の中での操作ではガイドワイヤー操作がうまくいかないときは，ガイドワイヤーを胆管内に残し，穿刺針をカテーテルに交換してからガイドワイヤー操作を行う，Hybrid 法がある[14]。Shiomi ら[11]は，EUS-RV のガイドワイヤー操作でカテーテルに入れ替えることが，成功率の上昇につながると報告している。まず，穿刺針の中でのガイドワイヤー操作を行い，十二指腸まで誘導できない場合は，無理せずカテーテルに交換してからガイドワイヤー操作をしたほうがよい。

VI. スコープ交換

ガイドワイヤーを十二指腸まで誘導した後は，ガイドワイヤーが抜けてしまわないように，なるべく奥深くまで挿入する。引き続き，ガイドワイヤーが抜けないよう，慎重に EUS スコープを抜去し，ERCP 用のス

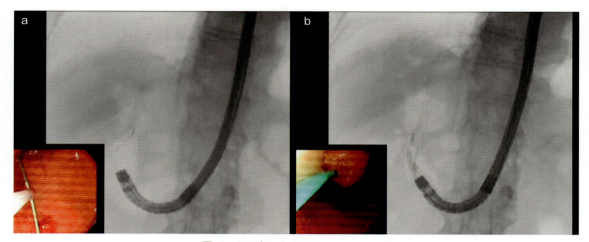

図 4 OG 法によるカニュレーション
a：スネアによって十二指腸乳頭からでているガイドワイヤーを把持している。
b：ガイドワイヤーに被せるようにカテーテルを胆管内にカニュレーションしている。

コープを挿入していく。通常の ERCP で用いる 450 cm のガイドワイヤーを用いれば，スコープ交換の際に長さが足りなくなることはないが，260 cm のショートワイヤーでは足りなくなってしまう。ただ，260 cm の親水性ガイドワイヤーであれば，足りなくなったあと，穿刺針やカテーテルの後ろから生理食塩水で灌流しながら抜いてくることで交換が可能である[15]。

Ⅶ．胆管カニュレーション

ERCP 用スコープを十二指腸乳頭または胆管空腸吻合部まで挿入し，ガイドワイヤーが出てきているのを確認する。胆管カニュレーションの方法には，2 種類がある。一つ目は，出てくるガイドワイヤーを，鉗子またはスネアで把持して，スコープの鉗子口の中を通して，スコープの外まで引き抜いてきて，そのガイドワイヤーに被せる形で，カニュレーションを行う，over-the-guidewire（OG）法である（図 4）。手技が煩雑になる欠点があるが，ガイドワイヤーさえ把持できれば，確実にカニュレーションができる。筆者は，スネアで把持しているが，ループカッター（オリンパス社）で把持する方法もある[10]。一方，出ているガイドワイヤーの"脇"から，胆管カニュレーションを行う，alongside-the-guidewire（AG）法は，確実な胆管挿管方法ではないが，うまくいけば時間の短縮につながる（図 5）。最近，AG 法に特化したカテーテルが開発され，有用性が報告されている[9]。詳細は，本特大号の他稿を参照いただきたい。どちらの方法が優れているとの報告はないが，筆者は，通常解剖の ERCP であれば，まず AG 法から行い，困難なら OG 法に切

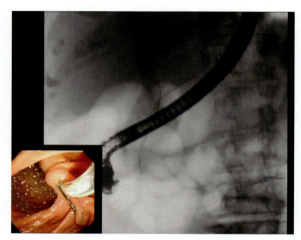

図 5 AG 法によるカニュレーション
十二指腸乳頭から出ているガイドワイヤーの脇からカニュレーションをしている。

り替え，上部消化管術後症例など乳頭正面視が困難な場合は OG 法から行うようにしている。

Ⅷ．偶発症

EUS-RV では，通常の ERCP に伴う偶発症に加え，EUS-RV によるものを考慮する必要がある。主なもので，出血，胆汁性腹膜炎（腹腔内気腫），縦隔炎（縦隔気腫）があげられ，穿刺消化管や穿刺胆管により，偶発症の種類や頻度が変わってくる。いずれも重篤なものにもなり得るので，留意する必要がある。TE では，縦隔炎や縦隔気腫，TG や TD では，胆汁漏出からの腹膜炎や後腹膜穿通，腹腔内気腫が，起こりやすい。これらの偶発症を減らす有効な手段は報告されていな

いが，胆汁漏出を少しでも減らすために，EUS-RV 後に念のために ENBD チューブを留置するなどの工夫をしてもよいかもしれない。

おわりに

EUS-RV は，確実な biliary access が得られる，有用な方法である一方，EUS-RV に特有の偶発症もある。さまざまなアプローチルート，カニュレーション方法の特徴に習熟したうえで，EUS-RV を行うことが肝要である。

参 考 文 献

1) Kawakubo K, Kawakami H, Kuwatani M, et al.: Recent advances in endoscopic ultrasonography-guided biliary interventions. World J Gastroenterol 21：9494-9502, 2015.
2) Kawakubo K, Kawakami H, Kuwatani M, et al.: Endoscopic ultrasound-guided choledochoduodenostomy vs. transpapillary stenting for distal biliary obstruction. Endoscopy 48：164-169, 2016.
3) Bang JY, Navaneethan U, Hasan M, et al.: Stent placement by EUS or ERCP for primary biliary decompression in pancreatic cancer：a randomized trial (with videos). Gastrointest Endosc 88：9-17, 2018.
4) Park JK, Woo YS, Noh D, et al.: Efficacy of EUS-guided and ERCP-guided biliary drainage for malignant biliary obstruction：prospective randomized controlled study. Gastrointest Endosc 88：277-282, 2018.
5) Dhir V, Bhandari S, Bapat M, et al.: Comparison of EUS-guided rendezvous and precut papillotomy techniques for biliary access (with videos). Gastrointest Endosc 75：354-359, 2012.
6) Iwashita T, Lee JG, Shinoura S, et al.: Endoscopic ultrasound-guided rendezvous for biliary access

after failed cannulation. Endoscopy 44：60-65, 2012.
7) Kawakubo K, Isayama H, Sasahira N, et al.: Clinical utility of an endoscopic ultrasound-guided rendezvous technique via various approach routes. Surg Endosc 27：3437-3443, 2013.
8) Iwashita T, Yasuda I, Mukai T, et al.: EUS-guided rendezvous for difficult biliary cannulation using a standardized algorithm：a multicenter prospective pilot study (with videos). Gastrointest Endosc 83：394-400, 2016.
9) Nakai Y, Isayama H, Matsubara S, et al.: A novel "hitch-and-ride" deep biliary cannulation method during rendezvous endoscopic ultrasound-guided ERCP technique. Endoscopy 49：983-988, 2017.
10) Okuno N, Hara K, Mizuno N, et al.: Endoscopic Ultrasound-guided Rendezvous Technique after Failed Endoscopic Retrograde Cholangiopancreatography：Which Approach Route Is the Best? Intern Med 56：3135-3143, 2017.
11) Shiomi H, Yamao K, Hoki N, et al.: Endoscopic Ultrasound-Guided Rendezvous Technique for Failed Biliary Cannulation in Benign and Resectable Malignant Biliary Disorders. Dig Dis Sci 63：787-796, 2018.
12) 川久保和道，河上洋，伊佐山浩通，ほか：手技の解説 カニュレーション困難例に対する EUS-guided rendezvous technique. Gastroenterol Endosc 56：504-514, 2014.
13) Dhir V, Bhandari S, Bapat M, et al.: Comparison of transhepatic and extrahepatic routes for EUS-guided rendezvous procedure for distal CBD obstruction. United European Gastroenterol J 1：103-108, 2013.
14) Iwashita T, Uemura S, Yoshida K, et al.: EUS-guided hybrid rendezvous technique as salvage for standard rendezvous with intra-hepatic bile duct approach. PLoS One 13：e0202445, 2018.
15) Dhir V, Kwek BE, Bhandari S, et al.: EUS-guided biliary rendezvous using a short hydrophilic guidewire. J Interv Gastroenterol 1：153-159, 2011.

動画 URL

川久保和道　動画①URL【http://www.igakutosho.co.jp/movie2/movie39-37.html】
（ユーザー名：igakutosho　パスワード：tantosui39s）

川久保和道　動画②URL【http://www.igakutosho.co.jp/movie2/movie39-38.html】
（ユーザー名：igakutosho　パスワード：tantosui39s）

川久保和道　動画③URL【http://www.igakutosho.co.jp/movie2/movie39-39.html】
（ユーザー名：igakutosho　パスワード：tantosui39s）

*　　　*　　　*

胆と膵 35巻臨時増刊特大号

医学図書出版ホームページで販売中
http:www.igakutosho.co.jp

膵炎大全
～もう膵炎なんて怖くない～

企画：伊藤 鉄英

巻頭言

Ⅰ．膵の発生と奇形
- 膵臓の発生と腹側・背側膵
- 膵の発生と形成異常―膵管癒合不全を中心に―
- 膵・胆管合流異常
- 先天性膵形成不全および後天性膵体尾部脂肪置換
- コラム①：異所性膵
- コラム②：膵動静脈奇形

Ⅱ．膵炎の概念と分類
- 急性膵炎発症のメカニズム
- 膵炎の疫学―全国調査より―
- 急性膵炎の診断基準、重症度判定、初期診療の留意点～Pancreatitis bundles～
- 急性膵炎の重症化機序
- 慢性膵炎臨床診断基準および早期慢性膵炎の概念
- 慢性膵炎に伴う線維化機構

Ⅲ．膵炎の診断
- 膵炎診断のための問診・理学的所見の取り方
- 膵炎診断のための生化学検査
- 急性膵炎 / 慢性膵炎診断のための画像診断の進め方
- 膵炎における膵内分泌機能検査
- 膵炎における膵外分泌機能検査

Ⅳ．膵炎の治療
- 急性膵炎に対する薬物療法
- 慢性膵炎の病態に応じた薬物治療と臨床的位置づけ
- 膵炎に対する手術適応と手技
- 重症急性膵炎に対する特殊治療―膵局所動注療法と CHDF
- 膵炎に対する内視鏡治療―経乳頭インターベンションからネクロゼクトミーまで
- 膵炎に対する生活指導および栄養療法
- 膵性糖尿病の病態と治療
- 膵石を伴う膵炎に対する ESWL

Ⅴ．膵炎各論
- アルコール性膵炎
- 胆石性急性膵炎
- 遺伝性膵炎・家族性膵炎
- 薬剤性膵炎
- 高脂血症に伴う膵炎
- ERCP 後膵炎
- 肝移植と急性膵炎
- ウイルス性急性膵炎
- 術後膵炎
- 高カルシウム血症に伴う膵炎
- 虚血性膵炎
- Groove 膵炎
- 腫瘤形成性膵炎
- 腹部外傷による膵損傷（膵炎）
- 妊娠に関わる膵炎
- 膵腫瘍による閉塞性膵炎：急性膵炎は小膵癌や悪性膵管内乳頭粘液性腫瘍の診断契機か？
- 自己免疫性膵炎
- 炎症性腸疾患に伴う膵炎
- コラム③：膵性胸水・腹水
- コラム④：Hemosuccus pancreaticus
- コラム⑤：嚢胞性線維症に伴う膵障害

膵臓の発生から解剖、先天性異常から膵炎の概念、分類、様々な成因で惹起される膵炎のすべてを網羅した1冊！
これを読めば「もう膵炎なんて怖くない」

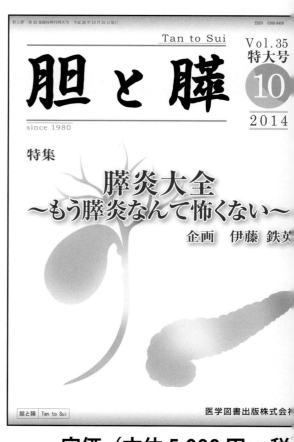

定価（本体 5,000 円 + 税）

特集

Biliary access 大辞典

VI. EUS ガイド下 biliary access

EUS-HGS のテクニックと今後の展開

高原　楠昊[1]・中井　陽介[1]・大山　博生[1]・金井　祥子[1]・鈴木　辰典[1]
佐藤　達也[1]・石垣　和祥[1]・武田　剛志[1]・白田龍之介[1]・齋藤　　圭[1]
齋藤　友隆[1]・水野　　卓[1]・木暮　宏史[1]・多田　　稔[1]・小池　和彦[1]

要約：超音波内視鏡下胆管ドレナージ術は，ERCP が困難な悪性胆道閉塞症例に対する sal-
vage 法として発展してきた。胃から経肝的に肝内胆管にアプローチする方法および十二指腸
から肝外胆管にアプローチする方法に大別され，ステンティングの方法として経消化管的ド
レナージ術，ランデブー法および順行性ステンティング術の三通りの留置法がある。閉塞部位や
スコープの乳頭部到達可否などの状況に応じて，穿刺経路およびステント留置法を決定する必
要がある。近年，ERCP が可能な悪性胆道閉塞例に対する経乳頭的アプローチとの比較試験に
より，超音波内視鏡下胆道ドレナージ術の有効性が報告されており，first-line の治療選択肢に
加わる可能性が示唆されている。また肝内結石などの良性疾患に対する報告も散見され，今後
ますます適応が拡大されていくと思われる。専用処置具の開発に加えて，一般化にむけたト
レーニング体制の構築が望まれる。

Key words：悪性胆道閉塞，超音波内視鏡下胆管ドレナージ術，EUS-guided hepaticogastros-
tomy（EUS-HGS）

は じ め に

　悪性胆道閉塞に対する胆管ドレナージにおいては，
ERCP による経乳頭的胆管ドレナージが第一選択の治
療法と広く認識されているが，消化管再建や腫瘍浸潤
により乳頭到達が困難な場合や胆管挿管が困難な場合
などでは経乳頭的なアプローチが困難である。このよ
うな場合の代替法として，従来は経皮経肝的胆管ドレ
ナージ（PTBD）あるいは外科的バイパス手術が選択
されてきた。2001 年に超音波内視鏡下胆管ドレナージ
術（EUS-guided biliary drainage：EUS-BD）がはじ

めて報告され[1]，胃から経肝的に肝内胆管にアプロー
チする方法（EUS-guided hepaticogastrostomy：EUS-
HGS）および十二指腸から肝外胆管にアプローチする
方法（EUS-guided choledochoduodenostomy：EUS-
CDS）として発展してきた。本邦でも 2012 年に閉塞性
黄疸に対する超音波内視鏡下瘻孔形成術として保険収
載され，ERCP 困難例に対する治療選択肢の一つと認
識されつつある。

　近年，ERCP が可能な悪性胆道閉塞例に対する初回
ドレナージとして ERCP と EUS-BD を比較した臨床
試験により，EUS-BD の安全性および有効性が報告さ
れ，今後 ERCP 可能例への適応が拡大される可能性が
示唆されている[2]。しかし EUS-BD は依然として限ら
れた施設でのみ施行されているのが現状であり，手技
の標準化や偶発症の予防策，専用処置具の開発など解
決すべき課題も多い。本稿では EUS-BD のうち EUS-
HGS の適応，手技の実際，現在の課題と将来の展望に
ついて述べる。

The Technical Tips and Pitfalls of EUS-Guided
Hepaticogastrostomy（EUS-HGS）
Naminatsu Takahara et al
1）東京大学消化器内科（〒 113-0033 文京区本郷 7-3-
1）

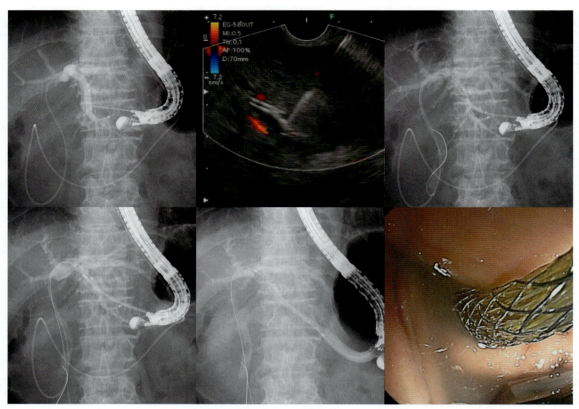

図 1 EUS-HGS の実際

十二指腸浸潤を伴う膵頭部癌，胆道閉塞の症例。胃内から肝左葉を観察。留置中の ENBD より造影し，B3 を 19 G EZ shot 3 plus で穿刺。VisiGlide 2 を総胆管まで挿入し，REN φ4 mm で瘻孔拡張後に 10mm 10cm partially-covered metal stent（Niti-S S type）を留置。

I．EUS-HGS の適応

EUS-BD の適応は ERCP 困難な悪性胆道閉塞例とされてきた[3]。十二指腸狭窄や術後再建により乳頭あるいは胆管空腸吻合部への到達が不能で ERCP が困難な症例や，ERCP による胆管挿管不能例などがよい適応となる。一方，有腹水例や出血傾向例，側副血行路の発達などにより穿刺経路を確保できない症例は一般に適応外とされている。最近のメタ解析により EUS-BD は PTBD と比較し，術後合併症や re-intervention の頻度が少ないことが示され[4]，また内瘻による胆道ドレナージが可能であることから QOL 維持・向上に寄与することが報告されており[5]，PTBD の代替法として受け入れられつつある。

近年，EUS-BD の適応を拡大しようという試みもなされている。第 1 に，十二指腸への腫瘍浸潤例や十二指腸ステント留置後の症例に対する胆道ドレナージがあげられる。以前より，当科では十二指腸への腫瘍浸潤や十二指腸ステント留置は経乳頭的に留置した胆管金属ステントの機能不全の危険因子であることを報告しており[6,7]，仮に技術的に経乳頭的な胆管ドレナージが可能であっても，EUS-BD（とくに HGS）のほうがより長期のステント開存期間を期待しうる[8]。また十二指腸ステント留置例では経乳頭的胆道ドレナージの成功率は低く，十分な減黄効果を期待できないことから，EUS-BD を考慮すべきとの報告もなされている[9]。

さらに EUS-BD を初回ドレナージとして ERCP 可能な悪性胆道閉塞例を対象とした ERCP との比較試験が行われている。EUS-BD は ERCP と比べステント開存期間・合併症の発症頻度ともに同等とする報告と[10,11]，ステント開存期間は同等だが膵炎を含めた合併症の頻度が少ないとする報告があり[2]，引き続き大規模な比較試験による検証が求められる。

また術後再建腸管症例における肝内結石の治療として，EUS-HGS により形成した瘻孔からの結石除去など，良性疾患へも適応されており[12]，手技の標準化や偶発症の予防策，専用処置具の開発などが進めば，EUS-BD の適応がより拡大される可能性があると思われる。

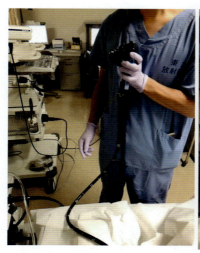
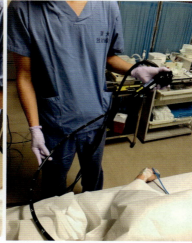

図2 EUS-HGS時（左）と通常の肝左葉観察時（右）におけるスコープpositionの違い
左の写真ではスコープにねじりのトルクをかけ，スコープを胸元で保持し，右手での処置具の把持を容易にしている。

Ⅱ．EUS-HGSの実際（図1）

EUS-HGSは2003年にBurmesterらによりはじめて報告された胃と左肝内胆管（B3あるいはB2）の間をステントにより吻合する経消化管的ドレナージ術である。EUS-CDSで吻合される十二指腸-胆管間に比べて，EUS-HGSで吻合される肝-胃間は胃の自由度が大きいこともあり，距離が離れることがあり，ステントの腹腔内迷入や胆汁性腹膜炎などの重篤な合併症のリスクが高いとされている。そのためEUS-HGS施行の際には，以下にあげる五つのステップ；①穿刺対象の描出，②穿刺，③ガイドワイヤー留置，④瘻孔拡張，⑤ステント留置について習熟する必要がある。

1．穿刺対象の描出

Convex型EUSスコープでの観察では，スコープの押し引き，up/down angleに加えてclockwiseあるいはcounter clockwiseのトルクを使って描出するのが基本である。胃から肝左葉を描出する場合，食道胃接合部を越えcounter clockwiseにトルクをかけながらscope先端を穹窿部方向に進めてup-angleをかけることで，左肝静脈を挟んでプローブより遠い側にB3，近い側にB2が認識される。そこからcounter clockwiseにかけたトルクを元に戻すように，つまり左に倒したスコープを正中に戻しながら走査することにより，門脈ならびに胆管の肝門部方向への連続的な描出が可能となる。しかしcounter clockwiseのトルクをかけるためにスコープを左に倒した状態で穿刺対象を描出できても，EUS-HGSに必要な処置を遂行することはで

きない。つまりERCPと同様，スコープの鉗子口が術者の胸元付近に位置した状態で穿刺対象を安定して描出できなければならない。このポジションで肝左葉を描出するためには，スコープが患者さんの口元から出たところで術者からみて右側（患者さんの頭側）に向けかつ手首を回外するような操作が必要である（図2）。通常の観察やEUS-FNAの際に，このようなEUS-HGS時のスコープ・ポジションをシミュレーションしておくのが望ましい。

2．穿刺

EUS-HGSにおける穿刺対象はB3が第一選択となる。B2は食道からの穿刺（経縦隔穿刺）となる可能性があり，重篤な偶発症を招く危険性があるため，できるだけ避けるべきである。しかしB2は末梢から肝門にむかって水平に走行するため，経胃的に穿刺可能であればB2を穿刺対象としたほうが後の手技が容易になる。B2の穿刺を試みる場合，EUS画面から内視鏡画面に切り替え，スコープ先端ではなく鉗子口が食道胃接合部を越え胃側にあることを慎重に確認する必要がある。施設によっては，食道胃接合部にクリップを打ってマーカーとすることで食道からの穿刺を防ぐ工夫をしている。

B3を穿刺対象とする場合，ステント留置によるB2の閉塞を回避するためにB2/3分岐部付近やB3根部ではなく，やや末梢を狙うべきである。末梢側ほど胆管径が細くなり穿刺の難易度が上がるが，胆管走行の特徴上，スコープや鉗子起上の強いアップ操作をしなくてもガイドワイヤーは肝門側にむかいやすいという利点がある。逆にB3の根部側ほど胆管径が太くなるが，

スコープおよび鉗子起上のアップを最大限にかけてもガイドワイヤーが末梢側にむきやすくなる（図3）。そのためドップラーモードで介在する脈管を避けつつ，ガイドワイヤーが肝門側にむきやすい穿刺角度で，かつもっとも太い胆管径を確保できる穿刺ルートを求めることが肝要である。

穿刺前にあらかじめスタイレットを抜いておき，点滴用の延長チューブを穿刺針に接続した状態で穿刺針内腔を造影剤で満たしておく。穿刺後，胆汁の逆流を確認し，肝門部胆管〜総胆管レベルが描出されるまで造影剤を注入する。透視画面でガイドワイヤーが認識しやすいよう造影剤は生理食塩水で半分に希釈したものを用いている。

当科で主に用いているスコープは富士フイルム社のEG-580UTで，穿刺針はオリンパス社 19 G EZ shot 3 plusである。前述のようにB3を穿刺する際，スコープおよび鉗子起上装置の強いアップ操作が必要であり，これらのデバイスは，その状況下でも高い穿刺性を有している（図4）。

3．ガイドワイヤー留置

EUS-HGSに用いるガイドワイヤーに求められる特性として，先端軟性部での選択性が高いことに加えて，硬性部の強度が高くステントのデリバリーシステムの追従を十分に支持することがあげられる。また穿刺針内でのseeking操作でガイドワイヤーのコーティングが剝げにくいことも期待したい特性のひとつであり，当科ではオリンパス社のVisiGlide 2を用いている（図5）。

胆管穿刺・造影後にガイドワイヤーを胆管内に誘導するが，前述のように穿刺角度に留置しても，時にガイドワイヤーが胆管末梢側に進んでしまう場合がある。ガイドワイヤーを穿刺針内に引き戻す際にコーティングの損傷が生じうる。Oguraら[13]は穿刺針の先端を胆管内から肝実質まで引き戻して探りなおすことで，ガイドワイヤー断裂の危険を回避でき，肝門側の誘導を可能にすると報告している。

ガイドワイヤーを刺入部から肝門側に誘導したら，トルクをかけながら胆管狭窄部，さらには乳頭部を通過し十二指腸に到達するまで進める。十二指腸内でcoilingすることができれば，その後の穿刺部拡張・ステント留置でガイドワイヤーが逸脱する危険性が低くなる。肝門部や狭窄部の突破に難渋する場合，穿刺針を抜去してERCP用カテーテルを胆管内に挿入し狭窄突破を試みる。それでも困難な場合には胆管内に十分にガイドワイヤーを進め，coilingした状態で留置するが，場合によっては0.025インチRevoWave ultra hardなどの硬度の高いガイドワイヤーへの入れ替えを考慮する。またガイドワイヤーを2本留置することで安定させることも症例によっては選択することがある。

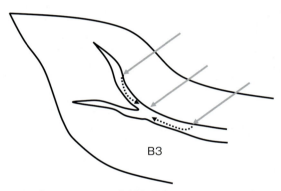

図3 B3における穿刺部位とガイドワイヤーの走行

B3末梢の穿刺ではガイドワイヤーは肝門側にむかいやすいが，逆にB3根部側の穿刺ではスコープおよび鉗子起上のアップを最大限にかけてもガイドワイヤーが末梢側にむきやすい。

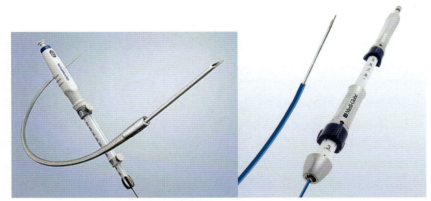

EZ shot 3 plus（オリンパス社）　　SonoTip Pro Control（Medi-Globe社）

図4 穿刺針

なお肝内胆管の拡張が軽度で19Gでの穿刺が困難な場合は22Gの穿刺針を用いることがあるが，この場合0.025インチではなく0.018インチのガイドワイヤーを使用する必要があり，その後の処置には注意を要する。

4．瘻孔拡張

ガイドワイヤーを十分に進めた後，穿刺経路の拡張を行う。穿刺部の拡張は，胆道用拡張ダイレーターあるいはバルーンダイレーターによる鈍的拡張と高周波を用いた焼灼による拡張に大別される。鈍的拡張では，従来カテーテルを使用した後，胆道拡張用カテーテルやバルーンダイレーターを用いて段階的な拡張が行われていたが，最近では極細先端のバルーンダイレーター（REN Biliary Dilation Catheter，カネカ社）やガイドワイヤーとの段差が非常に少ないテーパード・ダイレーター（ESダイレータ，ゼオンメディカル社）が発売されたため，一期的に瘻孔拡張を行うことができるようになり，デバイス交換に伴う胆汁漏出の軽減に寄与している。一方，焼灼による拡張では先端部6Frの高周波ダイレーター（Cysto-Gastro-Set，センチュリーメディカル社）が使用可能であり，繰り返す胆管炎などの影響で胆管壁が非常に硬い場合などに用いている（図6）。

5．ステント留置

EUS-HGSはもともと癒着のない胃と肝臓の間を吻合する手技であり，ステント留置時の胆汁漏出あるいはステント腹腔内への迷入・逸脱による胆汁性腹膜炎はもっとも危惧される合併症の一つである。EUS-HGSの最初の報告では，両端ピッグテイル型プラスチックステントを留置しているが[1]，最近のEUS-BDを施行した1,192例を含む42試験のメタ解析において，金属ステントはプラスチックステントと比較して，手技的成功率や臨床的成功率に差はなかったものの，偶発症が少なかったと報告されている[14]。

当科ではpartially covered metal stent（Taewoong Medical社 Niti-S S type）を用いており，EUS-HGSにおける安全性および有効性を報告している[15]（図7）。本ステントは肝門側1cm長のアンカバー構造により逸脱・迷入を予防するとともに，カバー部分の構造により腹腔内への胆汁漏出も回避可能である。当科では，逸脱を避けるため胃内腔への留置長が少なくとも3〜4cmとなるようなステント選択を心がけている（図7）。

またスコープチャネル内でのステント展開がステントの腹腔内への迷入防止に有用である。このチャネル内展開法は，胆管内でステント先端部を展開し始め，消化管壁とスコープの間の距離をとらずにスコープチャネル内で1cm以上展開し続けたのちに，内視鏡画面に切り替えてスコープと消化管壁の距離を少しとりながら，デバイスを押し出すようにステント展開を行う方法である。この方法によりステント展開中に肝

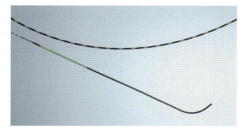

図5　ガイドワイヤー
VisiGlide 2（オリンパス社）

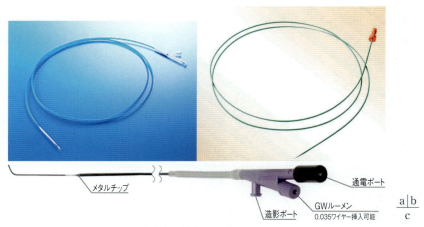

図6　ダイレーター
a：REN Biliary Dilation Catheter（カネカ社）
b：ESダイレータ（ゼオンメディカル社）
c：Cysto-Gastro-Set（センチュリーメディカル社）

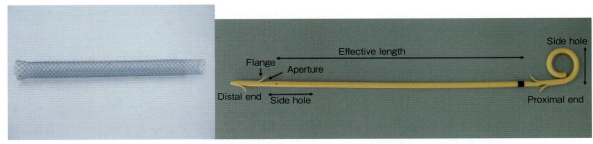

Niti-S S type（Taewoong Medical 社）　　　IT-stent（ガデリウス・メディカル社）

図 7　ステント

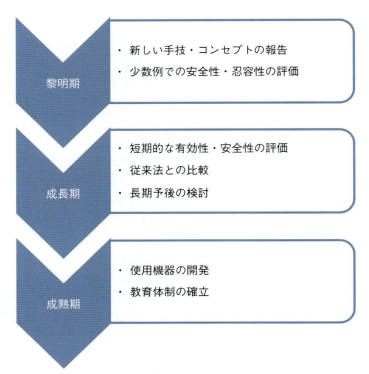

図 8　EUSガイド下治療の変遷

臓と胃壁の距離が離れず，確実にステント遠位端が胃内腔にリリースされる[16]。

近年，EUS-HGS専用のプラスチックステント（ITステント，ガデリウス・メディカル社）の報告もあり，プラスチックステントでも本治療が比較的安全に行えるようになってきている[17]（図7）。大口径の金属ステントは胆汁漏を減少させると考えられている一方で，末梢胆管を閉塞して胆管炎・肝膿瘍を起こす可能性があるとされており，プラスチックステントを使用する施設もある。プラスチックステントの最大のメリットは抜去・交換が可能なことであり，悪性胆道閉塞例だけでなく良性疾患にも使用可能である。EUS-HGSによって作成された瘻孔を介して肝内結石除去を行うなどの新たな手技も報告されている[18]。

III．EUS-HGSにおける課題と今後の展望

EUSガイド下インターベンションはFNAによるtissue acquisitionという段階から，消化管外への腔へのアプローチ（EUSガイド下膵仮性囊胞ドレナージ），さらには胆管・胆嚢あるいは膵管という管腔臓器と消化管を吻合するという新たな道を切り開いてきた。このような手技・コンセプトの導入により，従来とは全く異なるアプローチが可能となり，消化器内視鏡治療におけるイノベーションとして大きな注目を集め，急速に発展してきた。

これまでの数多くの報告により，EUS-BD関連手技の適応が徐々に整理され，利点・欠点が明らかにされ

てきた[3]。EUS-BD の利点の一つとして ERCP につきまとう偶発症の一つである膵炎のリスクがないことがあげられ，ERCP に取って代わる可能性が示唆されている。しかしながら EUS-BD は一般化された治療手技として確立されたとはいいがたいのが現状である。EUS-BD は導入初期において成功率が低く偶発症が多いことが報告されており[19]，また learning curve の存在が示されていることから明らかなように[20]，限られた施設以外では，"はじめの一歩を踏み出すのが一番難しい！" といえる。

現在 EUS-BD 関連手技の短期的な有効性・安全性の評価に加えて，従来法（PTBD や ERCP）との比較ならびに長期予後などが盛んに検討されており，まさに黎明期から成長期へ移行しつつあると感じている。これらの結果をもって，EUS-BD は今後さらに発展し，成熟期へと移行していくと思われる。EUS-BD 関連手技が先進施設だけではなく一般病院でも広く施行可能な治療法に成熟するためには，使用機器の開発に加え，トレーニングモデルなどを用いた手技の教育の教育体制の確立が望まれる（図8）。

参考文献

1) Giovannini M, Moutardier V, Pesenti C, et al. : Endoscopic ultrasound-guided bilioduodenal anastomosis : a new technique for biliary drainage. Endoscopy **33** : 898-900, 2001.

2) Paik WH, Lee TH, Park DH, et al. : EUS-Guided Biliary Drainage Versus ERCP for the Primary Palliation of Malignant Biliary Obstruction : A Multicenter Randomized Clinical Trial. Am J Gastroenterol 2018. [Epub ahead of print]

3) Nakai Y, Isayama H, Yamamoto N, et al. : Indications for endoscopic ultrasonography (EUS)-guided biliary intervention : Does EUS always come after failed endoscopic retrograde cholangiopancreatography? Dig Endosc **29** : 218-225, 2017.

4) Sharaiha RZ, Khan MA, Kamal F, et al. : Efficacy and safety of EUS-guided biliary drainage in comparison with percutaneous biliary drainage when ERCP fails : a systematic review and meta-analysis. Gastrointest Endosc **85** : 904-914, 2017.

5) Nam K, Kim DU, Lee TH, et al. : Patient perception and preference of EUS-guided drainage over percutaneous drainage when endoscopic transpapillary biliary drainage fails : An international multicenter survey. Endosc Ultrasound **7** : 48-55, 2018.

6) Hamada T, Isayama H, Nakai Y, et al. : Duodenal invasion is a risk factor for the early dysfunction of biliary metal stents in unresectable pancreatic cancer. Gastrointest Endosc **74** : 548-555, 2011.

7) Hamada T, Nakai Y, Isayama H, et al. : Duodenal metal stent placement is a risk factor for biliary metal stent dysfunction : an analysis using a time-dependent covariate. Surg Endosc **27** : 1243-1248, 2013.

8) Ogura T, Chiba Y, Masuda D, et al. : Comparison of the clinical impact of endoscopic ultrasound-guided choledochoduodenostomy and hepaticogastrostomy for bile duct obstruction with duodenal obstruction. Endoscopy **48** : 156-163, 2016.

9) Yamao K, Kitano M, Takenaka M, et al. : Outcomes of endoscopic biliary drainage in pancreatic cancer patients with an indwelling gastroduodenal stent : a multicenter cohort study in West Japan. Gastrointest Endosc **88** : 66-75, 2018.

10) Bang JY, Navaneethan U, Hasan M, et al. : Stent placement by EUS or ERCP for primary biliary decompression in pancreatic cancer : a randomized trial (with videos). Gastrointest Endosc **88** : 9-17, 2018.

11) Park JK, Woo YS, Noh DH, et al. : Efficacy of EUS-guided and ERCP-guided biliary drainage for malignant biliary obstruction : prospective randomized controlled study. Gastrointest Endosc **88** : 277-282, 2018.

12) Hosmer A, Abdelfatah MM, Law R, et al. : Endoscopic ultrasound-guided hepaticogastrostomy and antegrade clearance of biliary lithiasis in patients with surgically-altered anatomy. Endosc Int Open **6** : 127-130, 2018.

13) Ogura T, Masuda D, Takeuchi T, et al. : Liver impaction technique to prevent shearing of the guidewire during endoscopic ultrasound-guided hepaticogastrostomy. Endoscopy **47** : 583-584, 2015.

14) Wang K, Zhu J, Xing L, et al. : Assessment of efficacy and safety of EUS-guided biliary drainage : a systematic review. Gastrointest Endosc **83** : 1218-1227, 2016.

15) Nakai Y, Isayama H, Yamamoto N, et al. : Safety and effectiveness of a long, partially covered metal stent for endoscopic ultrasound-guided hepaticogastrostomy in patients with malignant biliary obstruction. Endoscopy **48** : 1125-1128, 2016.

16) Miyano A, Ogura T, Yamamoto K, et al. : Clinical Impact of the Intra-scope Channel Stent Release Technique in Preventing Stent Migration During EUS-Guided Hepaticogastrostomy. J Gastrointest Surg **22** : 1312-1318, 2018.

17) Umeda J, Itoi T, Tsuchiya T, et al. : A newly designed plastic stent for EUS-guided hepaticogastrostomy : a prospective preliminary feasibility study (with videos). Gastrointest Endosc **82** : 390-396, 2015.

18) Mukai S, Itoi T, Tsuchiya T, et al. : EUS-guided intrahepatic bile duct stone extraction via choledochoduo-

denostomy created by a lumen-apposing metal stent. Gastrointest Endosc **83** : 832-833, 2016.

19) Vila JJ, Pérez-Miranda M, Vazquez-Sequeiros E, et al. : Initial experience with EUS-guided cholangio-pancreatography for biliary and pancreatic duct drainage : a Spanish national survey. Gastrointest Endosc **76** : 1133-1141, 2012.

20) Oh D, Park DH, Song TJ, et al. : Optimal biliary access point and learning curve for endoscopic ultrasound-guided hepaticogastrostomy with transmural stenting. Therap Adv Gastroenterol **10** : 42-53, 2017.

*　　　*　　　*

特集

Biliary access 大辞典

VI. EUS ガイド下 biliary access

EUS-guided biliary access からの
antegrade biliary stenting のテクニック【動画付】

岩下　拓司[1]・上村　真也[1]・吉田　健作[1]・三田　直樹[1]・清水　雅仁[1]

要約：Endoscopic ultrasound-guided antegrade biliary stenting（EUS-ABS）は，一過性に拡張した胆管と上部消化管の間の瘻孔を介して，胆管閉塞部にステントを留置する手技である。既存の報告では，比較的高い成功率と許容範囲内と考えられる偶発症発生率であるが，依然として標準的な方法が定まっておらず，報告されている症例数も少ないことから，今後さらなる有用性・安全性やその他処置との比較試験が必要である。

Key words：超音波内視鏡（EUS），上部消化管術後，順行性，antegrade

はじめに

　超音波内視鏡（Endoscopic ultrasound）EUS 下胆管アクセスは，1996 年に ERCP が不成功に終わった症例に対して，EUS 下に胆管を穿刺し胆管造影を行った報告に始まる[1]。2001 年には Giovannini ら[2]により EUS 下胆管ドレナージが報告され，その後，多くの EUS 下胆管ドレナージの有用性が報告されている。EUS-antegrade biliary stenting（ABS）は，EUS 下に胆管にアクセスし胆管閉塞部に順行性にステントを留置する処置である。本稿では，EUS-ABS を用いた胆管結石治療について，その適応，手技の実際，現在までに報告されている治療成績について概説する。

I．EUS-ABS の適応

　EUS-ABS は胆管と消化管の間に一過性の瘻孔を形成して胆管ステント留置を行うために，内視鏡を胆管

EUS Guided-biliary Drainage：Antegrade Biliary Stenting
Takuji Iwashita et al
1）岐阜大学医学部附属病院第一内科（〒 501-1194 岐阜市柳戸 1-1)

開口部まで挿入することなく生理的なドレナージを行うことが可能であり，上部消化管術後症例など内視鏡を胆管開口部まで挿入することが困難な症例がよい適応と考えられる。

　EUS 下に穿刺・一過性の瘻孔形成を行うために，出血傾向の有無や抗血小板・凝固薬内服歴については術前に確認する。出血リスクが高いと判断される場合は，状態の改善を試み，EUS-ABS の施行について慎重に判断する。術者・介助者に関しては，ERCP・EUS 下のどちらの処置についても精通している必要がある。EUS-ABS が不成功に終わった場合や出血などの偶発症が発生した場合に備えて，事前に EUS-ABS のみではなく経皮的処置のインフォームド・コンセントの取得や，外科，放射線科，経皮的処置のバックアップ体制を確認する必要がある。

II．EUS-ABS の実際（動画）

　EUS-ABS は，消化管と胆管の間に形成した一過性の瘻孔を介して胆管閉塞部に対してステント留置を行うために，当院では ERCP に準じて周術期管理を行っている。具体的には絶食・輸液管理のうえで，術中胆汁漏出に対する予防的な抗生剤投与を行っている。術後には問診，理学所見，採血で偶発症発生の有無を評価し，発生が疑われるようであれば CT などで精査を

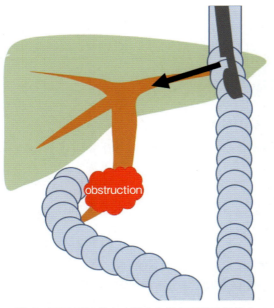

図1 EUS下に挙上小腸から肝左葉胆内胆管を穿刺する。

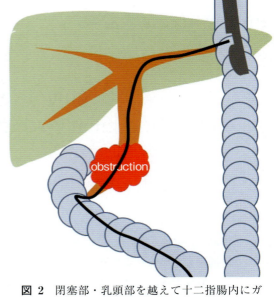

図2 閉塞部・乳頭部を越えて十二指腸内にガイドワイヤーを留置する。

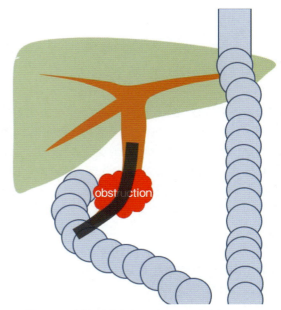

図3 順行性に閉塞部にステントを留置する。

行うようにしている。

処置中の患者の体位については，上部消化管内において内視鏡視野を用いた処置が不要であり，透視下で胆管解剖が認識しやすい腹臥位で処置を行っている。コンベックス型EUSを挿入し上部消化管（残胃・挙上空腸）から肝左葉外側区域の肝内胆管を描出する。ドップラーモードも使用しながら介在する脈管を評価し，安全に胆管穿刺が可能なルートを決定する。本処置では，B2，B3を選択可能であり，B3を穿刺すると胆管走行は頭側に向かってから総胆管に入っていくのに対して，B2では比較的直線的に総胆管へ走行しておりデバイスの挿入には適していると考えられるが，より口側の穿刺になるために食道穿刺・経縦隔穿刺には注意が必要である。穿刺胆管を決定後は，内筒を抜去し造影剤を充填したFNA針で胆管穿刺を行い，胆管造影で適切な胆管穿刺を確認後，胆管内にガイドワイヤーを留置する（図1）。FNA針は19-gauge針，22-gauge針を使用可能であるが，19-gauge針では0.035インチまでのガイドワイヤーが使用可能であるのに対して，22-gauge針では0.021インチまでのガイドワイヤーのみ使用可能であり，穿刺針の選択がその後のガイドワイヤーの選択にも影響を与えることに留意する必要がある。胆管内にガイドワイヤーを留置後，ガイドワイヤーを残したまま穿刺針のみを抜去，瘻孔部を細径のERCPカテーテル，ブジーダイレーター，EPBD用バルーンなどで拡張し，ERCP用のカニューラに入れ替える。この時点で，ERCP用カニューラを介して胆管造影を追加し，胆管閉塞部位や閉塞長などを確認しながら，ガイドワイヤーとカニューラの協調操作で閉塞部・乳頭部を突破し十二指腸内にガイドワイヤーを留置する（図2）。続いて，胆管ステントをガイドワイヤー上に閉塞部に留置する（図3）。胆管ステントの選択は，瘻孔部を6-fr〜7-frまでしか拡張していないため，瘻孔部への負担を減らし挿入性に優れた細径デリバリーシステム（6-fr前後）のuncovered metallic stentを使用している。留置位

表 1　EUS-guided antegrade biliary stenting の治療成績

	著者	文献番号	年	手技成功率		合併症率		合併症
1	Nguyen-Tang	3)	2010	100%	(5/5)	0%	(0/5)	none
2	Artifon	4)	2011	100%	(1/1)	0%	(0/1)	none
3	Shah	5)	2012	81%	(13/16)	6%	(1/16)	hepatic hematoma 1
4	Iwashita	6)	2013	100%	(1/1)	100%	(1/1)	pancreatitis 1
5	Park	7)	2013	57%	(8/14)	0%	(0/14)	none
6	Saxena	8)	2015	100%	(2/2)	—	—	—
7	Dhir	9)	2015	89%	(32/36)	—	—	—
8	Iwashita	10)	2017	95%	(19/20)	20%	(4/20)	pancreatitis 3, mild fever 1
	Overall			85%	(81/95)	11%	(6/57)	

置に関しては，胆管内圧を下げ胆汁漏出のリスクを低減するためにステントを胆管閉塞部のみでなく乳頭部にも掛かるように留置しているが，乳頭部に掛かることにより急性膵炎を発症するリスクは上昇すると考えられ，留置位置は慎重に決定する必要がある。胆管ステント留置後，造影剤の流出が良好であることを確認しすべてのデバイスを抜去し処置を終了する。もし，造影剤の流出が悪いようであれば，追加処置の可能性も考え瘻孔部を介して経鼻胆管ドレナージを留置している。

Ⅲ. EUS-ABS の文献的考察

　悪性胆道閉塞に対する one-step の EUS-ABS は，2010 年に Nguyen ら[3]によってはじめて報告された。この報告では，ERCP を試みるも上部消化管術後や十二指腸狭窄のために乳頭部まで内視鏡挿入が困難であった 5 例（上部消化管術後症例 1 例，十二指腸狭窄症例 4 例）に対して行い，手技成功率と臨床的成功率はともに 100% であり，明らかな偶発症を認めなかったとしている。この報告に続いて，いくつかのグループからEUS-ABSの有用性が報告されている[4~10]（表1）。
　われわれのグループも前向き pilot study として上部消化管術後症例の切除不能悪性胆道閉塞 20 症例に対して EUS-ABS を施行し，手技成功率と臨床的成功率はともに 95%（19/20）であり，偶発症を 4 例（20%）で認め，その内訳は急性膵炎 3 例，発熱 1 例でいずれも保存的に軽快している[10]。われわれの pilot study の結果や表 1 に示す pooled analysis の結果からは，EUS-ABS は比較的成功率の高い処置と考えることができる。しかしながら，依然として標準的な術式などは定まっておらず，前述した EUS-ABS の実際のように，穿刺胆管の選択，穿刺針径の与える影響，ステントの種類，ステント留置位置についてはそれぞれの長所・短所を理解したうえで処置を行っていく必要があ

る。最近では，EUS-ABS でステントが閉塞した際の再処置を容易にし，第 2 のドレナージルートとして機能することを期待して，肝内胆管胃吻合術（hepatico-gastrostomy：HGS）と併用する有用性の検討も報告されている。Ogura ら[11]は，EUS-ABS と HGS を併用する処置を 49 例に行い，手技成功率 86%（42/49），臨床的成功率 82%（40/49）であり，偶発症を 5 例（10%：高アミラーゼ血症 4 例，出血 1 例）で認めたとしている。併用のメリットとして，ABS を先行して行うことで胆管内が減圧され HGS に伴う胆汁漏出のリスクを軽減する可能性，胆管ドレナージが二つのルートになることによりステントの開存期間を延長させる可能性があるとしており，さらに，ステント閉塞時の再処置も HGS ルートから可能であったとしている。一方で 2 本のステントを留置することによるコストの問題，HGS を追加することによる偶発症発生率や手技的難易度の上昇などの可能性があると考えられる。
　EUS-ABS の安全面に関しては，一過性瘻孔形成を行うことから腹腔内胆汁漏出・胆汁性腹膜炎がもっとも懸念される偶発症であるが，今回の pooled analysis では明らかな胆汁漏出や腹膜炎の症例を認めていない。また，その他の重篤な偶発症を認めていない。この結果からはEUS-ABSは比較的安全に施行可能な処置と考えることができるが，依然として少数例の報告であり安全面の検討は十分ではなく，胆汁性腹膜炎，出血，穿孔など懸念される偶発症に対しての対処方法を確保したうえで処置に臨むことが重要である。

おわりに

　悪性胆道閉塞に対する EUS-ABS について概説した。現在までには少数の報告を認めるのみであり，経皮的処置やその他の EUS 下胆管ドレナージなどその他の処置との比較試験もなく，その有用性・安全性について今後さらなる検討が必要である。

参 考 文 献

1) Wiersema MJ, Sandusky D, Carr R, et al.：Endosonography-guided cholangiopancreatography. Gastrointest Endosc **43**：102-106, 1996.

2) Giovannini M, Moutardier V, Pesenti C, et al.：Endoscopic ultrasound-guided bilioduodenal anastomosis：a new technique for biliary drainage. Endoscopy **33**：898-900, 2001.

3) Nguyen-Tang T, Binmoeller KF, Sanchez-Yague A, et al.：Endoscopic ultrasound (EUS)-guided transhepatic anterograde self-expandable metal stent (SEMS) placement across malignant biliary obstruction. Endoscopy **42**：232-236, 2010.

4) Artifon EL, Safatle-Ribeiro AV, Ferreira FC, et al.：EUS-guided antegrade transhepatic placement of a self-expandable metal stent in hepatico-jejunal anastomosis. JOP **12**：610-613, 2011.

5) Shah JN, Marson F, Weilert F, et al.：Single-operator, single-session EUS-guided anterograde cholangiopancreatography in failed ERCP or inaccessible papilla. Gastrointest Endosc **75**：56-64, 2012.

6) Iwashita T, Yasuda I, Doi S, et al.：Endoscopic ultrasound-guided antegrade treatments for biliary disorders in patients with surgically altered anatomy. Dig Dis Sci **58**：2417-2422, 2013.

7) Park DH, Jeong SU, Lee BU, et al.：Prospective evaluation of a treatment algorithm with enhanced guidewire manipulation protocol for EUS-guided biliary drainage after failed ERCP (with). Gastrointest Endosc **78**：91-101, 2013.

8) Saxena P, Kumbhari V, El Zein M, et al.：EUS-guided biliary drainage with antegrade transpapillary placement of a metal biliary stent. Gastrointest Endosc **81**：1010-1011, 2015.

9) Dhir V, Itoi T, Khashab MA, et al.：Multicenter comparative evaluation of endoscopic placement of expandable metal stents for malignant distal common bile duct obstruction by ERCP or EUS-guided approach. Gastrointest Endosc **81**：913-923, 2015.

10) Iwashita T, Yasuda I, Mukai T, et al.：Endoscopic ultrasound-guided antegrade biliary stenting for unresectable malignant biliary obstruction in patients with surgically altered anatomy：single-center prospective pilot study. Dig Endosc **29**：362-368, 2017.

11) Ogura T, Kitano M, Takenaka M, et al.：Multicenter prospective evaluation study of endoscopic ultrasound-guided hepaticogastrostomy combined with antegrade stenting(with video). Dig Endosc **30**：252-259, 2018.

動画 URL

岩下　拓司　動画 URL【http：//www.igakutosho.co.jp/movie2/movie39-40.html】
（ユーザー名：igakutosho　パスワード：tantosui39s）

* * *

特集

Biliary access 大辞典

Ⅵ．EUS ガイド下 biliary access

EUS ガイド下アクセスからの結石治療のテクニック【動画付】

石井　重登[1]・高橋　　翔[1]・高崎　祐介[1]・鈴木　彬実[1]・冨嶋　　享[1]
金澤　　亮[1]・斉藤　紘昭[1]・藤澤　聡郎[1]・伊佐山浩通[1]

> **要約**：総胆管結石に対しては ERCP における治療が通常であり，近年では術後腸管例でも小腸内視鏡下の ERCP が施行される。一方，術後腸管例などの結石除去困難例に対して近年 EUS を用いた治療法が報告されている。EUS-antegrade technique は肝内胆管を穿刺し，穿刺ルートを介して順行性に押し出して結石を除去する方法である。現在，EUS を用いた結石除去に特化した専用のデバイスはなく，成功率，偶発症率からも現時点で結石除去術の第一選択にはならず，ERCP 不成功例を適応とすべきである。しかし，ERCP においても膵炎などの偶発症は依然として問題であり，EUS を用いたこれらの治療は今後，技術の進歩，専用デバイスの開発などにより現在の内視鏡治療における課題を解決していく可能性を秘めた治療であると考える。

Key words：EUS, antegrade, choledocholithiasis

はじめに

　総胆管結石，肝内胆管結石の治療としては ERCP による結石除去が標準であり，通常第一選択となる。しかし，術後再建腸管などでスコープが乳頭や胆管空腸吻合部に到達できない場合や，乳頭にたどり着いても胆管へのカニュレーションが困難であった場合には他の方法を選択する必要がある。以前は ERCP が不能の場合，PTBD による経皮経肝ルートを用いた治療が行われることが多く，PTBD からガイドワイヤーを乳頭あるいは胆管空腸吻合部を超えて留置しランデブーテクニックにより ERCP 下に胆管アプローチをしたり，PTBD ルートそのものを拡張して結石除去を施行した。

　近年では intervention EUS が発展し，EUS を用いて経胃または経十二指腸から肝内・肝外胆管を穿刺し

てガイドワイヤーを乳頭あるいは胆管空腸吻合部を超えて留置し，このガイドワイヤーを利用して深部挿管をして結石除去をする EUS-Rendezvous technique（EUS-RV），EUS を用いて経胃経肝的に肝内胆管を穿刺して順行性に結石除去を施行する antegrade technique（EUS-AG）が施行されるようになり，high volume center を中心にその有用性が報告されている[1]。EUS-RV については他稿で述べられており，本稿では当科における EUS-AG による結石除去術の実際について動画を提示して概説する。

Ⅰ．EUS-AG による結石除去術（動画）

1．プランニング

　スコープが食道胃接合部を越えたことを確認し，時計軸方向に回旋することで肝内を描出して穿刺可能な胆管（B2, B3）を描出する。穿刺対象の胆管を決める際には常に血管の介在に注意する必要があり，適宜ドプラを用いる。スコープに強いアングルがかかっていることが多く，血管を押し潰すような形となってしまうことがあるため，穿刺部位を決定した際には一度アングルを緩めて確認することが望ましい。穿刺部位の

Technique of Endoscopic Ultrasound-guided Anterograde Extraction of Biliary Stones

Shigeto Ishii et al

1）順天堂大学医学部附属順天堂医院消化器内科
　（〒 113-8431 文京区本郷 3-1-3）

選択としてはその後のワイヤーを目的となる位置に誘導しやすいことを念頭に選択する。乳頭や吻合部にワイヤーを誘導可能で、スコープに無理な力がかからずに安定してその後の処置を施行できる体勢がもっとも望ましい。当科では肝内胆管を穿刺する際には末梢の細い胆管ではなく、B2, 3合流部よりわずかに末梢の比較的太いB3を選択することが多い。解剖学的にはB3と比較するとB2のほうが総胆管に至るルートに屈曲が少なく直線的にバルーンへ力が伝わりやすいため結石除去には適している。しかし、B2穿刺では縦隔穿刺の可能性があり、重篤な合併症を引き起こす可能性があるため、B2からの穿刺となる際には胃内からの穿刺となっているかを必ず確認する。合併症予防の観点からも当科では基本的にはB3穿刺での治療を第一選択として施行しているが、総胆管に至るルートが山なりにカーブを描くため、屈曲の部分で力が逃げやすい。そのため、結石除去時に乳頭から押し出す際にはスコープの位置、角度を調整しながらなるべく力が伝わるようにする必要がある。

穿刺針をスコープに装着して再度先ほど選択した胆管が穿刺可能かを確認する。穿刺針をスコープに装着するとアングルのかかり具合が変わり、みえ方も多少変わることから穿刺針を装着する前の観察はあまり時間をかけすぎず、目安とする程度にして穿刺針を装着してから最終的に決定するようにしている。穿刺胆管を決定したら一度アングルを戻し、内視鏡画面でシースが出ていることを確認し、穿刺針のスタイレットを抜去し、透視画面で造影剤がわずかに出るまでフラッシュする。透視画面でもその後の操作が無理ない方向にスコープがむいていることを再度確認する。また、術前画像としてMRCPを施行し胆管の走行、狭窄の有無を含めた全体のイメージ像を準備し念頭におくことも大切である。

2．穿刺・造影

再度ドプラを用いて血管の介在に注意しながら穿刺を行う。炎症などで胆管が硬い場合や胆管の拡張が弱い場合では穿刺をしたつもりでも胆管を押しているだけで胆管内に入っていないことがあり、そのような場合にはセルジンガー法で挿入する。エコー画面で胆管内に穿刺針の先端が位置していることを確認し、造影を行う。当科ではこの際に穿刺針の先端の位置をずらさないようにするために造影剤は延長チューブを介して行い、その後のワイヤー操作のために造影剤は生食で半分に薄めたものを使用している。また、胆管炎がなければ十分な胆管像が得られるまで造影するようにすることも大切なポイントである。穿刺針は当科では

EZ shot 3（オリンパス社）19 Gの側孔なしを使用している。19 G針であれば0.035インチまでのガイドワイヤーが使用可能であるが、22 G針では0.018インチのガイドワイヤーを使用する必要があり、基本的にはその後の処置を行いやすい19 Gを用いることが多い。

3．ガイドワイヤー操作

造影で十分な胆管像が得られたらガイドワイヤーを慎重に挿入していく。当科では0.025インチのVisi-Glide 2（オリンパス社）を使用している。ワイヤーは超音波画面および透視画面で胆管内に入る瞬間から慎重に操作をする必要がある。ワイヤー操作は先端に力が伝わりにくく通常のPTBDやERCP時と比べ非常に難易度が高い。Intervention EUSではワイヤーが針から出ているため、抵抗があるのに引く動作をしてしまうとワイヤーのコーティングがはがれてしまい操作不能となり、断裂してしまうこともあり熟練を要する。ワイヤーが目的の方向にむかない際にはワイヤーを胆管内に置いたまま穿刺針をいったん胆管から肝内に戻してから探ると抵抗なく探ることができることがあり有用である。ワイヤーを進める際にはERCPで胆管を探るときに行うような早いトルクをかけながらワイヤーを出し入れする方法ではなく、胆管走行に合わせて先端の向きを合わせながらゆっくりトルクをかけて進めるイメージが大切である。ガイドワイヤーは乳頭ないしは胆管空腸吻合部から十分に長く留置することを目標にするが、困難な場合は穿刺針からカテーテルに変更して探ることも可能である。

4．穿刺ルートの拡張

ガイドワイヤーを留置できたら穿刺針を抜去する。その後、ワイヤーガイド下に胆管拡張用カテーテル、通電ダイレーターで穿刺ルートを拡張する。当科ではまず非通電性の胆管拡張用カテーテルを使用する。胆管拡張用カテーテルとして当科では先端のテーパリングが非常に細く、カテーテル自体のコシが強く突破力に優れているES-Dilator（ゼオンメディカル社）を用いている。胆管拡張用カテーテルでの穿刺ルートの拡張が困難な際には6 Frの通電ダイレーター（Cysto-Gastro-Set, センチュリーメディカル社）を用いるようにしている。胆管拡張用カテーテルと比較し、通電ダイレータを用いる際には出血に注意する必要がある。拡張後、カテーテルに入れ替え、肝内胆管から総胆管を十分に造影して結石の大きさ、個数を確認し、一期的に治療が完遂できるかを最終的に判断する。当科では先端5 mmのUneven Double Lumen Cannula（パイオラックスメディカルデバイス社）を使用することが多い。このカテーテルはダブルルーメンであり、

先端が 0.025 インチ，側孔が 0.035 インチのカテーテルに対応している。そのため，ワイヤーを 1 本留置したうえで胆管の造影が可能である。造影後，追加で 0.035 インチのガイドワイヤーを使用しダブルワイヤーにすることでスコープが安定し，その後の処置具の入れ替え，治療が安定する。当科では 0.035 インチのガイドワイヤーは剛性の強い RevoWave ウルトラハード（パイオラックスメディカルデバイス社）を使用している。これら一連の操作の際に，術者は透視画面ではなく超音波画面を必ずみるようにして超音波が穿刺時と変わらない状態にすることを心がける。超音波画面が変わってしまっているということは穿刺時とスコープの位置，向きが変わっているため，すべての操作が困難になるため大切なポイントである。

5．乳頭処置

EST は施行困難なためにバルーンにより乳頭部を拡張する。造影像を参考に乳頭の位置，胆管径を確認し，バルーンのサイズを選択する。バルーンのサイズは結石を押し出すために十分なサイズで，かつ胆管径を超えないサイズを選択している。拡張時に notch があることを確認し，最低でも notch が消失するまでは拡張していく。ただ，内視鏡画面で乳頭を確認することはできず盲目的な処置となるため，術後出血，穿孔が生じていても発見が遅れてしまうことが予想される。そのため，必要以上の過拡張には注意する必要があり，インデフレーターを用いて圧を確認し，notch が消えなくてもバルーンに記載されている圧の上限は超えないように注意する。結石が大きい際にはEPLBD も使用可能であるが，通常のサイズよりも出血リスクは高くなるため，EPLBD が必要なサイズの結石であれば瘻孔が形成されてから二期的に破砕具やEHL を用いることにより破砕して小さくしてから結石除去することを検討する必要がある。

6．結石除去

EUS-AG には，同日にまで一期的に結石除去を施行する場合と，穿刺ルートにステントを留置して終了し，瘻孔完成後に ERCP スコープで二期的に結石除去を施行する場合がある。一期的除去術では入院期間が短縮になるメリットがある一方，使用できるデバイスに限りがあり EHL や胆道鏡などを用いた砕石はできない。小結石が少数のみであり，バルーンによる結石除去が可能と考えられ，短時間で終了できると予想できる場合には一期的除去術を施行する。しかし，除去が困難なケースでは二期的除去術のほうがさまざまな処置具を使用でき，安全であることから二期的に施行するケースも多い。当科では 10 mm を超えるような

結石がある場合，結石の個数が多い場合，硬い結石が予想される場合などは二期的除去術を選択している。

①一期的結石除去

一期的な結石除去では基本的にバルーンで容易に押し出せると思われるサイズの結石を対象としており，造影での胆管径に合わせてバルーンのサイズを選択する。ただ，時として胆管が拡張してバルーンのサイズを超えてしまうことがあり，結石除去に難渋することがある。その際には二期的治療に変更している。初回穿刺時にステントを留置して胆管内を減圧することにより胆管の胆管が細くなり，確実な結石除去が可能となると思われる。バルーンで押し出す際にはバルーンに力が伝わりやすいようにスコープの位置，向きを調整しながら行うことが大切である。結石除去後のステント留置に関しては短時間で完全除去でき，穿刺時の瘻孔部の拡張も容易であった際にはステントフリーで終了することもあるが，基本的にはプラスチックステントを留置して胆汁漏を予防している。瘻孔が形成された 1 ヵ月後程度を目安に造影して遺残結石の有無を確認して問題なければ抜去している。

②二期的結石除去

破砕が必要なサイズの結石である場合には二期的結石除去としている。ERCP 用の側視鏡を挿入し，スネアや把持鉗子でステントを抜去する。瘻孔形成が確実であれば抜去後にカテーテルを挿入してもよいが，当科ではなるべくステントの脇から一度カテーテルを挿入し，ワイヤーを胆管内に留置してからステントを抜去するようにしている。破砕を要する結石に対しては機械的砕石具をファーストチョイスとしているが，それでも砕石が困難な場合や肝内結石を伴っているような場合にはルートを 10 Fr まで拡張後，経口胆道鏡（SpyGlass™ DS，ボストン・サイエンティフィック社）を用いて結石を確認し，EHL で破砕して結石除去することも可能である。破砕後は小結石が遺残することが多いため，完全に結石除去できたと思われた場合でもステントを留置して後日造影して遺残がないことを確認してからステントフリーとするようにしている。

Ⅱ．EUS-AG の治療成績

胆管結石治療における EUS-AG は 2011 年に Weilertら[2]が Roux-en-Y 吻合後の胆管結石症例に対してはじめて報告した。この報告では，最終的な処置成功率は 67%（4/6）であり，不成功の 2 例では胆管穿刺およびガイドワイヤー留置は可能であったが，瘻孔部拡張が不成功であったとしている。偶発症は肝被膜下血

腫を1例に認め，発症率は17%（1/6）であり，腹腔内胆汁漏出や穿孔，感染などは認めなかったとしている。2016年には本国より，多施設共同後ろ向き研究として，上部消化管術後の胆管結石症例に対してEUS-AGを施行した29症例の成績が報告されており，治療成功率は72%（21/29），偶発症率は17%（5/29：腹痛2例，胆汁性腹膜炎1例，胆囊炎1例，CRP上昇1例）と報告されている[3]。この中で治療不成功に終わった8例は胆管穿刺不能例が6例，嵌頓した結石をガイドワイヤーが越えなかった症例が1例，乳頭処置後に結石排石が困難であった症例が1例であった。さらに，岩下らはこの報告に加え，他の三つの報告[4〜6]を合わせて検討しており，成功率72%（31/43），偶発症率16%（7/43）であったとしている[7]。EUS-AGによる結石除去ではB2ないしはB3穿刺をする必要があり，総胆管は拡張していても肝内胆管の拡張が軽微であったり，胆管壁が硬く穿刺が困難な症例は実際少なくない。また，穿刺に成功してもその後の結石除去に難渋することもある。Itoiら[4]は治療に難渋することが予想される症例として総胆管蛇行例，巨大結石症例，結石径に対して総胆管径が太いような症例をあげている。そのため，術前にUS，EUS，MRCPなどを施行して胆管拡張の程度を確認するとともに結石径，胆管走行を確認するなど術前評価をしてEUS-AGによる結石除去が可能と思われるか，困難となった場合の対応策を事前に考え，患者にも十分に説明しておくことが大切である。

おわりに

EUS-AGによる結石除去術について概説した。EUS-AGによる結石除去術はERCPで治療困難であった症例に対して有用な方法と考えるが，現時点では専用のデバイスがなく，成功率，偶発症率からもまだ完成された治療とは言えない。

しかし，ERCPにおける胆管挿管に伴う乳頭への負担がない，ダブルバルーンを用いたERCPで偶発的に起こるような膵炎リスクを減らせるというような可能性を秘めた治療である。現時点ではERCP不成功例を適応とすべきであると思われるが，専用のデバイスが開発されて安全性，確実性が向上することで，今後発展が期待できる手技であると思われる。

参 考 文 献

1) Dhir V, Isayama H, Itoi T, et al.：Endoscopic ultrasonography-guided biliary and pancreatic duct interventions. Dig Endosc 29：472-485, 2017.
2) Weilert F, Binmoeller KF, Marson F, et al.：Endoscopic ultrasound-guided anterograde treatment of biliary stones following gastric bypass. Endoscopy 43：1105-1108, 2011.
3) Iwashita T, Nakai Y, Hara K, et al.：Endoscopic ultrasound-guided antegrade treatment of bile duct stone in patients with surgically altered anatomy：a multicenter retrospective cohort study. J Hepatobiliary Pancreat Sci 23：227-233, 2016.
4) Itoi T, Sofuni A, Tsuchiya T, et al.：Endoscopic ultrasonography-guided transhepatic antegrade stone removal in patients with surgically altered anatomy：case series and technical review（with video）. J Hepatobiliary Pancreat Sci 21：86-93, 2014.
5) Iwashita T, Yasuda I, Doi S, et al.：Endoscopic ultrasound-guided antegrade treatments for biliary disorders in patients with surgically altered anatomy. Dig Dis Sci 58：2417-2422, 2013.
6) Weilert F, Binmoeller KF, Marson F, et al.：Endoscopic ultrasound-guided anterograde treatment of biliary stones following gastric bypass. Endoscopy 43：1105-1108, 2011.
7) 岩下拓司，上村真也，丸田明範，ほか：EUSガイド下順行性胆管結石除去術. 胆と膵 37：739-742, 2016.

動画 URL

石井　重登　動画 URL【http：//www.igakutosho.co.jp/movie2/movie39-41.html】
（ユーザー名：igakutosho　パスワード：tantosui39s）

* 　 * 　 *

特集

胆と膵 Vol. 39 臨時増刊特大号　p. 1139〜1143, 2018

Biliary access 大辞典

VI．EUS ガイド下 biliary access

❀ コラム⑤：EUS-BD 本邦導入の経緯 ❀

山雄　健次[1]

は じ め に

　超音波内視鏡ガイド下胆道ドレナージ（endoscopic ultrasound-guided biliary drainage：EUS-BD）の本邦導入の経緯を，EUS-BD が日本で開始・改良・普及し始めた初期の頃の歴史的変遷と，EUS-BD が我が国で公に認められた治療手段となった経緯，すなわち保険収載されるまでの道のりについて述べてみたい。ただし，コラムなので少し私見が入ることと紙面の関係で文献引用はしないことはお許し願いたい。ソファにでも寝転がって気楽にお読み戴ければ幸いである。

I．EUS-BD の開発・改良，そして普及

　EUS-BD を世界ではじめて行い報告したのは Giovannini M とされている。本邦で最初に行ったのは多分，著者らであり，最初に報告したのも著者らである。前者は 2003 年，後者は学会では 2004 年，論文としては，拙劣な英語のせいか，先を走りすぎていた（GIE の Reviewer に胆汁漏出防止のために膵実質を介して CDS を実施しろとしつこく，しつこくいわれた！）ためか，なかなか accept されずようやく陽の目を見たのは 2006 年のことであった。超音波内視鏡ガイド下に十二指腸球部から肝外胆管（総肝管）にステントを挿入し，最終的には胆管と十二指腸の間に瘻孔形成をめざす手技を EUS-guided choledochoduodenostomy（超音波内視鏡下胆管十二指腸吻合術：EUS-CDS）と称して報告した。EUS-CDS の名称は，我が

Introduction of EUS-BD to Japan
Kenji Yamao
1）成田記念病院顧問（〒 441-8029 豊橋市羽根井本町 134）

　敬愛する Hawes RH が 2002 年の GIE の論文「New approaches in interventional EUS」の中で，EUS-BD には hepaticogastrostomy（HGS），hepaticojejunostomy（HJS），choledochoduodenostomy（CDD）があることを記載したが，われわれはその中の choledochoduodenostomy（略語は勝手に CDS に変更）なる名称を使わせてもらった。本邦最初の報告は，「経乳頭的処置困難な閉塞性黄疸に対する EUS 下十二指腸胆管内瘻術」として，膵嚢胞ドレナージ，EUS-CPN，正常膵に対するエタノール注入（豚の実験），切離線決定のための色素注入（ICG），などの手技とともに Interventional EUS と題して 2004 年 4 月 21 日に開催された第 90 回日本消化器病学会総会のパネルディスカッション「肝胆膵画像診断の進歩」で当時，著者が所属していた愛知県がんセンターから大久保らが報告した。

　さて，EUS-BD を世界ではじめて報告したのは前述のごとく，Giovannini らで，彼らは現在の EUS-CDS を EUS-guided bilioduodenal anastomosis という名称で 2001 年に Endoscopy に報告した。その後には Burmester らは 2003 年に EUS-cholangio-drainage of the bile duct として CDS を 2 例，HGS と HJS を 1 例ずつ報告した。その同時期に著者らはコンベックス型 EUS の走査の標準化をめざして日々，その描出法の研究を重ねており，その結果が 2004 年の「超音波内視鏡下穿刺術標準化検討委員会」の設立と 2 年後の「超音波内視鏡下穿刺術のためのコンベックス型超音波内視鏡による標準的描出法」の冊子の発刊につながった。一方，その研究の過程でとくにわれわれが興味をもったのが十二指腸球部走査で得られた超音波画像であった。同部位の走査では，①超音波内視鏡先端はきっちり pushing（あるいは long）position にすれば肝門部にむくこと，②拡張しても，していなくても "一寸先が闇" ではなく，"数 mm 先が胆管" であることに気付いた。

1139

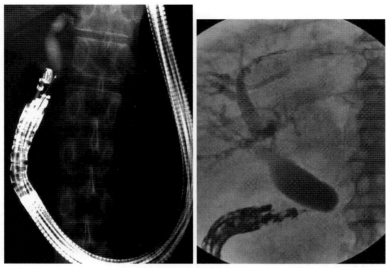

図 1 左は下垂胃で超音波内視鏡先端は肝門部にむく（Yamao K, et al. Endoscopy 2008 から引用）が，右の牛角胃では先端は乳頭側をむいている（Tarantino, et al. Endoscopy 2008 から引用）。

　この超音波画像は本邦で当時隆盛を極めていたラジアル型超音波内視鏡では決して得ることのできないものであり，これを利用しない手はない…。そう考えているときに手術不能の膵頭部癌で十二指腸浸潤のために内視鏡的経乳頭的胆管ドレナージ（EBD）ができない61歳，女性の患者さんに遭遇した。折しも EUS-FNA をそのときまでに当該施設で膵腫瘍150例以上に行い，さらに EUS ガイド下膵嚢胞ドレナージは9例に実施し，ドレナージ手技の瘻孔拡張を通電針で行うなどのノウハウを蓄積していた矢先であった。まさにパスツールの言葉"準備を怠るものには，チャンスは決して訪れない"，意訳すれば"幸運の女神は，準備を終えた者のところにしか訪れない"であった。愛知県がんセンター消化器外科の清水泰博らの全面的なバックアップを得て，少しばかりの勇気を振り絞り，本邦初の EUS-BD，「EUS 下十二指腸胆管内瘻術」を行い，成功した。その後にパイロット試験として2例，なかなか通らなかった倫理委員会の承認の下に臨床試験として6例に実施し，EUS-CDS の具体的な方法を確立し，また安全性と有効性を検証し，確認した。そして，その成果を膵臓，GIE，Endoscopy に報告するとともに学会，ビデオフォーラムをはじめとした研究会で発表，全国で講演をしてまわり，普及に努めた。とくに2008年に発表した EUS-CDS の長期成績に関する論文では「EUS-guided choledochoduodenostomy for palliative biliary drainage in patients with malignant biliary obstruction：Results of long-term follow-up」と題して50％開存211.8日とプラスティックステントの長期開存を証明し，2008～2009年の年間の Endoscopy 引用文献の第9位に選ばれる栄誉を得た。嬉しかった。

　この後は著者らの施設の論文を除けば2010年までには，坂本ら（近畿大学），花田ら（尾道総合病院），Fujita ら，洞口ら（仙台オープン病院），Itoi ら（東京医大）から EUS-BD の有効性，安全性，さらには手技の解説などの論文が報告されている。その中で仙台オープン病院からは EUS-BD ではなく endosonography-guided biliary drainage（ES-BD）の名の下に解説書や工夫なども含め多数の論文が出されているが，その中で Fujita ら，洞口らの論文は手術が可能な乳頭部癌，膵癌の症例に対して術前減黄に ES-CDS を用い，術後の病理学的検索を行い，短期的な安全性を組織学的に証明したものであり，著者らもその結果に大いに勇気づけられたものだが，一方では EUS-FNA 自体に対して非常に懐疑的であり，更にはその術前実施に播種の観点から強く反対してきた施設の論文だっただけに戸惑いと衝撃を受けたことは著者だけではなかったと聞く。

　一方で諸外国では EUS-CDS ではなく，Burmester ら，Giovannini らのように HGS や，Mallery ら，Kahaleh らのように rendezvous による EUS-BD が盛んに行われ，報告されるようになった。この主な理由の一つはあまり知られていないが重要な事柄として，日本人と外国人の体型，肥満度の違いにあるのではないかと考えている。日本人は元来，痩せ型の人が多く，胃の形状は下垂胃（ptotic stomach）であるが，外国

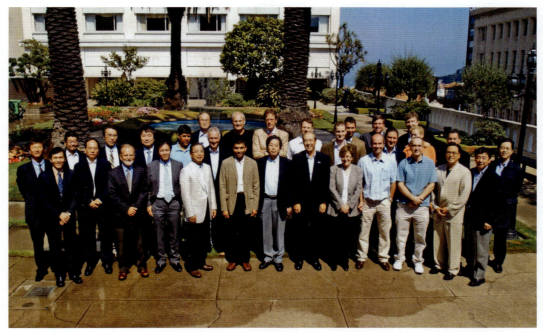

図 2 EUS2008の前日のEUS下治療に関するOne-day meeting に集まった面々

人は肥満型が多く，胃の形状は牛角胃（cow horn stomach）が圧倒的に多い（図1）。著者と原和生（現，愛知県がんセンター消化器内科部長）は2009年2月にカイロで行われた The Gastroenterology, Hepatology & Endoscopy Symposium に招待され，意気揚々として乗り込みEUS-CDSを試みた。しかしX線透視が悪く（実際1本のガイドワイヤも2本にみえた！），さらに患者さんは超肥満体で，その胃は牛角胃であった。超音波内視鏡先端は容易に球部から2nd portion に滑り落ち，なかなか肝門部をむかずに，これではガイドワイヤが乳頭側にむきこそすれ肝門側に挿入できない，そうこうするうちに Assiut 大学にむかう日に一本の特急電車の発車時間が迫り，手技を途中で断念せざるを得なかった。そうかあ，外国でEUS-CDS が流行らないのは，彼らの技術が下手くそなだけでなく，患者さんの胃にも責任があるのか，ということをこのときに実感した。そのことはEndoscopyの表紙を飾っている写真（図1b）にも，また我が国のEUS-CDS の解説文の中にさえも，内視鏡先端が上手く肝門部をむかずに，これではガイドワイヤが肝門側をむかずEUS-CDS をするのは結構苦労するかなという写真が掲載されていることからも理解できる。

著者はEUS-CDS が大好きであり，十二指腸球部，あるいは近傍にまで浸潤が及んでいる症例を除くと，他のEUSガイド下の減黄術に比し勝る（とも劣らない）手技であると思っている。著者らが本邦ではじめて行った手技であるという理屈にならない理屈はさておき，①減黄効果が腫瘍の上流にステントを置くため，他の内瘻術に比し長期間持続することが期待されること，②合併症の発生頻度が少なく，かつ軽微であること，③ステントが抜けてもしばらくの間，胆管十二指腸吻合口は開存し続けること（正に choledochoduodenostomy），④至適な lumen-apposing なステントが開発された暁には内視鏡的胆道ドレナージ（EBD）を凌ぐ，取って代わる技術になり得ること，などが主な理由である。GIEに論文を最初に投稿した2004年当時を振り返ると，Reviewerのコメントにはなぜ，総肝管を穿刺するのか，GiovanniniやBurmesterらが行っていたように EUS-CDS に際しても十二指腸 2nd portion からどうして膵実質を介して総（膵内）胆管を穿刺し胆汁漏出を防がないのか，と厳しく問われ，そんなことをしたら膵炎を惹起しEUS-CDS のメリットがなくなると反論したためなかなか，accept してもらえず悔しい思いをしたことが思い出されるが，今は妥協しなくてよかったと思っている。

本邦のみならず全世界的にもEUSガイド下治療が普及することになった転換点はSan Franciscoで開催された第16回国際超音波内視鏡シンポジウム—EUS2008 とその前日に全世界の著名な超音波内視鏡医を集め開催されたEUSガイド下治療に関するOne-day meeting である（図2）。Meetingには多くのEUSガイド下治療に関し，日本から安田（健），木田，入澤，糸井，深見（正確には米国在住）の諸先生と著者が参加し，朝の8時から夕方5時までぶっ続けで英語

（当然であるが）で議論を行った。その内容は
GIE2009：vol. 69 に掲載されており是非参照していた
だきたいが，今日の EUS ガイド下治療をほぼ網羅す
る内容となっている。多くのテーマの中で EUS-CDS
の presentation を担当したのが糸井と著者であり，熱
い議論を経て，数ある EUS ガイド下治療の中で今後，
優先的（priority）に開発・改良を行うべき治療法の上
位に位置付けられたことは誇りであり，2人して喜び
合ったものである。このことを踏まえて，従来は閉塞
性黄疸症例に対し ERCP（EBD）失敗例のみに行われ
ていた EUS-CDS を第一選択の治療法としてプラス
ティックステントとメタルステントを使用し前向き臨
床試験を Hara らが中心となり実施し，良好な成績を
2011 年と 2013 年に AJG と Endoscopy に報告した。
将来的にはステントの改良，とくに Itoi らが報告して
いる lumen-apposing stent のさらなる改良版ができ，
EBD に取って代わる first line の減黄術になる時がく
ることを夢見ている。

II．本邦における EUS 下瘻孔形成術の保険収載とその後

　本邦では EUS-FNA は 2010 年に保険収載された。
EUS-FNA が本邦で開始された 1990 年初頭から実に
20 年かかったが，その長き道のりについては拙著
「EUS 下穿刺術」などで記述しているので，是非とも
参照していただきたい。
　さて，EUS-BD も前述のように本邦でも 2003 年か
ら開始されているが，保険未収載のために 10 年間は施
設毎に倫理審査委員会の承認の下に実施されることが
多かったと思われる。われわれの施設でも最初の 2 例
は pilot study で行ったが，その後は厳しい倫理審査の
承認を得て実施した。周知のごとく，例え倫理審査承
認後でも保険未収載の治療手技は群馬大学や千葉県が
んセンターの例を引くまでもなく，一歩間違えば実施
した内視鏡医や病院の責任が問われかねない。その意
味で EUS 下瘻孔形成術が EUS-FNA 承認のわずか 2
年後の 2012 年に保険収載されたことは，その申請に努
力した者のみならず，EUS 下治療を行う先進的な内視
鏡医にとっても非常に喜ぶべき，安堵すべきことがら
であったことは自覚して欲しいし，その経緯を記憶し
ておいて欲しい。
　2004 年以降，日本消化器内視鏡学会社会保険対策委
員会は外科系学会社会保険委員会連合（外保連）を通
じ EUS-FNA を保険収載してもらうべく厚労省に医
療技術評価提案書（保険未収載技術用）を提出し続け

た。なかなか保険収載がままならぬ中にあって，2007
年に鈴木博昭のアイデア（戦略）で EUS-FNA を "検
査法" ではなく "手術手技" の一部として申請したほ
うがよいのではないかとの結論を得て「超音波内視鏡
下瘻孔形成術」として医療技術評価提案書を作成し
2008 年度に提出した。その内容は「コンベックス型超
音波内視鏡を用いて経消化管的穿刺により瘻孔を形成
し，各種ドレナージを行う。また，瘻孔形成後に組織
採取も行い病理診断を得る。」であり，後者の文章は
EUS-FNA を認めてもらう苦肉の策である。ドレナー
ジとしては膵仮性嚢胞や膵膿瘍，閉塞性黄疸をあげ
た。2009 年度は申請内容を元に戻し「超音波内視鏡下
生検細胞診」を，2010 年度は「超音波内視鏡下穿刺吸
引生検法」と「超音波内視鏡下瘻孔形成術」の双方を
申請し，2010 年には前者（EUS-FNA）が遂に保険収
載された。勢いに乗って，2011 年度は「超音波内視鏡
下瘻孔形成術」「膵管内プロステーシス（ステント）留
置術」，「超音波内視鏡下腹腔神経叢ブロック」を申請
し，2012 年に前二者が保険収載を得たのである。この
間に尽力した方々を感謝の意を表して以下に記載する
（敬称略，順不同）。梅田典嗣，林田康男，鈴木博昭，
小原勝敏，入澤篤志を中心に松田浩二，安田一朗，北
野雅之，糸井隆夫，潟沼朗生，良沢昭銘，深見悟生の
面々，後藤田卓志，船越顕博，吉田茂昭，上村直実，
当時のオリンパス・メディカルシステムズの藤本
浩，雨森　毅，河本　淳，大田　康，只腰龍平と著者
である。その甲斐あって EUS-FNA や EUS 下治療は
日本国内において急速に普及することになり，実施可
能病院は 1990 年代にはわずか 10 数施設，2010 年には
100 施設であったものが，2016 年には 500 施設を超え
ることになった。
　EUS-FNA に関する日本消化器内視鏡学会の附置研
究会はいくつかあるが，その中で超音波内視鏡下治療
研究会（代表世話人：山雄健次）は，①超音波内視鏡
下治療である四つの手技（膵嚢胞・胆道・膵管ドレナー
ジ，腹腔神経叢ブロック）の標準化・安全性の確立，
②本手技の保険収載を推し進めること，③新たな技術
やデバイスの開発・改良を産学共同で開発すること，
の三つを大きな目的として 2011 年 8 月から 2014 年 2
月まで計 5 回の研究会が実施された。保険収載をめざ
した研究会であったが，設立の翌年 4 月に思いがけず
超音波内視鏡下瘻孔形成術が保険収載された。そこで
世話人会の中では四つの EUS 下治療に関する前向き
全国登録を行おうとの機運が高まったが，保険収載さ
れていない技術を学会内で登録試験をすることは問題
があること，胆道と膵管のドレナージは保険収載の技

術に入っているか，いないかが不明確であること，などの意見が出された。そこで厚労省，PMDA にも詳しい久津見弘と著者が厚労省に赴き，対象となる手技の明確化を求めて担当官と協議した。担当官の方には十分な理解を頂き，「腹腔内の膿瘍形成」とする疾患を明確化（対象疾患を膵仮性嚢胞，膵膿瘍，閉塞性黄疸または骨盤腔内膿瘍）し次年度に厚労省通知を行うこと，と同時に安全性確保のために学会から提言を出して欲しいとの要請を受けた。そこで早速，久津見と著者は提言をまとめ日本消化器内視鏡学会に提出し，学会はEUS-BD 診療に関する提言策定委員会を設立し，ほぼ同じ内容で 2014 年 7 月に 4 学会が承認，公表された。一方，EUS 下治療研究会では，四つの EUS ガイド下治療についての全国 Web 登録試験のプロトコールを作成し study として開始しようとしたが，これは残念ながら種々の理由で開始できなかった。その後の附置研究会は，超音波内視鏡下穿刺術の手技標準化に関する研究会（代表世話人：入澤篤志）であった。この研究会では EUS-BD を含む治療的穿刺術の有効性と安全性の観点からデータ収集・討論を行い，標準的手技を確立することを主なテーマとした。この研究会の第

4 回は「超音波内視鏡下胆道ドレナージ術の適応と現況」が，また第 6 回は「超音波内視鏡下穿刺術の手技標準化〜現状で得られるコンセンサスと今後の課題」がテーマとして議論され，EUS-BD もおおよその標準的手技が確立されたのである。

まとめ

EUS-BD も含めた内視鏡手技の発展は医療機器開発・改良と表裏一体をなすものである。最近，「医療ニーズの高い医療機器等の早期導入」を利用し 2015 年10 月に申請した Hot AXIOS システムが糸井の熱意と企業の努力，ちょっぴり著者や上村直実，学会の尽力の甲斐あって 2017 年に薬事承認を受けた。2 年は長いなあと思われる御仁もあるかもしれないが異例の早さなのである。現行の Hot AXIOS は若干，EUS-BD には適さないが，あのようなコンセプトはドレナージというよりは正に吻合術そのものであり，EBD に取って代わる EUS-CDS にますます期待がかかる。その夢を見て稿を終える。（文中敬称略）

* * *

膵癌の克服を目指す人達のために
最新の治療法を網羅したこの1冊！

膵癌治療 up-to-date 2015

監修　跡見　裕
編集　海野 倫明　土田 明彦

主要項目

- Ⅰ．膵癌治療の現状と将来展望
- Ⅱ．膵癌の診断法
- Ⅲ．膵癌補助療法の効果判定
- Ⅳ．Borderline resectable 膵癌の診断と手術
- Ⅴ．術前補助療法の適応と効果
- Ⅵ．Initially unresectable 膵癌の治療
- Ⅶ．放射線療法
- Ⅷ．興味ある症例

定価（本体 7,000＋税）
ISBN978-4-86517-087-0

詳しくは▶URL：http://www.igakutosho.co.jp　または、医学図書出版 で 検索

医学図書出版株式会社
〒113-0033　東京都文京区本郷 2-29-8（大田ビル）
TEL：03-3811-8210　FAX：03-3811-8236
E-mail：info@igakutosho.co.jp
郵便振替口座　00130-6-132204

2014.12

特集

Biliary access 大辞典

Ⅶ. 経皮的 biliary access（PTBD）

PTBD における穿刺部位選択と穿刺テクニックに関する考察

中塚　誠之[1]

要約：PTBD の穿刺部位は，偶発症の発生リスク，穿刺の容易さ，予想される追加治療（手術，胆管ステント留置などの経皮的 IVR）の有無，そのほか US で観察・穿刺可能な胆管の位置など多数の要素を考慮して決定する。PTBD の穿刺では鋭角穿刺，とくに長軸方向穿刺が有効であり，その場合 B3，B5，B6 の末梢枝を選択することとなるが，PTBD 後の追加 IVR が予定されない場合は左葉穿刺が基本である。皮膚刺入部位で穿刺針が屈曲することが，胆管穿刺不成功となる最大の原因であるが，同時にこの現象を利用して穿刺針の穿刺方向を微調整することができる。また，超音波下での穿刺，ガイドワイヤー挿入が困難である際には，造影された胆管，あるいは胆管内に挿入されたガイドワイヤーなどを別針で透視下穿刺する手法を理解し，PTBD の成功率を高めることができる。

Key words：超音波，PTBD

はじめに

Percutaneous transhepatic biliary drainage（PTBD）は，内視鏡的アプローチ不成功例や困難例（胃切除 Billroth-Ⅱ法あるいは Roux-en-Y 再建後，胆管空腸吻合術後など），急性胆管炎症例などで依然として重要な役割を演じる。そのほか胆道系 IVR を考慮する場合，内視鏡的アプローチより経皮的アプローチが容易であることもあり，とくに PTBD に精通した施設では経皮的アプローチが選択される。本稿では，PTBD の穿刺部位の選択にかかわる考察と成功につながるテクニックを詳説する。

Experience-based Consideration on Puncture Site and Technique for PTBD
Seishi Nakatsuka
1）慶應義塾大学病院放射線診断科（〒 160-8582 新宿区信濃町 35）

Ⅰ. 穿刺部位に関して考慮する要因

胆管閉塞の位置，偶発症の発生リスク，穿刺の容易さ，予想される追加治療（手術，胆管ステント留置などの経皮的 IVR）の有無，自然抜去の可能性を考慮して穿刺部位を決定する。偶発症の発生リスクには凝固異常の有無・程度，腹水・癒着の存在がかかわり，穿刺の容易さにかかわる因子としては腹水の有無，胆管拡張の程度，そのほか US で観察・穿刺可能な胆管の位置など多数の要素に複雑に依存する。最終的な穿刺部位は総合的に決定する。

1. 胆管閉塞の部位と考慮すべき胆管の分岐変異

胆管閉塞の部位により穿刺を要する胆管が異なる。とくに肝門部胆管閉塞の場合，どちらかの肝葉のドレナージが必要となることがあるが，画像の十分な解釈が必要である。

また，同時に胆管の分岐変異を理解しておく必要がある。頻度の高い正常変異として，後区域枝胆管，ときに後下区域胆管枝（B7）が左肝管や総肝管に合流することを覚えておく必要がある。そのほか肝区域胆管枝が胆嚢，胆嚢管，総肝管などに異所性開口すること

がある。

2. 起こりうる偶発症発生リスクからの考察

①脈管損傷

中枢胆管穿刺により脈管合併症を生じると中枢動脈の塞栓術が必要となり、患者の状態を勘案し治療に苦慮する場合が少なくない。一般的には亜区域枝以遠の末梢胆管穿刺が推奨される。

左葉穿刺では左葉腹外側亜区域門脈枝（P3）が亜区域胆管枝（B3）の腹側に位置することを忘れてはならない。とくに高度胆管拡張の際にはP3がグリソン鞘内で圧排されてUS不可視となっており、不注意に手技を行うと門脈を貫通してのPTBDとなる。

右葉内を尾側方向に走行する後下区域胆管枝（B6）、前下区域胆管枝（B5）は並走する末梢門脈の体表側に位置することが多い。手術後胆汁瘻などでPTBDが必要な場合は手術前のCTで、肝移植後胆管合併症ではドナーの肝葉摘出前のCTで、門脈と胆管の位置を念入りに確認する。

②経胸腔穿刺と胆汁性胸膜炎

右葉穿刺では、しばしば経胸腔穿刺となる。このことは緊張性気胸患者のCTで、体壁と肝表の間に潜在的胸腔（図1）が存在し、胸腔を通過せずに肝穿刺できる位置は肝の尾側1/3から1/4程度に限られている。PTBDカテーテルが早期抜去されてしまった場合、経胸腔穿刺では感染性あるいは胆汁性胸膜炎が起こりうる。肝右葉穿刺に際して最大深吸気で肺の下縁をUSで確認し、その位置より数cm尾側から穿刺するとよい。

③肝表穿刺部からの腹腔内出血（凝固異常）

米国IVR学会2012年の出血リスクConsensus Guidelines[1]では、PTBDはSignificant Bleeding Riskに分類される。抗血小板剤などの休薬、血小板数≧5万、PT-INR≦1.5が推奨されている。前記の条件を十分に満たしている場合は複数回の肝表穿刺が許容され穿刺部位の選択の幅が広がる。血液凝固に懸念がある場合はもっとも確実に穿刺およびカテーテル挿入が成功できる部位を慎重に選択する。

3. 穿刺の容易さ

①腹水、癒着

腹壁との間に腹水が介在すると肝臓が易可動性となり、穿刺成功率が低下する。看過できない腹水が存在する場合はその吸引を考慮する。また、腹水により肝表面の穿刺針部位の自然止血が得られがたくなるので、肝表面の穿刺回数は最小限にとどめる。なお手術既往により肝と腹壁の癒着がある場合は、癒着部位からの穿刺を考慮するとよい。肝移植後患者のPTBDでは広範な癒着が有利に働く。

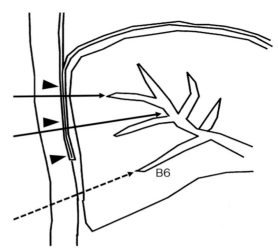

図1 潜在的胸腔
胸腔下端は安静呼吸では閉じているため、高位での右葉穿刺はしばしば経胸腔穿刺となる。最大深吸気で胸腔が開き胸腔下縁の位置がわかるので、その位置より数cm尾側から穿刺し経胸腔穿刺を避けるとよい。B6がよい穿刺候補となる。

②胆管の拡張の程度

肝胆道系手術後の胆管損傷・胆管吻合不全、生体肝移植後の晩期胆管吻合部狭窄[2]では肝内胆管は拡張しないことが多い。内視鏡的なアプローチが容易でない場合、非拡張胆管（末梢胆管が並走する門脈枝より細くかつその胆管径が2mm以下である場合[2]）に対するPTBDが必要となる。

胆管拡張が十分でない場合穿刺困難となるが、次項に記載する長軸方向穿刺を用いると胆管穿刺の成功率が高くなる[3]。長軸方向に穿刺しようとする場合、B6、B5、B3、さらにその分枝などの末梢胆管が穿刺胆管の候補となる（図2）。

4. 自然抜去の可能性、予想される追加治療の有無

PTBD後に予定される治療（手術、経皮的IVR）も穿刺肝葉決定に影響する。胆管ステント留置などの経皮的胆道IVRを予定する場合は、IVR術者被曝を低減するという観点から右葉穿刺が選択されることが多い。

一方、右葉のPTBD留置では、無視できない頻度で経過中のカテーテルの自然抜去が問題となる。呼吸に伴う横隔膜の上下動が原因である。したがって手術を前提とする場合は左葉穿刺が第一選択となる。

II. PTBDの穿刺テクニック

1. 胆管穿刺方法

One step法、two step法（図3）、two stick法（図4）を状況に応じて使い分ける。

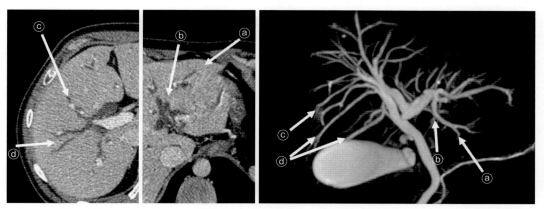

図2 鋭角穿刺あるいは長軸方向穿刺が可能な胆管（日本IVR学会誌31：56-61，2016．図4より転載）
B3末梢から前方に分岐する枝ⓐ　B3本幹ⓑ　B5ⓒ　B6ⓓ

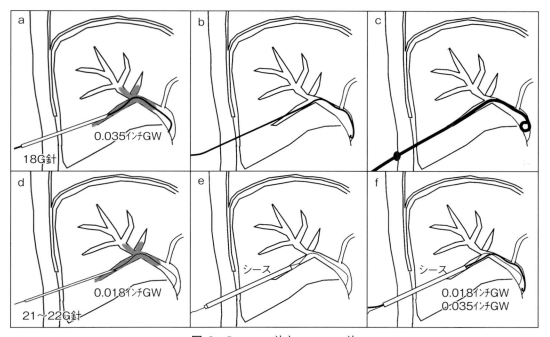

図3 One step法とtwo step法
One step法（a→b→c）ではUS下に18G針で穿刺し造影，0.035インチGWを挿入して（a），穿刺針抜去（b）後，ドレナージカテーテルを挿入する（c）。
Two step法（d→e→f→b→c）では，21〜22G針で胆管を穿刺して造影，0.018インチGW挿入（d），シースを挿入（e）後，ダイレーターを抜去し（e），シースから0.035インチGWを挿入（f）。そのあとはone step法と同様にシース抜去（b）後，カテーテルを挿入する（c）。

　One step法は18Gなど太い穿刺針で胆管穿刺したのち0.035インチガイドワイヤー（GW），続いてドレナージカテーテルを挿入する方法である。最初から太径針で穿刺するので，拡張胆管症例で選択される。
　Two step法はもっとも標準的な方法である。21〜22Gなどの細径穿刺針で胆管穿刺し0.018インチGWを挿入したのち同軸シースなどを挿入後0.035GW，ドレナージカテーテルを挿入する方法である。
　Two stick法は，2本の穿刺針を用いる方法で，US下穿刺が一般化する前に行われていた透視下PTBDはこの方法で行われていた。最初の穿刺により造影された胆管を別針によって別ルートで透視下穿刺，GW挿入してPTBDを実施する方法である。この透視下穿刺法の第一穿刺はしばしばGW挿入に適さない方向での穿刺となり，第二穿刺が必要となる。US下穿刺で造影はできたもののGW挿入ができなかった場合に，この透視下穿刺法（後述，図7）でPTBDを行うことがあり，理解しておくとよい。

2．穿刺時の呼吸
　基本的には術者の慣れた呼吸位置で穿刺すればよ

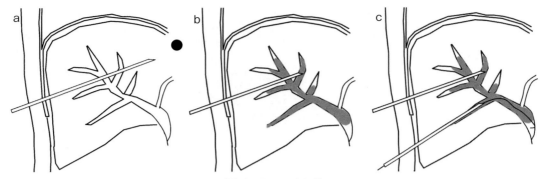

図4　Two stick 法
Two stick 法では下位（第10～11）肋間中腋窩線から右第2弓と横隔膜が交差する部分（●）の手前まで21～22 G針を穿刺（a）。穿刺針を抜きながら弱い手圧で造影剤注入し、胆管が造影されたらそのまま十分に胆管造影する（b）。造影された胆管めがけて透視下に21～22 G針で胆管穿刺し、GWを挿入する（c）。この後はtwo step法と同様の方法でPTBDカテーテルを挿入する。

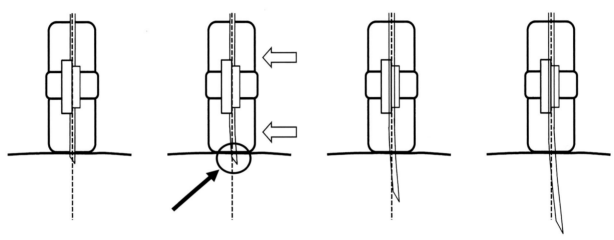

図5　穿刺針が穿刺ガイドラインから外れる理由（日本IVR学会誌31：56-61, 2016. 図5より転載）
皮膚面の切開孔に穿刺針をあわせてから探触子を振ると、スキャン平面と切開孔がずれ、穿刺針がわずかにしなってしまう。その結果、穿刺針がスキャン平面から外れたまま進むこととなる。ときにUS画面に穿刺針が描出されない結果となる。

い。ただし、深吸気や深呼気で穿刺を行うと、PTBDカテーテル挿入ルートの腹壁の穿刺位置と肝表の刺入位置が離れてしまい、留置後のカテーテル屈曲の懸念があると思われる。われわれの施設では安静呼気での穿刺を推奨している。安静呼気時には2～3秒の呼吸停止があり、少し慣れれば安定した穿刺が可能となる。

3．USによる胆管穿刺，PTBD

①局所麻酔，皮膚切開

USでは少量のガスの混入でも観察が困難となるので、局所麻酔時に穿刺経路にガスが混入しないように注意する。皮膚切開の位置が不適切であると穿刺時の針の屈曲（後述，図5）につながるので、局所麻酔の位置も慎重に判断する必要がある。

②胆管穿刺の角度

胆管穿刺・造影ができてもPTBDが不成功に終わることがある（5～30％[4]）。筆者の過去の経験では、挿入したPTBD針から挿入したGWが胆管後壁を貫いてしまう現象が主因である。この貫通を防ぐためには、胆管の鋭角（可能なら長軸方向）穿刺が有効である。

長軸方向穿刺を実現する穿刺胆管は、左葉では門脈臍部の横に位置するB3（図2ⓑ）、末梢ではB3から前方に分岐する末梢胆管枝（図2ⓐ）、右葉ではB5、B6が尾側方向体表にむかう末梢胆管枝（図2ⓒ，ⓓ）である。GW挿入に容易に成功するだけでなく、もし胆管造影後のGW挿入に難渋しても、穿刺針の先進方向に目的胆管が長軸に存在し再穿刺が容易である。

③穿刺方向の調整

穿刺針を皮膚切開部にあわせ再度スキャンする際、無意識に探触子がずれてしまうことがある。これにより細径穿刺針がわずかに湾曲し、その結果穿刺針が直進せず穿刺ガイドラインから外れる（図5）。穿刺針を肝表面手前まで進めたとき穿刺ガイドラインから穿刺

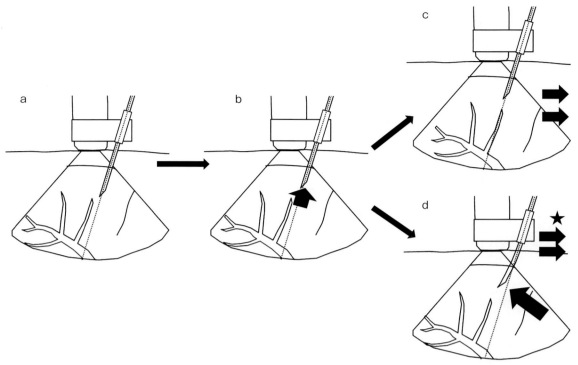

図6 穿刺後の穿刺方向の微調整法（日本IVR学会誌31：56-61，2016．図3より転載）
穿刺針のずれ方向を確認し（a），穿刺針を肝被膜直下まで戻す（b）。頭尾方向のずれは呼吸調整でずらす（c）こともできるが，探触子と皮膚を適切な方向★にスライドさせることにより穿刺針を意図的にしならせて穿刺方向を微調整することもできる（d）。

針が外れている場合には皮膚面からの刺入をやり直す。この傾向は細径の穿刺針で顕著である。

　肝表面手前で穿刺針が穿刺ガイドラインに沿っていることが確認できたら，適切な呼吸位置で胆管直前まで一気に穿刺する。方向が適切であればそのまま胆管穿刺するが，穿刺方向が適切でない場合は，呼吸調整，あるいは穿刺針を意図的にしならせて穿刺方向を微調整する（図6）。後者は，穿刺針を肝表から抜くことなく引き戻し，探触子と皮膚の穿刺点をスライドさせ，穿刺針をスライド方向と反対にしならせて刺入方向を微調整する。探触子を適切な方向にスライドさせることにより，超音波画像平面外を含め全方向の微調整が可能である。

　④胆管の造影

　拡張胆管のPTBDでは胆管造影を行わずにUS観察下にGWを挿入してもよい。非拡張あるいは拡張が軽度である場合はGW挿入前に胆管造影を行うことを推奨する。胆管の造影は，USで穿刺針が胆管の位置にあることを確認したら，loss of resistance法で造影剤を超低圧注入する。この際注入時の静止摩擦の小さいガラスシリンジを用いることを推奨する。胆管がある程度造影されたら，透視下にGW挿入を挿入する。

　この手法により，非拡張胆管においても高いPTBD成功率が得られよう。なお，SIRのQuality Improvement Guidelinesが各施設に求めている成功率は非拡張胆管では46％（拡張胆管90％）である[4]。グリソン鞘内の門脈や末梢動脈枝を刺入する[5]ことも可能である。

　⑤ガイドワイヤー（GW）挿入

　胆管の鋭角穿刺あるいは長軸方向穿刺により円滑なGW挿入が実現する。穿刺方向が鋭角とならない場合には，ベーベル針の開口方向を胆管の走行にむける，最初からヒューバー針を用いるなどの方法がある。

　胆管が造影されたにもかかわらずGWが入らない場合は，造影された胆管のやや中枢側にむかって再度穿刺針を進め胆管を再度穿刺する。GW挿入後は，one stepあるいはtwo stepでGW越しにカテーテルを挿入しPTBDが完了する。

4．透視下胆管穿刺のコツ

　穿刺針からの造影あるいはENBDなどの造影で末梢胆管が描出された際，胆管の少しだけ前方または後方から透視下に胆管方向に沿って穿刺するとよい（図7）。この際，術前のCTで当該末梢胆管と並走する末梢門脈枝の前後関係を把握し，門脈を貫通しないようにする。なお，腹側に位置する胆管内には造影剤は留まらないので，他区域に挿入されているカテーテル（T-tubeやENBD）からマイクロカテーテルやマイク

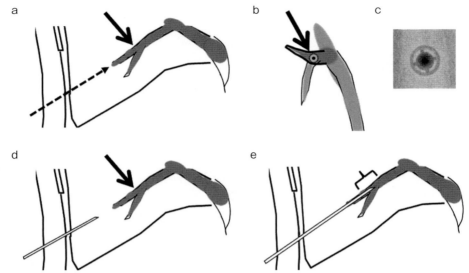

図7 透視下胆管穿刺（日本IVR学会誌 31：56-61, 2016. 図3より転載）
造影されている胆管の長軸方向（a点線）から透視観察し，そのやや前方（あるいは後方）に体表の穿刺位置を決定する（b）。長軸方向から穿刺針を透視観察すると「牛の眼（bull's eye）」のようにみえる。穿刺針を刺入すると容易に胆管穿刺できる（d, e）。

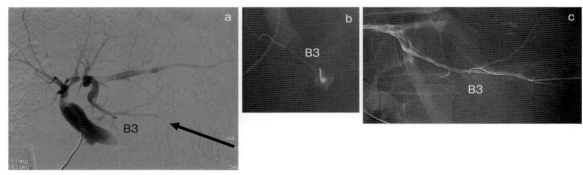

図8 透視下ガイドワイヤー穿刺
生体肝移植後の胆管狭窄。手術時に刺入されていた胆管tube造影ではB3末梢の造影剤はすぐに流出してしまう（a）。GWをB3末梢まで挿入，あえてループを作りその中心を透視下でbull's eye法で穿刺（b）。穿刺針からの造影で穿刺成功を確認した（c）。

ロガイドワイヤーなどを挿入して穿刺目標とする方法も有用である（図8）。
穿刺に成功しGWが挿入できれば，それ以降はUS下PTBDと同様にカテーテルを挿入する。

参考文献

1) Patel IJ, Davidson JC, Nikolic B, et al.：Consensus guidelines for periprocedural management of coagulation status and hemostasis risk in percutaneous image-guided interventions. J Vasc Interv Radiol 23：727-736, 2012.
2) Funaki B, Zaleski GX, Straus CA, et al.：Percutaneous biliary drainage in patients with nondilated intrahepatic bile ducts. Am J Roentgenol 173：1541-1544, 1999.
3) Lee W, Kim GC, Kim JY, et al.：Ultrasound and fluoroscopy guided percutaneous transhepatic biliary drainage in patients with nondilated bile ducts. Abdom Imaging 33：555-559, 2008.
4) Saad WE, Wallace MJ, Wojak JC, et al.：Quality improvement guidelines for percutaneous transhepatic cholangiography, biliary drainage, and percutaneous cholecystostomy. J Vasc Interv Radiol 21：789-795, 2010.
5) Tamura M, Nakatsuka S, Shimizu Y, et al.：Transhepatic Arterial Approach for Successful Embolization of Hepatic Hilar Pseudoaneurysm Fed by Tortuous Collateral Vessels. J Vasc Interv Radiol 27：768-770, 2016.

特集

Biliary access 大辞典

Ⅶ. 経皮的 biliary access（PTBD）

PTBD における細い胆管穿刺のテクニック【動画付】

松原　三郎[1]

要約：PTBD は，18 G の穿刺針と 0.035 インチのガイドワイヤーを用いる one step 法が標準的な方法であるが，目的とする肝内胆管枝が細い場合や患者の息止め不良，肥満，出血傾向などでは 18 G 針では穿刺が困難なこともある。そのような場合は，21 G の穿刺針と 0.018 インチのガイドワイヤーを用い，その後専用のシースを用いて 0.035 インチのガイドワイヤーに変更してからドレナージカテーテルを留置する two steps 法が有用である。細い枝の場合は患者の呼吸により針のずれ，胆管内からの逸脱が生じやすいので，穿刺～造影～ガイドワイヤー挿入までをスピーディに行うことが成功の秘訣である。

Key words：PTBD，細い胆管，two steps 法

はじめに

経皮経肝胆管ドレナージ（percutaneous transhepatic biliary drainage, PTBD）は，18 G の穿刺針と 0.035 インチのガイドワイヤーを用いるのが標準的な方法である[1]。しかし，目的とする肝内胆管枝が細い場合は，18 G 針では穿刺が困難なこともある。そのような場合は，21 G の穿刺針と 0.018 インチのガイドワイヤーを用い，その後専用のシースを用いて 0.035 インチのガイドワイヤーに変更してからドレナージカテーテルを留置する方法が有用である。前者を one step 法，後者を two steps 法という。本稿では，われわれが行っている PTBD の方法を one step 法，two steps 法に分けて解説する。

Tips of Puncture of Non-dilated Intrahepatic Bile Duct During PTBD
Saburo Matsubara
1）埼玉医科大学総合医療センター消化器・肝臓内科
（〒 350-8550 川越市鴨田 1981）

Ⅰ. PTBD の方法（one step 法）

1．適応

目的とする肝内胆管枝がある程度拡張していれば，通常は手順の少ない one step 法で行う。One step 法は，18 G 針で穿刺し，0.035 インチのガイドワイヤーを挿入し，カテーテルを挿入する方法である。18 G 針で安全に穿刺できる胆管径は，おおよそ 3 mm 以上と考える。2 mm から 3 mm の間の場合は，術者の技量によるが，誤穿刺は出血や不成功の要因になるため，18 G 針での穿刺が難しいと判断したら最初から two steps 法を選択するほうがよい。胆管径 2 mm 未満であれば two steps 法が望ましい。

2．手技の手順

われわれの行っている one step 法の最大の特徴は，18 G 針で穿刺した後，造影を行わず，超音波で観察しながらダイレクトにガイドワイヤーを挿入することである。最初に胆管造影を行わない理由は三つある。一つ目は，超音波観察下に挿入したほうがガイドワイヤーが確実に胆管内を進んでいることがわかるためである（胆管があまり拡張していない症例ではその限りではない）。透視下に，造影された胆管枝をメルクマールにすると，腹側・背側方向のずれは確認できないの

で，胆管内でなく門脈やグリソン鞘内を進んでいってもわからないことがある。二つ目は，造影のステップを省くことでガイドワイヤー挿入までの時間を短縮できるためである。穿刺の際には患者に息止めをさせるが，ガイドワイヤー挿入までに時間がかかると患者が呼吸を開始してしまう。そうすると針の先端の位置がずれ，胆管から外れてしまうことがある。ガイドワイヤーで胆管を確保してしまえば，呼吸しても大丈夫なので，ガイドワイヤー挿入までをいかに短時間で済ますかが成功の大きな鍵を握っている。三つ目は，透視時間を短縮できるので，患者・医療従事者側ともに放射線被曝量を低減できるためである。

具体的な手順は以下のようである。

①局所麻酔～穿刺

穿刺部位の選択に関しては他稿に詳しいので割愛する。体表と肝表面を十分に局所麻酔した後，患者に息止めをさせて，18 G 針で穿刺する。深吸気時の穿刺は，体表の穿刺部位と肝臓の穿刺部位に gap が生じチューブ逸脱の原因となるため避ける。同様の理由で，腕を上げた状態での穿刺も避けるべきである。穿刺針は，可能であればヒューバー針がよい。ヒューバー針は針のカット面が横をむいているため，ガイドワイヤーを胆管内に送りやすい。穿刺時にヒューバー針のカット面が中枢側にむくように行う。

②ガイドワイヤー挿入

術者は左手に超音波プローブ，右手に針をもっているので，針のスタイレットの抜去およびガイドワイヤーの挿入は助手の仕事である。スタイレットを抜去し，胆汁の流出が確認できたら，ガイドワイヤーを挿入する。ガイドワイヤーは，先端アングル型のスプリングワイヤーがよい（Cook 社の Amplatz extra stiff ガイドワイヤーなど）。超音波画面で，針の中を進むガイドワイヤーがみえはじめたらゆっくり進め，慎重にガイドワイヤーを針から出し，胆管内に挿入する。ガイドワイヤーを胆管内にある程度進めたら，透視下操作に切り替える。超音波のプローブを外し，透視下にガイドワイヤーを肝門部～総胆管に進める。ガイドワイヤーが十分長く入っていたほうが，その後のカテーテルの挿入が安全にできるため，できるだけ奥までガイドワイヤーを進める。肝門部に狭窄がある場合は，総胆管までガイドワイヤーを進めることができないので，狭窄部の手前でガイドワイヤーをターンさせ，できるだけガイドワイヤーが長く入るようにする。胆管穿刺部から狭窄までの距離が短いとガイドワイヤーを十分送り込めないので，肝門部狭窄の場合は，可能な限り末梢から穿刺するように心がける必要がある。ま

た，ガイドワイヤーを中枢側に送りやすくするため，穿刺針と胆管枝（中枢側）の作る角度ができるだけ鈍角になるように，穿刺部位と穿刺角度を十分に検討してから行う。

③テンポラリーカテーテルの挿入～胆管造影

ガイドワイヤー留置後，穿刺針を抜去する。メスで皮膚に小切開を置き，モスキートペアンで鈍的に拡張してから，テンポラリーカテーテルを胆管内に挿入する。テンポラリーカテーテルには，Cook 社製の 6.5 Fr，先端ストレート型のポリエチレンカテーテルを用いている。カテーテル挿入後，ガイドワイヤーを抜去，胆汁吸引により胆管内であることを確認し，ここではじめて胆管造影を行う。

④ドレナージチューブの挿入

再びガイドワイヤーを挿入し，7 Fr，8 Fr のダイレーターで拡張してから，8 Fr のドレナージチューブを挿入する。ドレナージチューブには，住友ベークライト社製の PTCD バルーン付カテーテル（胆道用）を用いている。

3．手技のコツ

ダイレーターやカテーテルの挿入の際は，単に押すだけでは駄目で，反対の手でガイドワイヤーに適度な引きのテンションをかける必要がある。そのため，ガイドワイヤーには十分な引きしろが必要であり，できるだけ長くガイドワイヤーが入っているほうが安全である。また，胆汁漏出を極力減らすために，デバイスの交換は可及的すみやかに行う必要がある。

Ⅱ．PTBD の方法（two steps 法）

1．適応

径 2 mm 未満の細い胆管では，two steps 法が望ましい。2 mm 以上であっても，息止めがうまくできない患者や，肥満体形で超音波画像が poor study の場合など穿刺条件が悪い場合，また出血傾向があって 18 G での穿刺にリスクを伴う場合などは two steps 法のよい適応である。

2．手技の手順

われわれは，Cook 社製の two steps 法による胆管アクセスの専用キット（Biliary Drainage Access Set®）を用いている（図 1）。このキットの中には，21 G 針，0.018 インチのガイドワイヤー，イントロデューサーセットが入っている。イントロデューサーセットがもっとも重要なデバイスであり，これは 0.035 インチのガイドワイヤーが適合するシースの中に，イントロデューサー，およびスティッフニングカニューラが挿

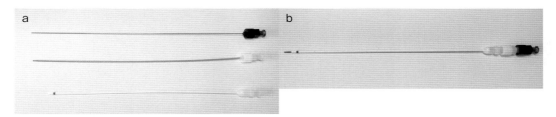

図1 Biliary Drainage Access Set® に含まれるイントロデューサーセット（Cook Japan 株式会社より写真提供）
a：上段からスティッフニングカニューラ，イントロデューサー，シース
b：組み立てた状態

入されている3重構造になっており，組み立てた状態では0.018インチが適合する内径になっている。21 G針で穿刺し，0.018インチのガイドワイヤーを胆管内に挿入する。ガイドワイヤーに沿わせてイントロデューサーセットを進め，胆管内に入ったら中のイントロデューサー，スティッフニングカニューラをガイドワイヤーとともに抜去し，シースだけを胆管内に残す。シース内には0.035インチのガイドワイヤーが入るので，ここから先はone step法と同様である。

具体的な手順を以下に示す。

①穿刺〜造影

局所麻酔後に21 G針で胆管穿刺を行う。One step法の場合と違い，胆管の拡張が乏しいのでガイドワイヤーが確実に胆管内を進んでいるかを超音波で確認することは難しい。そのため，ダイレクトにガイドワイヤーを挿入するのではなく，まず胆管造影を行う。造影剤が濃すぎると，0.018インチのガイドワイヤーは透視で見えにくいので，生理食塩水で半分に薄めたウログラフィン®を用いる。

21 G針では，スタイレットを抜去しても胆汁が自然に出てくることはまずない。そのため造影剤を注入する前にシリンジで吸引する。造影も吸引も，シリンジを直接針に差し込むのではなく，間に延長チューブを挟むと助手が無理なく行える。しかし，針が胆管内に入っていても内腔が狭いために胆汁が引けるとは限らない（むしろ引けないことのほうが多い）。そのため，胆管を貫くように針をいったん奥まで入れて（セルジンガー法），シリンジで引きながらゆっくり針を引き，超音波画面で胆管径が微妙に細くなったタイミングで造影する。胆管造影によって胆管か否か判断する。一見管腔構造が造影されても，すぐに画面から消失する場合は血管である。胆管でない場合は穿刺からやり直すことになる。肝実質やグリソン鞘などに造影剤を注入した場合は，超音波画面が白くなりかなりわかりにくくなってしまうため，造影剤の使用はごく少量に留めることが肝要である。

②ガイドワイヤー挿入〜イントロデューサーセットの挿入

透視下に0.018インチのガイドワイヤーを挿入する（図2a）（動画）。メスとモスキートペアンで穿刺部位を広げた後，6 Frのイントロデューサーセットを胆管内に挿入する（図2b）（動画）。

③イントロデューサーセットの解体〜0.035インチのガイドワイヤー挿入

0.018インチのガイドワイヤーとともに，イントロデューサーセット内のイントロデューサー，スティッフニングカニューラを抜去し，シースのみを胆管内に残す。シースを通して0.035インチのスプリングワイヤーを胆管内に挿入する（図2c）（動画）。

④ドレナージチューブの挿入

シースを抜去し，7 Fr，8 Frのダイレーターで瘻孔を拡張し，8 Frのドレナージチューブを胆管内に挿入する（図2d）（動画）。

3．手技のコツ

穿刺からガイドワイヤー挿入までの間の，患者の呼吸性変動による針の胆管外への逸脱をいかに防ぐかが重要である。Two steps法は，胆管造影してからガイドワイヤー挿入するため，one step法にくらべガイドワイヤー挿入までに時間がかかり，実際には完全に息止めしたままガイドワイヤー挿入まで行うことはまずない。さらに，細い枝の場合は太い胆管に比べ針が少し動くだけで胆管内からの逸脱が生じ得るため，one step法に比べはるかに難しい。穿刺〜造影〜ガイドワイヤー挿入までをスピーディに行うこと，患者に，「苦しくなったら呼吸していいですが，決して深呼吸はせず，浅い呼吸にしてください」と事前にしっかり伝えておくことが重要である。

おわりに

PTBDにおけるone step法，two steps法に関してわれわれの方法を解説した。Two steps法は，胆管径

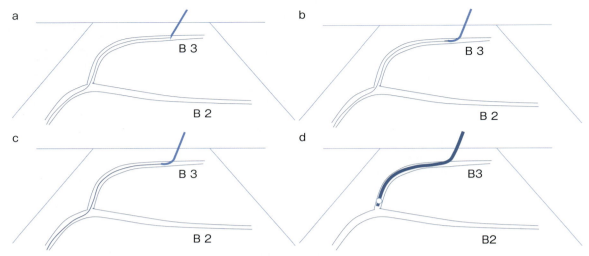

図 2 Two steps 法の流れ
a：21 G 針で胆管を穿刺し，造影し，0.018 インチのガイドワイヤーを胆管内に挿入する。
b：イントロデューサーセットを胆管内に挿入する。
c：スティッフニングカニューラ，イントロデューサーを抜去し，0.035 インチのガイドワイヤーを胆管内に挿入する。
d：ダイレーターで拡張後に，PTBD チューブを留置する。

が細い場合だけでなく，息止め不良，肥満，出血傾向など 18 G 針での穿刺が困難あるいは危険と判断される場合に有用と思われる。

参 考 文 献

1) Asadi H, Hollingsworth R, Pennycooke K, et al.：A review of percutaneous transhepatic biliary drainage at a tertiary referral centre. Clin Radiol **71**：1312. e7-1312. e11, 2016.

動画 URL

松原　三郎　動画 URL【http：//www.igakutosho.co.jp/movie2/movie39-42.html】
　　　　　　（ユーザー名：igakutosho　パスワード：tantosui39s）

＊　　＊　　＊

特集

Biliary access 大辞典

Ⅶ．経皮的 biliary access（PTBD）

PTBD の教育と逸脱予防
～Biliary access の多様化した時代における PTBD の
あり方とその教育法～

牛尾　　純[1]・玉田　喜一[1]・多田　大和[1]・横山　健介[1]
川崎　佑輝[1]・池田恵理子[1]・山本　博徳[1]

要約：Biliary access 法が多様化する一方で，PTBD 施行件数は激減している。しかし，PTBD はいざというときになくてはならない手技でもある。つまり，数少ない症例数の中で，いかに効率良く教育を施していくかを考えなければいけない時代になった。PTBD に関する教育は術前，術中，術後に分けて行う必要がある。すべてが完結してはじめてドレナージが成功する。この長い過程において，それぞれのステップでトラブルを想定し，対策をたて，工夫を行っていくことが重要である。

Key words：PTBD，教育，トラブルシューティング

はじめに

　経皮経肝胆管ドレナージ（PTBD）は胆道疾患の管理に不可欠の手技であるが，内視鏡的胆道ドレナージ術の進歩，とくに近年では超音波内視鏡下での胆道ドレナージ（EUS-BD）の進歩により，当施設でも PTBD 施行件数は激減している。その中で PTBD をいかに活用し，いかに教育していくかが今後の課題である。

Ⅰ．PTBD 施行までに指導しておくこと

　まずは手技に興味をもってもらうことが重要である。われわれはこれまでにも報告しているとおり[1]，学生のゼミ参加者を対象に穿刺用モデルを用いた実習

The Tactics and Education of PTBD in the Period of Various Biliary Access Routes

Jun Ushio et al

1）自治医科大学内科学講座消化器内科学部門
　（〒329-0498 下野市薬師寺 3311-1）

で超音波ガイド下穿刺を行っているが，その際に若手医師にも手伝ってもらい，まずはドライモデルで体験させる様にしている。次に肝生検や経皮的な胆嚢穿刺を施行させ，穿刺までの手順を習得させる。可能であれば，PTBD 施行までに PTBD の助手や経皮経肝胆嚢ドレナージ（PTGBD）の術者を経験し，処置具の種類やそれぞれの処置具の特徴を理解するべきであると考えるが，症例数の減少により，この限りではない。一つの目安として，指導医がやむを得ず 10 分遅れて PTCD 室に行ったときにすでに必要機材を揃え，皮膚を消毒し布をかけて穿刺用プローブで観察している若手は，すでに施行させてよいレベルと思われる。指導医が来るまで皮膚を消毒するのを遠慮している若手は，まだ独力で施行する力はない。

Ⅱ．施行させる若手医師の決定

　できれば主治医に施行してもらいたいが，近年の医療事情や症例数を踏まえると，PTBD の術者は胆膵領域を専門としたトレイニーに限定せざるを得ない。習熟度によって段階的により細い胆管のドレナージを行

わせるようにしている。つまり、手技的には one-step 法を習得した後に two-step 法を習得することになる（方法については後述）。

Ⅲ．穿刺前日に施行させること

待機的なドレナージの場合には、事前に施行医を決定し、指導医とともに病棟で十分にエコーを行うようにしている。穿刺ポイントと難易度を検討しておくのみでなく、エコー画像や CT などの断層像から、透視画像でみたときに穿刺ポイントがどこで、胆道がどのような形をしているのかを想像できるようにするためである。このとき、患者にも息止めの練習をしてもらう。最近は少ないが、緊急ドレナージを行わなければならない場合は、習熟度の低い医師を術者として選択するのは好ましくない。

Ⅳ．当日，穿刺の準備

若手医師が術者の場合は、術者がどのプロセスで失敗するか予想し、それのリカバリーに必要な機材も準備する。穿刺前に必ず透視画面を出して画質を確認しておく。PTC 針は穿刺できたが透視画面がみえないという悲劇を避けるためである。胆道内圧上昇により徐脈が生じ得るので、必ず心電図モニターを行い、硫酸アトロピンを含めた救急機材を備える。さらには、エコー下穿刺失敗時に透視下 PTBD（映像下直達法）を行えるように、患者の右側胸部に穿刺部位の目安となるマーキングとして線を引いておく。つまり、トラブルは生じるものとして備えるように日頃から指導しておく。

Ⅴ．穿刺部位の決定

当施設では第 1 選択は B3 本幹としてきた[2]。このルートは穿刺が手技的に容易であり、肝鎌状間膜周囲に瘻孔が形成され呼吸性移動が少なく抜けにくい利点がある。PTBD の最大の欠点は瘻孔が形成されるまでの期間を安静に過ごさなければならないことであり、そのために EUS-BD が発展し、主流となりつつある。しかし、EUS-BD の成功率も決して 100％ではなく、致死的な偶発症も生じうる。EUS-BD よりも PTBD のほうが適切な症例は必ず存在する。そこで最近は、切除不能悪性胆道狭窄の症例に対する PTBD は、可能な限り穿刺当日にそのままメタリックステントを留置して内瘻化する様にしている（図1）。その際にもドレ

ナージカテーテルを留置した状態で処置を終了とするが、万が一早期に逸脱・自己抜去してしまったとしても、大事には至りにくい。このような方法をとる場合には、ドレナージカテーテル留置後の安定性よりも、内瘻化しやすい穿刺ルートを選択することがある。すなわち、B3 穿刺（図2a）よりも直線的に狭窄部に到達できる前区域枝を穿刺（図2b）することが増えてきた。

Ⅵ．実際の PTBD 手技

以下の手順を暗唱できるくらいに徹底的に叩き込んだうえで、手技にあたる。

1．One-step 法

①18 G 針の内針をいったん抜いて外針内部を生理食塩水でフラッシュしておくと超音波での視認性が増すので必ず施行し、内針を再マウントする。

②18 G 針で胆管を穿刺し内筒を抜去し胆汁が吸引されるのを確認し、薄めた造影剤を注入し胆管像を得る。

③0.035 インチの先端 J のリードワイヤーを穿刺針外針に挿入し肝門部方向へできる限り深く誘導する。

④X 線透視像でリードワイヤーが抜けない様に確認しながら穿刺針を抜去する。

⑤7〜8 Fr のダイレーターをリードワイヤーに沿わせ回転させながら胆管内まで挿入する。場合によっては 0.035 インチの腰の強いガイドワイヤーに入れ替え、ダイレーターを抜去する。

⑥PTBD カテーテルを挿入する。

2．Two-step 法

①21 G 針の内針をいったん抜いて外針内部を生理食塩水でフラッシュしておくと超音波での視認性が増すので必ず施行し、内針を再マウントする。

②21 G 針で胆管を穿刺し内筒を抜去し胆汁が吸引されるのを確認し、薄めた造影剤を注入し胆管像を得る。

③0.018 インチの先端 J のリードワイヤーを穿刺針外針に挿入し肝門部方向へ誘導する。これは two-step 法による PTBD の山場である。本音をいうと、この山場だけは指導医が替わってあげたほうが患者は安全である。

④X 線透視像でリードワイヤーが抜けない様に確認しながら穿刺針を抜去する。

⑤5 Fr のダイレーター（金属製の内筒とポリエチレン製の外筒で構成）をリードワイヤーに沿わせ回転させながら胆管内まで挿入する。若手はこの際

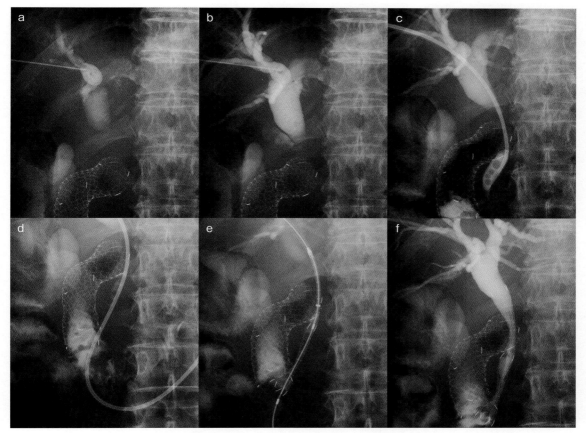

図1 遠位胆管狭窄に対するPTBDと一期的内瘻化
a：右前区域枝を穿刺する。
b：狭窄部がわかるまで十分に胆管を造影する。
c：コーティングワイヤーで狭窄を通過し，カテーテルを深部まで挿入する。
d：十二指腸までカテーテルが挿入できたら，腰の強いガイドワイヤーに交換する。
e：メタリックステントを適切な位置で展開する。
f：メタリックステントを留置したところ。

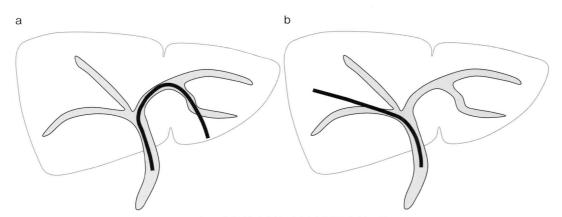

図2 左肝内胆管穿刺と右肝内胆管穿刺の違い
a：B3からカテーテルを挿入すると，左葉臍部でカテーテルが屈曲するため，操作性が悪くなる。また，術者の手が透視視野に入りやすいことも手技を難しくする要因となる。
b：前区域枝から総胆管にかけては緩やかなカーブを描いており，カテーテルの操作性が高い。

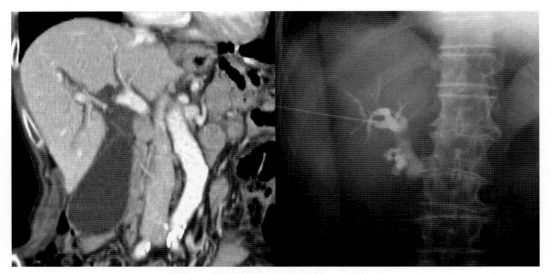

図 3 非拡張胆管に対する透視下 PTBD
a：(CT) 肝内胆管拡張はわずかである。
b：(PTBD) 21 G 針で穿刺したところ。

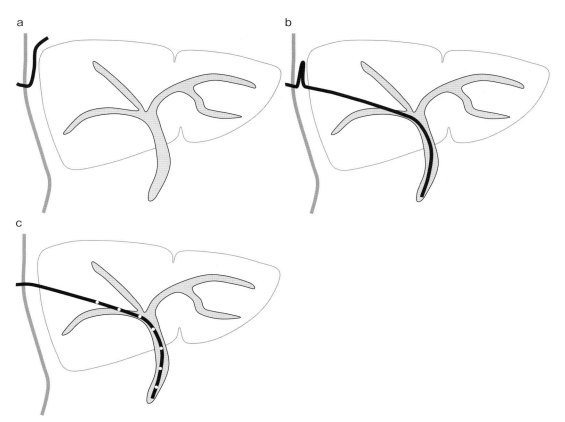

図 4 カテーテルトラブルのシェーマ
a：カテーテルが完全に胆管から脱落している。この場合は，生食を注入できるが，回収はできない。
b：肝表でカテーテルがたわみ屈曲している。この場合は，生食を注入できず，回収もできない。
c：血管の誤穿刺をした場合，カテーテルの側孔から出血した血液が PTBD のカテーテル内に流入してくることがある。

に穿刺した胆管の対側壁を削って失敗することがあるので，事前に失敗すると思って備える。対処法は既報に詳述した。

⑥ダイレーターの外筒をリードワイヤー先端部まで挿入した後，内筒とワイヤーを抜去する。ここまでくれば失敗はまれである。

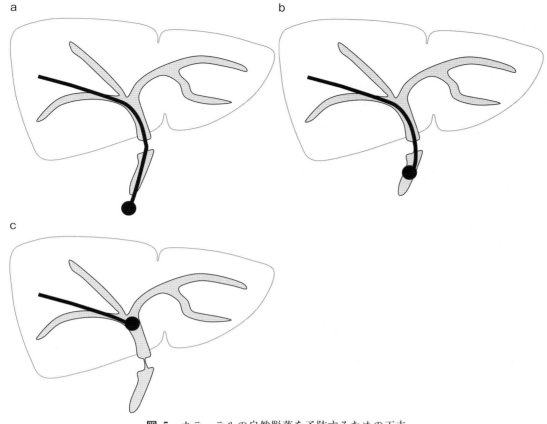

図 5 カテーテルの自然脱落を予防するための工夫
a：カテーテルのバルーンを乳頭部より先で展開する。
b：カテーテルのバルーンを狭窄より先で展開する。
c：カテーテルのバルーンを肝門部で展開する。

⑦0.035 インチの腰の強いガイドワイヤーを 5 Fr のダイレーター外筒先端を越えて挿入後，ダイレーター外筒を抜去する。
⑧7〜8 Fr ダイレーターで穿刺ルートを拡張する。
⑨PTBD カテーテルを挿入する。

3．内瘻化の方法

とくにトラブルなく穿刺，ガイドワイヤー留置まで至った場合には，そのまま内瘻化を試みる。

①0.035 インチのガイドワイヤーに沿わせて先端アングル型のカテーテルを挿入する。その前にピールアウェイタイプのオーバーシースを挿入しておくほうが，胆汁の腹腔への漏出を防げるため望ましい。
②ガイドワイヤーを柔らかいコーティングワイヤーに交換する。
③カテーテルとガイドワイヤーのアングル形状を利用し，慎重に狭窄を突破する。
④再び 0.035 インチの腰の強いガイドワイヤーに交換し，内瘻化用のデバイスを留置する。

Ⅶ．うまくいかない場合の対策

穿刺に失敗して，ヘモビリアになり，エコーガイド下穿刺が困難になったときに，透視画像で胆管内に造影剤が残っているときは，迷わず映像下直達法を選択する。胆管が造影されていない，もしくは透視画面で胆管像が消失してしまっている場合は，右胸壁から透視下 PTBD を行う（図 3）。術直前に測定した胸壁の厚さを Y（cm）としたとき，透視台から $X = 0.5(3+Y)$ cm の高さの第 7〜8 肋間から，第 11 胸椎右上端の 2 cm 右を目標に水平に 22 G の PTC 針で穿刺し，胆管が穿刺されたら細径リードワイヤーを挿入する。既報に詳述した[3]。

筆者も若い頃にこれらの方法を習得したが，現在の若手医師には受け入れがたい方法であるため，最近はエコーガイドで門脈右枝近傍をめがけて穿刺する様にしている。1 回で胆管を穿刺できることは多くはないが，複数回繰り返し穿刺しているうちに必ず胆管を穿刺できる。しかし，驚くことに，エコーガイドで穿刺

する方法と，前述した透視で針を誘導する方法の穿刺ルートに大きな差はない。

VIII. 研修医教育

当施設は，卒業後1～2年目の研修医は1～3ヵ月ごとにローテーションしてくるが，実際にはPTBDまで施行させた例はない。病棟に「今日のこの時間にファントムを用いた肝生検とPTBDの実習を行う」ことを告げたり，実際にPTBDを行う際には主治医のみでなく，多くの研修医に声をかける様にしている。手技に興味をもち，積極的に見学にくる研修医には，せめて肝生検や胆囊穿刺を経験させたいと考えているが，現実的にはPTBD留置期間中に起こりうるトラブルを想定し，日頃の管理をどの様に行うかが，研修医教育の中心となっている。

具体的には①どんなトラブルが生じうるか？ ②トラブルが生じた際にどの様な対応をするべきか？ ③いかにトラブルを早期に発見するか？ ④トラブルが起きない様な工夫をどうするか？ を図示しながら説明する。①で重要なのは出血，ドレナージ不良（発熱，腹痛）であり，ドレナージ不良には逸脱と閉塞が想定される。どの様な場合に，どの様なトラブルが生じているのかを図示（図4）することで，必然的に②③は理解してもらいやすい。詳細は既報に譲る[4]。④に関しては，逸脱予防に尽きるが，前述した通り，一期的にメタリックステントで内瘻化してしまうのが，確実性が高い。一期的な内瘻化ができない症例であれば，呼吸変動の少ない部位（B3）を穿刺する，あるいは狭窄または乳頭部の先に側孔付きバルーンカテーテルを留置するのがよいであろう（図5a, b）。それすらでき

ない場合には，肝門部にバルーンカテーテルを留置するのが，安定性が高い（図5c）。

おわりに

執筆しながら気付いたが，膵生検も経皮的ではなくEUS下に行うのが常識となった。肝炎ウィルス治療の発展により，肝生検の頻度も減っている。若手医師が経皮的な穿刺術に接する機会は全体的に激減しているが，PTBDはいざというときになくてはならない手技であり，今後もこの技術を継承していく必要があると考えている。しかし，最近はPTBD専用のデバイスの中で販売中止になったものも多くあり，PTBD技術をいかに維持していくか，PTBDの適応をどのように設定するかは，悩ましい限りである。

参考文献

1) 玉田喜一，側島 友，和田伸一，ほか：PTCDを極める．若手トレーニングとPTCD穿刺用モデル．胆と膵 **31**：315-323，2010.
2) Tamada K, Tomiyama T, Wada S, et al.：Catheter dislodgement of percutaneous transhepatic biliary drainage：identification of role of puncture sites and catheter sheath. Abdom Imaging **25**：587-591, 2000.
3) Tamada K, Tomiyama T, Ohashi A, et al.：Access for percutaneous transhepatic cholangiography in patients with nondilated bile ducts using nasobiliary catheter cholangiography and oblique fluoroscopy. Gastrointest Endosc **52**：765-769, 2000.
4) 玉田喜一，和田伸一，大橋 明，ほか：PTCDを極める．合併症対策とその予防．胆と膵 **31**：211-218, 2010.

* * *

特集

Biliary access 大辞典

Ⅶ. 経皮的 biliary access（PTBD）

PTBD ルートからのランデブーテクニックと PTBD ルートを用いた結石治療の実際

金澤　亮[1,2]・大久保裕直[1]・高橋　翔[2]・鈴木　彬実[2]・髙崎　祐介[2]
冨嶋　享[3]　・石井　重登[2]・斉藤　絋昭[2]・藤澤　聡郎[2]・伊佐山浩通[2]

要約：治療 ERCP において，深部胆管挿管や，ガイドワイヤーの狭窄通過で難渋する場合に施行されるサルベージ法の一つとして PTBD 下 Rendezvous 法がある。PTBD 下のガイドワイヤーを利用して胆管カニュレーションを行うが，経乳頭的な胆管カニュレーション法には，along the wire 法と over the wire 法があり，個々の症例により使い分け，その後の治療 ERCP につなげていく。一方，経乳頭的に結石除去困難な症例に対して，PTBD ルートからの電気水圧衝撃波（EHL）を用いた結石治療がある。本法は瘻孔拡張が必要なため，比較的長期の入院期間を要するが，経皮経肝胆道鏡（PTCS）下に結石破砕を行うため，安全かつ確実性の高い治療法である。

Key words：ランデブー法，PTBD，EHL，胆管結石

はじめに

　胆管疾患において治療 ERCP は広く行われ，胆管深部挿管や胆管狭窄をガイドワイヤーで通過することは必須である。通常胆管挿管は，contrast assisted や wire-guided カニュレーション法で行われているが，胆管深部挿管困難例では，膵管ガイドワイヤーカニュレーションや，プレカットテクニックが用いられる[1~3]。しかし，これらの方法を用いても，胆管挿入率は 100％ にはならない。これらの症例に対し，有用なサルベージ法の一つに Rendezvous 法（RV）がある。Rendezvous とは高速飛行している飛行体が互い

に接近することを意味するフランス語である。胆管カニュレーションで施行する RV 法とは，胆管を穿刺し，穿刺ルートを介してガイドワイヤーを乳頭部から順行性に十二指腸へ誘導。そのガイドワイヤーを把持または，沿わせて経乳頭からの処置を行うことである。RV 法は，従来から施行されていた経皮的ルートによる PTBD 下 RV と EUS 下 RV に大別される[4,5]。近年 EUS 下 intervention が普及してきているものの，EUS-RV が施行できる施設はまだ限定的であり，PTBD-RV を考慮することも少なくない。本稿では，PTBD ルートからの RV の方法を概説する。

　また，経乳頭的内視鏡治療や外科的治療が困難な除去困難な結石に対し，PTBD ルートからの結石治療がある。この場合は経皮経肝胆道鏡（PTCS）を用いた電気水圧衝撃波（electrohydraulic lithotripsy，EHL）を用いた治療が一般的に行われる。この方法は，内視鏡的経乳頭治療と外科的治療の狭間を埋める重要な手技であり，その基本手技を概説する。

Rendezvous Technique Via PTBD Route and Treatment of Bile Duct Stones Using PTBD Route
Ryo Kanazawa et al
1）順天堂大学医学部附属練馬病院消化器内科
　（〒 177-8521 練馬区高野台 3-1-10）
2）順天堂大学医学部附属順天堂医院消化器内科
3）順天堂大学医学部附属静岡病院消化器内科

I．PTBD-RV

1．施行前の確認・穿刺胆管の選択

　ERCPで胆管深部挿管困難例や胆管狭窄のガイドワイヤー通過困難例で，PTBD-RVを考慮する場合，まず，出血傾向の有無，腹水の有無の確認が必要である。少量の腹水であれば，穿刺は必ずしも禁忌ではないが，肝表からの出血や胆汁性腹膜炎のリスクが高くなるため厳重な注意が必要である。次に穿刺胆管の選択である。施行前の超音波，CT，MRCP検査で，胆管拡張，走行を確認しておくことが重要である。穿刺部位は右枝では前区域枝からB8/5分岐部を，左枝ではB3末梢を基本とする。左右肝内胆管いずれの穿刺も可能な場合は，B3穿刺を基本とする。その理由としては，①呼吸変動が少ないため，ドレナージチューブの逸脱が少なく，また瘻孔が形成しやすい，②肋間動静脈損傷の危険性がない，③右胸腔を貫き気胸を起こす可能性がない，ことなどによる[6]。ただし，左葉萎縮例や，Chilaiditi症候群や胃切除後で腸管が肝前面に入り込んでいる場合などでは，右肝内胆管を穿刺する。

　非拡張胆管を穿刺の場合は，門脈と胆管の位置の把握がとくに重要になる。超音波ガイド下で穿刺するが，胆管描出が困難な場合もあり，門脈を描出し，その位置関係からの胆管穿刺が必要となる。穿刺後のガイドワイヤー操作も鍵となり，穿刺部位は腹壁から浅い位置にあり，穿刺後ガイドワイヤーがなるべくスムーズに挿入できるように刺入角度が45度以下にできるような胆管を選択する。

2．PTBD手技の実際

　PTB針は，19～21 G針を用いるが，21 G針を用いた場合，0.025インチのガイドワイヤーまでしか適合できない。当院では20 GのPTB針（メディキットPTCDキット：メディキット社）を使用している。プラスチック製の外筒があり，穿刺針からガイドワイヤーを挿入して操作するのに便利である。

　胆管を穿刺し，胆汁逆流を確認後に胆管造影を行う。滑りがよくトルク性の高い0.032 inchラジフォーカスガイドワイヤー（テルモ社）を，総胆管内もしくは胆管狭窄部位まで誘導，PTB針の外筒を進める。PTBDチューブ挿入時は，ワイヤーを腰が強くチューブ挿入においてサポート性の高いアルゴンスプリングガイドワイヤー（ガデリウス・メディカル社）に変更し，7 Frダイレーター（ベッセルダイレーター：ガデリウス・メディカル社）で刺入部を拡張した後，すみやかにPTBDチューブを挿入する。

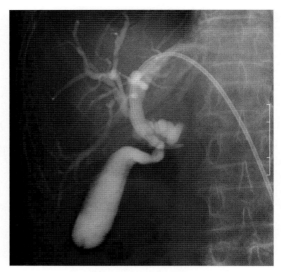

図1　穿刺後の胆管造影
狭窄部突破に使用するシーキングカテーテルが挿入されている。

　当院では，胆管壁への刺激が少なく逸脱しにくい，ピッグテール型（CX-PTCDキットピッグテール型：ガデリウス・メディカル社）を留置する場合が多い。また，胆管穿刺角度にも注意が必要である。胆管に直角に穿刺するとワイヤーは進むものの，ドレナージチューブの力点方向が胆管垂直方向になり，その後のインターベンションが困難になることもあり，また患者への苦痛も多く，なるべくゆるやかな角度で穿刺することが望ましい。

3．PTBD-RV手技の実際

①ガイドワイヤーの狭窄突破と十二指腸への誘導

　その後のERCP処置につなげるために，ガイドワイヤーを経皮経肝ルートから乳頭部を超え，十二指腸深部へ挿入する必要がある。また，胆管狭窄の症例では，狭窄部突破という手技が必要となる。胆管造影し，狭窄部の胆管方向を確認。先端に角度のあるシーキングカテーテル（6.5 Frマルチパーパスカテーテル：ガデリウス・メディカル社）を用い，トルク性のよいワイヤーで探ることにより，狭窄通過が容易となる（図1）。一人の術者では狭窄突破が困難な場合は，介助者がシーキングカテーテルを回しながら，術者がガイドワイヤーを挿入していくという協調操作で突破可能となる。また，Billroth II法，Roux-en-Y法再建などの術後腸管症例にPTBD-RVを行う場合は内視鏡の先進方向を明らかにする目的で，ガイドワイヤーはなるべく消化管吻合部付近まで誘導しておくと，内視鏡挿入のアシストとなる。

②体位変換

　ガイドワイヤーが適切な位置に留置された後，体位

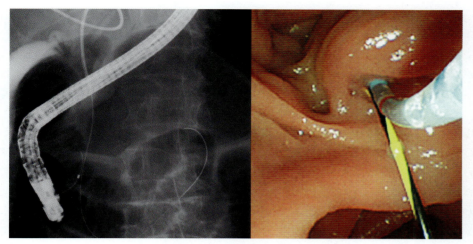

図2 Along the wire法
乳頭から出たガイドワイヤーの脇からカテーテルを挿入している。
透視下でPTBDルートからのワイヤーの軸を確認しながら，ガイドワイヤーに沿わせるように経乳頭的カニュレーションを行う。

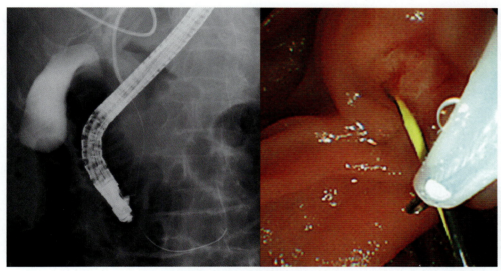

図3 Over the wire法
スネアで乳頭から出たガイドワイヤーを把持している。

を腹臥位に変更する。当院では，PTCDチューブの体表穿刺部とガイドワイヤーをテープで固定したあと，一度ストレッチャーに移動させ頭位変換している。内視鏡体位に変更後，通常のERCPに準じて鎮静剤投与する。

③ランデブーによるカニュレーション

乳頭まで到達後，乳頭部より出ているPTBD下のガイドワイヤーを利用して胆管カニュレーションを行う。カニュレーション方法には，along the wire法とover the wire法がある[7,8]。Along the wire法は，乳頭から出ているガイドワイヤーを目印にして，通常のカニュレーションを行う方法である（図2）。一方over the wire法はガイドワイヤーをスネア，鉗子で把持し，内視鏡の鉗子孔より手元までワイヤーを引き出し，そのガイドワイヤーにERCP用のカニューラをかぶせて挿入し胆管挿入を行う（図3）。

Along the wire法では，ガイドワイヤーを引き出す手間が省略でき，透視下でPTBDルートからのワイヤーの軸を確認しながら挿入することでカニュレーション可能である。しかし，必ずしも成功するわけではなく，うまく行かずにover the wire法に移行する症例も少なくない。また，乳頭直上に狭窄があり狭窄部のワイヤー通過が容易でない場合や，術後腸管で胆管への軸合せが困難な場合は，over the wire法が適し

ている。Over the wire 法を円滑に進めるうえでの留意点は，PTBD ルートからガイドワイヤーを送り出す介助者と，鉗子孔から引っ張り出す術者の同調が肝要である。術者がワイヤーを強く引っ張りすぎてしまうと，把持しているスネアはガイドワイヤーから簡単に外れてしまう。また，胆管狭窄症例で，強固な狭窄のため内視鏡操作のみでは一方向の駆動力しか使えず，ステントデリバリーの挿入が困難な場合に遭遇することがある。この場合，over the wire 法を用い，内視鏡鉗子孔からのガイドワイヤーを引きつつ，PTBD ルートから介助者がガイドワイヤーを引っ張る，すなわち両方向からのテンションをかけることにより狭窄を比較的容易に突破することができる[4]。

　④カニュレーション後

　胆管カニュレーション後は，通常通りの経乳頭ルートでの処置を行う。PTBD チューブは，手技終了後総胆管に留置し後日抜去する。

　ガイドワイヤーを把持し，内視鏡の鉗子孔よりガイドワイヤーを一度引きだし，そのガイドワイヤーにERCP用のカニューラをかぶせて挿入し胆管挿入を行う。

4．偶発症

　PTBD-RV の偶発症には，PTBD に起因するものとERCP 処置に起因するものがある。

　PTBD に関連するものとして，胆管穿刺に伴う胆汁性腹膜炎，胆汁漏出，出血（門脈，動脈），エンドトキシンショック，神経原性ショックなど，ERCP 処置に関連するものとして，出血，膵炎，穿孔などがある。

Ⅱ．PTBD ルートを用いた結石治療の実際

　RV 法を用いても術後腸管や消化管閉塞などが理由で乳頭に到達できない症例や，結石の下流に胆管狭窄がある場合，また結石が嵌頓している症例，肝内結石など内視鏡で経乳頭的に除去困難な結石症例，腹臥位で行う ERCP 自体がリスクを伴うハイリスク症例での総胆管結石に対し，PTBD ルートを用いて結石治療を行う場合がある。PTBD ルートを用いた砕石術には，鏡視下で安全かつ確実に砕石できる経皮経肝胆道鏡（PTCS）を用いた電気水圧衝撃波（EHL）[9~15]や Ho-YAG レーザー[16]による砕石が行われてきた。今回一般的に行われている EHL を用いた砕石，結石除去方法を概説する。

1．PTCS を用いた EHL とその後の結石除去の実際

　①瘻孔拡張

　胆道鏡を PTBD ルートで挿入していくために，PTBD 穿刺後の瘻孔拡張が必要である。瘻孔拡張のエ

ンドポイントは，挿入する胆道鏡の口径により若干異なる。電子胆道鏡は現在オリンパス社で CHF-P20，CHF-XP20，CHF-B260 の 3 種類が発売されている。CHF-XP20，CHF-B260 を用いた場合は外径 3.4 mm であるため 12 Fr までの瘻孔拡張。経鼻内視鏡（GIF-XP260N：オリンパス社）を用いて行う場合は外径 5.5 mm であるため 18 Fr まで，経口胆道鏡（SpyGlass™：ボストン・サイエンティフィック社）を用いる場合には外径 3.3 mm であるため 10 Fr までの瘻孔拡張が必要となる[14]。経鼻内視鏡は電子胆道鏡と比較し，より太い瘻孔拡張が必要であるが，胆道鏡にはない左右アングルも有しているため，結石を正面視しやすく，砕石時の術者のストレスが少ないという利点がある。

　②PTCS を用いた EHL での結石破砕

　瘻孔拡張後，生理食塩水を 30 cm 水柱圧以下で灌流し視野を確保しながら胆道鏡を挿入していく。瘻孔部から総胆管，十二指腸へとガイドワイヤーを誘導し，これに沿わせるように胆道鏡を挿入していく（図4）。PTCS 下に結石を正面視し，EHL プローブを結石に近接した状態でショットする（図5）。EHL 手技を安全に行うには，プローブを直接胆管に接しないようにコントロールすることが肝要である。胆管粘膜の接触時にショットを行うと，胆道出血，胆管穿孔を起こすため細心の注意が必要である。砕石により破砕片や胆泥が充満した状態では胆汁が混濁し視野が悪化しやすい。この場合，吸引をこまめに行い，生理食塩水の灌流量を適宜調節したうえで破砕を行う。

　③砕石後の結石除去

　結石の除去法として，PTBD ルートからバスケット鉗子で結石を把持し体外に取り出す方法もあるが，結石が大きい場合には瘻孔を損傷する恐れがあるため，なるべく EHL で細かく破砕する。砕石片は十二指腸へ押し出すようにする。この前に胆管径に合わせた乳頭バルーン拡張を行っておくと十二指腸への結石の押し出しが容易になる。ガイドワイヤー誘導下に拡張バルーンを進めていき乳頭バルーン拡張術を行う。その後バスケット，バルーンカテーテルで乳頭から十二指腸へ押し出す。

　④遺残結石の確認

　PTCS を用いた EHL の利点として，鏡視下で完全排石を確認できる点にある。経皮経肝ルートでの結石除去術は経乳頭的アプローチと異なり，異時性の治療を行うのは容易ではない。したがって，砕石術の数日後にも胆道鏡で残石がないことを確認することが完全除去に結びつく。

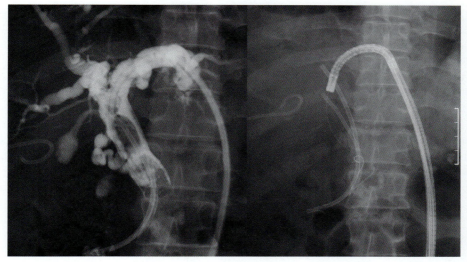

図 4
a：慢性膵炎による下部胆管狭窄あり。経乳頭的アプローチによる結石除去が困難のため，PTBDルートよりPTCS下電気水圧衝撃波（EHL）を企図。瘻孔は18 Frまでの拡張を行う。
b：胆管内への内視鏡導入はガイドワイヤーに沿わせるように経鼻内視鏡を挿入。

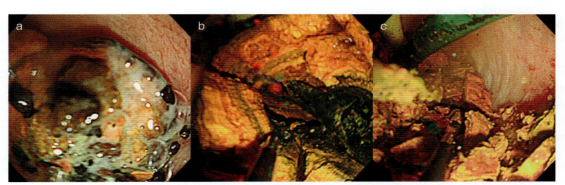

図 5 結石を正面視し，EHLプローブを結石近傍まで進め，破砕する。
a：破砕前　b：破砕途中　c：破砕後

2．偶発症

EHLの偶発症としては，胆管炎，胆道出血，胆管穿孔があげられる。胆管炎は，胆管内への生理食塩水の灌流により，胆管内圧の上昇が生じることにより起こるため，胆管内の胆汁，また灌流させた生理食塩水のこまめな吸引は重要である。また，治療に時間を要する症例では，大量の生理食塩水を必要とするため，心不全などにも注意が必要である。

胆管壁を照射することによる胆道出血では，先にも述べたように灌流をしっかりし，十分な視野が得られてからショットする。出血が認められた場合は，通常数分で止血するが，治療継続は止血が確認できてから行うのがよい。われわれは生理食塩水1Lにボスミン1Aを混入しており，止血に効果があると考えている。

おわりに

PTBDルートからのランデブーテクニックとPTBDルートを用いた結石治療について概説した。PTBD-RVは深部胆管挿管や，胆管狭窄部のガイドワイヤーの通過困難に対し，有用なサルベージ方法であるが，術者一人では施行できず介助者も含めた手技の共有（チームワーク）が必要である。胆管拡張がない症例ではEUSガイドよりも成功率が高いと考えており，もっておきたいテクニックの一つであると考えられる。また，経乳頭的内視鏡治療が困難な結石に対し，PTCSを用いた治療は有用な手技である。利点，欠点，起こりうる偶発症をよく理解し施行することが望まれる。

参 考 文 献

1) Calvo MM, Bujanda L, Heras I, et al. : The rendezvous technique for the treatment of choledocholithiasis. Gastrointest Endosc **54** : 511-513, 2001.

2) Ito K, Fujita N, Noda Y, et al. : Pancrreatic guidewire placement for achiving selective biliary cannulation during endoscopic retorograde cholangio-pancreatography. World J Gastroenterol **14** : 5595-5600, 2008.

3) 河本博文, 後藤大輔 : Needle knife による Precut. 消内視鏡 **26** : 241-250, 2014.

4) Yang MJ, Kim JH, Hawang JC, et al. : Usefulness of combined percutaneous-endoscopic rendezvous techniques after failed therapeutic endoscopic retorograde cholangiography in the era of endoscopic ultrasaound guided rendezvous. Medicine **96** : e8991, 2017.

5) Iwasita T, Lee JG, Shinoura S, et al. : Endoscopic ultrasound-guided rendezvous for biliary accss after failed cannulation. Endoscopy **44** : 60-65, 2012.

6) 糸井隆夫, 祖父尼淳, 糸川文英, ほか : PTCD を極める―デバイスの選択から達人のテクニックまで―〈第1回〉ドレナージ前準備と穿刺部位の決定まで. 胆と膵 **30** : 179-185, 2009.

7) Monkemuller KE, Linder JD, Fry LC : Modifyied rendezvous technique for biliary cannulation. Endoscopy **34** : 936, 2002.

8) Dickey W : Parellel cannulation technique at ERCP rendezvous. Gastrointest Endosc **63** : 686-687, 2006.

9) Ogawa K, Ohkubo H, Abe W, et al. : Percutaneous transhepatic small-caliber choledochoscopic lithotomy : a safe and effective technique for percutaneous transhepatic common bile duct exploration in high-risk elderly patients. J Hepatobiliary Pancreat Surg **9** : 213-217, 2002.

10) 三好広尚, 乾 和郎, 芳野純治, ほか : 経皮的胆道鏡を用いた胆管結石治療. 胆と膵 **35** : 551-555, 2014.

11) Lee SK, Seo DW, Myung SJ, et al. : Percutaneous transhepatic cholangioscopic treatment for hepatolithiasis : an evaluation of long-term results and risk factors for recurrence. Gastrointest Endosc **53** : 318-323, 2001.

12) Huang MH, Chen CH, Yang JC, et al. : Long-term outcome of percutaneous transhepatic cholangioscopic lithotomy for hepatolithiasis. Am J Gastroenterol **98** : 2655-2662, 2003.

13) Chen C, Huang M, Yang J, et al. : Reappraisal of percutaneous transhepatic cholangioscopic lithotomy for primary hepatolithiasis. Surg Endosc **19** : 505-509, 2005.

14) 鎌田健太郎, 糸井隆夫, 森安史典 : 胆道鏡を用いた胆管疾患の診断・治療の現状と展望. Gastroenterol Endosc **57** : 1135-1149, 2015.

15) 小川 薫, 大久保裕直, 津根 勲, ほか : 胆管結石症の治療手技 極細径・経皮経肝胆道内視鏡による総胆管結石に対する砕石治療術 とくにハイリスク高齢者総胆管結石症例に対して. 胆と膵 **21** : 733-741, 2000.

16) 濟陽寛子, 浦尾正彦, 田中奈々, ほか : 先天性胆道拡張症術後に発症した肝内胆管結石に対するホルミウムYAG レーザーによる結石破砕術. 小児外科 **47** : 1300-1304, 2015.

＊　　　＊　　　＊

特集

Biliary access 大辞典

Ⅶ. 経皮的 biliary access（PTBD）

PTBD における偶発症予防

高屋敷　吏[1]・吉富　秀幸[1]・古川　勝規[1]・久保木　知[1]・高野　重紹[1]・鈴木　大亮[1]
酒井　望[1]・賀川　真吾[1]・野島　広之[1]・三島　敬[1]・中台　英里[1]・大塚　将之[1]

要約：経皮経肝胆道ドレナージ（PTBD）の偶発症としては，穿刺ルートに介在する血管損傷や経胸穿刺，腹腔内胆汁漏出による腹膜炎，腹膜播種などがある。血管損傷の予防対策としては，施行前の画像評価，穿刺時の超音波検査による血管穿刺の回避があり，腹腔内胆汁漏出予防対策としては，ダイレーターによる拡張からチューブ留置までの時間を最小限にするなどの手技上の工夫や，穿刺ルート選択，ドレナージチューブの管理方法の工夫などがある。PTBD 適応の一つが他の胆道ドレナージ法困難例であることから，偶発症のリスクがある難易度の高い症例はむしろ相対的に増加していると考えられる。したがって，予防対策やコツを十分に理解したうえでの PTBD 施行が重要であり，また，経験症例数が減じている状況下での安全な PTBD 手技の教育・継承も今後の課題である。

Key words：経皮経肝胆道ドレナージ，血管損傷，胆汁性腹膜炎，腹膜播種

はじめに

　経皮経肝胆道ドレナージ（percutaneous transhepatic biliary drainage：PTBD）の偶発症には以下のようなものがある。

・胆管穿刺ルートに介在する脈管，臓器の偶発的損傷
　1．肝内動脈損傷
　2．肝内門脈損傷
　3．肝静脈損傷
　4．経胸穿刺（気胸）
　5．肋間動脈損傷
・腹腔内への偶発的胆汁流出
　1．胆汁性腹膜炎
　2．悪性疾患における腹膜播種，瘻孔再発
・その他

Prevention of Incidental Complication in Percutaneous Transhepatic Biliary Drainage
Tsukasa Takayashiki et al
1）千葉大学大学院医学研究院臓器制御外科学
　（〒 260-0856 千葉県千葉市中央区亥鼻 1-8-1）

胆管炎（cholangio-venous reflux），胆道出血，穿刺時疼痛および迷走神経反射，局所麻酔アレルギー，など

　本稿ではこれらの中でも，PTBD に特徴的かつ重篤な偶発症である血管損傷，腹腔内胆汁流出の予防対策を中心に論述する。

Ⅰ．脈管，臓器損傷

1．肝内血管（動脈，門脈，静脈）損傷

　胆管を穿刺しようとして，同じグリソン内の動脈，門脈を損傷する，あるいは近傍をドレナージしている肝静脈を損傷することがある[1,2]（図 1）。その重症度としては，血管をかすめる程度の軽度のものから，貫通してしまうような重度のものまでさまざまである。また，穿刺胆管が含まれるグリソン以外のグリソンを手前で損傷してしまうこともあり得るが，肝門側の穿刺を避けて胆管上流側から穿刺をすればおおむね回避可能であり，もし血管損傷をおこしても，十分末梢側であれば通常その影響は無視できる。

　実際に血管穿刺が起きてしまった場合でも，細径の

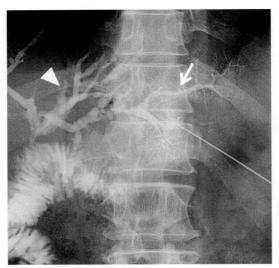

図1 PTBD穿刺時の門脈損傷
矢印：門脈，矢頭：胆管

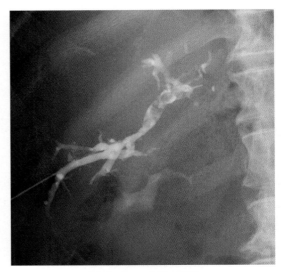

図2 hemobilia症例

穿刺針による門脈や肝静脈などの静脈系出血であれば，多くの場合そのまま抜去して保存的に治療可能である。チューブ交換時に瘻孔から噴出するようなメジャーな出血でも，静脈系であればチューブ留置による圧迫を粘り強く行うことにより自然止血を得られることが多い。胆管と血管の両方を貫くように穿刺した場合は，hemobiliaを起こすこともあるが[3]，これも通常の凝固線溶機序が働けば自然軽快する（図2）。

ただし，仮性動脈瘤を形成するなどの動脈出血や保存的に軽快しない症例に対しては，IVRによる止血を要することがある[4,5]。動脈からの出血は被膜下血腫を形成し，さらに腹腔内出血を起こした場合には緊急開腹手術による止血術も必要となる（図3）。出血そのものは制御できても，その後に血栓症（門脈血栓など）をきたすことにも留意する必要がある。また，穿刺により胆汁が門脈，静脈内に交通し流入した場合には，胆道感染症から敗血症をきたすこともあるので，十分な感染治療も必要となる。

①予防対策

1）穿刺前のCT画像による胆管・血管走行の確認

血管損傷の予防のためには，まずPTBD施行前にCT検査で胆管と肝内血管との位置関係をよく確認しておく。PTBDを要する症例では通常肝内胆管拡張があるので，CTで動脈，門脈との鑑別は容易である。穿刺予定胆管と穿刺仮想ルートから，介在する脈管をよく把握する必要がある。また，静脈は区域をまたいでドレナージする枝が存在することがあるので注意を要する。最近ではMDCTのMPR像を用いた冠状断像などにより立体的に把握することもでき，症例によっ

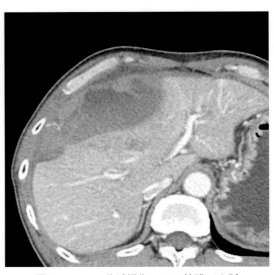

図3 PTBD動脈損傷による被膜下血腫

てはDIC-CTとの3D立体構築像なども有用である（図4）。

2）穿刺時の超音波検査による血管穿刺の回避

実際の穿刺時には腹部超音波検査，とくにドップラーエコーを用いて血管が介在しない穿刺ルートを選択する。平面で観察しているエコー面では血管が胆管の腹側にあるようにみえても，穿刺用プローブを少しずつ動かすことにより肝内のグリソン走行の立体的な位置関係をイメージしてよく観察すると，穿刺ルートが確保できることが多い（図5）。例えば，B3穿刺時は体軸に対して垂直にプローブをあてると通常門脈が胆管より腹側に描出されるが，プローブをわずかに患者尾側・胆管上流側に平行移動して患者頭側にあおるようにすると，門脈が穿刺ルートから外れて門脈背側

に「すべらせる」ようにして安全な胆管穿刺が可能となることが多い．さらに，患者に吸気，呼気で息どめをしてもらうことにより，血管と胆管の位置関係が変化してみえることがあるので，それを利用する方法もある．ただし，深吸気，深呼気をすると肝臓の位置が通常の呼吸時と大きくずれてしまうことから，その後のガイドワイヤー誘導困難やチューブ逸脱のリスクになるので，「浅い」吸気，呼気での息どめにするほうがよい．それでも血管の介在を回避できない場合には，穿刺胆管を変更する（例：左右の変更，区域の変更，あるいは同じ区域であっても腹側枝を背側枝への変更），同一胆管の穿刺位置を変える（例：上流胆管側への変更）などの工夫をする．門脈径は末梢になるほど細いため，なるべく上流側の胆管を穿刺するほうが門脈損傷をする可能性が低くなり，また，もし損傷してもその影響を最小限とすることができる．

ここまでの対策をしてもメジャーな血管穿刺を回避できない場合は，そもそも経皮経肝的な穿刺が不能と判断し，その他の胆道ドレナージ法を選択するしかない．ただし，少なくとも2～3 mm 程度以上の肝内胆管拡張により穿刺胆管がエコーで認識され，かつ血管損傷回避のための穿刺ルート確保ができない症例をわれわれは経験したことはない．肝内胆管非拡張症例では，エコーでの胆管描出が困難であり，portal vein oriented の穿刺となるのでその限りではないが[6]，これは特殊な症例にあたるので本稿では割愛する．

2．経胸穿刺（気胸）

右側穿刺の場合，経胸穿刺から気胸をきたすことがある．PTBD施行時，施行後に患者呼吸状態を十分観察し，聴診，X線撮影で気胸の有無を確認する．気胸を認めた場合は，必要に応じて脱気などの処置を行う．経胸的留置となっても，ただちに気胸になることは少なく，チューブ留置により瘻孔形成されれば，通常のチューブ交換などを行っても問題はない．瘻孔形成前であると，胸水貯留，胆汁性胸膜炎をきたすこともあり，これはPTBDと別に胸腔ドレナージを要することもある．

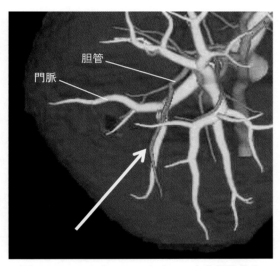

図4　DIC-CTとfusionした3D立体構築像を作成し，穿刺ルート（矢印）における門脈と胆管の位置関係をPTBD前に把握する．

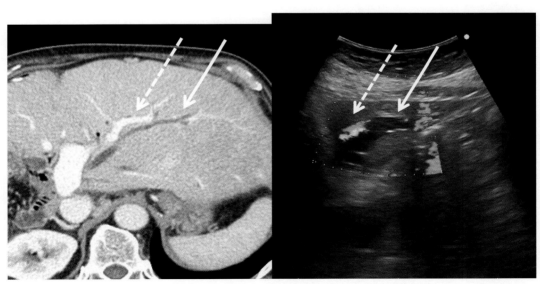

図5　B3穿刺の場合，点線矢印のルートでは門脈が腹側に存在するため門脈損傷のリスクがあり，十分上流の実線矢印であれば門脈穿刺を回避できる．
a：CT上の仮想穿刺ルート
b：ドップラーエコーによる実際の穿刺ルート

①予防対策

経胸穿刺の回避のためには，可能な限り B5（B8）などの前区域胆管穿刺を行わない。遠位胆管狭窄症例など，穿刺胆管に制限がない場合には，後述するチューブ逸脱や肋間動脈損傷回避も含めて，われわれは B3 穿刺を第一選択とし，次いで B6 穿刺としている。前区域穿刺が必要な症例であっても，なるべく B5 の上流側（患者尾側）を穿刺対象とする。穿刺前には透視下で穿刺ルートと胸腔との位置関係を確認することも有用である。

3．肋間動脈損傷

PTBD の穿刺ルートには，肝臓のみならず体壁も含まれる。体壁を走行する細い腹壁動静脈の末梢枝の損傷は臨床上治療対象にならないことが多い。ただし，一旦発症すると重篤になり得る偶発症として肋間動脈損傷がある。肋間動脈は通常側腹部では肋骨下縁を走行しており，胸腔ドレナージなどにおいてはその損傷回避が重要とされる。高度な肋間動脈損傷は血胸をきたすこともあり，相当量の出血から緊急の IVR や開胸手術を要する。PTBD でも頻度は少ないものの肋間動脈損傷の報告もあり，注意を要する[7]。

①予防対策

他の偶発症と同様に，肋間穿刺とならない B3 の穿刺を優先することで回避できる。肋間穿刺とならざるを得ない場合でも，セクタ型のエコープローブを肋間にあてると自ずと肋間中央付近からの穿刺となり，極端な意識を置かずとも肋骨下縁を走行する肋間動脈穿刺となる可能性は低い。ただし，肋間動脈は蛇行あるいは交通枝を有する場合もあり，穿刺前の 3D-CT やエコーによる肋間動脈の走行の確認が有用とする報告がある[8,9]。

II．腹腔内胆汁流出

腹腔内に偶発的に胆汁が流出して胆汁性腹膜炎や癌再発の原因となりえる。胆管内にドレナージチューブが留置され，外瘻化により瘻孔形成されれば，腹腔内への腹腔内胆汁漏出はなくなる。したがって，腹腔内への胆汁漏出が起こるタイミングの一つは最初の穿刺時であり，圧の高まっている胆管を穿刺した瞬間と，最初のチューブ留置時にダイレーターでルート拡張を行って，ドレナージチューブを留置するまでの時間である。とくにドレナージチューブに交換するときは，約数秒間は胆管から肝表面に通じる拡張孔にガイドワイヤーが入っているだけの状態で腹腔内と交通されていることになり，腹腔内に胆汁が流出する。また，

PTBD 時には胆汁うっ滞により胆道内圧が高くなっているため，7 Fr 程度のわずかな隙間であっても容易に腹腔内に胆汁流出が起こる。その後にドレナージチューブが入ってしまえば，瘻孔形成されていなくても圧勾配により胆汁は腹腔内ではなく体外に外瘻化される。胆汁流出量としては少なく汎発性腹膜炎はきたさないが，局所の腹膜炎や腹膜播種，瘻孔再発には十分量とも言える。

もう一つの腹腔内胆汁流出が起こるタイミングは，すでに留置されたチューブの逸脱時である。チューブがたわんで腹腔内に逸脱すると，これにより瘻孔が壊れてしまい，胆汁が腹腔内に流出する。また，瘻孔形成前の早期にチューブが体外に抜けてしまうと，同様に胆汁流出が起こる。これは，前述の穿刺時と比較すると，持続的な胆汁流出をきたす可能性があり，相当量の胆汁流出から汎発性胆汁性腹膜炎のリスクもある。

実際に胆汁流出が起こってしまった場合の対処としては，胆道ドレナージが効いていてそれ以上の流出がない状況か，効いていなくて流出が持続している状況かによって分かれる。胆道ドレナージが効いていて，流出した胆汁が少量の場合はそのまま経過観察可能であり，すでに流出した量が多ければ追加腹腔内ドレナージを行う。しかし，流出が持続している場合には，腹腔内流出胆汁の処置に加えて，緊急に胆道ドレナージを行い胆汁の持続流出を止める必要がある。チューブがたわんでいる場合は透視下にそれを誘導するなど対応可能なこともあるが，チューブが完全に逸脱してしまった場合は緊急の追加 PTBD が必要となる。この場合は胆汁の腹腔内流出により胆管内圧が低下し，肝内胆管拡張がほぼなくなっていることが多く，再穿刺の難易度がかなり高い。高度の胆汁性腹膜炎をきたしてしまっている場合などは，腹膜炎治療も兼ねて開腹胆道ドレナージを選択しなければならないこともある。

ただし，PTBD という手技の特性上，腹腔内への胆汁流出を皆無にすることはできない。これが本邦において胆道ドレナージ法として PTBD を第一選択としない大きな理由の一つであり，もっとも有効な予防対策は腹腔を介さない他の胆道ドレナージ法を選択することである[10]。とくに，悪性疾患に対する PTBD における腹膜播種，瘻孔再発は，その頻度がまれであるとはいえ患者予後を著しく損なう重大な合併症であり，PTBD 適応は十分に考慮する必要がある[11]。PTBD の有用性，安全性を報告する最近のメタアナリシスも欧米を中心に報告されているが[12,13]，前記理由から現時点での PTBD 適応は，良性疾患かつ他の胆道ドレナージ法困難症例に限定するのが適切と考えられる。

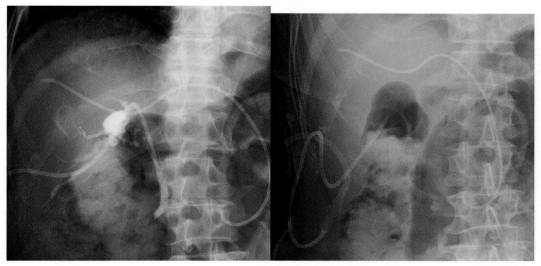

図 6
a：左側 PTBD（B3〜B8）と右側 PTBD（B6〜CBD）留置症例
b：右側 PTBD のみ腹腔内でたわんで逸脱した。

1．予防対策

①ダイレーターによる拡張からチューブ留置までの時間を最小限にする

ダイレーター抜去時に手元にドレナージチューブを置いて，すみやかにそれを留置する．とくに，留置するドレナージチューブがピッグテイルタイプのものだと，カーブしたチューブ先端へのガイドワイヤーの誘導が意外なほど手間取ることがあり，その扱いに習熟しておく必要がある．

②胆道内圧を低下させる

ダイレーターを留置した時点で注射筒で胆汁をある程度吸引除去することにより，胆道内圧を低くしておく．

③抜けにくい穿刺ルートの選択

チューブの腹腔内逸脱は，圧倒的に右側留置例に多く，左側留置例ではほとんど経験されない．ドレナージに制限がない場合は，前述の血管損傷や経胸穿刺回避の理由からも B3（B2）からの留置を選択する（図6）．

④適切なドレナージチューブ留置

瘻孔形成前の留置早期や右側から留置せざるを得ない場合にはピッグテイルタイプやバルーン付きなど，逸脱予防機構があるチューブを使用する．ただし，その後の検査で病変評価が困難になるため肝門部領域胆管癌などでは，これらのチューブが使いづらいこともある．そのような場合は，上流胆管から総胆管までの深部までチューブを留置し，それが困難なときには両葉にまたがるような十分な距離をもった留置などの工夫をする（B3 から B8 に留置するなど）．穿刺した区域に留まる浅い留置は逸脱しやすいので，回避するほうが賢明である．

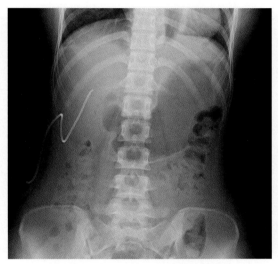

図 7　腹部 X 線撮影による PTBD 位置の確認（逸脱例）

⑤画像によるチューブ位置の確認

PTBD 施行後翌日には X 線撮影を必ず施行し，チューブ位置，たわみの有無を確認する．また，その後も週に 1〜2 回程度の定期的な X 線撮影を行い，チューブ位置確認を行う（図7）．腹腔内逸脱時には相当の痛みを伴うことがあるので，腹痛や肩の痛みなどの放散痛を認めた場合や，胆汁排液量の減少や濃度の低下などを認めた場合（逸脱したチューブが腹腔内に流出した胆汁を拾っているだけのこともある）は，すみやかに X 線撮影を追加して行い，必要であれば透視下でチューブの位置調整などを行う．完全にチューブ逸脱してしまっている場合には，前述のごとく追加緊急 PTBD を考慮するが，この場合もあわてて逸脱した

チューブを抜去せずに，そのチューブを腹腔内に流出した胆汁のドレナージに用いるとよい。

　⑥十分な患者説明

　PTBD の必要性，特性も含めて，チューブ管理について患者説明を十分に行い，事故（自己）抜去がないように理解を求めることも重要である。また，右側留置の場合にはチューブの呼吸性変動も大きいため，不必要な深呼吸や上肢挙上による背伸びをなるべく避けることに協力してもらう。したがって，呼吸機能検査や手術症例における術前呼吸訓練の際にも留意する必要があり（われわれはチューブの留置位置などによっては必ずしも禁忌とはしていない），患者のみならず，病棟看護師，リハビリ療法士，検査技師とも情報の共有を図る必要がある。

おわりに

　内視鏡による胆道ドレナージの進歩と普及により，PTBD を施行する機会は少なくなってきている。それは一方で，PTBD 対象症例が他の胆道ドレナージ法が困難な難易度の高い症例になってきていることも意味しており，肝内胆管拡張に乏しい症例や領域選択的なドレナージを要する症例などの PTBD 偶発症のリスクが高い症例の割合はむしろ相対的に増加していると考えられる。さらに，他の胆道ドレナージ法が不成功に終わってきた症例では，PTBD がこれを決めなければ後がないという「最後の砦」になることもあり，術者の心理的ストレスも大きい。このような状況下で，偶発症を回避した安全な PTBD を施行するには，本稿で述べた対策やコツを十分に理解することが重要であり，それが患者利益を最大限にすることに寄与する。また，経験症例数が減じてきている状況で，どのように安全な PTBD 手技を教育・継承していくかも今後の課題である。

参 考 文 献

1) Choi SH, Gwon DI, Ko GY, et al.：Hepatic arterial injuries in 3110 patients following percutaneous transhepatic biliary drainage. Radiology **261**：969-75, 2011.

2) Hamada T, Yasunaga H, Nakai Y, et al.：Severe bleeding after percutaneous transhepatic drainage of the biliary system：effect of antithrombotic agents--analysis of 34 606 cases from a Japanese nationwide administrative database. Radiology **274**：605-613,

2015.

3) Madhusudhan KS, Dash NR, Afsan A, et al.：Delayed Severe Hemobilia Due to Bilio-venous Fistula After Percutaneous Transhepatic Biliary Drainage：Treatment With Covered Stent Placement. J Clin Exp Hepatol **6**：241-243, 2016.

4) Rivera-Sanfeliz GM, Assar OS, LaBerge JM, et al.：Incidence of important hemobilia following transhepatic biliary drainage：left-sided versus right-sided approaches. Cardiovasc Intervent Radiol **27**：137-139, 2004.

5) Kinoshita H, Imayama H, Hashimoto M, et al.：Two cases of biliary hemorrhage after percutaneous transhepatic biliary drainage in which transcatheter arterial embolization was effective. Kurume Med J **47**：183-187, 2000.

6) Shimizu H, Kato A, Takayashiki T, et al.：Peripheral portal vein-oriented non-dilated bile duct puncture for percutaneous transhepatic biliary drainage. World J Gastroenterol **21**：12628-12634, 2015.

7) Chen CY, Hsu CL, Chang CH, et al.：Hemothorax in a medical intensive care unit：incidence, comorbidity and prognostic factors. J Formos Med Assoc **109**：574-581, 2010.

8) Yoneyama H, Arahata M, Temaru R, et al.：Evaluation of the risk of intercostal artery laceration during thoracentesis in elderly patients by using 3D-CT angiography. Intern Med **49**：289-292, 2010.

9) Salamonsen M, Dobeli K, McGrath D, et al.：Physician-performed ultrasound can accurately screen for a vulnerable intercostal artery prior to chest drainage procedures. Respirology **18**：942-947, 2013.

10) Kawakami H, Kuwatani M, Onodera M, et al.：Endoscopic nasobiliary drainage is the most suitable preoperative biliary drainage method in the management of patients with hilar cholangiocarcinoma. J Gastroenterol **46**：242-248, 2011.

11) Komaya K, Ebata T, Yokoyama Y, et al.：Verification of the oncologic inferiority of percutaneous biliary drainage to endoscopic drainage：A propensity score matching analysis of resectable perihilar cholangiocarcinoma. Surgery **161**：394-404, 2017.

12) Liu JG, Wu J, Wang J, et al.：Endoscopic Biliary Drainage Versus Percutaneous Transhepatic Biliary Drainage in Patients with Resectable Hilar Cholangiocarcinoma：A Systematic Review and Meta-Analysis. J Laparoendosc Adv Surg Tech A **28**：1053-1060, 2018.

13) Leng JJ, Zhang N, Dong JH：Percutaneous transhepatic and endoscopic biliary drainage for malignant biliary tract obstruction：a meta-analysis. World J Surg Oncol **12**：272, 2014.

特集

Biliary access 大辞典

Ⅷ．アクセスルートの確保

EST の基本的なテクニックと術後出血への対処

小林　陽介[1]・山本　恭史[1]・宇都宮　蘭[1]・瀧川有記子[1]・田中　一成[1]
金　俊文[1]・矢根　圭[1]・林　毅[1]・高橋　邦幸[1]・潟沼　朗生[1]

要約：内視鏡的乳頭括約筋切開術（endoscopic sphincterotomy：EST）は，胆膵内視鏡処置においてもっとも施行される機会が多く，必要不可欠な手技の一つである。スフィンクテロトーム，高周波発生装置を用いて，乳頭を切開するが，治療から診断目的の検査まで幅広く施行される。手技は必ずしも容易ではなく，乳頭および十二指腸の形態により難易度も変化する。切開の方向，範囲を設定し，スフィンクテロトームの刃と乳頭の接触角度を内視鏡操作を含め調整し切開を進める。とくに注意すべき偶発症は，出血，穿孔，膵炎であり，安全で確実な切開を心がけるとともに，偶発症予防にも注意を払う必要がある。また，EST 後出血は，術中出血と後出血があるが，とくに後出血は大出血をきたしやすい傾向があり，止血に難渋することもある。内視鏡的止血法としては，圧迫法，局注法，凝固法などいくつかあるが，おのおのを十分に理解し，対処する必要がある。

Key words：EST，スフィンクテロトーム，EST 後出血

はじめに

　内視鏡的乳頭括約筋切開術（endoscopic sphincter-otomy：EST）は，40 年以上前に開発され[1,2]，内視鏡的総胆管結石治療を可能にした画期的技術であり，現在ではステント留置や経口胆道鏡施行の前処置など，その適応は拡大している。EST 施行においては，基本的な知識，技術を習得するとともに，スフィンクテロトーム，高周波装置などの処置をするうえで必要な器具の特徴を理解しておく。また，乳頭の解剖学的特徴を理解し，適切な切開方向と長さを認識する必要がある。実際の切開手技においては，良好な視野を確保し，乳頭とスフィンクテロトームとの位置を内視鏡操作，

器具の出し入れなどで調整し目的方向へ切開する。偶発症である EST 後出血は，一定の頻度で生じることがあり，その際，内視鏡的に適切な止血処置が求められる。

　安全で確実な EST を施行できることを目標に，基本的な知識とともに手技，EST 後出血への対処に関し解説する。

Ⅰ．EST の基本的なテクニック

1．EST の歴史

　EST は 1973 年に Kawai ら[1]の動物実験が報告され，発端は総胆管結石治療における乳頭切開に起因する。1974 年以降日本，ドイツから臨床報告[2,3]がなされ臨床応用され，Vater 乳頭の内視鏡治療を可能にした。開発から 40 年以上を経て，意義，適応，処置具なども進歩し，現在ではその有用性，安全性は確立されたものとなっている。

　さらに，2015 年には日本消化器内視鏡学会により，EST を安全かつ確実に実施するための指針として，日

Basic EST Techniques and Management for Post EST Bleeding
Yosuke Kobayashi et al
1）手稲渓仁会病院消化器病センター（〒 006-8555 札幌市手稲区前田 1 条 12 丁目 1-40）

表 1 ESTの適応（文献4より引用改変）

治療目的	1．総胆管結石，肝内結石症の結石除去術，胆管ドレナージ術 2．良・悪性胆管狭窄症，乳頭部腫瘍の胆管ドレナージ術 3．良性乳頭狭窄症の狭窄解除術 4．急性胆嚢炎の胆嚢ドレナージ術
診断目的	1．経乳頭的胆管生検 2．非露出腫瘤型乳頭部癌の生検 3．経口的胆管内視鏡検査 4．胆管内超音波検査

本消化器内視鏡学会より、「EST診療ガイドライン」[4]が発表された。ガイドラインは、適応、手技、特殊な症例への対処、偶発症、治療成績、術後経過観察の6項目から形成され、EST診療における標準的指針が示され、ESTを施行する際には、本ガイドラインを熟読し、ESTに対する十分な知識の習得が求められる。

2．ESTの適応

ESTは、治療目的から診断目的の検査までさまざまな機会において幅広く施行される。治療目的では、胆管結石治療や良・悪性胆管狭窄に対する胆管ドレナージ術などがあり、診断目的としては、経乳頭的生検や、経口胆道鏡検査、管腔内超音波検査を施行する際の前処置として施行されることが多い[4〜6]（表1）。

また、抗血栓薬内服者においては出血高危険度手技とされており、「抗血栓薬服用者に対する消化器内視鏡診療ガイドライン」[7]に基づいた対応が望ましい。

3．ESTに必要な知識：主乳頭の解剖，切開方向など

主乳頭は開口部、はちまきひだ、口側隆起から成り、胆管は十二指腸壁を貫いて乳頭開口部に至る。安全に切開が可能な領域は膵胆管共通管と十二指腸壁内胆管までであり、口側隆起上縁がその指標となる。これを越えると十二指腸穿孔する危険性が高く注意を要する[8]。

乳頭部には乳頭動脈が走行しており切開時の出血の要因となる。血管の走行は個々により異なりバリエーションが多いが、乳頭長軸を12時とした場合、10時から11時方向の血管分布が10％前後と少ないとの報告がある[9]。また、乳頭部胆管ははちまきひだ付近までは11時から12時方向にむかい、肝側では次第に12時方向に戻るとの報告もある[10]。そのため、ESTによる出血や穿孔の危険性が少なく、安全に切開できる方向は11時から12時方向が推奨される[4]。なお、切開範囲は、はちまきひだを超えない切開が小切開、口側隆起上縁までの切開が大切開、その中間が中切開と定義されている[11]（図1）。

ESTの早期偶発症の発生頻度は、3％〜11.8％と報告されており[4]、出血、穿孔、膵炎、胆道炎などがある。偶発症は時に重篤化することもあり早期発見とと

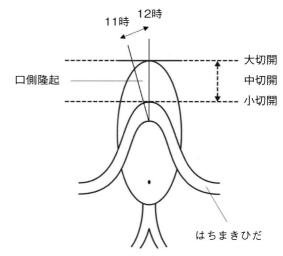

図1 ESTの切開範囲（文献4を引用改変）
11時から12時方向、はちまきひだから口側隆起上縁（赤線）までが安全な切開範囲である。口側隆起上縁を超えると穿孔の危険性が生じる。

もに適切に対処する必要がある。

4．EST時の使用器具

ESTでは、スフィンクテロトーム、高周波装置を主に用いる。

①スフィンクテロトーム

ESTを行う際に用いるスフィンクテロトームは、push型、pull型、push・pull型などさまざまな種類が開発されているが[12]、切開のしやすさや安全性から現在ではpull型のものが一般的である。先端長や刃の長さも種々市販されており、刃のある先端部分は角度を可変的に調整することができ、刃の手前が絶縁被覆されているものや先端の回転機能がついたものもある。

胆管へのアクセスの確保、安定した方向へ切開が可能な点からガイドワイヤー誘導式スフィンクテロトームが推奨され[4]、現在の主流となっている（図2）。

②高周波装置

ESTの際には、高周波装置を用いて通電し切開を行うが、高周波電流は、出力波型により切開波、凝固波、混合波（切開波と凝固波の両方）に分類される。切開波は、切開能力は高いが、出血の危険性が生じる。一

方で，凝固波は出血の危険性は軽減されるが，熱凝固が周囲組織に影響し，膵管口に及ぶと膵炎の誘因にもなる[8]。近年，双方の特徴を補い，効率良く，出血も抑えた切開を行ううえで，切開波と凝固波を自動制御で行う Endocut mode を有した高周波装置が開発され，広く普及し使用されるようになった[13,14]。

また，高周波装置はモノポーラー（単極型）とバイポーラー（双極型）に分類されるが[15]，スフィンクテロトームはモノポーラーであり，心臓ペースメーカーや埋込み型除細動器に影響を与える可能性があり，事前に循環器専門医への相談が望ましい[4]。

5．EST の基本的手技

EST の基本的手技に関し，切開前，切開時，切開後に分け解説する（図3）。

①切開前

EST 前には，通常胆管挿管を施行し，ガイドワイヤー（GW）を胆管内に留置する。この際，GW はスフィンクテロトームの誘導となるためより安定するように，できるだけ長く胆管内に挿入しておくことが望ましい。内視鏡ポジションは通常，十二指腸でストレッチ後の pull の位置で操作を行う。

また，視野の確保は，安全で適切な処置の施行において重要である。治療の支障とならない腸管蠕動の抑制，適切な鎮静のうえ，内視鏡画面も汚れなどで視界不良部がないように綺麗に整えておくことが望ましい。乳頭は正面視を心がけ，一定の距離を保ち，口側隆起を含めた乳頭全体を確認する。

②切開時

内視鏡操作において術者は，①内視鏡の押し引き，②アングル（上下，左右），③鉗子起上装置，④送気，⑤鉗子孔での処置具の出し入れ，などの複数の操作を調整し処置を施行する。EST においても，これらの操

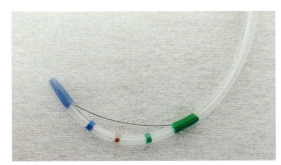

図 2　スフィンクテロトーム TRUEtome™（ボストン・サイエンティフィック社）

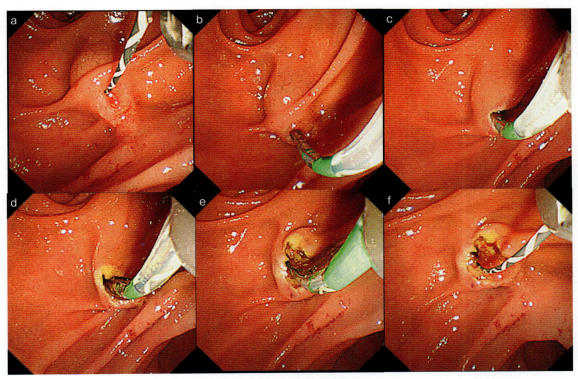

図 3　EST の基本手技
a：切開方向，切開の終着点を確認する。
b：鉗子起上を下げ乳頭はやや見下ろし気味とする。
c〜e：刃の接触角度を調整し鉗子起上を挙上しながら切開する。
f：切開面を確認する。

作を調整し処置を進める必要がある。また，介助者はスフィンクテロトームのハンドルを操作し，刃の張り具合を適切に調整する役割がある。刃を張りすぎると1時方向にむきやすくなるため，適切な方向にむくように調整する。

切開時の操作を具体的に解説する。

スフィンクテロトームをGW誘導下に内視鏡先端まで挿入する。内視鏡先端から出し胆管挿管を行い，位置を調整する。この際，乳頭の位置取りが重要である。乳頭と一定の距離を保ち，画面中央付近に位置させ，はちまきひだ，口側隆起を確認し，切開の方向，終着点を意識する。内視鏡は少し引き気味としスフィンクテロトームの刃の中心部付近が乳頭に接触するように調整する（図3）。この際，鉗子起上は降下させておき，切開にあわせ挙上する。

刃と乳頭の接触面，方向を確認しながら高周波装置のペダルを踏み通電し切開を始める。スコープは引き気味を保ち，刃は接触面にあわせ適度な張りを保ちながら，鉗子起上を少しずつ挙上し切開を進める。十分な送気を行い，腸管に張りをもたせることができ，視野が確保できるだけでなく，一定の緊張が加わり切開しやすくなる。切開を進めると，乳頭の位置や適切な切開方向にむかなくなることがあり，その際は再度内視鏡をストレッチした位置から正面視に調整し，適切なポジショニングをしたうえで切開を行う。口側隆起上縁を越えないように目的の終着点まで切開を行う。ある程度切開が進むと，胆汁が流出してくるようになる。膵炎予防のためには，胆管と膵管の開口部をしっかり分離することが重要である。口側隆起上縁付近では，出血や穿孔が生じやすくなるため注意する。常に切開の方向，切開の範囲を意識し内視鏡操作，刃の角度の微調整を行うことが重要である[16]。

切開時に注意すべき点：
- 切開できないまま通電が及ぶと周囲組織が凝固された状態となり，浮腫をきたし膵炎の原因となりうる。
- 切開中は，刃が乳頭に対し適度な力で，線ではなく点で接するように調整する。ただし，乳頭に加わる力が強すぎると，急激な切開（zipper cut）が生じることがあり危険である。
- 切開方向の確認として，刃を張った状態で，胆管内を出し入れすることで，口側隆起が膨隆し，胆管の方向が確認しやすくなる。

③切開後

切開面の状態をよく観察する。切開面をよく水洗し出血がないことを確認する。穿孔を診断する場合，内

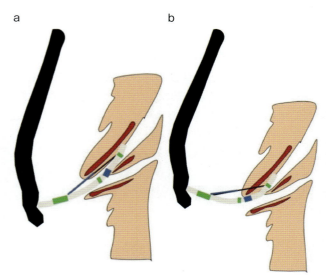

図4 スフィンクテロトームと乳頭の位置（文献16より引用）
a：見上げの位置では，胆管軸と同軸になり接触面が多くなる。
b：やや見下ろしにすることで接触面が少なくなる。

視鏡で穿孔により生じた部位を確認できる場合もあるが，多くはX線透視でfree airや腎周囲の異常なガス像が重要な所見となる。また，穿孔が疑われる場合には，CT撮像を行い外科医と密接な連絡をとり，適切な治療を行う。

ESTが困難な際の対処：

刃が目的の切開方向にむかない時があり，その際はスフィンクテロトームをたわませ目的方向へ刃がむくように調整する。また，刃を用手的に11時から12時方向へむくように癖を付け調整することも方法の一つである。内視鏡はストレッチしpull操作で行うが，適切な切開方向を確保できない際は，内視鏡をやや押し込んだsemi-long positionとするのも有用な方法の一つである。内視鏡を押し込み，少し反時計回しにすることで切開方向をあわせることが可能になることもある[16]。

II．術後出血への対処

1．EST出血の分類

ESTによる出血には，術中出血と後出血がある[4]。術中出血は，切開中および切開直後に発生し，大部分は切開縁からのoozingであることが多い[17]。一方，後出血は，EST後数日してから生じ，吐下血，貧血，出血性ショックなど時に大出血を生じることがある[18]。また，EST出血の危険因子としては，高血圧，抗血栓薬内服，胆管炎，肝硬変，傍憩室乳頭などが報告されている[19]。

2．出血時の対応

出血時は内視鏡的止血術が第一選択となる。その方法として，圧迫法，局注法，凝固法，クリップ法などがあり[20]，それぞれの対処法および特徴を理解しておく必要がある。

①圧迫法

結石除去用バルーンや胆道拡張用バルーンを用いて，バルーンを拡張させ圧迫止血する方法である。出血点にあわせバルーンを押しあて，数分圧迫し止血を得る。止血が不十分な際は，数回圧迫を行い確認する（図5）。

②局注法

一般的には高張ナトリウム・エピネフリン（HSE）[21,22]が用いられる。エピネフリンの血管収縮作用と血栓形成，高張食塩水による組織膨化，圧迫作用により止血する。出血部周囲に1〜2 mLずつ数ヵ所局注し粘膜を膨隆させ止血を得る（図6）。簡便であるが効果が短期間であり再出血のリスクも高い。出血量が多い際などに，一時的に出血を減弱させ，他の止血法を併用することも多い。粘膜障害が生じ，潰瘍形成や膵炎が生じることもあり注意が必要である。

③凝固法

・ヒートプローブ：接触型熱凝固法であり，先端に発熱ダイオードを内蔵しプローブを出血部位に押しあて，圧迫しながら熱凝固させ止血する[23]。
・APC（argon plasma coagulation）：イオン化されたアルゴンガス（アルゴンプラズマ）を放出すると同時に高周波電流を放電することによりプラズマビームを発生させ止血する。非接触型の熱凝固法である[24]。
・高周波止血鉗子：接触型の熱凝固法である。止血鉗子を用いて出血部を把持もしくは先端を接触させ熱凝固を行う。出血点に焦点をあわせ熱凝固を加え止血を行う。

凝固法は，いずれも穿孔や膵炎のriskがあり凝固は最小限が望ましい。

④クリップ法

内視鏡クリップを用いて機械的に出血部を縫縮し圧迫，結紮し止血を行う。組織障害は少ないが，有効な止血が得られない場合クリップの数が増え視野の妨げとなる。出血点を認識し効率良くclippingする必要がある。また，十二指腸鏡によるクリッピング操作は難易度が高いことを認識すべきである。クリッピングの際には，とくに，胆管口や膵管口を閉塞させないように注意が必要である。

⑤Covered Metallic Stentによる圧迫止血

出血点の同定が困難な場合や大量出血時など胆管内へガイドワイヤー留置が可能な症例であれば，胆管内にCovered Metallic Stentを留置し圧迫止血を図る。Stentは止血効果と後日抜去のためfull covered stent

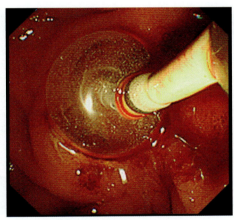

図5　バルーン圧迫法
結石除去用バルーンでの圧迫止血。

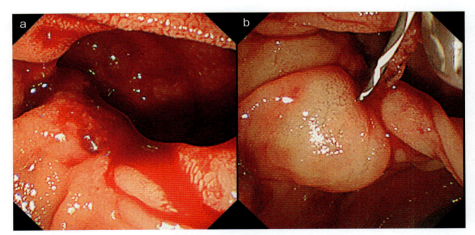

図6　HSE局注法
a：切開縁からoozingあり，b：切開部周囲にHSEを数ヵ所局注し止血した。

が望ましく，長期留置せずに止血が得られた後，短期間で抜去する。

これらの内視鏡的止血法は，単独もしくは複数の方法を組み合わせ止血を図るが，止血が困難な場合は，血管造影下塞栓術や外科的止血術も考慮し，放射線科医，外科医とも連携した対応が望ましい。

おわりに

ESTにおいて実際に乳頭を切開する時間は，数秒から長くても数分であり長時間を要する手技ではない。しかし，手技においては，内視鏡ポジション，乳頭との距離，スフィンクテロトームと切開面の角度，切開方向の調整などさまざまな思考，細やかさを要する手技であり，技術の習得には時間を要する。安全で確実な切開を行うためには，基本的知識を理解したうえで，十分なトレーニング，経験を積むことが重要である。

参 考 文 献

1) Kawai K, Akasaka Y, Hashimoto Y, et al.：Preliminary report on endoscopical papillotomy. J Kyoto Pref Univ Med 82：353-355, 1973.

2) Kawai K, Akasaka Y, Murakami K, et al.：Endoscopic sphincterotomy of the ampulla of Vater. Gastrointest Endosc 20：148-151, 1974.

3) Classen M, Demling L：Endoskopicsche sphinkterotomie der papilla Vateri und steinextraktion aus dem ductus choledochus. Dtsch med Wschr 99：496-497, 1974.

4) 良沢昭銘，糸井隆夫，潟沼朗生，ほか：EST 診療ガイドライン. Gastroenterol Endosc 57：2721-2759, 2015.

5) Rabenstein T, Schneider HT, Hahn EG, et al.：25 years of endoscopic sphincterotomy in Erlangen：assessment of the experience in 3498 patients. Endoscopy 30：194-201, 1998.

6) Clayton ES, Connor S, Alexakis N, et al.：Meta-analysis of endoscopy and surgery versus surgery alone for common bile duct stones with the gallbladder in situ. Br J Surg 93：1185-91, 2010.

7) 藤本一眞，藤城光弘，加藤元嗣，ほか：抗血栓薬服用者に対する消化器内視鏡診療ガイドライン. Gastroenterol Endosc 54：2073-2102, 2012.

8) 杉山政則：安全で確実な内視鏡的乳頭切開術. 消内視鏡 23：496-500, 2011.

9) Mirjalili SA, Stringer MD：The arterial supply of the major duodenal papilla and its relevance to endoscopic sphincterotomy. Endoscopy 43：307-311, 2011.

10) 長谷部修，越智泰英，原 悦雄，ほか：理論に基づく内視鏡的乳頭括約筋切開術. 胆と膵 30：1083-1088, 2009.

11) 向井秀一，中島正継，藤田直孝：EST と EPBD. 消化器内視鏡ハンドブック. 日本消化器内視鏡学会卒後教育委員会編，419-426, 日本メディカルセンター, 2012.

12) 良沢昭銘，岩野博俊，田場久美子，ほか：ERCP，EST の基本. 胆道 27：29-38, 2013.

13) Kohler A, Maier M, Benz C, et al.：A new HF current generator with automatically controlled system (Endocut mode) for endoscopic sphincterotomy-preliminary experience. Endoscopy 30：351-355, 1998.

14) 藤城光弘，小俣政男，矢作直久：エンドカット. 消内視鏡 17：930-933, 2005.

15) Tucker RD, Platz CE, Sievert CE, et al.：In vivo evaluation of monopolar versus bipolar electrosurgical polypectomy snares. Am J Gastroenterol 85：1386-1390, 1990.

16) 潟沼朗生，金 俊文，矢根 圭，ほか：EST VTR でみせる私のこだわり(2). 胆と膵 37：1199-1206, 2016.

17) 長谷部修，越智泰英，立岩伸之，ほか：EST および内視鏡的乳頭切除術後出血に対する対処法—理論に基づいた出血予防と止血処置—. 胆と膵 29：581-587, 2008.

18) 田中麗奈，糸井隆夫，祖父尼淳，ほか：EST 後合併症(出血，穿孔). 胆と膵 36：1059-1063, 2015.

19) Freeman ML：Complications of endoscopic retrograde cholangiopancreatography：avoidance and management. Gastrointest Endosc Clin N Am 22：567-586, 2012.

20) Ferreira LE, Baron TH：Post-sphincterotomy bleeding：who, what, when, and how. Am J Gastroenterol 102：2850-2858, 2007.

21) 平尾 雅：高張 Na-Epinephrine 液(HSE)局注療法. 胃と腸 15：751-755, 1980.

22) 平尾 雅，小林 多，升田 和：上部消化管出血に対する内視鏡的高張 Na-Epinephrine 液局 注療法(1)基礎的検討. Gastroenterological Endoscopy 23：1097-1107, 1981.

23) Protell RL, Rubin CE, Auth DC, et al.：The heater probe：a new endoscopic method for stopping massive gastrointestinal bleeding. Gastroenterology 74：257-262, 1978.

24) Grund KE, Storek D, Farin G：Endoscopic argon plasma coagulation（APC）first clinical experiences in flexible endoscopy. Endosc Surg Allied Technol 2：42-46, 1994.

* * *

特集

Biliary access 大辞典

Ⅷ. アクセスルートの確保

EST 困難例への対処

塩見　英之[1]・芦名　茂人[1]・山川　康平[1]・辻前　正弘[1]・田中　俊多[1]・田中　雄志[1]
山田　恭孝[1]・中野　遼太[1]・佐藤　悠[1]・池川　卓哉[1]・藤垣　誠治[1]・酒井　新[1]
小林　隆[1]・塩見　優紀[1]・増田　充弘[1]・児玉　裕三[1]

要約：EST は，ERCP を用いた診断，治療において必須の手技である。手技の標準化，処置具，機器の進歩により，その有用性や安全性は確立されてきた。しかしながら，乳頭の位置や十二指腸の固定の状態などの解剖学的因子，抗血栓薬内服などの背景因子，術後再建腸管による病態などの因子によって，EST が困難な症例に遭遇することも少なくない。EST は膵炎，出血，穿孔などの重篤な合併症と背中合わせであるため，困難症例に対しても安全かつ確実にやり遂げられるよう，胆膵内視鏡医は抗血栓薬に対する正確な知識や，臨機応変に対応できる手技の引き出しをもっておかなければならない。

Key words：内視鏡的乳頭括約筋切開術，EST，困難例，抗血栓薬

はじめに

内視鏡的乳頭括約筋切開術（endoscopic sphincterotomy：EST）は，1974 年にはじめて報告された手技[1~3]であり，現在では総胆管結石に対する標準治療となっている他，乳頭狭窄解除やステント留置など各種の ERCP 診断，治療（表 1）に際して必須の手技となっている[4,5]。解剖学的な理解，周辺機器の開発，改良などにより，技術的には確立された処置となっているが，日常診療において抗血栓薬服用症例や傍乳頭憩室症例，術後再建腸管症例（Billroth Ⅱ 再建症例，Roux-en-Y 再建症例）などの困難症例だけでなく，正常乳頭症例においても困難例に遭遇することがしばしばある。本稿では，われわれの経験を踏まえて，このような EST 困難例における対処について述べる。

Ⅰ. 正常乳頭症例における EST 困難例の対処

乳頭の位置，傾きや十二指腸の形，固定の状態によって，内視鏡やスフィンクテロトームの操作を行っても，適切な方向へカッティングワイヤーをむけられないことがある。このような場合は普段とは異なるデバイスの使い方や内視鏡操作が有用となることがある。通常はカッティングワイヤーを張って切開することが基本であるが，カッティングワイヤーをたわませることによって目的の方向への切開を可能とする（図1）。しかしこの方法は，乳頭に適切なテンションがかからず，熱変性によるいわゆる白焼けを起こすことがあり，浮腫による急性膵炎のリスクとなるため注意が必要である。またカッティングワイヤーが11時から12時方向になるように，スフィンクテロトームを用手的に癖付けする方法もある。他には，内視鏡を左捻りでやや push し，semi-long position（図2）にすることにより，カッティングワイヤーが適切な方向になることがあるため試してみるとよい。

Endoscopic Sphincterotomy for Difficult Cases
Hideyuki Shiomi et al
1）神戸大学大学院医学研究科内科学講座消化器内科学
分野（〒 650-0017 神戸市中央区楠町 7-5-1）

表 1　EST の適応（文献 5 より一部改変）

診断	1．経乳頭的胆管・膵管生検 2．経口的胆管・膵管鏡検査 3．非露出腫瘤型乳頭部癌の生検
治療	1．総胆管結石〜肝内結石症の結石除去術，胆管ドレナージ術 2．良悪性胆管狭窄症の胆管ドレナージ術 3．乳頭部腫瘍の胆管ドレナージ術 4．急性胆囊炎の経乳頭的胆囊ドレナージ術

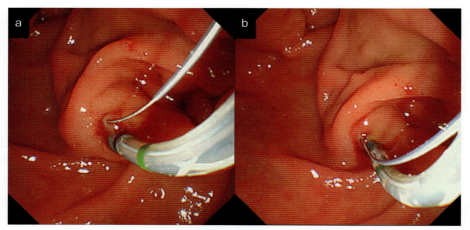

図 1　カッティングワイヤーの調節（CleverCut 3V：オリンパス社）
a：適切な方向への切開が困難である。
b：カッティングワイヤーをたわませることにより，適切な方向への切開が可能である。

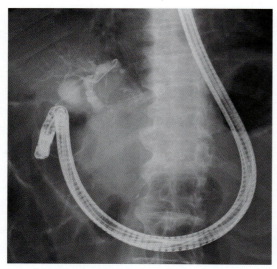

図 2　Semi-long position

II．抗血栓薬内服中症例の対処

「抗血栓薬服用者に対する消化器内視鏡診療ガイドライン」[6]において，EST は出血高危険度の消化器内視鏡手技とされており，原則的にガイドラインに準拠した対処が望ましいと考える。抗血栓薬内服に応じたフローチャートを図 3 に示す。

　抗血小板薬に関して，本邦における DPC データベースを用いた 54,493 人の EST 施行例の解析によると，抗血小板薬の継続あるいは休薬は，いずれも内服をしていない症例と比べても有意な危険因子にならないことが示されている[7]。また，後ろ向きの検討によると，血栓塞栓症の高リスク例のうちアスピリン（ASA）やシロスタゾール（CLZ）単剤継続例では出血の合併症率は高率とならず，EST は安全に施行可能であると報告されている[8]。しかし ASA は EST 後の出血の危険因子であったとの報告もあり，いまだ controversial であるため[9,10]，さらなる検討が待たれる。

III．傍乳頭憩室症例の対処

　傍乳頭憩室は，ERCP 施行例の 7〜28%[11〜13]，総胆管結石症例の 40%[14,15]に認めたと報告されており，遭遇する頻度は少なくない。傍乳頭憩室は，胆管挿管や EST などの ERCP 関連手技を困難にする要因の一つとされ，実際われわれも難渋する症例を経験することがある。とくに憩室と乳頭の位置関係により処置の難

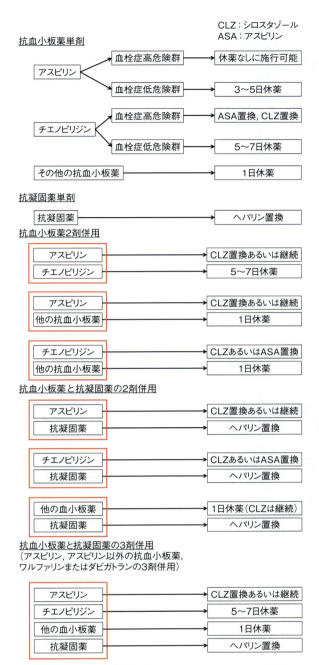

図3 抗血栓薬内服に応じたフローチャート（文献6より一部改変）

易度が異なる．乳頭正面視できる場合や胆管の稜線（口側隆起）が確認できる場合は，胆管走行がイメージしやすく，胆管挿管やESTは比較的容易である．また稜線が認識しにくい症例では，乳頭をカテーテルで下方に牽引することで隆起が明瞭となることもある．一方，乳頭が憩室縁や憩室内に存在する場合には，乳頭の正面視が困難であったり乳頭を確認できなかったりするために，胆管挿管に難渋する．以下に傍乳頭憩室に対する胆管挿管困難例とEST困難例の対処法について述べる．

1．胆管挿管困難例への対処法

①膵管ガイドワイヤー法[16]

膵管にガイドワイヤーを留置した後，同一の鉗子口からカニューレを再挿入し，胆管挿管を試みる方法である．傍乳頭憩室症例では，胆管走行，narrow distal segment（NDS）が憩室により偏位，屈曲，蛇行しており，乳頭が可動性に富んでいることから，胆管挿管は困難である．膵管にガイドワイヤーを留置することにより，乳頭を固定し，NDSを直線化することで挿管が容易になるため本法は非常に有用である（図4）．また通常のカニューレによる挿管で胆管軸と合わない場合は，パピロトームの併用が有用である．

②Two-devices-in-one-channel method[17]

乳頭が憩室内や憩室の辺縁に開口していて正面視が難しい症例に対しては，two-devices-in-one-channel methodが有用である．これは，生検鉗子で乳頭肛門側の十二指腸粘膜を把持して，肛門側へ押すことにより乳頭を憩室内から引き出し，生検鉗子の脇からカニューレを挿入して胆管挿管を行う手法である．生検鉗子とカニューレが同一の鉗子口に挿入されており，お互いの動きが干渉しやすいため，使用するスコープは鉗子口径の大きいTJF（オリンパス社）を推奨する．

③プレカッティング法

プレカッティング法とは，胆管挿管困難例に対して括約筋を切開し，胆管口を露出させる手技で，ニードルナイフもしくはパピロトームナイフを用いて行う二つの方法に大別される．前者はニードルナイフを用いて直接口側隆起を切開する方法で，乳頭の正面視や口側隆起の確認が困難な傍乳頭憩室症例においては熟練を要する．したがって当院では，後者のガイドワイヤー式のパピロトームを用いた膵管口からのプレカットを施行することが多い．この手法では膵管内にガイドワイヤーを誘導できれば，乳頭の正面視，乳頭の固定が可能となるため比較的安全にプレカットができる．しかし切開線のズレは出血や穿孔などの偶発症につながるため，切開方向をしっかり見極めて行うことが重要である．

④ランデブー法

憩室内乳頭により乳頭開口部が同定できない場合は，ランデブー法も選択肢の一つとなる．これは経皮経肝的に留置したドレナージチューブにガイドワイヤーを挿入し，乳頭を介して十二指腸内腔に誘導した後，このガイドワイヤーを用いて胆管挿管を行う手法である．近年は超音波内視鏡（EUS）を用いて，経消化管的に留置したガイドワイヤーを利用したランデブー法の有用性も報告されている（図5）[18]．

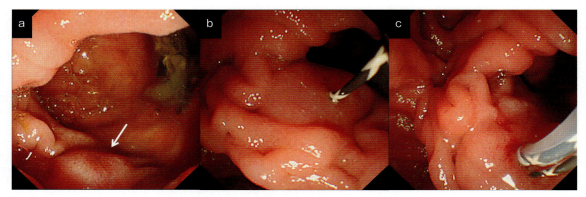

図 4 膵管ガイドワイヤー法によるカニュレーション
a：傍乳頭憩室，乳頭（矢印）。
b：膵管挿管になったため，膵管にガイドワイヤーを誘導。
c：膵管ガイドワイヤーの口側にカニューレをあてて胆管挿管に成功。

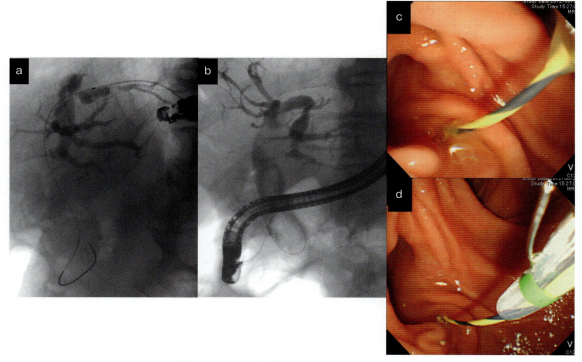

図 5 ランデブー法によるカニュレーション
a：EUS 下に肝内胆管を穿刺し，十二指腸にガイドワイヤーを誘導。
b，c：十二指腸鏡に交換し，乳頭から出ているガイドワイヤーを把持して，鉗子口から引き出す。
d：このガイドワイヤーにカニューレを被せて胆管挿管。

2．EST 困難例への対処法

　憩室内乳頭であっても稜線を形成する症例では，稜線に沿って切開することで大きな切開口を得ることが可能である（図6）。しかし傍乳頭憩室により乳頭が偏位している症例，口側隆起が不明瞭な症例では，切開方向や切開長の設定が困難であるため，出血や穿孔などの偶発症に十分注意する必要がある。憩室の有無による EST 後出血率を比較した報告では，憩室がある症例は憩室がない症例と比較して有意に出血率が高かったと述べている（8.8％ vs. 4.8％；$P = 0.039$）[11]。胆管走行，口側隆起が不明瞭な症例において偶発症を防ぐためには，パピロトームを一度胆管内に挿入し，ナイフを張りながら引いてくることで，胆管の方向や切開可能な上縁までの長さを確認することができる。また採石用バルーンを乳頭部で膨らませて口側隆起と切開方向を確認するといった方法も有用である[19]（図7）。

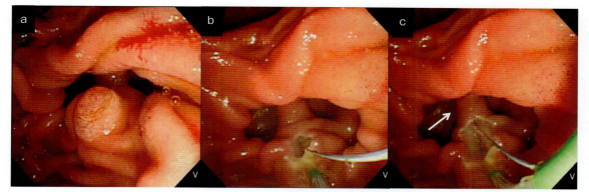

図6 憩室内に稜線（口側隆起）が確認できる．
　　　a：傍乳頭憩室．
　b，c：稜線（矢印）の方向へ切開していく．

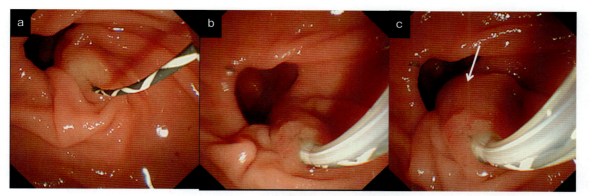

図7 ESTの切開範囲と切開方向の確認
a：胆管にガイドワイヤーを留置したが，口側隆起の認識が難しい．
b：採石バルーンを胆管内に挿入．
c：採石バルーンを乳頭部で膨らませると，口側隆起と切開方向が明瞭となった（矢印）．

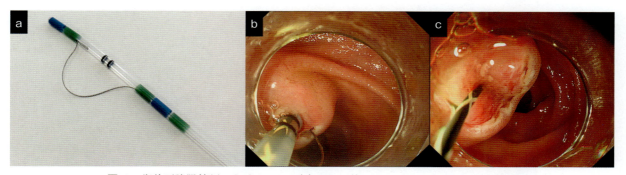

図8 術後再建腸管例におけるEST（1）push型のスフィンクテロトームを使用
a：ガイドワイヤー誘導式push型のスフィンクテロトーム（RotaCut：Medi-Globe社），カッティングワイヤーが回転するため切開方向の微調整が可能である．
b：押し切りでEST施行．
c：EST後．

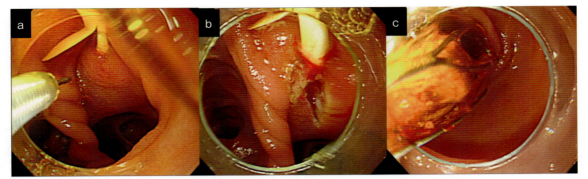

図 9 術後再建腸管例における EST (2) ニードルナイフを使用
a：ストレートタイプのプラスチックステントを胆管に留置する。
b：胆管ステント留置下にニードルナイフでステントに沿って口側隆起を切開する。
c：EST 後，バスケットカテーテルで結石を除去した。

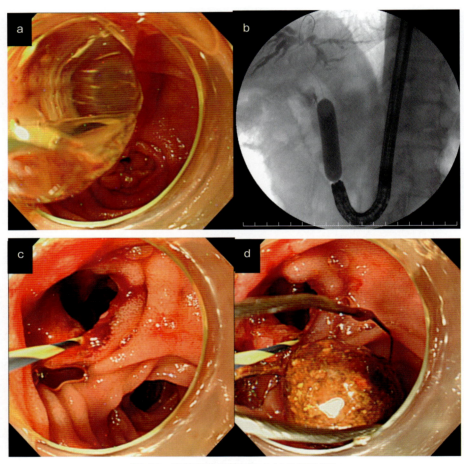

図 10 術後再建腸管例における EPLBD
a：15～18 mm のラージバルーンカテーテルでゆっくりと乳頭を拡張する。
b：透視で確認しながらバルーンを拡張し，notch が消失したらデフレートする。
c：バルーン拡張後の乳頭。
d：巨大結石を砕石せずに除去できた。

IV. 術後再建腸管症例の対処（BillrothⅡ再建症例やRoux-en-Y再建症例）

　術後再建腸管症例のうちRoux-en-Y再建症例や一部のBillrothⅡ法再建例に対するERCPは，特殊な解剖学的構造や術後の癒着のため，従来の内視鏡では乳頭，胆管・空腸吻合部までの到達が難しく，内視鏡処置は困難であった。しかし近年，バルーン式内視鏡の登場により，通常では内視鏡の到達が困難であった部位まで内視鏡を挿入することが可能となり，多くの症例でERCP関連手技ができるようになってきている。乳頭へのアプローチが肛門側からとなり，乳頭の上下方向が逆となるため，胆管挿管・EST施行は難しく熟練を要する。胆管挿管の詳細については他稿に譲るとして，本稿ではESTの対処について述べる。

　前述のように乳頭へのアプローチが肛門側からとなり，通常のスフィンクテロトームでは切開方向が一致しないため，われわれはガイドワイヤー誘導式のpush型のスフィンクテロトーム（図8）を使用している。このデバイスは，胆管方向へカッティングワイヤーをむけやすいことや，回転機能が付いており細かい調節がしやすい利点がある。他の手法として，胆管にプラスチックステントを留置した後ステントに沿って口側隆起をニードルナイフで切開する方法[20,21]（図9）や，通常のスフィンクテロトームを成形してナイフの方向を変えて使用する方法[22]などもある。いずれの方法においても難易度が高いため，熟練した内視鏡医が行うべきである。

　ESTが非常に困難な症例においては，ESTに固執せずに内視鏡的乳頭バルーン拡張術（endoscopic papillary balloon dilatation：EPBD）に変更することも重要である。また最近では巨大積み上げ結石に対して大口径バルーンで胆管開口部を拡張する内視鏡的乳頭大口径バルーン拡張術（endoscopic papillary large balloon dilation：EPLBD）の有用性が報告されている[23]（図10）。EPLBDはEPBDで問題となる膵炎のリスクは低いとされているが，重篤な出血や穿孔をきたすことがあり，慎重に行うべきである。また遠位胆管狭窄例や胆管非拡張例は禁忌であり[24]，拡張中にバルーンのnotchが消失しない場合には穿孔などの偶発症のリスクを考慮し，拡張を中止する。通常，予期せぬ方向への過拡張による穿孔や膵炎を予防するためにEPLBD前にESTの付加が推奨されているが，最近ESTを付加しなくても偶発症の発生に有意な差がなかったという報告もみられ[25]，今後のさらなる検討が待たれる。

おわりに

　EST困難例に対する対処について，われわれの経験を踏まえて概説した。ESTは患者の背景因子，解剖学的因子，病態因子によって適応や難易度が異なる。また膵炎，出血，穿孔などの重篤な偶発性の頻度が高い手技であり，十分に注意して行う必要がある。個々の症例に応じて，安全かつ確実に手技を完遂するために，胆膵内視鏡医は多くの引き出しをもっておくことが重要であり，自分の技量を超えるような困難例に遭遇した場合は，代替の治療法を選択することも大切である。

参考文献

1) Classen M, Demling L：[Endoscopic sphincterotomy of the papilla of vater and extraction of stones from the choledochal duct（author's transl）]. Dtsch Med Wochenschr **99**：496-497, 1974.

2) Kawai K, Akasaka Y, Murakami K, et al.：Endoscopic sphincterotomy of the ampulla of Vater. Gastrointest Endosc **20**：148-151, 1974.

3) 相馬　智，立川　勲，岡本安弘，ほか：内視鏡的乳頭切開術および遺残胆道結石摘出の試み（第1報）. Gastroenterol Endosc **16**：446-452, 1974.

4) 良沢昭銘，糸井隆夫，潟沼朗生，ほか：EST診療ガイドライン. Gastroenterol Endosc **57**：2721-2759, 2015.

5) Clayton ES, Connor S, Alexakis N, et al.：Meta-analysis of endoscopy and surgery versus surgery alone for common bile duct stones with the gallbladder in situ. Br J Surg **93**：1185-1191, 2006.

6) 藤本　一，藤城　光，加藤　元，ほか：抗血栓薬服用者に対する消化器内視鏡診療ガイドライン. Gastroenterol Endosc **54**：2073-2102, 2012.

7) Hamada T, Yasunaga H, Nakai Y, et al.：Bleeding after endoscopic sphincterotomy or papillary balloon dilation among users of antithrombotic agents. Endoscopy **47**：997-1004, 2015.

8) 友田　健，植木　亨，齊藤　俊，ほか：抗血小板薬内服継続下での内視鏡的乳頭括約筋切開術の出血性偶発症に関する検討. Gastroenterol Endosc **56**：2150-2155, 2014.

9) Hui CK, Lai KC, Yuen MF, et al.：Does withholding aspirin for one week reduce the risk of post-sphincterotomy bleeding? Aliment Pharmacol Ther **16**：929-936, 2002.

10) Lee MG, Kim J, Lee SH, et al.：Effect of sustained use of platelet aggregation inhibitors on post-endoscopic sphincterotomy bleeding. Dig Endosc **26**：737-744, 2014.

11) Zoepf T, Zoepf DS, Arnold JC, et al.：The relationship between juxtapapillary duodenal diverticula and disorders of the biliopancreatic system：analysis of 350 patients. Gastrointest Endosc **54**：56-61, 2001.

12) Rajnakova A, Goh PM, Ngoi SS, et al.：ERCP in patients with periampullary diverticulum. Hepatogastroenterology **50**：625-628, 2003.

13) Chang-Chien CS：Do juxtapapillary diverticula of the duodenum interfere with cannulation at endoscopic retrograde cholangiopancreatography? A prospective study. Gastrointest Endosc **33**：298-300, 1987

14) 安田健治朗，中島正継，趙　栄済，ほか：消化管憩室と内視鏡　傍乳頭憩室と胆道疾患．消内視鏡 **5**：1437-1444, 1993.

15) 野田　裕，藤田　直，小林　剛，ほか：消化管憩室と内視鏡　傍乳頭憩室と内視鏡処置．消内視鏡 **5**：1447-1454, 1993.

16) 林　　裕，前田　重，細川　治，ほか：胆管造影困難例に対する工夫　膵管ガイドワイヤー留置法．Gastroenterol Endosc **43**：828-832, 2001.

17) Fujita N, Noda Y, Kobayashi G, et al.：ERCP for intradiverticular papilla：two-devices-in-one-channel method. Endoscopic Retrograde Cholangiopancreatography. Gastrointest Endosc **48**：517-520, 1998.

18) Shiomi H, Yamao K, Hoki N, et al.：Endoscopic Ultrasound-Guided Rendezvous Technique for Failed Biliary Cannulation in Benign and Resectable Malignant Biliary Disorders. Dig Dis Sci **63**：787-796, 2018.

19) Park DH, Park SH, Kim HJ, et al.：A novel method for estimating the safe margin and the adequate direction of endoscopic biliary sphincterotomy in choledocholithiasis with complications（with videos）. Gastrointest Endosc **64**：979-983, 2006.

20) Kim MH, Lee SK, Lee MH, et al.：Endoscopic retrograde cholangiopancreatography and needle-knife sphincterotomy in patients with BillrothⅡ gastrectomy：a comparative study of the forward-viewing endoscope and the side-viewing duodenoscope. Endoscopy **29**：82-85, 1997.

21) Siegel JH, Cohen SA, Kasmin FE, et al.：Stent-guided sphincterotomy. Gastrointest Endosc **40**：567-572, 1994.

22) 石井健太郎，糸井隆夫，祖父尼淳，ほか：【胆膵治療内視鏡のエキスパートテクニック】ERCP 関連手技　術後胃（BillrothⅡ，Roux-en-Y 再建胃）に対する ERCP　小腸シングルバルーン内視鏡を用いた ERCP．胆と膵 **30**：1221-1229, 2009.

23) Itoi T, Itokawa F, Sofuni A, et al.：Endoscopic sphincterotomy combined with large balloon dilation can reduce the procedure time and fluoroscopy time for removal of large bile duct stones. Am J Gastroenterol **104**：560-565, 2009.

24) Park SJ, Kim JH, Hwang JC, et al.：Factors predictive of adverse events following endoscopic papillary large balloon dilation：results from a multicenter series. Dig Dis Sci **58**：1100-1109, 2013.

25) Kogure H, Tsujino T, Isayama H, et al.：Short- and long-term outcomes of endoscopic papillary large balloon dilation with or without sphincterotomy for removal of large bile duct stones. Scand J Gastroenterol **49**：121-128, 2014.

* * *

特集

Biliary access 大辞典

Ⅷ．アクセスルートの確保

PTBD・EUS-BD 瘻孔形成にかかる時間，瘻孔形成の確認方法

石田　祐介[1]・岡部　義信[1]・牛島　知之[1]・安元真希子[1]・阪上　尊彦[1]
緑川　隆太[2]・谷脇　慎一[2]・小嶋　聡生[2]・川原　隆一[2]・石川　博人[2]
安永　昌史[2]・鶴田　修[1]・鳥村　拓司[1]

　要約：従来の経皮ルートおよび経十二指腸乳頭ルートによる胆道ドレナージに加え，近年では経消化管ルートとなる超音波内視鏡下胆道ドレナージの有用性が多く報告されている。経皮および経消化管ルートは非生理的な瘻孔形成となるため，胆汁漏出のリスクを常に念頭に置く必要がある。瘻孔形成に要する時間に関しての検討は少ないが，経皮ルートに関しては 10～14 日で瘻孔が形成されると考えられており，EUS-BD に関してもこれに準じて経験的に論じられている。しかし EUS-BD に関しては胆汁漏出のリスクの観点から，肝実質を介した瘻孔形成である EUS-HGS と，管腔と管腔をつなぐ瘻孔形成である EUS-CDS/EUS-GBD は区別して考える必要があり，EUS-CDS/GBD ではさらに長い時間を要すると考え対応すべきである。瘻孔形成の確認には直接造影が行われるが，瘻孔が形成されていない可能性・瘻孔を損傷する可能性を念頭にガイドワイヤーを介した造影を行うことが推奨される。

Key words：EUS-BD，PTBD，瘻孔形成

は じ め に

　従来，経皮ルートおよび経十二指腸乳頭ルートによる胆道ドレナージが行われてきたが[1]，近年では経消化管ルートとなる超音波内視鏡下胆道ドレナージの有用性が多く報告され，ドレナージルートの選択肢が広がってきている[2,3]。またドレナージのみではなくこれらのルートを介した精査・治療の報告も多く，biliary access の重要性はますます高まってきている[4]。一方で，経皮ルートや経消化管ルートは非生理的な瘻孔形成が必要となるため，胆汁漏出といった合併症のリス

Length of Time Before Fistula Formation/How to Confirm it
Yusuke Ishida et al
1）久留米大学医学部内科学講座消化器内科部門
　（〒 830-0011 久留米市旭町 67）
2）久留米大学医学部外科学講座

クを常に念頭に置く必要がある。本稿では，経皮または経消化管的な biliary access における瘻孔形成について私見を述べる。

Ⅰ．瘻孔形成にかかる時間

　生理的な biliary access である内視鏡的逆行性胆道膵管造影（ERCP）関連手技と異なり，経皮経肝胆道ドレナージ（PTBD）および超音波内視鏡下胆道ドレナージ（EUS-BD）時に作成されるアクセスルートは非生理的なルートであり，皮膚―胆道間または消化管―胆道間の瘻孔が形成されることが大前提となる。

　瘻孔形成に要する時間に関しての検討は少ないが，経皮ルートに関して言えば 10～14 日で瘻孔が形成されると考えられている。とくに手技施行前の皮膚―胆道間の瘻孔形成が必須である経皮経肝胆道鏡（Percutaneous transhepatic cholangioscopy：PTCS）の報告においても，瘻孔が形成される初回 PTBD 施行 2 週間後の PTCS 施行が推奨されている[5,6]。またチューブの

素材により瘻孔形成に要する時間は異なり，シリコン素材は組織反応性が低いため瘻孔が形成されにくく，初回穿刺時には不向きとされている[7]。

EUS-BD はドレナージルートの観点から EUS-guided choledochostomy（EUS-CDS），EUS-guided gallbladder drainage（EUS-GBD），EUS-guided hepaticogastrostomy（EUS-HGS）に大別されるが，こと瘻孔形成の観点からすると，肝実質を介した瘻孔形成である EUS-HGS と管腔と管腔をつなぐ瘻孔形成となる EUS-CDS/EUS-GBD は区別して考える必要があると思われる。EUS-CDS/EUS-GBD は肝実質を介したルートではないため，瘻孔形成が不十分な場合には胆汁漏出のリスクがより高いと考えられるためである。

詳細は他稿に譲るが，近年では EUS-BD において self expandable metallic stent（SEMS）や lumen apposing metallic stent（LAMS）が使用されることが多い[8,9]。EUS-BD では穿刺時に消化管と肝臓―胆道をスコープにより圧着した状態で穿刺を行うこともあり，とくに LAMS では有効長が短いことと相まって，消化管と胆道との圧着により短時間での瘻孔形成が期待される。しかしながら EUS-BD における瘻孔形成に関する報告は少ないため，経皮ルートの瘻孔形成に準じて経験的に論じられることが多く，おおむね 10〜14 日で瘻孔が形成されると考えられている[10]。とくに EUS-HGS は順行性治療におけるアクセスルートとしての位置付けもあり，EUS-guided antegrade 法による結石治療の報告もなされている。これらの報告では完全截石までに複数回の治療が必要であった症例も報告されているが，10〜30 日以内には治療が完遂され瘻孔保持のために留置されたステントは問題なく抜去されており，EUS-HGS においても PTBD と同様に 10〜14 日で瘻孔が形成されると考えられる一つの根拠となりうるであろう[4,11]。

Moon ら[12]は動物モデルによる EUS-GBD/EUS-CDS における LAMS の評価を行っており，4 週間で病理学的に消化管―胆嚢間に瘻孔が形成されることを確認している。また Kamata ら[13]も SEMS を用いた EUS-GBD 後 4 週間で SEMS を抜去し，内視鏡下に瘻孔が確認できることを報告している。経皮ルートでの瘻孔形成時間から考えるともう少し短い時間で瘻孔が形成される可能性もあるが，これらの報告を念頭に置くと EUS-CDS/GBD の瘻孔形成時間は 4 週間程度というのが一つの目安になると推察される。前述のとおり EUS-CDS/GBD は肝実質を介さない瘻孔形成であり，瘻孔形成にはより時間がかかると考え対応するほうが妥当と考えている。

大量の腹水を有する症例では瘻孔形成が難しいため，一般的には PTBD は禁忌とされている[14]。同様に EUS-BD においても穿刺ルートに腹水が介在する場合には瘻孔形成が難しいことが予想されるが，EUS-BD では合併症の発生率に影響を及ぼさなかったとの報告もある[15]。しかしながら少数例での検討に留まっており，腹水を有する症例では瘻孔が形成されにくいことを念頭に置いておく。当施設で腹水を有する症例に対して plastic stent による EUS-BD を施行し，約 30 日目の剖検で瘻孔形成が確認できなかった事例を経験した（図 1）。瘻孔形成は腹水貯留や低栄養状態などの患者側の因子にも左右されると推察された。

II．瘻孔形成の確認方法

瘻孔形成の確認は瘻孔の直接造影を行うことが確実である。PTBD の場合には穿刺部位（皮膚）より造影剤を圧入することで，胆管像が描出され確認することができる。一方，瘻孔が十分に形成されていない場合には穿刺部より腹腔内への造影剤の漏出が確認される（図 2）。瘻孔造影を行う際には，瘻孔が形成されていない可能性や，瘻孔を損傷してしまう可能性を念頭にガイドワイヤーによる胆管へのアクセスルートを確保したうえで行うべきである。水溶性造影剤を使用することにより，腹腔内へ造影剤が漏出してしまった場合にも腹膜より吸収されることが期待できる。

EUS-BD は基本的に内瘻形成術であり，瘻孔形成の確認を行う状況はステント交換時や瘻孔を介した治療時などに限られると思われる。つまり引き続き処置を行うことが前提であり，ガイドワイヤー留置によるアクセスルートの確保がより重要となる。EUS-BD の場合にも PTBD と同様に瘻孔造影により瘻孔形成が確認できるが，内視鏡下に消化管の穿刺部位よりカテーテルおよびガイドワイヤーを挿入する必要があり，PTBD に比較すると技術的難易度が高い。経十二指腸ルートの場合には直視鏡または後方斜視鏡，経胃ルートの場合には後方斜視鏡が使用されることが多いが，引き続いて行う処置を念頭に鉗子チャンネル口径にも留意が必要である。造影カテーテルやガイドワイヤーに関しては ERCP で使用されるものが用いられる。ストレート型のプラスチックステントが留置されている場合にはステント内腔を介してガイドワイヤーを留置し，ガイドワイヤーを残した状態でスネアなどを用いてステントを抜去することが推奨されている[10]。最近では EUS-HGS 専用のプラスティックステントが使用可能となっているが，腹腔内への迷入防止のために胃

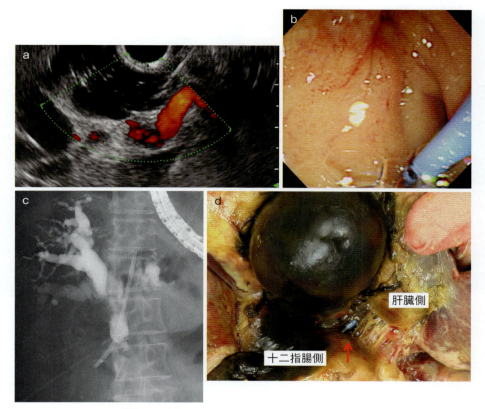

図1 プラスチックステントによるEUS-CDS
a：EUS，b：内視鏡像，c：EUS-CDS留置後
　腹部CTで肝表面に腹水を認めていたが，EUS-CDSの穿刺ルートには腹水を認めなかった。
　EUS-CDSにより減黄が得られ，胆汁性腹膜炎などの合併症もみられなかった。
　以後，best supportive careの方針となった。
d：剖検所見
　EUS-CDS後30日目に永眠され，死後3時間で剖検を行った。
　EUS-CDSにより挿入されたプラスチックステントはむき出しの状態であり，瘻孔は確認できなかった（矢印）。ドレナージ部位周囲は黄色調を呈しており，胆汁漏出が示唆される。

内に留置される部位がpig tailの形状となっている。この場合にはステント内腔を介した胆管内へのガイドワイヤーの留置ができないため，ステントの脇からガイドワイヤーを誘導することになる[16]。SEMSを留置している場合にはSEMSの内腔を介してガイドワイヤーを留置することになるが，胃内に突出したSEMSが長く内視鏡操作に難渋する場合がある。この場合にはアルゴンプラズマ凝固（APC）によるステントのトリミングが有用との報告もある[17,18]。

おわりに

PTBD，EUS-BDにおける瘻孔形成について私見を中心に述べた。瘻孔形成に関しての検討は少なく，PTBDの経験から瘻孔形成には2週間程度の時間が必要と考えられているが，とくにEUS-CDS/GBDでは肝実質を介さない瘻孔形成であり，より長い時間が必要と考えて対応したほうがよいと思われる。また，腹水の有無や栄養状態によっても瘻孔形成までの時間が左右されることも念頭に置いて処置を行うべきである。

参考文献

1) 急性胆管炎・胆嚢炎診療ガイドライン改訂出版委員会編：急性胆管炎・胆嚢炎診療ガイドライン2013．医学図書出版，2013．
2) Iwashita T, Doi S, Yasuda I：Endoscopic ultrasound-guided biliary drainage：a review. Clin J Gastroenterol 7：94-102, 2014.
3) Teoh AYB, Dhir V, Kida M, et al.：Consensus guideline on the optimal management in interventional

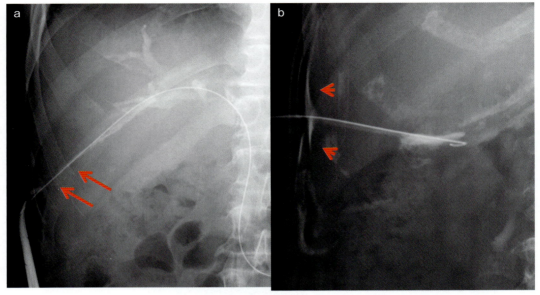

図 2 瘻孔造影（経皮ルート）
a：瘻孔形成は良好であり，瘻孔を介して（矢印）胆管が描出されている。
b：瘻孔が形成されていないため，腹腔内へ造影剤が漏出してしまっている（矢頭）。

EUS procedures：results from the Asian EUS group RAND/UCLA expert panel. Gut **67**：1209-1228, 2018.
4) Iwashita T, Nakai Y, Hara K, et al.：Endoscopic ultrasound-guided antegrade treatment of bile duct stone in patients with surgically altered anatomy：a multicenter retrospective cohort study. J Hepatobiliary Pancreat Sci **23**：227-233, 2016.
5) 奥嶋一武, 芳野純治, 乾 和郎, ほか：経皮経肝胆道ドレナージルートを利用した胆道疾患の診断と治療. 胆道 **20**：508-513, 2006.
6) 前谷 容, 浮田 雄, 多田知子, ほか：経皮経肝胆道鏡のコツ. Gastroenterol Endosc **49**：60-69, 2007.
7) 吉岡哲也 編：図説 胆道IVR 経皮インターベンションのすべて. メジカルビュー社, 2015.
8) Kawakubo K, Isayama H, Kato H, et al.：Multicenter retrospective study of endoscopic ultrasound-guided biliary drainage for malignant biliary obstruction in Japan. J Hepatobiliary Pancreat Sci **21**：328-334, 2014.
9) Dollhopf M, Larghi A, Will U, et al.：EUS-guided gallbladder drainage in patients with acute cholecystitis and high surgical risk using an electrocautery-enhanced lumen-apposing metal stent device. Gastrointest Endosc **86**：636-643, 2017.
10) 糸井隆夫, 祖父尼淳, 糸川文英, ほか：EUS下胆管ドレナージ. 消内視鏡 **23**：1399-1404, 2011.
11) Itoi T, Sofuni A, Tsuchiya T, et al.：Endoscopic ultrasonography-guided transhepatic antegrade stone removal in patients with surgically altered anatomy：case series and technical review（with videos）. J Hepatobiliary Pancreat Sci **21**：86-93, 2014.
12) Moon JH, Choi HJ, Kim DC, et al.：A newly designed fully covered metal stent for lumen apposition in EUS-guided drainage and access：a feasibility study（with videos）. Gastrointest Endosc **79**：990-995, 2014.
13) Kamata K, Takenaka M, Kitano M, et al.：Endoscopic ultrasound-guided gallbladder drainage for acute cholecystitis：Long-term outcomes after removal of a self-expandable metal stent. World J Gastroenterol **23**：661-667, 2017.
14) Ring EJ, Kerlan RK：Interventional biliary radiology. Am J Roentgenol **142**：31-34, 1984.
15) Alvarez-Sánchez MV, Luna OB, Oria I, et al.：Feasibility and safety of endoscopic ultrasound-guided biliary drainage（EUS-BD）for malignant biliary obstruction associated with ascites：results of a pilot study. J Gastrointest Surg **22**：1213-1220, 2018.
16) Umeda J, Itoi T, Tsuchiya T, et al.：A newly designed plastic stent for EUS-guided hepaticogastrostomy：a prospective preliminary feasibility study（with videos）. Gastrointest Endosc **82**：390-396, 2015.
17) Hamada T, Nakai Y, Isayama H, et al.：Trimming a covered metallic stent during hepaticogastrostomy by using argon plasma coagulation. Gastrointest Endosc **78**：817, 2013.
18) Yane K, Katanuma A, Miguchi H, et al.：Successful re-intervention with metal stent trimming using argon plasma coagulation after endoscopic ultrasound-guided hepaticogastrostomy. Endoscopy **46**（suppl）：391-392, 2014.

特集

Biliary access 大辞典

Ⅷ．アクセスルートの確保

ランデブー時のカニュレーションテクニック【動画付】

藤澤　聡郎[1]・高橋　　翔[1]・高崎　祐介[1]・鈴木　彬実[1]・冨嶋　　享[1]
金澤　　亮[1]・石井　重登[1]・斉藤　紘昭[1]・伊佐山浩通[1]

要約：ランデブー時のカニュレーション法には，広く知られている along-the-wire 法と over-the-wire 法の二つのほかに hitch-and-ride 法がある。Along-the-wire 法はガイドワイヤーの脇より挿管する方法で乳頭の正面視が容易な症例で有効である。Over-the-wire 法はガイドワイヤーを一旦体外に誘導し，その上にカテーテルを被せて行うため乳頭が視認できない症例でも挿管が可能である。ガイドワイヤーを体外に誘導する際，鉗子チャンネル内でガイドワイヤーが脱落してしまう場合があるが，そのときは鉗子起立台でガイドワイヤーをしっかりと固定しながらスコープごと引き抜くことにより体外に誘導することが可能である。Hitch-and-ride 法は along-the-wire 法と over-the-wire 法の両方の特徴を併せ持った手技であり，胆管挿管の成功率も高く，時間も短縮できる。今後，本法用のカテーテルが市販された際は広く普及していく手技と思われる。

Key words：ランデブー法，along-the-wire 法，over-the-wire 法，hitch-and-ride 法

はじめに

　胆管ランデブー法とは ERCP において内視鏡が乳頭付近までは到達するが胆管挿管が困難な場合に，近位胆管より順行性にガイドワイヤーを進め，乳頭を挟み込むように交通させる方法である。比較的侵襲度が高いため膵管ガイドワイヤー法やプレカット法を用いても胆管挿管が困難な場合に用いることが多い。近位胆管のアクセス方法として，以前は経皮的ルート（PTCD-RV）が主流であったが，最近では超音波内視鏡下に胃や十二指腸からアクセスする EUS-RV を行う施設が増えてきており，ランデブー法の選択やそのタイミングも変化してきている[1]。ランデブー法を行

Cannulation Techniques Under the Rendezvous Method
Toshio Fujisawa et al
1）順天堂大学医学部附属順天堂医院消化器内科
　（〒 113-8431 文京区本郷 3-1-3）

う際に重要なステップが三つあり，①アクセスルートの確保，②ガイドワイヤーによる狭窄突破，③乳頭側からのカニュレーション，のそれぞれのステップで知識と経験が要求される。①と②の詳細は他稿に譲り，本稿では③の乳頭側からのカニュレーションに関して詳説する。

Ⅰ．三つのカニュレーション法の長所と短所

　ランデブー時のカニュレーション法として along-the-wire 法と over-the-wire 法の二つが広く用いられているが，2017 年に Nakai ら[2]が Endoscopy に特殊なカテーテルを用いてカニュレーションを行う "hitch-and-ride 法" を報告しており，カニュレーションまでの時間短縮に有用である。

　Along-the-wire 法は乳頭から十二指腸内腔に出ているガイドワイヤーはそのままにしておき，その脇よりワイヤーに沿わせるようにして乳頭にカテーテルを進めていく方法で，over-the-wire 法はガイドワイヤーを内視鏡を通して外まで引き抜き，そのガイドワ

表 1　ランデブー時の三つのカニュレーション法の比較

	Along-the-wire 法	Over-the-wire 法	Hitch-and-ride 法
準備の手間	◎	○	×
手技の煩雑さ	○	×	○
挿管までの時間	△	×	◎
適応症例の広さ	×	◎	○

◎とても優れている，○優れている，△劣っている，×かなり劣っている

イヤーにカテーテルを重ねてカニュレーションする方法である。一般的にalong-the-wire法のほうが簡便であり，成功すればover-the-wire法に比べ短時間で施行でき，手技の途中でガイドワイヤーが脱落してしまう危険性も少ないため，どちらでも可能な場合はalong-the-wire法をはじめに選択する。乳頭は正面視できるがnarrow distal segmentが長い，乳頭が大きく固定が悪いなどの理由で胆管挿管が困難な場合などがよい適応になる。一方，over-the-wire法は操作手順が煩雑であるが，ガイドワイヤーさえ体外に引き出せれば確実に胆管挿管が可能である。手術の影響で乳頭の正面視が困難な場合や腫瘍の浸潤，憩室内開口などで乳頭自体が視認できない場合には本法をはじめから選択するとよい。第3の方法であるhitch-and-ride法はalong-the-wire法とover-the-wire法の両方の特徴を併せ持った手技であり，乳頭の正面視が困難な場合でも比較的容易に胆管挿管が可能である。現在のところはhitch-and-ride専用のカテーテルは市販準備中で入手できないため自作する必要があり，手技開始前に準備を要する。症例によって異なるが，一般的な三つのカニュレーション法の特徴を表1にまとめた。次項ではそれぞれ三つの手技のコツと注意すべき点に関して詳述する。

II．Along-the-wire 法

本法は通常のERCPと同様，まずはじめに乳頭を正面視する必要がある。次に乳頭から出ているガイドワイヤーを胆管走行のメルクマールとして，そのガイドワイヤーの上を滑らせるようにカテーテルを胆管の軸を合わせて乳頭から挿入する。ガイドワイヤーが遠位胆管からnarrow distal segmentを直線化し，胆管の走行方向を可視化することにより胆管挿管を容易にしている。挿管時，カテーテルがガイドワイヤーにむかって右側や下側にきてしまうと膵管に誤挿入してしまう可能性が高くなるためガイドワイヤーの左側から上側を滑らせるのがコツである。その他は通常のカニュレーションのテクニックと同様である。カテーテ

ルが胆管に挿管されたら，ランデブールートからのガイドワイヤーを抜去し，カテーテルからガイドワイヤーを挿入する。

III．Over-the-wire 法

本法の中でも二つの方法が存在する。一つ目は乳頭ギリギリまでガイドワイヤーを引き抜き，乳頭の正面でガイドワイヤーの先端とカテーテルの先端を言葉通り"ランデブー"させる方法である。針孔に糸を通すような手技であり繊細なカテーテル操作が必要となる。成功すれば短時間での胆管挿管が可能である。ガイドワイヤー側も繊細な操作が要求され，乳頭ギリギリまで引き抜く際に先端が胆管内に戻ってしまう危険性を伴う。その際PTCD-RVで胆管内にチューブが留置されている場合は再度乳頭を突破することが容易であるが，EUS-RVの場合はガイドワイヤーを支えるものがないため，ガイドワイヤーを体外から押し込んだ場合に腸管内にたわんで脱落してしまう危険性が高い。そのためEUS-RV下では本方法はおすすめできない。

二つ目は乳頭から出ているガイドワイヤーをスネアなどでキャッチして鉗子チャンネルを通じて体外に誘導する方法である。こちらの方法でもガイドワイヤーの先端を乳頭近くまで引き抜き，先端硬性部と軟性部の境界近くをしっかり把持してチャンネル内に引き入れる。親水性の部分を把持してしまうと脱落しやすいので注意する。チャンネル内を引き抜く際はガイドワイヤーを後ろから押して手助けすると引き抜きやすいが，前述したようにEUS-RVではガイドワイヤーに支えがないため，押しすぎると腸管でたわんではねてしまう危険性がある。以上のような注意を払っても把持が途中で外れてガイドワイヤーがチャンネル内に残されてしまうトラブルをよく経験する。このような場合は鉗子起立装置でガイドワイヤーをしっかりと保持して，スコープごとガイドワイヤーを体外まで誘導することでリカバーできることを覚えておくと役に立つ。ガイドワイヤーを体外まで誘導できたら，そのガイドワイヤーにカテーテルを被せて胆管に挿入するのは容

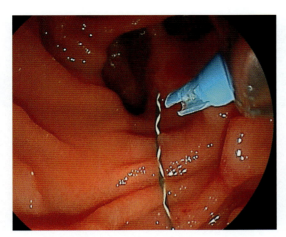

図 1　Hitch-and-ride 用のカテーテル
カテーテルの先端にスリットが入っている。

易である。

IV. Hitch-and-ride 法

本法は2017年にNakaiら[2]が報告した新しいカニュレーション法であり，手技を開始する前にカテーテルを作成する必要がある。詳細な作成方法は特許となっているため割愛するが（特願2016-058776），本法用のカテーテルは造影用シングルルーメンカテーテルの先端の外周側に3分の1周程度のスリットが入った構造となっている（図1）。スリットが太すぎるとガイドワイヤーからカテーテルの先端が外れやすくなり，逆に細すぎるとガイドワイヤーにはめ込むのが困難になるため，その形状とサイズが重要である。

実際の手技としてはalong-the-wire法と同様に乳頭から出ているガイドワイヤーの上を滑らせるようにカテーテルを操作する。そのとき本法ではカテーテルの先端をガイドワイヤーに押し付け，先端に作成したスリットにガイドワイヤーをはめるようにする。カテーテルの先端がガイドワイヤーと一体化した後はそのままロープウェー式の要領で胆管に挿入する。本法の場合カテーテルがガイドワイヤーから外れないようにすれば乳頭の正面視や視認が困難な場合でも胆管挿管できるメリットがある。しかし，カテーテルの先端にスリットが入っているため破損しやすく，丁寧でやさしいカテーテル操作が求められる。Along-the-wire法で胆管挿入困難であり，hitch-and-ride法に変更して成功した症例を動画で提示する。

まとめ

ランデブー時の代表的な三つのカニュレーション法に関して説明した。どの方法を用いるのがよいかは症例ごとに検討が必要である。われわれの施設では，側視鏡で乳頭にアプローチできる症例では積極的にhitch-and-ride法を用いている。しかし術後腸管などで側視鏡でのアプローチが困難な症例ははじめからover-the-wire法を選択することが多い。Hitch-and-ride法用のカテーテルは現在市販準備中の状態であり，近い将来市販されるとhitch-and-ride法がalong-the-wire法に代わり広く普及すると思われる。

参考文献

1) Isayama H, Nakai Y, Kawakubo K, et al.: The endoscopic ultrasonography-guided rendezvous technique for biliary cannulation: a technical review. J Hepatobiliary Pancreat Sci 20: 413-420, 2013.
2) Nakai Y, Isayama H, Matsubara S, et al.: A novel "hitch-and-ride" deep biliary cannulation method during rendezvous endoscopic ultrasound-guided ERCP technique. Endoscopy 49: 983-988, 2017.

動画URL

藤澤　聡郎　動画URL【http://www.igakutosho.co.jp/movie2/movie39-43.html】
（ユーザー名：igakutosho　パスワード：tantosui39s）

＊　　＊　　＊

漢方医学と西洋医学の融合により
世界で類のない最高の医療提供に貢献します

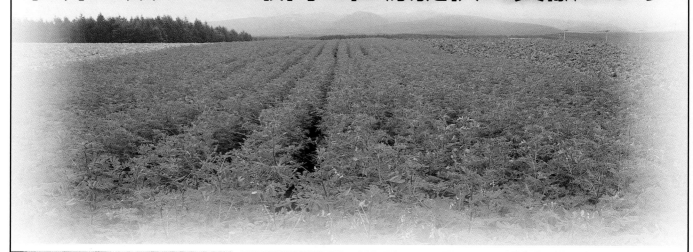
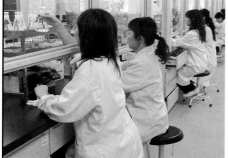
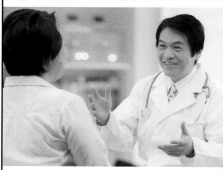
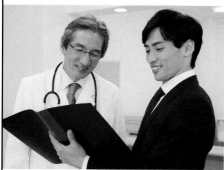
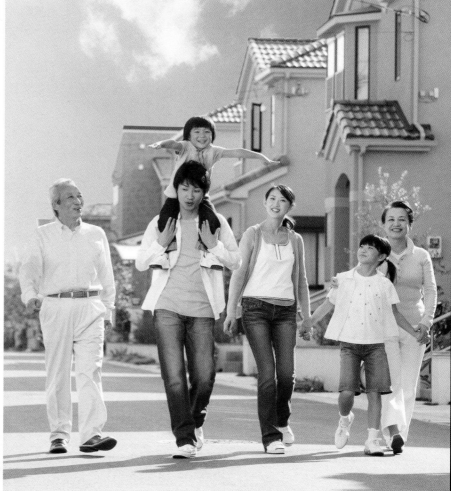
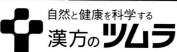

http://www.tsumura.co.jp/
●お問い合せは、お客様相談窓口まで。
【医療関係者の皆様】Tel.0120-329-970 【患者様・一般のお客様】Tel.0120-329-930

(2016年9月制作) OWCAa03-K

特集

Biliary access 大辞典

Ⅷ. アクセスルートの確保

❋ トピックス：新しいランデブー用カテーテルの紹介 ❋

伊佐山浩通[1]

Ⅰ. ランデブーテクニックにおけるカニュレーションテクニック

ランデブーテクニックは EUS ガイド，あるいは PTBD ガイドで胆管にアクセスし，その後に乳頭からガイドワイヤーを十二指腸に出し，それを利用して乳頭からカニュレーションを行う手技である。胆管穿刺，ガイドワイヤー操作など，salvage の手技としてはいろいろなテクニックが必要な手技でもある。ガイドワイヤーが乳頭から出た後のカニュレーションテクニックにも三つの種類があり，他稿で解説している[1,2]。ガイドワイヤーを把持して鉗子口内を通してスコープの手元から出し，それにカテーテルをかぶせてカニュレーションするものを over the wire と称している。確実なカニュレーションが可能であるが，煩雑で，ガイドワイヤーを鉗子口内で落としてしまうことも多い手技でもある。一方，ガイドワイヤーの脇からカテーテルでカニュレーションを行うものを along the wire とよんでいる。もっとも簡便な手技であるが，困難例の乳頭は狭かったり，spastic だったりするためか，意外なほど成功しない。Hitch and ride とよばれる手技はガイドワイヤーにはめられる専用カテーテルを用いて，wire guided のカニュレーションへ変えるものである[3]。米国の友人からの提案で名付けたもので，ガイドワイヤーを hitch してそれに乗っかる（ride）という意味のようである。新しい手技であるが，煩雑な手技を行わなくてもすみ，大変に便利であり，是非お試しいただきたいが，現在専用カテーテル

を作成中である。

Ⅱ. Hitch and ride 専用カテーテルの形状

図1に示すように乳頭へむかうカテーテルの下側にガイドワイヤーがはまるスリットを作成し，それがスムースになるように手前側を削った形になっている。完全な wire-guided ではないため，狭窄部を突破したり，方向が全く合わないのにカニュレーションしたりするときにはむかない。

Ⅲ. 使用の実際

乳頭部から出ているガイドワイヤーをやや見下ろすようにしてカテーテルの先端のスリットをガイドワイヤーにあてがう。うまくガイドワイヤーにカテーテルのスリットがはまったら，鉗子起立装置を down し，カテーテルを押し付けるようにしてスリットの残りの部分をガイドワイヤーにはめるようにする。ガイドワイヤーの上を滑らせる感覚でカニュレーションを行う。

先端しかうまくはまらないときには，そのままカニュレーションを試みて，カテーテルが進まなくなったら，カテーテルのほうに挿入しているガイドワイヤーを押しだしてカニュレーションを試みる。おおよその方向が決まっているので，これでカニュレーションに成功することも多い。

おわりに

カテーテルの開発状況は，現在特許出願中（特願2016-058776）でゼオンメディカル社に依頼して市販品を作成している段階である。近日販売が開始される予定であるが，時期は未定である。ランデブーテクニックは，PTBD，EUS などの技術を利用して行われる手

Introduction of New Concept Catheter for Rendezvous Cannulation Technique
Hiroyuki Isayama
1）順天堂大学医学部消化器内科（〒113-8421 文京区本郷 2-1-1）

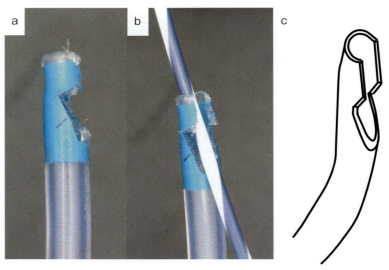

図 1 ランデブーテクニック用胆管カテーテル
a：側面から見たカテーテル。
b：ガイドワイヤーをスリットにはめ込んだ状態。
c：シェーマ。

技で，確実なカニュレーションが可能であるが，手技が煩雑なことが短所である。本カテーテルが使用可能となり，手技が少しでも簡便となれば幸いである。

参考文献

1) Isayama H, Nakai Y, Kawakubo K, et al.：The endoscopic ultrasonography-guided rendezvous technique for biliary cannulation：a technical review. J Hepatobiliary Pancreat Sci **20**：413-420, 2013.
2) Kawakubo K, Isayama H, Sasahira N, et al.：Clinical utility of an endoscopic ultrasound-guided rendezvous technique via various approach routes. Surg Endosc **27**：3437-3443, 2013.
3) Nakai Y, Isayama H, Matsubara S, et al.：A novel "hitch-and-ride" deep biliary cannulation method during rendezvous endoscopic ultrasound-guided ERCP technique. Endoscopy **49**：983-988, 2017.

* * *

TG18新基準掲載　[第3版]
急性胆管炎・胆嚢炎 診療ガイドライン2018

主催：急性胆管炎・胆嚢炎診療ガイドライン改訂出版委員会
共催：日本肝胆膵外科学会・日本腹部救急医学会・日本胆道学会・日本外科感染症学会
後援：日本医学放射線学会・帝京大学グループ

診療指針（フローチャート）に大きな改訂がなされたTG18の邦文版

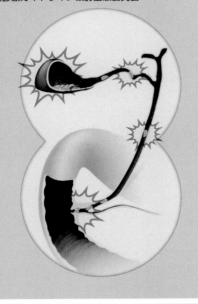

サイズ・頁数：A4版・222頁
定価　4,500円＋税
ISBNコード：978-4-86517-285-0

【目次】
序文
評価委員の言葉
第Ⅰ章　クリニカルクエスチョン一覧
第Ⅱ章　本ガイドライン改訂の必要性と作成方法
第Ⅲ章　重要な基本的知識(Background knowledge)
　―治療の基本的概念, 定義, 基準, 病態, 疫学, 言葉の定義, 歴史等―
第Ⅳ章　急性胆道炎の初期診療と急性胆管炎のフローチャート
第Ⅴ章　急性胆管炎の診断基準と重症度判定基準
第Ⅵ章　急性胆嚢炎の診断基準と重症度判定基準
第Ⅶ章　急性胆管炎・胆嚢炎の抗菌薬治療
第Ⅷ章　急性胆管炎に対する胆管ドレナージの適応と手技
第Ⅸ章　急性胆嚢炎に対する胆嚢ドレナージの適応と手技
第Ⅹ章　急性胆嚢炎診療フローチャート
第Ⅺ章　急性胆嚢炎に対する外科治療
　―腹腔鏡下胆嚢摘出術の安全な手順safe steps―
第Ⅻ章　急性胆管炎・胆嚢炎診療バンドル
第ⅩⅢ章　急性胆管炎・胆嚢炎バンドルチェックリスト
索引

詳しくは▶URL：http://www.igakutosho.co.jp　または、医学図書出版　で検索

医学図書出版株式会社
〒113-0033　東京都文京区本郷2-27-18（本郷BNビル2階）
TEL：03-3811-8210　FAX：03-3811-8236
URL：http://www.igakutosho.co.jp
E-mail：info@igakutosho.co.jp

編集後記

台湾の親友が先日言っていました，今年は台風が来なかった。今年の台風はみんな日本に来てしまい，異常事態でした。東京の雨，風もひどかったですが，被災地の方々は大変なご苦労と，つらい思いをなされたと存じます。心よりお見舞い申し上げます。

さて，本特大号についてですが，私が手掛けた4つ目の特大号になります。最初がStenting Bibleというすべてステントについての論文集で，当時まさにバイブルにふさわしい重厚な内容でした。次がドレナージ大全で辞書的な手技特集でした。その次は胆膵内視鏡治療自由自在というタイトルで，参考書として皆様の手技の勉強になれば，という願いを込めていました。そして，Biliary Access大辞典です。内視鏡のみならず，経皮的，EUSガイド下に行われる胆管アプローチ法を網羅しました。すべてを身近に感じられる本邦ならではの大辞典です。このBiliary accessという言葉は，英語圏の方が時々使っていて，包括的な良い言葉ですし，これから日本でもはやらせたいと思っております。兎にも角にもBiliary accessなくして胆道疾患患者さんの幸せはありません。腕を磨き，知識を深め，まだまだ不幸な目にあうことの多い胆道疾患を抱える患者さん達の光陰となれば幸甚であります。御執筆頂きました諸先生方，ありがとうございました。

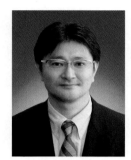

伊佐山　浩通

胆と膵

次号予告
Vol.39 No.11
（2018年11月15日発売予定）

特 集 DP（尾側膵切除術）を極める！
（企画：高折　恭一）

序文：DP（尾側膵切除術）を巡る諸問題……………………………高折　恭一

膵体尾部周囲の外科解剖……………………………………………堀口　明彦

膵断端の処理法………………………………………………………里井　壯平

DP：非浸潤性腫瘍に対する標準術式……………………………羽鳥　　隆

Kimura procedure……………………………………………………木村　　理

RAMPS…………………………………………………………………藤井　　努

腹腔鏡下尾側膵切除術（脾摘を伴う）：非浸潤性腫瘍に対する標準術式………中村　慶春

腹腔鏡下尾側膵切除術（脾摘を伴う）：浸潤癌に対する artery-first approach
………………………………………………………………………八木眞太郎

腹腔鏡下尾側膵切除術（脾温存）：脾動静脈温存のコツとピットフォール……中村　雅史

腹腔鏡下尾側膵切除術（脾温存）：Warshaw procedure の適応と要点……三澤　健之

膵尾側亜全摘術：開腹手術／腹腔鏡下手術におけるコツとピットフォール
………………………………………………………………………黒木　　保

ダビンチ DP……………………………………………………………袴田　健一

DP-CAR：遠隔成績からみた適応と術式の要点……………………平野　　聡

Modified DP-CAR……………………………………………………山上　裕機

Artery-first DP-CAR…………………………………………………穴澤　貴行

◆ 今後の特集予定 ◆

Vol.39 No.12　　選択的胆管挿管 100％を目指して―We're gonna do it!―
　　　　　　　　（企画：糸井　隆夫）

Vol.40 No. 1　　膵全摘術を考える（企画：杉山　政則）

胆と膵
バックナンバーのご案内

バックナンバーを御希望の際は，最寄りの医書店もしくは弊社営業部へご注文下さい。

●お申し込み
医学図書出版株式会社
〒 113-0033
東京都文京区本郷 2-29-8　大田ビル
TEL：03-3811-8210
E-mail：info@igakutosho.co.jp（営業部）
URL：http://www.igakutosho.co.jp/

※掲載以前のものをお探しの場合は直接お問い合わせ下さい。

Vol.39 No.9　2018 年 9 月号

特集：ここまで来た！　膵癌の早期診断

企画：山上　裕機

序文：膵癌の早期診断の進歩により外科治療は変わるか？
山下　裕機

膵癌の疫学：膵癌登録における T1 膵癌の解析
水間　正道ほか

膵癌の早期診断：腫瘍マーカー
赤尾　潤一ほか

膵癌早期診断における家族性膵癌登録の役割
高折　恭一ほか

ハイリスク群における診断法のストラテジー
吉田　岳市ほか

膵癌の早期画像診断：体外 US の有用性
古田　眞智ほか

膵癌の早期画像診断：CT の有用性
櫻井　康雄ほか

膵癌の早期画像診断：MRCP の有用性
小澤　瑞生ほか

膵癌の早期診断における ERCP の有用性
花田　敬士ほか

膵癌の早期画像診断：EUS および EUS-FNA の有用性
栗田　裕介ほか

浸潤性膵管癌の前駆病変
森田　剛平ほか

膵領域細胞診の工夫と細胞像
竹中　明美ほか

早期膵臓癌を見つけるためのリキッドバイオプシーの開発
吉岡　祐亮ほか

膵癌の早期診断におけるリキッドバイオプシー：十二指腸液
中村　聡ほか

膵癌に対する唾液メタボローム解析の有用性
朝井　靖二ほか

Vol.39 No.8　2018 年 8 月号

特集：胆管内乳頭状腫瘍（IPNB）の病態と診療の現状

企画：乾　和郎

序文：IPNB の疾患概念
　─現状におけるコンセンサスとコントラバーシー─
窪田　敬一

IPNB の歴史と将来への展望
中沼　安二

IPNB の新たな組織分類の提唱─日韓共同研究も含めて─
窪田　敬一ほか

胆管内乳頭状腫瘍の病理診断
全　陽

IPNB は独立した疾患か？
尾上　俊介ほか

発生部位からみた IPNB の臨床病理学的検討
松本　尊嗣ほか

胆管内乳頭状腫瘍（IPNB）：粘液産生の有無で区別する
　臨床的意義
水間　正道ほか

胆管内乳頭状腫瘍（IPNB）と膵管内乳頭粘液性腫瘍（IPMN）
　の比較
加藤　宏之ほか

IPNB の画像による鑑別診断
小森　隆弘ほか

IPNB の経口胆道鏡による診断
山本健治郎ほか

胆管内乳頭状腫瘍 (IPNB) の至適術式
植村修一郎ほか

IPNB の外科的治療成績
中台　英里ほか

当院における IPNB と乳頭状胆管癌の治療成績の比較
山本　玄ほか

●座談会
膵外分泌機能不全と膵酵素補充療法
　第 1 回　対談　膵外分泌機能不全の診断法
司　会　清水　京子
討論者　中村　光男

Vol.39 No.7　2018 年 7 月号

**特集：R0 切除をめざした胆管癌の術前・術中・術後における
　診断・治療の工夫**

企画：宮崎　勝

術前胆道ドレナージと直接胆管像からみた胆管癌の術式選択
伊藤　哲ほか

肝門部領域胆管癌に対する R0 切除における
　胆道ドレナージ前 MDCT の有用性
細川　勇ほか

胆管癌術前診断における SpyGlass DS の有用性
小川　貴央ほか

経口電子胆管鏡を用いた胆管癌表層進展範囲診断
石井　康隆ほか

プローブ型共焦点レーザー内視鏡による胆管狭窄の診断
橋本　千樹ほか

光線力学的診断による胆道癌の術前診断への応用
野路　武寛ほか

蛍光イメージングを用いた術中診断の試み
石沢　武彰ほか

超音波造影剤を用いた術中胆道造影（IOC-CEUS）の有用性
宇山　直樹ほか

術中迅速組織診断による胆管癌 R0 切除の意義と限界
小林　良平ほか

胆管癌術中肝側胆管陽性時の追加切除の適応と手術手技
清水　宏明ほか

胆管癌術中十二指腸側陽性時の追加切除の工夫
松山　隆生ほか

胆道癌に対する術後補助療法の意義と適応
高舘　達之ほか

胆道癌 R1 外科切除に対する術後補助化学療法の効果
村上　義昭ほか

胆道癌 R1 外科切除，胆管断端陽性例に対する
　術後陽子線治療の役割
奥村　敏之ほか

胆道癌 R1 外科切除，胆管断端陽性例に対する
　術後 Photodynamic therapy の試み
濱田　剛臣ほか

胆道癌に対する粒子線治療（陽子線，重粒子線）
寺嶋　千貴ほか

Vol.39 No.6　2018年6月号

特集：胆膵疾患と性差医学

企画：神澤　輝実

Personalized 医療としての性差医学・医療
　　　　　白鳥　敬子

原発性胆汁性胆管炎（PBC）の性差の観点からみた特徴
　　　　　谷合麻紀子ほか

性差による臨床像の差違
　　―膵・胆管合流異常と先天性胆道拡張症―
　　　　　神澤　輝実ほか

性差による臨床像の差違―胆管内乳頭状腫瘍―
　　　　　窪田　敬一ほか

性差による臨床像の差違―胆石症―
　　　　　正田　純一

性差による臨床像の差違―胆嚢癌―
　　　　　堅田　朋大ほか

性差による慢性膵炎の臨床的特徴の差異
　　　　　阪上　順一ほか

性差による臨床像の差違―自己免疫性膵炎―
　　　　　田原　純子ほか

性差による臨床像の差違―膵粘液性嚢胞腫瘍（MCN）―
　　　　　鈴木　裕ほか

性差による臨床像の差違―膵漿液性嚢胞腫瘍（SCN）―
　　　　　渡邊　利広ほか

性差による臨床像の差違
　　―Solid Pseudopapillary Neoplasm（SPN）―
　　　　　花田　敬士ほか

妊娠と胆膵疾患
　　　　　大屋　敏秀ほか

アルコールと女性
　　　　　菊田　和宏ほか

化学療法の有効性と副作用と性差
　　　　　古瀬　純司ほか

女性における放射線診断ならびに放射線治療による被曝の留意点
　　　　　唐澤　克之

●症例
巨大胆嚢の1例
　　　　　鈴木　範明ほか

●症例
腎細胞癌胆嚢転移の1例―本邦報告36例の集計―
　　　　　中沢　和之ほか

Vol.39 No.5　2018年5月号

特集：胆道・膵疾患術後の晩期障害

企画：遠藤　格

胆道再建部狭窄・胆管炎・肝内結石
　　―経口（内視鏡的）アプローチ―
　　　　　岩崎　暁人ほか

胆道再建部狭窄・胆管炎・肝内結石―経皮アプローチ―
　　　　　三好　広尚ほか

胆道再建部狭窄・肝内結石―外科的アプローチ―
　　　　　樋口　亮太ほか

遺残胆嚢・胆嚢管結石および胆嚢管断端神経腫
　　　　　山本　淳ほか

門脈閉塞による静脈瘤―外科的アプローチ―（Rex shunt）
　　　　　岡島　英明ほか

門脈狭窄による静脈瘤の成人例―経皮的アプローチ―
　　　　　伊神　剛ほか

小児肝移植後の晩期門脈関連合併症に対する
　　経皮的カテーテル治療について
　　　　　平田　義弘ほか

膵癌に対する脾静脈合併切除を伴う膵頭十二指腸切除後の
　　左側門脈圧亢進症
　　　　　小野　嘉大ほか

膵頭十二指腸切除（PD）後の脂肪肝
　　　　　坂口　充弘ほか

膵性糖尿病と膵性下痢
　　　　　高野　重紹ほか

脾摘後重症感染症について―予防と対策―
　　　　　橋本　直樹

膵・胆管合流異常，先天性胆道拡張症分流手術後の胆道癌
　　　　　大塚　英郎ほか

膵消化管吻合部狭窄に対する内視鏡治療
　　　　　松波　幸寿ほか

膵全摘術後栄養障害と QOL
　　　　　松本　逸平ほか

先天性胆道拡張症術後の AYA 世代の管理
　　　　　松浦　俊治ほか

葛西手術後の長期管理
　　　　　田中　拡ほか

慢性膵炎に対する Frey 手術後の再燃・発癌
　　　　　江川　新一ほか

Vol.39 No.4　2018年4月号

特集：Precision medicine をめざした
　　胆道・膵悪性腫瘍ゲノム医療の最前線

企画：山口　武人

膵・胆道悪性腫瘍の分子診断から治療への動向
　　　　　永瀬　浩喜

胆道癌のゲノム・遺伝子異常
　　　　　柴田　龍弘

次世代シークエンサーを用いたがん関連遺伝子解析の課題
　　　　　横井　左奈

膵癌・胆嚢癌におけるリキッドバイオプシーを用いた
　　がん遺伝子解析
　　　　　西尾　和人ほか

血中マイクロ RNA 測定による膵癌・胆道癌の早期診断
　　　　　松﨑潤太郎ほか

EUS-FNA 検体を用いた膵癌ゲノム解析の現状と課題
　　　　　須藤研太郎

ヒト膵癌オルガノイド培養を用いた薬剤感受性評価の展望
　　　　　上野　康晴ほか

がん遺伝子パネル検査におけるクリニカルシーケンス
　　カンファレンスの役割―膵癌における免疫チェックポイント
　　阻害剤の可能性―
　　　　　金井　雅史ほか

膵癌・胆道癌に対するクリニカルシーケンス
　　―SCRUM-Japan の取り組み―
　　　　　大場　彬博ほか

網羅的がん遺伝子検査を用いた胆道・膵癌個別化医療の実践
　　　　　林　秀幸

膵癌・胆道癌のリスク因子：環境要因と遺伝要因
　　　　　岩崎　基

●症例
診断に難渋し EUS-FNA を施行した膵リンパ上皮嚢胞の1例
　　　　　増田　智成ほか

●症例
術前 DIC-CT および術中胆道造影により副交通胆管枝を確認し
　　安全に腹腔鏡下胆嚢摘出術を施行した胆嚢結石症の1例
　　　　　荒井　啓輔ほか

●症例
主膵管全体に進展する intraductal papillary mucinous
　　neoplasm に対し膵全摘術を施行した1例
　　　　　鈴木　優美ほか

●症例
膵管不完全癒合の腹側膵管尾側端に発生した
　　intraductal papillary-mucinous carcinoma（IPMC）の1例
　　　　　佐藤　辰宣ほか

Vol.39 No.3　2018年3月号

特集：胆嚢癌―術前診断に応じた治療を再考する―

企画：海野　倫明

はじめに―術前診断に応じた胆嚢癌治療―
　　　　　海野　倫明ほか

胆嚢癌の疫学
　　　　　松山　隆生ほか

胆嚢癌のリスクファクター
　　　　　神澤　輝実ほか

胆嚢癌の病理形態学的特徴と画像診断
　　　　　清野　浩子ほか

胆嚢癌の鑑別診断と深達度診断―超音波検査―
　　　　　岡庭　信司ほか

胆嚢癌の鑑別診断と進展度診断―超音波内視鏡―
　　　　　菅野　敦ほか

胆嚢癌の鑑別診断と進展度診断―CT―
　　　　　松原　崇史ほか

MRI による胆嚢癌の鑑別診断と進展度診断
　　　　　浦川　博史ほか

胆嚢癌の鑑別診断と深達度診断―PET 診断―
　　　　　岩渕　雄ほか

胆嚢癌の術前診断に応じた治療方針―T1 胆嚢癌―
　　　　　石原　慎ほか

胆嚢癌の術前診断に応じた治療方針―T2 胆嚢癌―
　　　　　坂田　純ほか

胆嚢癌の術前診断に応じた治療方針―T3 胆嚢癌―
　　　　　千田　嘉毅ほか

胆嚢癌の術前診断に応じた治療方針―T4 胆嚢癌―
　　　　　土川　貴裕ほか

治療開始前にリンパ節転移陽性と診断した
　　胆嚢癌に対する治療戦略
　　　　　小林　省吾ほか

切除後に判明した偶発胆嚢癌
　　　　　味木　徹夫ほか

胆嚢癌の術前診断に応じた治療方針
　　―コンバージョン切除―
　　　　　久保木　知ほか

切除不能胆嚢癌に対する全身化学療法
　　　　　小林　智ほか

Vol.39 No.2　2018 年 2 月号

●連載
ちょっと気になる胆・膵画像―ティーチングファイルから―
第 38 回　膵神経内分泌腫瘍の診断
　―ソマトスタチン受容体シンチグラフィー,
　他モダリティーを用いた画像診断―
　　　　　　　　　　　　　　　　　小山奈緒美ほか

特集：オートファジー～胆膵疾患とのかかわりについて～
　　　　　　　　　　　　　　　企画：清水　京子

オートファジーと疾患とのかかわり
　　　　　　　　　　　　　　　　　高橋　俊作ほか
オートファジーの制御機構と活性測定法
　　　　　　　　　　　　　　　　　千野　遥ほか
選択的オートファジーと Keap1-Nrf2 系の関連
　　　　　　　　　　　　　　　　　濱田　晋ほか
発がん機構におけるオートファジーのかかわり
　　　　　　　　　　　　　　　　　清水　重臣
急性膵炎におけるオートファジーとエンドサイトーシス
　　　　　　　　　　　　　　　　　眞嶋　浩聡ほか
膵炎とオートファジー-リソソーム系
　　　　　　　　　　　　　　　　　大村谷昌樹ほか
膵癌進展と膵星細胞のオートファジー
　　　　　　　　　　　　　　　　　仲田　興平ほか
膵癌治療におけるオートファジー制御の意義
　　　　　　　　　　　　　　　　　橋本　大輔ほか
胆道疾患におけるオートファジーの関与
　　　　　　　　　　　　　　　　　佐々木素子ほか
オートファジーと糖尿病
　　　　　　　　　　　　　　　　　福中　彩子ほか

●研究
電気伝導方式 ESWL 機材を併用した内視鏡的膵石治療
　　　　　　　　　　　　　　　　　佐貫　毅ほか

Vol.39 No.1　2018 年 1 月号

●新春特別企画
―平成 30 年―　胆・膵領域はこう展開する
　　　　　　　　　　　　　　　胆と膵編集委員会編

●連載
ちょっと気になる胆・膵画像―ティーチングファイルから―
第 37 回　膵管狭窄を合併したセロトニン陽性膵神経内分泌腫瘍
　の 1 例
　　　　　　　　　　　　　　　　　松浦　智徳ほか

特集：これだけは知っておきたい膵外傷のマネージメント
　　　　　　　　　　　　　　　企画：杉山　政則

膵外傷の機序と病態
　　　　　　　　　　　　　　　　　加地　正人ほか
膵外傷の診療体系
　　　　　　　　　　　　　　　　　船曳　知弘
膵損傷の CT 診断
　　　　　　　　　　　　　　　　　池田　慎平ほか
膵外傷の MRI/MRCP 診断
　　　　　　　　　　　　　　　　　小澤　瑞生ほか
膵外傷の ERCP 診断
　　　　　　　　　　　　　　　　　栗栖　茂
膵外傷の EUS 診断
　　　　　　　　　　　　　　　　　杉山　政則ほか
膵外傷の治療体系
　　　　　　　　　　　　　　　　　若狭　悠介ほか
膵外傷に対する膵縫合，ドレナージ術
　　　　　　　　　　　　　　　　　安藤　恭久ほか
膵外傷に対する膵分節切除再建手術
　―Letton-Wilson 法，Bracey 法
　　　　　　　　　　　　　　　　　村上　壮一ほか
膵外傷に対する膵切除術
　　　　　　　　　　　　　　　　　小林慎二郎ほか
膵外傷に対する内視鏡治療
　　　　　　　　　　　　　　　　　松波　幸寿ほか
膵損傷に対する IVR
　　　　　　　　　　　　　　　　　三浦　剛史ほか
ダメージコントロールサージェリー
　　　　　　　　　　　　　　　　　久志本成樹ほか

●話題
胆膵疾患の内視鏡治療―歴史編―
　　　　　　　　　　　　　　　　　藤田　力也
胆膵疾患の内視鏡治療―現状と将来―
　　　　　　　　　　　　　　　　　河本　博文

Vol.38 No.12　2017 年 12 月号

特集：膵神経内分泌腫瘍診療の最前線
　　　　　　　　　　　　　　　企画：伊藤　鉄英

膵神経内分泌腫瘍の新たな病理組織分類　WHO 2017
　　　　　　　　　　　　　　　　　笹野　公伸ほか
膵神経内分泌腫瘍（PanNEN）における予後・治療効果予測
　―TNM 分類を含めて―
　　　　　　　　　　　　　　　　　長村　義之
コラム①：膵神経内分泌腫瘍の全ゲノム解析
　　　　　　　　　　　　　　　　　河邉　顕
新規がん抑制遺伝子 PHLDA3 は膵神経内分泌腫瘍攻略における
　もっとも重要な分子の一つである
　　　　　　　　　　　　　　　　　友杉　充宏ほか
膵神経内分泌腫瘍と遺伝性疾患
　　　　　　　　　　　　　　　　　櫻井　晃洋
機能性膵神経内分泌腫瘍の存在診断・局在診断
　　　　　　　　　　　　　　　　　植田圭二郎ほか
膵神経内分泌腫瘍に対する 111In ペンテトレオチドを用いた
　ソマトスタチン受容体シンチグラフィー（SRS）の有用性と
　今後の展開
　　　　　　　　　　　　　　　　　小林　規俊ほか
膵神経内分泌腫瘍に対する 68Ga DOTATOC の有用性と
　今後の展開
　　　　　　　　　　　　　　　　　中本　隆介ほか
膵神経内分泌腫瘍に対する外科治療
　　　　　　　　　　　　　　　　　中島　陽平ほか
進行性膵神経内分泌腫瘍に対するランレオチドの有用性
　　　　　　　　　　　　　　　　　伊藤　鉄英ほか
切除不能高分化型膵神経内分泌腫瘍（NET G1/G2/G3）
　に対する薬物療法―新しい WHO 分類 2017 をふまえて―
　　　　　　　　　　　　　　　　　森実　千種ほか
切除不能低分化型膵神経内分泌癌（panNEC-G3）の
　特徴と薬物療法
　　　　　　　　　　　　　　　　　栗田　裕介ほか
膵神経内分泌腫瘍に対する Peptide Receptor Radionuclide
　Therapy（PRRT）
　　　　　　　　　　　　　　　　　絹谷　清剛
コラム②：膵神経内分泌腫瘍と国際神経内分泌腫瘍連盟
　（International Neuroendocrine Cancer Alliance：INCA）
　　　　　　　　　　　　　　　　　眞嶋　喜幸
コラム③：Global ReGISTry NETwork の構築と今後の展望
　　　　　　　　　　　　　　　　　阪峯　基広
●連載
その「世界」の描き方＜第 11 回＞
　早期の癌に挑む―髙木　國夫先生―
　　　　　　　　　　　　　　　　　福嶋　敬宜
●症例
残胃血流評価として術中 ICG 蛍光造影が有用であった
　幽門側胃切除術後膵体尾部切除の 1 例
　　　　　　　　　　　　　　　　　市川　洋平ほか

Vol.38 No.11　2017 年 11 月号

特集：局所進行膵癌の治療限界に挑む
　　　　　　　　　　　　　　　企画：山上　裕機

序文
　　　　　　　　　　　　　　　　　山上　裕機
膵癌取扱い規約第 7 版における切除可能性分類
　　　　　　　　　　　　　　　　　加藤　弘幸ほか
局所進行切除不能膵癌の conversion surgery へのタイミング
　　　　　　　　　　　　　　　　　里井　壮平ほか
局所進行膵癌の術前治療後の画像診断
　　　　　　　　　　　　　　　　　小川　浩ほか
局所進行膵癌に対する術前化学療法の組織学的効果判定
　　　　　　　　　　　　　　　　　全　陽
局所進行膵癌に対する門脈合併切除
　　　　　　　　　　　　　　　　　祐川　健太ほか
局所進行膵癌に対する mesenteric approach
　　　　　　　　　　　　　　　　　廣野　誠子ほか
局所進行膵癌に対する肝動脈合併膵切除の治療成績
　　　　　　　　　　　　　　　　　天野　良亮ほか
局所進行膵体部癌に対する腹腔動脈合併尾側膵切除の治療成績
　　　　　　　　　　　　　　　　　中村　透ほか
腹腔動脈合併膵体尾部切除術の合併症対策
　　　　　　　　　　　　　　　　　岡田　健一ほか
局所進行切除不能膵癌に対する化学療法
　　　　　　　　　　　　　　　　　古瀬　純司
局所進行切除不能膵癌に対する化学放射線療法
　　　　　　　　　　　　　　　　　井岡　達也ほか
局所進行切除不能膵癌に対する強度変調放射線療法（IMRT）を
　用いた化学放射線治療
　　　　　　　　　　　　　　　　　後藤　容子ほか
局所進行切除不能膵癌に対する重粒子線治療
　　　　　　　　　　　　　　　　　山田　滋ほか
局所進行切除不能膵癌に対するナノナイフ治療
　　　　　　　　　　　　　　　　　森安　史典ほか
●症例
超音波内視鏡により乳頭括約筋機能障害が疑われた
　胆嚢摘出後症候群の 1 例
　　　　　　　　　　　　　　　　　福岡　英志ほか
●症例
膵頭十二指腸切除後の難治性腹腔内出血に対する
　一期的膵吻合再建の経験
　　　　　　　　　　　　　　　　　梁　英樹ほか

Vol.38 臨時増刊特大号　2017年10月号増刊

特集：胆膵EUSを極める
―私ならこうする (There is always a better way)―
企画：糸井　隆夫

序文：胆膵EUSを極める―There is always a better way―
糸井　隆夫

診　断
ラジアル型EUS標準描出法
萬代晃一朗ほか

コンベックス走査型EUSによる標準描出法
佐藤　　愛ほか

超音波内視鏡の進歩　直視コンベックス型EUS標準描出法
岩井　知久ほか

造影EUS
今津　博雄ほか

EUSエラストグラフィ
大野栄三郎ほか

胆膵疾患に対するEUS-FNA―われわれはこうしている―
石田　祐介ほか

EUS-FNA　私はこうする
花田　敬士ほか

EUS-FNA―私はこうする―
蘆田　玲子ほか

EUS-FNA―私はこうする―
良沢　昭銘

EUS-FNA―私はこうする―
菅野　　敦ほか

EUS-FNA―パターン別　穿刺困難例を克服―
佐藤　高光ほか

EUS-FNA　私ならこうする
　―確実で臨床に即した組織細胞診をめざして―
深見　悟生ほか

治　療
膵炎に伴う膵および膵周囲液体貯留に対するドレナージ術
　（含　ネクロセクトミー）―私はこうする―
入澤　篤志ほか

膵周囲液体貯留（PFC）ドレナージ（含むネクロセクトミー）
　―私はこうする―
金　　俊文ほか

膵周囲液体貯留（PFC）ドレナージ（含ネクロセクトミー）
　―私ならこうする―
向井俊太郎ほか

術後再建腸管症例に対する肝内胆管ドレナージ術（HGS, HJS）
　―私はこうする―
塩見　英之ほか

肝内胆管ドレナージ（HGS，HJS）―私はこうする―
伊佐山浩通ほか

肝内胆管ドレナージ（HGS，HJS）―私はこうする―
小倉　　健ほか

EUSガイド下肝外胆管ドレナージ（EUS-guided
　choledochoduodenostomy：EUS?CDS）―私はこうする―
原　　和生ほか

遠位胆管狭窄に対するEUS-CDS―われわれはこうする―
伊藤　　啓ほか

EUSガイド下順行性ステンティング
田中　麗奈ほか

胆管ランデブー
岩下　拓司ほか

胆管結石除去術
土屋　貴愛ほか

胆嚢ドレナージ―私はこうする―
三長　孝輔ほか

胆嚢ドレナージ―私はこうする―
辻　修二郎ほか

EUSガイド下膵管ドレナージ―私はこうする―
原　　和生ほか

EUSガイド下膵管ドレナージ
糸井　隆夫ほか

膵管ランデブー
矢根　圭ほか

EUSガイド下腹腔神経叢ブロック―私はこうする―
安田　一朗ほか

癌性疼痛に対する腹腔神経叢ブロック―私はこうする―
石渡　裕俊ほか

●座談会
EUSを極める―教育法と今後の動向―
糸井　隆夫（司会），入澤　篤志，安田　一朗，
良沢　昭銘，潟沼　朗生，土屋　貴愛

Vol.38 No.10　2017年10月号

●連載
ちょっと気になる胆・膵画像―ティーチングファイルから―
　第36回　主膵管内腫瘍栓を呈した腺房細胞癌の1例
小川　浩ほか

特集：急性胆嚢炎に対する最新のマネージメント
企画：伊佐山浩通

序文：治療戦略と胆嚢ドレナージ法の概要
急性胆嚢炎の発症機序と鑑別診断のコツ
竹中　完ほか

ガイドラインからみた急性胆嚢炎のマネージメント
　―内科の立場から―
露口　利夫ほか

ガイドラインから見た急性胆嚢炎のマネージメント
　―外科の立場から―
三浦　文彦ほか

急性胆嚢炎に対する経乳頭的胆嚢ドレナージ術の適応とテクニック
河上　洋ほか

超音波内視鏡ガイド下胆嚢ドレナージ術の適応とテクニック
松原　三郎ほか

急性胆嚢炎に対する経皮的アプローチの適応とテクニック
伊藤　啓ほか

ドレナージ後の胆嚢摘出術：蛍光ナビゲーションと
　超音波内視鏡ガイド下ドレナージ
河口　義邦ほか

蛍光イメージング下胆嚢摘出術の実際とコツ
石沢　武彰ほか

穿孔を起こした急性胆嚢炎の外科的マネージメント
澁谷　誠ほか

穿孔を起こした急性胆嚢炎の内科的マネージメント
斉藤　紘昭ほか

急性胆嚢炎切除不能例のマネージメント
田村　崇ほか

Mirizzi症候群の内視鏡的マネージメント
松波　幸寿ほか

無石胆嚢炎のマネージメント
塩見　英之ほか

急性胆嚢炎胆管結石合併例のマネージメント
細野　邦広ほか

胆嚢癌合併例のマネージメント
中西　喜嗣ほか

Vol.38 No.9　2017年9月号

膵臓・膵島移植 Up-to-Date
企画：高折　恭一

膵臓・膵島移植の最前線
穴澤　貴行ほか

膵臓移植の現況
浅岡　忠史ほか

膵臓移植の手術手技 Up-to-Date
伊藤　泰平ほか

生体膵臓移植 Up-to-Date
剣持　敬ほか

膵臓移植の免疫制御療法 Up-to-Date
大段　秀樹

1型糖尿病に対する islet replacement therapy としての
　膵臓移植の効果
馬場園哲也ほか

膵島移植の現況
穴澤　貴行ほか

膵島分離・移植におけるイノベーション
後藤　昌史

膵島移植の免疫抑制法 Up-to-Date
野口　洋文ほか

膵島移植における新たな移植方法
角　昭一郎

自家膵島移植 Up-to-Date
丸山　通広ほか

異種膵島移植の展望
霜田　雅之

膵臓・膵島再生研究の現状と展望
伊藤　遼ほか

●症例
短期間で急速に増大した膵管内乳頭粘液性腫瘍を伴わない
　膵粘液癌の1切除例
中橋　剛一ほか

成人男性に発症し横行結腸間膜への浸潤を認めた
　膵 solid-pseudopapillary neoplasm の1例
佐久間　淳ほか

Vol.38 No.8　2017年8月号

●連載
ちょっと気になる胆・膵画像―ティーチングファイルから―
　第35回　破裂による腹膜炎を契機に発見された
　膵粘液性嚢胞腫瘍の1例
　　　　　　　　　　　　　　　　　　清永　麻紀ほか

特集：膵癌治療の最前線―諸問題の解決にむけた取り組み―
　　　　　　　　　　　　　　　　　企画：古瀬　純司

家族性膵癌の治療
　　　　　　　　　　　　　　　　　　松林　宏行ほか
浸潤性膵管癌に対する合成セクレチンを用いた
　膵液細胞診の診断能
　　　　　　　　　　　　　　　　　　武田　洋平ほか
Borderline resectable 膵癌に対する gemcitabine 併用術前
　化学放射線療法―Oncological な視点から見た Resectability
　の問題点について―
　　　　　　　　　　　　　　　　　　髙橋　秀典ほか
T4 膵癌に対する手術を前提とした化学放射線療法の治療成績
　　　　　　　　　　　　　　　　　　岸和田昌之ほか
MRI 拡散強調画像による
　Borderline resectable 膵癌術前治療効果判定の取り組み
　　　　　　　　　　　　　　　　　　岡田　健一ほか
切除不能膵癌に対する FOLFIRINOX 療法とゲムシタビン＋
　ナブパクリタキセル療法の現状―Conversion rate と治療成績―
　　　　　　　　　　　　　　　　　　夏目　誠治ほか
局所進行膵癌における治療奏効例に対する治療戦略
　―Conversion surgery の適応についての考察―
　　　　　　　　　　　　　　　　　　須藤研太郎ほか
切除不能膵癌に対する化学療法―FOLFIRINOX 療法と
　ゲムシタビン＋ナブパクリタキセル療法をどう使い分けるか？
　　　　　　　　　　　　　　　　　　尾阪　将人ほか
高齢者膵癌に対する手術適応についての多施設共同研究
　　　　　　　　　　　　　　　　　　庄　雅之ほか
高齢者膵癌に対する化学療法―包括的高齢者機能評価と治療選択―
　　　　　　　　　　　　　　　　　　小林　智ほか
膵癌に対する免疫療法：治療開発の趨勢
　　　　　　　　　　　　　　　　　　石井　浩
膵癌の癌性疼痛に対する
　EUS ガイド下神経叢ブロック（融解）術の有用性
　　　　　　　　　　　　　　　　　　宮田　剛ほか

Vol.38 No.7　2017年7月号

特集：十二指腸乳頭部癌―現状の問題点と今後の展望―
　　　　　　　　　　　　　　　　　企画：宮崎　勝

十二指腸乳頭部の腫瘍性病変の病理
　　　　　　　　　　　　　　　　　　羽賀　敏博ほか
内視鏡時に肉眼的に癌を疑うべき病変はどのようなものか？
　　　　　　　　　　　　　　　　　　本定　三季ほか
In situ の乳頭部癌はどの程度正確に診断可能か？
　　　　　　　　　　　　　　　　　　松原　三郎ほか
十二指腸乳頭部癌の組織学的亜型と臨床的意義
　　　　　　　　　　　　　　　　　　岡野　圭一ほか
十二指腸乳頭部腫瘍における生検病理診断と胆汁細胞診を
　どう判断するか―臨床側の立場から―
　　　　　　　　　　　　　　　　　　山本　慶郎ほか
胆道癌取扱い規約第6版からみた乳頭部癌進展度分類の問題点
　　　　　　　　　　　　　　　　　　大塚　将之ほか
十二指腸乳頭部腫瘍の十二指腸壁浸潤はどこまで診断可能か？
　　　　　　　　　　　　　　　　　　伊藤　啓ほか
乳頭部癌の膵実質浸潤診断はどこまで可能か？
　　　　　　　　　　　　　　　　　　太和田勝之ほか
十二指腸乳頭部腫瘍の胆管内および膵管内進展は
　どこまで診断可能か？―EUS・IDUS を中心に―
　　　　　　　　　　　　　　　　　　小松　直広ほか
乳頭部癌の術前リンパ節転移診断
　　　　　　　　　　　　　　　　　　伊関　雅裕ほか
ガイドラインからみた乳頭部癌の治療方針の妥当性
　　　　　　　　　　　　　　　　　　森　泰寿ほか
内視鏡的乳頭切除術の手技とその適応は？
　　　　　　　　　　　　　　　　　　川嶋　啓揮ほか
経十二指腸的乳頭部切除の手技とその適応は？
　　　　　　　　　　　　　　　　　　今村　直哉ほか
膵頭十二指腸切除は乳頭部癌すべてに適応すべきか？
　　　　　　　　　　　　　　　　　　北畑　裕司ほか
膵温存十二指腸切除は安全に施行可能なオプションか？
　　　　　　　　　　　　　　　　　　後藤　晃紀ほか
乳頭部癌に対する腹腔鏡下膵頭十二指腸切除の適応
　　　　　　　　　　　　　　　　　　永川　裕一ほか

●研究
肝外胆管癌切除例における胆管断端陽性例の予後
　　　　　　　　　　　　　　　　　　志摩　泰生ほか
●症例
膵・胆管合流異常を伴わない広義の先天性胆道拡張症の2例
　　　　　　　　　　　　　　　　　　三宅　啓ほか

Vol.38 No.6　2017年6月号

特集：硬化性胆管炎の診療における最近の進歩
　　　　　　　　　　　　　　　　　企画：乾　和郎

硬化性胆管炎診療の歴史的変遷
　　　　　　　　　　　　　　　　　　滝川　一
本邦における原発性硬化性胆管炎と IgG4 関連硬化性胆管炎の現状
　―硬化性胆管炎の診療ガイドライン作成にむけて―
　　　　　　　　　　　　　　　　　　田妻　進
原発性硬化性胆管炎と IgG4 関連硬化性胆管炎の病理
　　　　　　　　　　　　　　　　　　能登原憲司
好中球性上皮障害（GEL）を示す硬化性胆管炎の病理
　　　　　　　　　　　　　　　　　　全　陽ほか
原発性硬化性胆管炎の診断基準の提唱
　　　　　　　　　　　　　　　　　　中沢　貴宏ほか
硬化性胆管炎の鑑別診断における EUS の位置付け
　　　　　　　　　　　　　　　　　　南　智之ほか
原発性硬化性胆管炎に合併する胆管癌の診断
　　　　　　　　　　　　　　　　　　熊谷純一郎ほか
続発性硬化性胆管炎の診断
　　　　　　　　　　　　　　　　　　熊木　天児ほか
腸管病変を合併する原発性硬化性胆管炎に対する治療戦略
　　　　　　　　　　　　　　　　　　中本　伸宏ほか
原発性硬化性胆管炎の予後予測因子としての経過中血清 ALP 値
　　　　　　　　　　　　　　　　　　田中　篤
原発性硬化性胆管炎の予後因子の解析
　　　　　　　　　　　　　　　　　　渡邉　健雄ほか
原発性硬化性胆管炎の肝移植後再発と長期予後
　　　　　　　　　　　　　　　　　　上田　佳秀
●症例
膵腺扁平上皮癌の2手術例
　　　　　　　　　　　　　　　　　　唐澤　幸彦ほか
●症例
術前診断に難渋し10年の長期経過後に切除し得た
　胆管癌の1例
　　　　　　　　　　　　　　　　　　松本　浩次ほか
●症例
短期間に胆管狭窄が進展した IgG4 関連硬化性胆管炎の1例
　　　　　　　　　　　　　　　　　　蘆田　良ほか

Vol.38 No.5　2017年5月号

特集：胆膵腫瘍に対する術前治療と切除前後の効果判定法
　　　　　　　　　　　　　　　　　企画：遠藤　格

序文：胆膵疾患の術前治療と効果判定法の問題点
　　　　　　　　　　　　　　　　　　遠藤　格ほか
膵癌の術前治療の画像診断による効果判定
　　　　　　　　　　　　　　　　　　米田　憲秀ほか
胆道癌に対する術前治療後の病理組織学的効果判定
　　　　　　　　　　　　　　　　　　内田　克典ほか
切除不能胆道癌の治療成績と conversion surgery
　　　　　　　　　　　　　　　　　　古瀬　純司
肝内胆管癌に対する術前治療と効果判定法
　　　　　　　　　　　　　　　　　　加藤　厚ほか
当初非切除とされた胆嚢に対する conversion surgery
　　　　　　　　　　　　　　　　　　野路　武寛ほか
肝外胆管癌に対する術前治療と効果判定法
　　　　　　　　　　　　　　　　　　中川　圭ほか
膵癌に対する術前治療後の病理組織学的効果判定法
　　　　　　　　　　　　　　　　　　石田　和之ほか
切除不能膵癌の治療成績と外科へのコンサルトのタイミング
　　　　　　　　　　　　　　　　　　上野　秀樹ほか
切除企図膵癌に対する術前治療と効果判定・有効性評価
　　　　　　　　　　　　　　　　　　元井　冬彦ほか
切除可能境界膵癌に対する術前治療と効果判定法
　―画像診断と腫瘍マーカーを中心に―
　　　　　　　　　　　　　　　　　　岡田　健一ほか
局所進行膵癌に対する化学放射線治療の効果判定
　―組織学的効果判定と膵癌間質内 Tenascin-C 発現について―
　　　　　　　　　　　　　　　　　　早﨑　碧泉ほか
局所進行切除不能膵癌に対する術前治療と効果判定法
　　　　　　　　　　　　　　　　　　森　隆太郎ほか
腹膜転移膵癌に対する新規治療法と conversion surgery の役割
　　　　　　　　　　　　　　　　　　里井　壮平ほか
膵神経内分泌腫瘍に対する術前治療後の
　病理組織学的効果判定について
　　　　　　　　　　　　　　　　　　大池　信之ほか
切除不能膵神経内分泌腫瘍の治療成績と切除のタイミング
　　　　　　　　　　　　　　　　　　五十嵐久人ほか
膵神経内分泌腫瘍に対する術前治療と効果判定法
　　　　　　　　　　　　　　　　　　工藤　篤ほか
●話題
膵の語源について（13）
　　　　　　　　　　　　　　　　　　土屋　凉一

Vol.38 No.4　2017年4月号

特集：先天性胆道拡張症の最前線

企画：神澤　輝実

序文：先天性胆道拡張症の概念の変遷

神澤　輝実

先天性胆道拡張症の発生論

細村　直弘ほか

先天性胆道拡張症の診断基準の制定をめぐって

濱田　吉則

先天性胆道拡張症の診療ガイドライン（簡易版）

石橋　広樹ほか

先天性胆道拡張症における用語と定義に関する問題

金子健一朗ほか

先天性胆道拡張症の画像診断

齋藤　武ほか

先天性胆道拡張症における胆道癌の発癌機序

森　大樹ほか

先天性胆道拡張症に胆道癌を合併した20歳以下症例の検討：
日本膵・胆管合流異常研究会登録委員会報告

窪田　正幸ほか

先天性胆道拡張症に合併する膵・胆管の形成異常

漆原　直人ほか

先天性胆道拡張症に対する腹腔鏡手術（小児例）

村上　寛ほか

先天性胆道拡張症に対する腹腔鏡下手術（成人例）

森　泰寿ほか

術後発癌からみた先天性胆道拡張症に対する外科治療の課題

安藤　久實

先天性胆道拡張症における内視鏡的治療の役割

山本健治郎ほか

先天性胆道拡張症に対する分流手術後の遺残胆管癌

大橋　拓ほか

先天性胆道拡張症術後の肝内結石

大塚　英郎ほか

小児期発症の希少難治性肝胆膵疾患における
先天性胆道拡張症の位置付け

佐々木英之ほか

●研究
市中病院における胆道感染症の現状：
　胆汁細菌検査の結果より

門倉　信ほか

Vol.38 No.3　2017年3月号

特集：超高齢者（80歳以上）の胆膵疾患診療を考える

企画：海野　倫明

序文：超高齢者時代の胆膵疾患診療を考える

海野　倫明

高齢者総合機能評価を用いた高齢者肝胆膵外科治療方針の提案

松島　英之ほか

消化器手術（胆膵）における術後せん妄の予測、対策、
治療について

堀内　哲也ほか

超高齢者に対するERCP関連手技の留意点

枡　かおりほか

超高齢者の胆石性胆管炎（胆石性膵炎も含めて）の内視鏡治療

宅間　健介ほか

超高齢者の急性胆嚢炎に対する内視鏡治療

辻　修二郎ほか

超高齢者の総胆管結石における胆管ステント長期留置術

鈴木　安曇ほか

超高齢者総胆管結石症における内視鏡的乳頭切開術

本多　五奉ほか

超高齢者（80歳以上）に対する腹腔鏡下胆嚢摘出術

村上　昌裕ほか

超高齢者に対する胆嚢・総胆管結石症の治療方針
総胆管結石治療後の胆嚢摘出術は必要か？

安井　隆晴ほか

高齢者膵癌に対する外科治療戦略

元井　冬彦ほか

超高齢者胆道癌の外科治療

落合登志哉

超高齢者に対する胆道癌肝切除の留意点

菅原　元ほか

超高齢者に対する膵頭十二指腸切除の留意点

杉本　元一ほか

超高齢者胆・膵癌に対する抗癌剤治療

庄　雅之ほか

●症例
特徴的な肝転移再発所見を呈した胆嚢粘液癌の1例

寺田　卓郎ほか

Vol.38 No.2　2017年2月号

慢性膵炎内視鏡治療の現況と展望

企画：山口　武人

序文・慢性膵炎内視鏡治療の現況

乾　和郎

膵石症に対する内視鏡的膵管口切開，バスケット結石除去

伊藤　謙ほか

膵石に対する経口膵管鏡・レーザー砕石

三方林太郎ほか

膵石に対するESWLとの併用治療

山本　智支ほか

膵疾患に対する内視鏡的膵管バルーン拡張術（EPDBD）の
有用性・安全性について
―膵石症・仮性嚢胞・非癒合症治療例を中心に―

辻　忠男ほか

膵管狭窄に対するステント治療―プラスチックステント―

川口　義明ほか

膵管狭窄に対するステント治療―金属ステント―

齋藤　倫寛ほか

膵管狭窄に対するEUS-PD rendezvous法を用いた
膵管ステント留置術

向井俊太郎ほか

慢性膵炎に伴う仮性嚢胞の治療―経乳頭，経消化管アプローチ―

平山　敦ほか

胆管狭窄に対するステント治療―チューブステント―

佐藤　達也ほか

胆管狭窄に対するステント治療―金属ステント―

笹平　直樹ほか

自己免疫性膵炎に合併する胆管狭窄の内視鏡治療の位置づけ

神澤　輝実ほか

外科医からみた内視鏡治療困難症例への対応
―手術のタイミングと成績―

佐田　尚宏ほか

難治性慢性膵炎疼痛に対するEUS下腹腔神経叢ブロック/破壊術
（EUS-CPB/CPN）

阿部　洋子ほか

Pancreas Divisumに対する内視鏡治療

濱野　徹也ほか

Vol.38 No.1　2017年1月号

●特別企画
―平成29年―　胆・膵領域はこう展開する

胆と膵編集委員会編

特集：Mesopancreasを攻める

企画：杉山　政則

序文：Mesopancreasとは何か？

杉山　政則

いわゆるmesopancreasの発生と臨床解剖

永井　秀雄

膵癌取扱い規約における膵外神経叢の解剖学的定義
―「膵頭神経叢」と「mesopancreas」について―

村田　泰洋ほか

画像から見たmesopancreas

小坂　一斗ほか

膵頭部血管の解剖

堀口　明彦ほか

膵頭神経叢の解剖

永川　裕一ほか

膵頭部のリンパ組織解剖

牧野　勇ほか

Artery firstアプローチにおけるTreitz靭帯の有用性

伴　大輔ほか

総論：Mesopancreasの切除

穴澤　貴行ほか

従来法によるmesopancreasの切除

羽鳥　隆ほか

第一空腸静脈を指標とする膵間膜切除術

大塚　隆生ほか

膵癌におけるmesenteric approachによる
total mesopancreas excision

山田　豪ほか

No-touch isolation techniqueによる
total mesopancreas excision（no-touch TMPE）

廣田　昌彦ほか

腸回転解除法を用いた膵頭十二指腸切除術

杉山　政則ほか

イメージガイド型ナビゲーションシステムを用いた
inferior pancreaticoduodenal arteryの確認

岡本　友好ほか

内視鏡手術におけるmesopancreasの切除―腹腔鏡下に
膵頭神経叢を適切に把握するための術野展開法について―

中村　慶春ほか

●連載
その「世界」の描き方＜第10回＞
消化器外科の本道を極める―今泉　俊秀先生

福嶋　敬宜

Vol.37 No.12　2016 年 12 月号

特集：膵疾患の疼痛治療の up-to-date
―疼痛の発生メカニズムから疾患別治療まで―

企画：清水　京子

膵炎における疼痛の神経伝達路
　　　　池浦　　司ほか
膵炎の疼痛発生メカニズムにおける生理活性物質の役割
　　　　徳山　尚吾
膵炎の疼痛における侵害受容体の関与と治療への展望
　　　　坪田　真帆ほか
生理活性物質が膵癌の痛みを制御する
　―作用メカニズムの最新トピックス―
　　　　上園　保仁
急性膵炎の疼痛に対する薬物療法
　　　　廣田　衛久ほか
慢性膵炎疼痛管理における栄養療法
　―高力価消化酵素薬も含めて―
　　　　片岡　慶正ほか
慢性膵炎の疼痛治療：
　Small intestinal bacterial overgrowth の診断と治療
　　　　阪上　順一ほか
慢性膵炎の疼痛治療：内視鏡治療・ESWL
　　　　宮川　宏之ほか
慢性膵炎の疼痛治療：経皮的神経ブロック
　　　　水野　　樹ほか
慢性膵炎の疼痛治療：外科的治療
　　　　佐田　尚宏ほか
慢性膵炎の疼痛治療：膵全摘＋自家膵島移植
　　　　霜田　雅之
小児の慢性膵炎の診断および疼痛治療
　　　　齋藤　暢知ほか
膵癌の疼痛治療：薬物療法
　　　　中西　京子
膵臓癌・胆嚢癌におけるがん疼痛治療戦略
　　　　伊東　俊雅
膵癌の緩和的放射線治療
　　　　永倉　久泰
膵癌の疼痛治療：経皮的神経ブロック
　　　　服部　政治ほか
膵癌の疼痛治療：超音波内視鏡下腹腔神経叢ブロック術
　　　　関根　一智ほか
緩和ケア研修会のマネージメントの実際
　　　　高山　敬子
●症例
急性胆嚢炎で発症した胆嚢悪性リンパ腫の 1 例
　　　　後藤　　崇ほか

Vol.37 No.11　2016 年 11 月号

特集：IPMN の診断と治療はどう変わったか？

企画：山上　裕機

IPMN の病理診断の変遷と現在のコンセンサス
　　　　古川　　徹
疫学：とくに IPMN 併存膵癌について
　　　　花田　敬士ほか
他臓器癌の合併について
　　　　多田　　稔ほか
国際診療ガイドラインの概要と課題
　　　　田中　雅夫
AGA ガイドラインの解説とその問題点
　　　　高折　恭一
IPMN の型分類
　　　　真口　宏介ほか
診断：US，CT，MRI 診断の有用性と限界は？
　　　　石神　康生ほか
診断：IPMN 診療における EUS の位置付け
　　～有用性とこれからの課題～
　　　　竹中　　完ほか
診断：ERCP，経口膵管鏡 (POPS) による診断
　　　　喜多絵美里ほか
非切除例のフォローアップをどのように行うか？
　　　　伊達健治朗ほか
外科治療：標準手術について
　　―とくに腹腔鏡下手術の適応は？
　　　　千田　嘉毅ほか
外科治療：縮小手術は可能か？
　　　　浅野　賢道ほか
膵管内乳頭粘液性腫瘍：術後再発をどのように発見するか？
　　　　廣野　誠子ほか
●症例
膵退形成癌の 3 切除例
　　　　山城　直嗣ほか
画像所見と組織像との対比が可能であった細胆管細胞癌
　　(cholangiolocellular carcinoma：CoCC) の 1 例
　　　　齊藤　宏和ほか

Vol.37 臨時増刊特大号　2016 年 11 月号増刊

特集　胆膵内視鏡自由自在～基本手技を学び応用力をつける集中講座～

巻頭言：胆膵内視鏡治療をいかに学ぶか，教えるか
　　　　伊佐山浩通
I．内視鏡システムと内視鏡操作に関する基本知識
十二指腸鏡の基本構造と手技の関係
　　　　松本　和也ほか
超音波内視鏡 A to Z
　　　　塩見　英之ほか
ERCP におけるスコープの挿入方法と困難例への対処方法
　　　　田村　　崇ほか
術後再建腸管に対するバルーン内視鏡挿入操作の基本と挿入のコツ
　　　　堤　康一郎ほか
II．ERCP 関連手技編
◆胆管選択的カニュレーション
カニュレーション手技の種類と使い分け
　　　　安田　一朗ほか
VTR でみせるカニュレーションの基本とコツ
　(Contrast and Wire?guided)【動画付】
　　　　杉山　晴俊
VTR でみせる術後再建腸管に対するダブルバルーン内視鏡を用いた
　胆管カニュレーションのコツ【動画付】
　　　　島谷　昌明ほか
膵管ガイドワイヤー・ステント留置下カニュレーションの実際とコツ
　　　　白田龍之介ほか
VTR でみせる私のカニュレーション戦略とテクニック【動画付】
　　　　今津　博雄
Precut の種類と使い分け
　　　　後藤　大輔ほか
VTR でみせる Precut の実技とコツ【動画付
　　　　窪田　賢輔ほか
コラム①：膵癌早期診断プロジェクト
　　　　花田　敬士ほか
◆乳頭処置
EST の基本事項を押さえる
　　　　田中　聖人ほか
EST VTR でみせる私のこだわり（1）【動画付】
　　　　川嶋　啓揮ほか
EST VTR でみせる私のこだわり（2）【動画付】
　　　　潟沼　　朗生ほか
VTR でみせる EST 困難例への対応【動画付】
　　　　良沢　昭銘ほか
EPBD ～ VTR でみせる EPBD 後の結石除去手技のコツ～【動画付】
　　　　辻野　　武ほか
内視鏡的乳頭大径バルーン拡張術（EPLBD）の適応と偶発症予防
　　　　川畑　修平ほか
◆結石除去
結石除去・破砕用デバイスの種類と使い分け
　　　　伊藤由紀子ほか
総胆管結石除去のコツ【動画付】
　　　　嘉数　雅也ほか
結石破砕と破砕具使用のコツ，トラブルシューティング
　　　　土井　晋平ほか
◆胆道ドレナージ術
閉塞性黄疸の病態と病態に応じた治療戦略
　　　　中井　陽介ほか
ステントの種類と使い分け
　　　　権　　勉成ほか

VTR でみせる Metallic stent の上手な入れ方【動画付】
　　　　向井　　強ほか
Bridge to Surgery：遠位胆道閉塞
　　　　辻本　彰子ほか
非切除悪性遠位胆道閉塞に対するドレナージ戦略
　　　　小川　貴央ほか
Bridge to Surgery：悪性肝門部領域胆管閉塞
　　　　河上　　洋ほか
非切除例悪性肝門部胆管閉塞に対するドレナージ戦略
　　　　内藤　　格ほか
コラム②：ステント開発よもやま話
　　　　伊佐山浩通
◆トラブルシューティング
ERCP 後膵炎への対処と予防
　　　　川口　義明ほか
ステント迷入への対処
　　　　石垣　和祥ほか
EST 後出血への対処と予防
　　　　田中　聖人ほか
穿孔への対処と予防
　　　　沼尾　規且ほか
◆膵管 Intervention
膵石に対する内視鏡治療
　　　　山本　智支ほか
膵管ドレナージの適応と手技
　　　　笹平　直樹ほか
膵管狭窄困難例への対処
　　　　菅野　　敦ほか
III．EUS 関連手技編
膵領域におけるラジアル式および
　コンベックス式 EUS の標準描出法
　　　　蘆田　玲子ほか
胆道系の観察　ラジアル型とコンベックス型の描出法と使い分け
　　　　林　　　毅
胆・膵領域における造影 EUS
　　　　糸永　昌弘ほか
EUS?FNA の基本的手技と検体処理
　　　　荒川　典之ほか
コラム③：EUS?FNA の本邦導入の経緯
　　　　山雄　健次
IV．Interventional EUS
VTR でみせる EUS?BD の基本手技とコツ【動画付】
　　　　小倉　　健ほか
EUS?BD を安全に行うために
　　　　原　　和生ほか
VTR でみせる胆道疾患に対する EUS?Rendezvous technique と
　Antegrade technique【動画付】
　　　　岩下　拓司ほか
VTR でみせる EUS?GBD の適応と手技のコツ【動画付】
　　　　松原　三郎ほか
VTR でみせる EUS?PD and Pancreatic Rendezvous
　Cannulation【動画付】
　　　　土屋　貴愛ほか
膵仮性？胞・WON の病態と治療戦略
　―診断，治療法選択，タイミング―
　　　　木田　光広ほか
Endoscopic necrosectomy の基本と手技の工夫
　　　　向井俊太郎ほか
コラム④：自由自在な胆膵内視鏡のために必要なことは？
　　　　糸井　隆夫

Vol.37 No.10　2016 年 10 月号

特集：膵神経内分泌腫瘍の最新の話題

企画：伊藤　鉄英

日本における膵神経内分泌腫瘍の疫学と今後の展開
　　　　　　　　　　　　　　　　　伊藤　鉄英ほか

WHO2010 分類の妥当性と今後の病理診断の展望
　　　　　　　　　　　　　　　　　笠島　敦子ほか

機能性膵神経内分泌腫瘍における機能的診断
　インスリノーマ
　　　　　　　　　　　　　　　　　植田圭二郎ほか

　ガストリノーマ
　　　　　　　　　　　　　　　　　河本　　泉ほか

機能性神経内分泌腫瘍の診断
　（インスリノーマ，ガストリノーマ以外）
　　　　　　　　　　　　　　　　　高野　幸路

コラム①：Noninsulinoma pancreatogenous hypoglycemia
　syndrome（nesidioblastosis in adults）の疾患概念
　　　　　　　　　　　　　　　　　今村　正之ほか

膵神経内分泌腫瘍の画像診断：鑑別を要する疾患
　　　　　　　　　　　　　　　　　岩屋　博道ほか

新たに日本で保険収載された [111]In オクトレオチドシンチの有用性
　―FDG-PET との比較について―
　　　　　　　　　　　　　　　　　窪田　和雄

膵神経内分泌腫瘍と遺伝性疾患（MEN1, von Hippel-Lindau 病など）
　　　　　　　　　　　　　　　　　五十嵐久人ほか

本邦の膵神経内分泌腫瘍におけるストレプトゾシン療法の現状と展望
　　　　　　　　　　　　　　　　　池田　公史ほか

新規分子標的薬の登場による切除不能膵神経内分泌腫瘍の予後の変遷
　　　　　　　　　　　　　　　　　李　　倫學ほか

膵神経内分泌腫瘍における術式選択
　　　　　　　　　　　　　　　　　宮坂　義浩ほか

Reduction surgery の臨床的意義と適応
　　　　　　　　　　　　　　　　　青木　　琢ほか

コラム②：第 13 回 ENETS（欧州神経内分泌腫瘍学会）
　からの話題提供
　　　　　　　　　　　　　　　　　奥坂　拓志

コラム③：JNETS（日本神経内分泌腫瘍研究会）における
　悉皆登録制度とその現況
　　　　　　　　　　　　　　　　　増井　俊彦ほか

Vol.37 No.9　2016 年 9 月号

**特集：膵癌分子診断研究の最前線：リキッドバイオプシーから
　　　次世代 DNA シークエンシングまで**

企画：高折　恭一

序文
　　　　　　　　　　　　　　　　　高折　恭一

テロメア G テール長と体液中マイクロ RNA を用いた
　膵癌の予防，バイオマーカー開発と治療戦略
　　　　　　　　　　　　　　　　　田原　栄俊

網羅的癌関連遺伝子変異検査（OncoPrime™）による
　膵癌ゲノム異常解析と治療への応用
　　　　　　　　　　　　　　　　　金井　雅史ほか

血漿中遊離アミノ酸濃度を用いた
　膵癌スクリーニング法の開発
　　　　　　　　　　　　　　　　　福武　伸康ほか

膵癌におけるマイクロサテライト不安定性（MSI）解析
　　　　　　　　　　　　　　　　　堀井　　明

最新の変異解析技術を用いた膵臓癌の分子診断法
　　　　　　　　　　　　　　　　　谷内田真一

体液中マイクロ RNA を用いた膵癌診断の現状と展望
　　　　　　　　　　　　　　　　　仲田　興平ほか

プロテオミクス解析を応用した膵癌分子診断研究の現状
　　　　　　　　　　　　　　　　　高舘　達之ほか

IPMN から膵癌への分子バイオマーカー診断
　　　　　　　　　　　　　　　　　古川　　徹

膵癌組織に発現する腫瘍関連抗原の臨床応用：
　免疫療法への応用をめざして
　　　　　　　　　　　　　　　　　今井　克憲ほか

膵癌患者における Circulating tumor cell の解析
　　　　　　　　　　　　　　　　　本定　三季ほか

膵癌診断におけるリキッドバイオプシーの可能性
　　　　　　　　　　　　　　　　　衣笠　秀明ほか

Vol.37 No.8　2016 年 8 月号

特集：胆膵疾患内視鏡診療の New Horizon

企画：糸井　隆夫

序文
　　　　　　　　　　　　　　　　　糸井　隆夫

共焦点レーザーを用いた胆膵内視鏡診断
　　　　　　　　　　　　　　　　　大宮久美子ほか

超音波内視鏡を用いた肝疾患の診断・治療
　　　　　　　　　　　　　　　　　中井　陽介ほか

新型デジタル胆道鏡 SpyGlass™DS を用いた
　胆膵診断と治療
　　　　　　　　　　　　　　　　　田中　麗奈ほか

胆道疾患に対する ERCP ガイド下ラジオ波焼灼療法
　　　　　　　　　　　　　　　　　伊藤　　啓ほか

EUS ガイド下ラジオ波焼灼療法
　　　　　　　　　　　　　　　　　藤澤真理子ほか

EUS ガイド下順行性胆管結石除去術
　　　　　　　　　　　　　　　　　岩下　拓司ほか

Lumen-apposing metal stent（AXIOS™, Hot-AXIOS™）
　を用いた EUS-guided intervention therapy
　　　　　　　　　　　　　　　　　殿塚　亮祐ほか

術後再建症例における新型 short type ダブルバルーン内視鏡を
　用いた ERCP
　　　　　　　　　　　　　　　　　島谷　昌明ほか

新型ショートシングルバルーン小腸内視鏡を用いた ERCP
　　　　　　　　　　　　　　　　　矢根　　圭ほか

●研究
連続 411 例に行った単孔式腹腔鏡下胆嚢摘出術
　（USIDT，臍部 2 トロカー法）における手術成績の検討
　　　　　　　　　　　　　　　　　渡邊　五朗ほか

●症例
膵リンパ上皮嚢胞の一例
　　　　　　　　　　　　　　　　　佐久間　淳ほか

Vol.37 No.7　2016 年 7 月号

●連載
ちょっと気になる胆・膵画像―ティーチングファイルから―
＜第 34 回＞多血性膵腫瘤と鑑別を要した横行膵動脈瘤の 1 例
　　　　　　　　　　　　　　　　　相馬　崇宏ほか

**特集：膵癌血管浸潤例の外科切除適応と治療ストラテジー：
　　　Up to date 2016**

企画：宮崎　勝

腫瘍内科医からみた局所進行膵癌の外科切除適応
　　　　　　　　　　　　　　　　　古瀬　純司

NCCN（Version 1. 2016）と本邦ガイドライン（2013 年版）
　からみた血管浸潤の診断と切除適応
　　　　　　　　　　　　　　　　　山口　幸二

術前画像診断からわかる膵癌血管浸潤の診断能と限界
　　　　　　　　　　　　　　　　　今関　　洋ほか

NAC/NACRT 治療後の画像診断：膵癌血管浸潤の診断能と限界
　　　　　　　　　　　　　　　　　増井　俊彦ほか

門脈完全閉塞例（上腸間膜静脈浸潤例も含めて）に対する
　外科切除の適応
　　　　　　　　　　　　　　　　　川井　　学ほか

腹腔動脈浸潤を示す膵体尾部癌の外科切除術式
　　　　　　　　　　　　　　　　　中村　　透ほか

肝動脈浸潤を示す膵頭部癌の外科切除術式
　　　　　　　　　　　　　　　　　天野　良亮ほか

門脈・動脈同時浸潤を占める外科切除術式
　　　　　　　　　　　　　　　　　杉浦　禎一ほか

上腸間膜動脈浸潤例の外科切除適応およびその術式
　　　　　　　　　　　　　　　　　田島　秀浩ほか

門脈浸潤例に対する術前 Neoadjuvant 療法を用いた
　外科切除戦略とその意義
　　　　　　　　　　　　　　　　　村田　泰洋ほか

動脈浸潤を伴う膵癌に対する集学的治療法の意義
　　　　　　　　　　　　　　　　　吉富　秀幸ほか

門脈浸潤例に対する門脈合併切除例の生存成績・吻合部開存成績
　　　　　　　　　　　　　　　　　藤井　　努ほか

膵癌に対する腹腔動脈合併膵体尾部切除成績
　　　　　　　　　　　　　　　　　元井　冬彦ほか

上腸間膜動脈浸潤例に対する上腸間膜動脈合併切除の治療成績
　　　　　　　　　　　　　　　　　松山　隆生ほか

門脈・動脈同時浸潤例に対する同時合併切除成績
　　　　　　　　　　　　　　　　　和田　慶太ほか

切除不能局所進行膵癌の切除への conversion をめざした化学療法
　　　　　　　　　　　　　　　　　中井　陽介ほか

●症例
重複胆管を伴った主膵管型 Intraductal Papillary Mucinous Neoplasm
　に対し膵頭十二指腸切除術を施行した 1 例
　　　　　　　　　　　　　　　　　栃本　昌孝ほか

Vol.37 No.6　2016 年 6 月号

特集：膵・胆道癌の治療戦略：こんなときどうするか？
―ガイドラインにないエキスパートオピニオン―

企画：古瀬　純司

序文：膵・胆道癌治療とエキスパートオピニオン
　　　　　　　　　　　　　　　　　　　　　　古瀬　純司

十二指腸狭窄を伴う局所進行膵癌に対する治療選択
　　　　　　　　　　　　　　　　　　　　　川井　学ほか

Borderline resectable 膵癌に対する術前治療
　　　　　　　　　　　　　　　　　　　　森　隆太郎ほか

肝内胆管癌で腹腔内リンパ節はどこまで切除するか？
　　　　　　　　　　　　　　　　　　　　益田　邦洋ほか

十二指腸狭窄に伴う閉塞性黄疸に対する適切な減黄処置
　　―悪性胆管・十二指腸狭窄に対する内視鏡的ダブルステンティング―
　　　　　　　　　　　　　　　　　　　　殿塚　亮祐ほか

FOLFIRINOX 療法の使い方：original か modified か？
　　　　　　　　　　　　　　　　　　　　上野　秀樹ほか

FOLFIRINOX 療法耐性後の治療選択
　　　　　　　　　　　　　　　　　　　　池田　公史ほか

ゲムシタビン＋ナブパクリタキセル療法耐性後の治療選択
　　　　　　　　　　　　　　　　　　　須藤研太郎ほか

ゲムシタビン＋エルロチニブ併用療法をどう使うか？
　　　　　　　　　　　　　　　　　　　　尾阪　将人

ゲムシタビン＋S-1 併用療法をどう使うか？
　　　　　　　　　　　　　　　　　　　　石井　浩

FOLFIRINOX・ナブパクリタキセルによる末梢神経障害への対応
　　　　　　　　　　　　　　　　　　　　成毛　大輔ほか

FOLFIRINOX 療法における G-CSF の使い方（持続型 G-CSF を含めて）
　　　　　　　　　　　　　　　　　　　　清水　怜

高度黄疸・肝機能障害を伴う胆道癌の化学療法―減黄はどこまで行うか？―
　　　　　　　　　　　　　　　　　　　　上野　誠ほか

切除不能胆道癌に対するゲムシタビン＋シスプラチン併用療法
　　―いつまで行うか？耐性後の治療選択は？―
　　　　　　　　　　　　　　　　　　　　高原　楠昊ほか

膵神経内分泌腫瘍の治療戦略における EUS-FNA の有用性とその限界
　　　　　　　　　　　　　　　　　　　　渋谷　仁ほか

肝転移のある膵神経内分泌腫瘍に対する集学的治療
　　―切除・TAE/TACE・薬物療法の使い分け―
　　　　　　　　　　　　　　　　　　　　伊藤　鉄英ほか

●研究
新規マイクロ波手術支援機器と市販エネルギー機器との
　動物実験による機能比較
　　　　　　　　　　　　　　　　　　　　谷　徹ほか

●症例
敗血症と DIC を合併した感染性膵壊死に対して後腹膜鏡補助下の
　ネクロセクトミーが有用であった 1 例
　　　　　　　　　　　　　　　　　　　谷口健次郎ほか

Vol.37 No.5　2016 年 5 月号

●連載
ちょっと気になる胆・膵画像―ティーチングファイルから―
＜第 33 回＞胆嚢原発の混合型腺神経内分泌癌（MANEC）の 1 例
　　　　　　　　　　　　　　　　　　　三上和歌子ほか

特集：胆膵疾患における血管系 IVR

企画：天野　穂高

総論：胆膵疾患における血管系 IVR
　　　　　　　　　　　　　　　　　　　鈴木耕次郎ほか

膵切除時の血流改変―手技を中心に
　　　　　　　　　　　　　　　　　　　阿保　大介ほか

化学放射線治療後の血流改変を伴う膵切除
　　　　　　　　　　　　　　　　　　　天野　良亮ほか

術前肝動脈コイル塞栓による血流改変後膵切除
　　　　　　　　　　　　　　　　　　　吉留　博之ほか

門脈塞栓術―手技を中心に―
　　　　　　　　　　　　　　　　　　　小林　聡ほか

門脈塞栓術―適応と成績―
　　　　　　　　　　　　　　　　　　　夏目　誠治ほか

術後動脈出血―TAE による止血
　　　　　　　　　　　　　　　　　　　外山　博近ほか

膵頭十二指腸切除術後の仮性動脈瘤出血に対する
　Stent-assisted coiling
　　　　　　　　　　　　　　　　　　　仲野　哲矢ほか

膵切除術後仮性動脈瘤出血
　―covered stent による止血術―
　　　　　　　　　　　　　　　　　　　渡邉　学ほか

術後の門脈狭窄に対するステント留置
　　　　　　　　　　　　　　　　　　　平井　一郎ほか

悪性門脈狭窄に対するステント留置
　　　　　　　　　　　　　　　　　　　塚本　忠司ほか

●症例
胆管分枝 B5b が胆嚢管へ合流するまれな合流形態の
　胆石症に対する腹腔鏡下胆嚢摘出術
　　　　　　　　　　　　　　　　　　　平松　聖史ほか

Vol.37 No.4　2016 年 4 月号

特集：早期慢性膵炎をめぐって

企画：乾　和郎

―総論―早期慢性膵炎の概念導入の経緯と今後の展望
　　　　　　　　　　　　　　　　　　　下瀬川　徹

早期慢性膵炎の診断基準と臨床的意義
　　　　　　　　　　　　　　　　　　　竹中　完ほか

早期慢性膵炎の実態―全国調査から―
　　　　　　　　　　　　　　　　　　　正宗　淳ほか

早期慢性膵炎の前向き予後調査
　　　　　　　　　　　　　　　　　　　肱岡　真之ほか

早期慢性膵炎の臨床像について
　　―EUS 所見との関連性も含めて―
　　　　　　　　　　　　　　　　　　　山部　茜子ほか

EUS-elastography を用いた早期慢性膵炎の診断
　　　　　　　　　　　　　　　　　　　桑原　崇通

急性膵炎治療後の EUS 所見からみた早期慢性膵炎の診断
　　　　　　　　　　　　　　　　　　　景岡　正信ほか

膵管内乳頭粘液性腫瘍（IPMN）と慢性膵炎の関連性
　　―IPMN における早期慢性膵炎の EUS 所見も含めて―
　　　　　　　　　　　　　　　　　　　藤田　基和ほか

早期慢性膵炎の EUS 所見を有する無症状・
　膵酵素値正常例の位置付け
　　　　　　　　　　　　　　　　　　　石井　康隆ほか

治療介入による早期慢性膵炎の EUS 所見と臨床像の変化
　　　　　　　　　　　　　　　　　　　山本　智支ほか

早期慢性膵炎における膵酵素補助療法の治療効果
　　　　　　　　　　　　　　　　　　　稲富　理ほか

非アルコール性早期慢性膵炎における臨床像
　　―画像所見と治療経過を中心に―
　　　　　　　　　　　　　　　　　　　大坪公士郎ほか

早期慢性膵炎の長期経過観察からみた
　膵癌発生の可能性について
　　　　　　　　　　　　　　　　　　　岡崎　彰仁ほか

●症例
腹腔動脈起始部狭窄および腹腔動脈瘤を伴った下部胆管癌に対し
　膵頭十二指腸切除術を施行した 1 症例
　　　　　　　　　　　　　　　　　　　竜口　崇明ほか

Vol.37 No.3　2016 年 3 月号

●連載
ちょっと気になる胆・膵画像―ティーチングファイルから―
＜第 32 回＞膵神経内分泌腫瘍，多発肝転移術後再発に対し
　ソマトスタチン受容体シンチグラフィーが施行された 1 例
　　　　　　　　　　　　　　　　　　　丹内　啓允ほか

特集：イラストでみる最新の胆・膵消化管吻合術

企画：遠藤　格

肝内胆管空腸吻合―肝門部領域胆管癌―
　　　　　　　　　　　　　　　　　　　駒屋　憲一ほか

肝管空腸吻合―先天性胆道拡張症，戸谷分類Ⅳ－A 型―
　　　　　　　　　　　　　　　　　　　矢田　圭吾ほか

胆管胆管吻合法―生体肝移植術における胆道再建―
　　　　　　　　　　　　　　　　　　　小寺　由人ほか

胆管空腸吻合―胆管損傷 Bismuth 分類Ⅲ～Ⅳ型―
　　　　　　　　　　　　　　　　　　　松山　隆生ほか

膵空腸吻合―柿田法―
　　　　　　　　　　　　　　　　　　　柿田　徹也ほか

膵空腸吻合―2 列吻合法―
　　　　　　　　　　　　　　　　　　　賀川　真吾ほか

膵空腸吻合―Blumgart 変法（Nagoya method）―
　　　　　　　　　　　　　　　　　　　藤井　努ほか

膵空腸吻合―二期再建―
　　　　　　　　　　　　　　　　　　　大道　清彦ほか

膵胃吻合―膵管胃粘膜吻合―
　　　　　　　　　　　　　　　　　　　近藤　成ほか

膵胃吻合―膵貫通外列 1 列吻合＆膵管胃粘膜吻合―
　　　　　　　　　　　　　　　　　　　新地　洋之ほか

膵体尾部切除術における膵断端処理
　　―膵尾側断端膵管胃粘膜吻合法の実際と治療成績―
　　　　　　　　　　　　　　　　　　　里井　壮平ほか

膵体尾部切除における膵断端空腸吻合
　　　　　　　　　　　　　　　　　　　川井　学ほか

慢性膵炎の膵空腸吻合
　　　　　　　　　　　　　　　　　　　尭天　一亨ほか

鏡視下膵消化管吻合―腹腔鏡下 DuVal 変法膵空腸吻合術―
　　　　　　　　　　　　　　　　　　　大塚　隆生ほか

腹腔鏡下膵切除術における胆道消化管吻合，膵消化管吻合
　　　　　　　　　　　　　　　　　　　中村　慶春ほか

ロボット支援膵切除術における胆管空腸吻合，膵管空腸吻合
　　　　　　　　　　　　　　　　　　　堀口　明彦ほか

●連載
その「世界」の描き方＜第 9 回＞
　NET との“緩みのない”闘い方―今村　正之先生
　　　　　　　　　　　　　　　　　　　福嶋　敬宜

●技術の工夫
吸収性縫合補強材としてのポリグリコール酸シートを
　使用した自動縫合器による尾側膵切除法における
　術後膵液瘻予防の工夫
　　　　　　　　　　　　　　　　　　　林部　章ほか

Vol.37 No.2

特集：膵外分泌機能不全と膵酵素補充療法の進歩

企画：神澤　輝実

膵外分泌機能不全の診断法の進歩と膵酵素補充療法の問題点
中村　光男ほか

本邦と欧米での膵外分泌機能不全の考え方の違い
阪上　順一ほか

膵外分泌機能不全の臨床所見と血液生化学検査所見
丹藤　雄介ほか

安定同位体を用いる膵外分泌機能不全の診断：
^{13}C-Trioctanoin 呼気試験からみた
膵頭切除術後の膵外分泌機能の検討
堀口　明彦ほか

安定同位体を用いる膵外分泌機能不全の診断：
^{13}C-labeled mixed triglyceride 呼気試験を用いた
膵頭十二指腸切除術後の膵外分泌機能評価
廣野　誠子ほか

^{13}C-dipeptide 呼気試験と BT-PABA 試験との比較
松本　敦史ほか

膵外分泌機能不全に対する食事療法，
膵酵素補充療法とインスリンの使い方
清水　京子

本邦と欧米での消化酵素消化力測定法の違いと
消化酵素製剤の違い
洪　　繁ほか

Conventional enzyme と高力価膵酵素薬
伊藤　鉄英ほか

膵頭十二指腸切除（PD）後の脂肪肝発生の危険因子と
膵酵素補充療法の有用性
飯澤　祐介ほか

慢性膵炎の Frey 術後の栄養状態の変化
江川　新一ほか

膵全摘術後の栄養管理
竹山　宜典

小児における膵外分泌機能不全の診断と治療
　―嚢胞性線維症を中心に―
石黒　洋ほか

Vol.37 No.1　2016 年 1 月号

●連載
ちょっと気になる胆・膵画像―ティーチングファイルから―
＜第 31 回＞SACI テストが有用であった膵インスリノーマの 1 例
小林　正周ほか

●特別企画
―平成 28 年―　胆・膵領域はこう展開する
胆と膵編集委員会編

特集：新たに定義された "肝門部領域胆管癌" の診断と治療

企画：海野　倫明

肝門部 "領域" 胆管癌について
梛野　正人ほか

肝門部胆管癌と肝内大型胆管癌（肝門型肝内胆管癌）
中沼　安二ほか

治療方針決定のための CT および MRI
片寄　友ほか

治療方針決定のための診断法
　―EUS・IDUS を用いた肝門部領域胆管癌の診断―
菅野　敦ほか

　―POCS による診断―
河上　洋ほか

　―生検，細胞診による診断―
吉田　司ほか

術前胆道ドレナージ
　―内視鏡的胆道ドレナージ―
真口　宏介ほか

　―経皮経肝胆道ドレナージ―
藤井　義郎ほか

外科治療と内科治療
　―右葉尾状葉切除・左葉尾状葉切除―
田本　英司ほか

　―左三区域切除・右三区域切除―
杉浦　禎一ほか

　―肝動脈・門脈合併切除再建を伴う肝切除―
江畑　智希ほか

　―肝門部領域胆管癌．リンパ節郭清―
廣川　文鋭ほか

　―術前術後補助療法―
中川　圭ほか

　―非切除例に対するメタリックステント―
外川　修ほか

　―非切除例に対する癌化学療法―
井岡　達也ほか

　―非切除例に対する放射線治療―
山崎　秀哉

●症例
膵管癒合不全に合併した膵管内乳頭粘液性腫瘍に対し
腹腔鏡下膵体尾部切除術を施行した一例
石井賢二郎ほか

Vol.36 No.12　2015 年 12 月号

特集：病理像から読みとる膵・胆道画像診断のコツ

企画：山口　武人

◆病理像を画像診断に反映させるために
画像診断との対比のための病理標本の取り扱い
　―とくに切り出しについて―
大池　信之ほか

病理像のバリエーションはどのように
画像に反映するか
三登久美子ほか

画像診断医から病理医への要望
野田　裕ほか

◆病理像をイメージした膵・胆道画像診断の実際
　―病理像と画像診断との対比―
多血性膵腫瘍の画像診断
須藤研太郎ほか

膵乏血性腫瘍の画像診断
本定　三季ほか

膵上皮内癌は画像診断で捉えられるか？
山雄健太郎ほか

嚢胞壁，嚢胞液性状からみた膵嚢胞性疾患の
画像診断
片桐　真理ほか

腫瘍内部に嚢胞を形成する充実性膵腫瘍の
画像診断
松原　三郎ほか

腫瘤形成性膵炎の画像診断
中島　陽平ほか

胆管狭窄の鑑別診断
金　　俊文ほか

胆管癌の進展度診断
加藤　厚ほか

胆管由来の肝腫瘍を診断する
松原　崇史ほか

胆嚢隆起性病変の画像診断と病理像
三好　広尚ほか

乳頭部腫瘍性病変の鑑別診断
森　隆太郎ほか

Vol.36 No.11　2015 年 11 月号

●連載
ちょっと気になる胆・膵画像―ティーチングファイルから―
＜第 30 回＞糖尿病による gallbladder hypomotility が原因と
考えられた巨大胆嚢の 1 例
服部　真也ほか

特集：副乳頭と副膵管の知られざる魅力

企画：杉山　政則

副膵管・副乳頭の発生と解剖
栗原　克己ほか

膵管癒合不全と輪状膵
西野　隆義ほか

副乳頭機能
神澤　輝実ほか

副乳頭・副膵管領域発生腫瘍の病理像
野呂瀬朋子ほか

Groove pancreatitis
三方林太郎ほか

副膵管領域癌（Groove 膵癌）の臨床的，画像的，
病理学的特徴
蒲田　敏文ほか

副膵管開存膵頭部癌
杉山　政則ほか

副膵管領域 IPMN に対する膵頭切除術
中郡　聡夫ほか

副乳頭腫瘍の臨床
長谷部　修ほか

副乳頭カニュレーションおよび造影
宅間　健介ほか

内視鏡的副乳頭切開・切除
土屋　貴愛ほか

副乳頭からの内視鏡治療
山本　智支ほか

Vol.36 臨時増刊特大号　2015年10月号増刊

特集：ERCP マスターへのロードマップ
序文：ERCP マスター，マイスター，マエストロ
　　　　　　　　　　　　　　　　　　糸井　隆夫

◆処置具の最新情報
診療報酬からみた胆膵内視鏡手技と
　ERCP 関連手技処置具の up-to-date
　　　　　　　　　　　　　　　　祖父尼　淳ほか

◆基本編
主乳頭に対するカニュレーションの基本―スタンダード法，
　Wire-guided Cannulation 法，膵管ガイドワイヤー法―
　　　　　　　　　　　　　　　　入澤　篤志ほか
副乳頭へのカニュレーション Cannulation of the Minor Papilla
　　　　　　　　　　　　　　　　越田　真介ほか
内視鏡的乳頭括約筋切開下切石術
（Endoscopic Sphincterotomized Lithotomy：EST-L）
　　　　　　　　　　　　　　　　宮田　正年ほか
EPBD（＋ EST）＋胆管結石除去
　　　　　　　　　　　　　　　　今津　博雄ほか
EPLBD（＋ EST）＋胆管結石除去
　　　　　　　　　　　　　　　　糸川　文英ほか
経乳頭的胆管・膵管生検　細胞診
　　　　　　　　　　　　　　　　菅野　敦ほか
膵石除去・膵管ドレナージ
　　　　　　　　　　　　　　　　三好　広尚ほか
胆管ドレナージ（良悪性）（ENBD，PS）
　　　　　　　　　　　　　　　　岩野　博俊ほか
胆管ドレナージ（MS）
　　　　　　　　　　　　　　　　北野　雅之ほか
急性胆嚢炎に対する経乳頭的胆嚢ドレナージ
　　　　　　　　　　　　　　　　伊島　正志ほか

◆応用編
スコープ挿入困難例に対する対処法
　　　　　　　　　　　　　　　　潟沼　朗生ほか
プレカット
　　　　　　　　　　　　　　　　糸井　隆夫ほか
電子スコープを用いた経口胆道鏡検査
　　　　　　　　　　　　　　　　石井　康隆ほか
POCS（SpyGlass）（診断・治療）

経口膵管鏡（電子スコープ，SpyGlass）
　　　　　　　　　　　　　　　　土井　晋平ほか
内視鏡的乳頭切除術
　　　　　　　　　　　　　　　　喜多絵美里ほか
十二指腸ステンティング（ダブルステンティングも含めて）
　　　　　　　　　　　　　　　　辻　修二郎ほか
Roux-en-Y 再建術を中心とした，術後腸管再建症例に対する
　シングルバルーン内視鏡を用いた ERCP
　　　　　　　　　　　　　　　　大牟田繁文ほか
術後腸管の胆膵疾患に対するダブルバルーン内視鏡治療
　　　　　　　　　　　　　　　　殿塚　亮祐ほか
　　　　　　　　　　　　　　　　畑中　恒ほか

◆トラブルシューティング編
スコープ操作に伴う消化管穿孔
　　　　　　　　　　　　　　　　中路　聡ほか
デバイス操作に伴う後腹膜穿孔―下部胆管の局所解剖も含めて―
　　　　　　　　　　　　　　　　片倉　芳樹ほか
EST 後合併症（出血，穿孔）
　　　　　　　　　　　　　　　　田中　麗奈ほか
胆管，膵管閉塞困難例（SSR，Rendez-vous 法）
　　　　　　　　　　　　　　　　窪田　賢輔ほか
胆管内迷入ステントの回収法
　　　　　　　　　　　　　　　　岡部　義信ほか
胆管メタルステント閉塞（トリミング，抜去）
　―十二指腸ステントとあわせて―
　　　　　　　　　　　　　　　　濵田　毅ほか
膵管プラスチックステント迷入に対する内視鏡的回収法
　　　　　　　　　　　　　　　　松本　和幸ほか
胆管結石嵌頓
　　　　　　　　　　　　　　　　露口　利夫ほか
膵管結石嵌頓―膵管結石除去時のバスケット嵌頓に対する
　トラブルシューティング―
　　　　　　　　　　　　　　　　三村　享彦ほか

●座談会
ERCP マスターへのロードマップをこれまでどう描いてきたか，
　これからどう描いていくのか？
　　　糸井　隆夫（司会），入澤　篤志，潟沼　朗生，
　　　石田　祐介，岩崎　栄典

Vol.36 No.10　2015年10月号

**特集：膵癌の浸潤・転移に関する基礎研究の最前線
　　―臨床応用に向けて―**
　　　　　　　　　　　　　　企画：清水　京子
膵癌の浸潤・転移研究の up-to-date
　　　　　　　　　　　　　　　　佐藤　賢一
膵癌における miRNA 発現と上皮間葉転換
　　　　　　　　　　　　　　　　仲田　興平ほか
癌幹細胞と上皮間葉転換
　　　　　　　　　　　　　　　　石渡　俊行
オートファジーと膵癌
　　　　　　　　　　　　　　　　今中　応亘ほか
ミエロイド細胞による膵発癌活性メカニズム
　　　　　　　　　　　　　　　　地主　将久
膵癌組織における免疫学的微小環境と予後との関係
　　　　　　　　　　　　　　　　平岡　伸介
膵癌の発癌，進展におけるインターフェロンシグナル経路の役割
　　　　　　　　　　　　　　　　眞嶋　浩聡
膵癌における骨髄由来単核球の役割
　　　　　　　　　　　　　　　　桝屋　正浩
膵癌細胞における mRNA 輸送システム
　　　　　　　　　　　　　　　　谷内　恵介
低酸素環境と膵癌―形態形成シグナル経路の関与―
　　　　　　　　　　　　　　　　大西　秀哉ほか
ビタミン D と膵癌
　　　　　　　　　　　　　　　　正宗　淳ほか
膵癌の浸潤・転移における癌微小環境の新たな役割
　　　　　　　　　　　　　　　　大内田研宙ほか
ドラッグデリバリーシステムを用いた膵癌治療
　　　　　　　　　　　　　　　　西山　伸宏ほか

●話題
膵の語源について（12）
　　　　　　　　　　　　　　　　土屋　凉一

Vol.36 No.9　2015年9月号

●連載
ちょっと気になる胆・膵画像―ティーチングファイルから―
＜第 29 回＞ガリウムシンチグラフィと SPECT/CT が
　多臓器病変の検出に有用だった IgG4 関連自己免疫性膵炎の 1 例
　　　　　　　　　　　　　　　　松坂　陽至ほか

**特集：膵癌診療ガイドライン
　　―グローバル・スタンダードへの潮流―**
　　　　　　　　　　　　　　企画：高折　恭一
序文
　　　　　　　　　　　　　　　　高折　恭一
科学的根拠に基づく膵癌診療ガイドライン
　―国際化の観点からみた次回改訂の展望―
　　　　　　　　　　　　　　　　山口　幸二ほか
膵癌のバイオマーカー
　　　　　　　　　　　　　　　　濱田　晋ほか
膵癌におけるワークアップ
　　　　　　　　　　　　　　　　赤尾　潤一ほか
膵癌の外科治療：術式選択と周術期管理のエビデンス
　　　　　　　　　　　　　　　　川井　学ほか
Borderline resectable 膵癌：定義と治療戦略
　　　　　　　　　　　　　　　　尭天　一亨ほか
膵癌に対する腹腔動脈合併切除（DP-CAR）の意義：
　ガイドラインを超える治療は意義があるか？
　　　　　　　　　　　　　　　　野路　武寛ほか
膵癌に対する門脈合併切除
　　　　　　　　　　　　　　　　山田　豪ほか
膵癌に対する腹腔鏡下膵切除術
　　　　　　　　　　　　　　　　中島　洋ほか
膵癌の術前術後補助療法
　　　　　　　　　　　　　　　　元井　冬彦ほか
切除不能膵癌に対する化学療法
　　　　　　　　　　　　　　　　古瀬　純司ほか
膵癌に対する化学放射線療法
　　　　　　　　　　　　　　　　中村　晶
膵癌における胆道ドレナージ
　　　　　　　　　　　　　　　　池内　信人ほか
膵癌における十二指腸狭窄に対する治療
　　　　　　　　　　　　　　　　高原　楠昊ほか

●症例
著明な高トリグリセライド血症による重症急性膵炎を
　繰り返し発症した 1 例
　　　　　　　　　　　　　　　　吉岡　直輝ほか

Vol.36 No.8　2015年8月号

特集：EUS 下胆道ドレナージ
〜EUS-BD の安全な導入へ向けて〜
企画：伊佐山浩通

序文：EUS-BD の現状と展望〜4 学会合同の提言を踏まえて〜
伊佐山浩通

EUS-BD 開発の歴史と種類
藤田　直孝

EUS 下胆管十二指腸吻合（EUS-CDS：EUS-guided
choledochoduodenostomy）の適応と手技の実際
原　　和生ほか

EUS-CDS の偶発症〜対処・予防方法〜
菅野　良秀

EUS-HGS の適応と手技の実際
土屋　貴愛ほか

Endoscopic ultrasound-guided hepaticogastrostomy
（EUS-HGS）の偶発症と対処・予防方法
河上　　洋ほか

EUS-BD における使用デバイスの選択
〜超音波内視鏡，穿刺針，ガイドワイヤー，ダイレーター〜
加藤　博也ほか

非切除悪性胆道閉塞に対する EUS-BD におけるステント選択
中井　陽介ほか

EUS-BD の教育方法
良沢　昭銘ほか

EUS-BD 〜antegrade technique の適応と手技の実際〜
岩下　拓司ほか

EUS-guided rendezvous technique の適応と手技の実際
川久保和道ほか

金属ステント留置後急性胆嚢炎に対する
EUS 下ガイド下胆嚢ドレナージ術の有用性
今井　　元ほか

EUS-guided gallbladder drainage の適応と手技の実際
〜胆嚢結石症による急性胆嚢炎〜
松原　三郎ほか

●症例
磁石圧迫吻合術によって開通した肝管空腸吻合部閉塞の 1 例
近藤　崇之ほか

Vol.36 No.7　2015年7月号

●連載
ちょっと気になる胆・膵画像―ティーチングファイルから―
＜第 28 回＞腎細胞癌の膵転移に対し膵全摘を行った 1 例
野田　佳史ほか

特集：膵における超音波検査を今見直す
企画：渡邊　五朗

ルーチン検査に応用する膵臓の超音波走査法
鶴岡　尚志ほか

体外式膵超音波走査法の工夫（膵精密エコー法）
蘆田　玲子ほか

膵 EUS 走査法のコツと描出限界について
花田　敬士ほか

超音波による膵癌検診―腹部超音波検診判定マニュアル―
岡庭　信司ほか

人間ドック超音波検査でみられる膵病変とそのフォローアップ
―当院での現状―
小山里香子ほか

膵嚢胞に対する超音波検査の意義と経過観察基準
大野栄三郎ほか

EUS による IPMN 手術適応基準と経過観察フローの実際
松原　三郎ほか

「膵癌超音波診断基準」の役割と今後の展望
河合　　学ほか

急性膵炎における超音波検査の意義と限界
阪上　順一ほか

慢性膵炎診療における体外式超音波検査の意義
星　　恒輝ほか

自己免疫性膵炎と膵癌の超音波鑑別診断の実際
関口　隆三

膵腫瘍性病変における造影 US（体外式）による鑑別診断
大本　俊介ほか

膵腫瘍性病変における造影 EUS による鑑別診断
菅野　　敦ほか

膵病変に対する EUS-elastography の実際と展望
殿塚　亮祐ほか

体外式 US 下膵生検の現状
山口　武人ほか

膵癌に対する EUS-FNA：成績（診断能・適応）
と精度確保のための条件
稗田　信弘ほか

Vol.36 No.6　2015年6月号

特集：膵内分泌腫瘍の診断・治療の新展開
企画：伊藤　鉄英

巻頭言：日本における膵内分泌腫瘍の新たな展開
伊藤　鉄英

Akt 抑制遺伝子である *PHLDA3* は膵神経内分泌腫瘍の
新規癌抑制遺伝子である
陳　　妤ほか

膵内分泌腫瘍における遺伝子変異とゲノム研究の成果
谷内田真一

膵内分泌腫瘍における EUS-FNA の役割と遺伝子変異診断
吉田　　司ほか

細胞増殖能の高い NET―G3―高分化型神経内分泌腫瘍（いわゆる
NET G3）と低分化型神経内分泌癌（PDNEC）―
笠島　敦子ほか

膵内分泌腫瘍における血中クロモグラニン A の有用性とピットフォール
肱岡　真之ほか

膵内分泌腫瘍における標識オクトレオチドを用いた核医学診断
窪田　和雄

切除不能膵内分泌腫瘍（NET G1/G2）および膵内分泌癌（NEC）
治療の今後の展望〜国内外で進行中の治験の動向を含めて〜
森実　千種

切除不能膵内分泌腫瘍に対する
ペプチド受容体放射線核種療法（PRRT）
小林　規俊ほか

膵内分泌腫瘍に対するリンパ節郭清の意義
木村　英世ほか

膵内分泌腫瘍における鏡視下手術の現状と適応
工藤　　篤ほか

膵内分泌腫瘍の肝転移に対する外科切除の現状
青木　　琢ほか

膵内分泌腫瘍の肝転移に対する血管内治療の有用性
増井　俊彦ほか

日本神経内分泌腫瘍研究会（JNETS）の発足と NET 登録の開始
今村　正之

●連載
その「世界」の描き方＜第 8 回＞―山雄　健次先生
福嶋　敬宜

●症例
腹腔鏡下胆嚢摘出後に敗血症による門脈血栓症を認めた 1 例
熊野健二郎ほか

術前 DIC-CT で副肝管の存在を診断し安全に腹腔鏡下胆嚢摘出術が
施行された 1 症例
久光　和則ほか

Vol.36 No.5　2015年5月号

●連載
ちょっと気になる胆・膵画像―ティーチングファイルから―
＜第 27 回＞膵破骨細胞型巨細胞癌の 1 例
金親　克彦ほか

特集：Borderline resectable 膵癌の最前線
―診断・治療法はどう変わったか―
企画：山上　裕機

疾患概念：Borderline resectable（BR）膵癌とは何か？
高山　敬子ほか

BR 膵癌の CT 画像診断
戸島　史仁ほか

BR 膵癌の切除可能性をどのように決定するか？
元井　冬彦ほか

BR 膵癌に対する術前補助化学療法
井岡　達也

BR 膵癌に対する術前化学放射線療法の意義
江口　英利ほか

術前化学療法・化学放射線療法の病理学的効果判定をめぐって（R0
判定をめぐって）
古川　　徹ほか

BR 膵癌に対する IMRT
中村　　晶ほか

Borderline resectable 膵癌に対する重粒子線治療の有用性
山田　　滋ほか

BR 膵癌に対する膵頭十二指腸切除術―門脈合併切除をめぐって―
村田　泰洋ほか

肝動脈合併切除・再建を伴う膵切除術の意義
天野　良亮ほか

BR 膵体尾部癌の手術―腹腔動脈合併切除の意義―
岡田　健一ほか

Borderline resectable 膵癌の術後補助療法をどうするか？　切
除可能膵癌との違いは？
古瀬　純司

●連載
その「世界」の描き方＜第 7 回＞―白鳥　敬子先生
福嶋　敬宜

●総説
家族性膵癌と遺伝性膵癌症候群：ハイリスク個人に対するスクリー
ニングについて
橋本　直樹

Vol.36 No.4　2015 年 4 月号

特集：胆膵 EUS-FNA のエビデンス 2015—この 5 年間の進歩—
企画：糸井　隆夫

序文
糸井　隆夫

EUS-FNA 関連手技の機器と処置具の進歩
岡部　義信ほか

膵実質性腫瘍診断
宇野　耕治ほか

EUS-FNA による膵嚢胞性腫瘍診断
鎌田　研ほか

胆道疾患に対する EUS-FNA 2015
肱岡　範ほか

転移巣（肝，副腎，リンパ節など）に対する EUS-FNA
田場久美子ほか

EUS-FNA 検体を用いた分子生物学解析
末吉　弘尚ほか

膵炎に合併した膵周囲液体貯留に対する EUS ガイド下ドレナージ術
山部　茜子ほか

膵管ドレナージ
潟沼　朗生ほか

胆管ドレナージおよびランデブー法
土屋　貴愛ほか

急性胆嚢炎に対する EUS 下胆嚢ドレナージ術
伊藤　啓ほか

腹腔神経叢/神経節ブロック
土井　晋平ほか

血管内治療
岩井　知久ほか

Intereventional EUS の手技を用いた抗腫瘍療法
大野栄三郎ほか

EUS ガイド下胃空腸吻合術
糸井　隆夫ほか

●座談会
胆膵 EUS-FNA のエビデンス 2015—この 5 年間の進歩—
糸井　隆夫，山雄　健次，真口　宏介，入澤　篤志
●症例
画像所見から胆嚢癌を疑った黄色肉芽腫性胆嚢炎の 1 例
岩谷　慶照ほか
胆管炎を契機に発見された膵 solid-pseudopapillary neoplasm の 1 例
徳丸　哲平ほか

Vol.36 No.3　2015 年 3 月号

●連載
ちょっと気になる胆・膵画像—ティーチングファイルから—
＜第 26 回＞総胆管内腫瘍栓を伴った膵神経内分泌癌の 1 例
芝本健太郎ほか

特集：進行膵・胆道癌における血管合併切除の諸問題
企画：宮崎　勝

序文
宮崎　勝

肝内胆管癌の下大静脈浸潤に対する合併切除
有泉　俊一ほか

肝内胆管癌の肝静脈合併切除
阪本　良弘ほか

肝門部領域胆管癌における門脈浸潤例の切除戦略
益田　邦洋ほか

肝門部領域胆管癌における肝動脈浸潤例の切除戦略
杉浦　禎一ほか

肝門部領域癌における門脈・肝動脈浸潤例の切除戦略
水野　隆史ほか

胆嚢癌における右肝動脈浸潤例の切除戦略
島田　和明ほか

胆嚢癌・遠位胆管癌における門脈浸潤例の切除戦略
三浦　文彦ほか

膵癌における高度門脈浸潤例の切除戦略
藤井　努ほか

膵癌における腹腔動脈幹周囲浸潤例の切除戦略
市之川正臣ほか

膵癌における総肝動脈浸潤例の治療戦略
菱沼　正一ほか

膵癌における上腸間膜動脈浸潤例の治療戦略
田島　秀浩ほか

膵頭十二指腸切除時の replaced 右肝動脈に対する戦略
吉富　秀幸ほか

動脈の解剖学的特徴に基づく腹腔動脈合併膵体尾部切除術
岡田　健一ほか

腹腔動脈根部の高度狭窄・閉塞例における膵頭十二指腸切除術の治療戦略
山田　大輔ほか

●症例
膵粘液性嚢胞腫瘍との鑑別が困難であった膵リンパ上皮嚢胞の 1 例
寺田　卓郎ほか
膵貯留性嚢胞に合併した脂肪酸カルシウム石の 1 例
鈴木　範明ほか

Vol.36 No.2　2015 年 2 月号

特集：膵・胆道癌診療の新時代へ—診断と治療の新たな展開—
企画：古瀬　純司

膵癌の新しい腫瘍マーカーによる早期診断
山田　哲司

セルフチェック可能な膵癌診断法の開発—メタボローム解析を用いた膵癌へのアプローチ—
砂村　眞琴ほか

何故，牛蒡子か？
池田　公史ほか

膵癌に対する標的化腫瘍溶解ウイルス療法の開発
青木　一教

膵癌における IL-6 の発現と治療応用
光永　修一ほか

膵癌に対する新しい免疫療法の展望
大熊（住吉）ひとみほか

次世代シークエンサーを用いた膵癌遺伝子プロファイリング
林　秀幸ほか

胆管癌における FGFR2 融合遺伝子発現の臨床的意義
柴田　龍弘

胆道癌における増殖シグナル伝達因子の発現と遺伝子変異の多様性—*KRAS* 変異，HER2 過剰発現の胆道癌バイオマーカーとしての可能性—
横山　政明ほか

胆管癌に血管新生阻害薬あるいは EGFR 阻害薬は有効か—前臨床試験からの可能性—
高橋　裕之ほか

胆道癌に血管新生阻害薬は有効か—臨床試験からの可能性—
古瀬　純司

癌免疫学の進歩と膵・胆道癌に対する癌免疫療法の展望
西田　純幸

●症例
CA19-9 高値を契機に EUS-FNAB にて確定診断の得られた TS-1 膵癌の 1 例
野村　佳克ほか
下部胆管 mixed adenoneuroendocrine carcinoma の 1 例
和久　利彦ほか
まれな成人発症 nesidioblastosis の 1 例
石川　忠則ほか

Vol.36 No.1　2015 年 1 月号

●連載
ちょっと気になる胆・膵画像—ティーチングファイルから—
＜第 25 回＞膵神経鞘腫の 1 例
一条　祐輔ほか

●特別企画
—平成 27 年— 胆・膵領域はこう展開する
胆と膵編集委員会編

特集：進展度に応じた胆嚢癌の治療戦略
企画：天野　穂高

胆道癌全国登録データより見た胆嚢癌の動向
石原　慎ほか

進行度から見た胆嚢癌の病理学的特徴
鬼島　宏ほか

US，EUS による胆嚢癌進展度診断
菅野　良秀ほか

MDCT, MRI による胆嚢癌進展度診断
蒲田　敏文ほか

FDG-PET による胆嚢癌進展度診断
小林　省吾ほか

胆嚢癌に対する腹腔鏡下胆嚢全層切除—剥離層の組織学的検討—
本田　五郎ほか

pT2 胆嚢癌に対する至適術式の検討—肝切除範囲，胆管切除—
堀口　明彦ほか

リンパ節転移からみた胆嚢癌の治療成績
坂田　純ほか

進行胆嚢癌に対する肝葉切除の適応と限界
江畑　智希ほか

進行胆嚢癌に対する膵頭十二指腸切除の適応と限界
樋口　亮太ほか

コンバージョン手術が可能であった局所進行切除不能胆嚢癌の検討
加藤　厚ほか

胆嚢癌術後化学療法の現状と展望
中山　雄介ほか

●症例
膵頭十二指腸切除後の膵空腸吻合部狭窄に対して膵管空腸側々吻合を行った 1 例
鹿股　宏之ほか
主膵管と交通した膵漿液性嚢胞腫瘍の 1 例
岩本　明美ほか

メスの限界に挑戦した症例

I．肝胆膵

肝外胆管切除後の胆管癌再発例に対する肝動脈・門脈切除再建を伴う肝左三区域・尾状葉切除＋挙上空腸および膵頭十二指腸切除

肝左三区域・尾状葉切除＋膵頭十二指腸切除＋肝動脈・門脈切除再建にてen—blocに切除しえた広範囲胆管癌の1例

Bismuth IV型肝門部胆管癌に対する肝左三区域・尾状葉切除＋膵頭十二指腸切除＋肝動脈・門脈切除再建

肝左葉切除術後の肝前部胆管癌に対する肝前区域・尾状葉切除＋膵頭十二指腸切除

膵・胃体部浸潤，総肝動脈周囲神経叢—右肝動脈前枝に浸潤を伴う肝門部領域胆管癌に対して肝三区域・尾状葉切除＋膵頭十二指腸切除＋肝動脈・門脈切除再建を施行した1例

Bismuth IV型肝門部胆管癌に対する肝左葉・尾状葉切除＋肝動脈・門脈切除再建後に下部胆管癌を切除した1例

広範な神経周囲浸潤を伴う肝門部胆管癌に対し，肝左三区域・尾状葉切除＋膵体尾部切除＋肝動脈・門脈切除再建を施行した1例

肝右三区域・尾状葉切除＋膵頭十二指腸切除＋門脈合併切除再建で切除しえた十二指腸浸潤，門脈・胆管内腫瘍栓を有する転移性肝癌の1例

広範囲進展肝外胆管癌に対する動脈再建を伴った肝右葉尾状葉切除兼膵頭十二指腸切除

家族性大腸ポリポーシスによる複数開腹手術歴のある乳頭型胆管癌に対し胃血流を温存し肝左葉・尾状葉切除＋膵頭十二指腸切除を行った1例

胃全摘後に進行する右肝内胆管狭窄と膵頭部腫瘤に対する肝右葉・尾状葉切除＋膵頭十二指腸切除＋門脈切除再建の1例

82歳高齢者の肝門部胆管癌に対し，十二指腸側胆管断端陽性のため追加PDを施行（最終的にRt HPD）した1例

S6のみを温存する拡大肝左三区域・尾状葉切除を施行した右・中・左肝静脈浸潤を有する巨大肝内胆管癌の1例

肝門部胆管浸潤および下大静脈浸潤を伴った肝内胆管癌に対する肝右三区域・尾状葉切除＋下大静脈切除再建（右外腸骨静脈graft再建）

Bismuth IV型肝門部胆管癌に対し肝左三区域・尾状葉切除＋肝動脈・門脈切除再建を行い長期無再発生存している1例

Supraportal typeの右後区域胆管脈を有するBismuth IV型肝門部胆管癌に対する肝左三区域・尾状葉切除＋肝動脈・門脈切除再建

Supraportal typeの右後区域肝動脈を伴う肝門部胆管癌に対し肝左三区域・尾状葉切除＋肝動脈・門脈切除再建を施行した1例

広範囲に動脈神経叢浸潤を認めるBismuth IV型肝門部胆管癌に対する肝左三区域・尾状葉切除＋肝動脈・門脈切除再建

肝内結石による良性狭窄との鑑別に苦慮した肝門部胆管癌に対する肝右葉・尾状葉切除＋肝動脈・門脈合併切除再建

85歳女性の結腸右半切除後肝門部胆管癌に対する肝左葉・尾状葉切除＋肝動脈・門脈切除再建

Bismuth IV型肝門部胆管癌に対する門脈ステント留置後，右肝動脈切除非再建肝左三区域・尾状葉切除＋門脈切除再建

右優位Bismuth IV型肝門部胆管癌に対する"解剖学的"肝右三区域・尾状葉切除＋門脈合併切除再建

門脈塞栓術＋肝動脈塞栓術後に肝左三区域・尾状葉切除にて切除しえた肝門部胆管癌の1例

胆嚢炎術後病理診断にて判明した限局性腹膜播種を伴う胆嚢癌に対して化学療法後に切除した1例

Self-expanding metallic stents挿入＋化学放射線療法施行後にSalvage-hepatectomyを施行しpCRであった傍大動脈リンパ節転移を伴う肝門部胆管癌の1例

門脈塞栓後も残肝量不足が懸念されるBismuth IV型肝門部胆管癌に対して左尾状葉温存"解剖学的"右三区域切除術を施行した1例

胆嚢癌に対し肝中央二区域切除後，腹膜播種を膵体尾部切除および胃切除＋挙上空腸切除＋右半結腸切除＋腹壁合併切除により2回切除し，初回切除後5年4か月生存した1例

中右肝静脈（MRHV）をドレナージ静脈として温存する肝左葉，S78切除を予定した血液凝固障害を伴う巨大肝血管腫

門脈合併切除再建を併施し切除しえた巨大膵粘液性嚢胞腺癌の1例

II．上部消化管

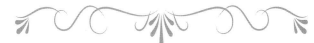

S状結腸癌膀胱浸潤，同時性多発肝転移，重複食道癌に対し，前方骨盤内臓全摘，肝部分切除，二期的に3領域郭清食道亜全摘を施行した1例

右胃大網動静脈温存膵頭十二指腸切除術で胃管再建が可能であった十二指腸乳頭部癌合併食道癌の1例

二期分割手術で安全に切除しえた食道癌，胃癌，十二指腸乳頭部癌の3重複癌の1例

4. 頸部食道癌吻合部再発に対し，咽頭喉頭食道全摘術・縦隔気管孔造設・胃管遊離空腸再建を施行した1例

5. 食道癌術後に発症した胸部大動脈胃管瘻の術中気管損傷に対し食道断端による被覆を行ったため発症した食道気管瘻の1例

III．下部消化管

1. 術前化学療法後に骨盤内臓全摘・大動脈周囲LN郭清および 肝切除術を行い長期生存中であるStage IV直腸癌の1例
2. 仙骨合併骨盤内臓全摘術—R0切除のための工夫—
3. 右内閉鎖筋・坐骨浸潤を伴う直腸癌術後局所再発に対し 骨盤内臓全摘術・恥坐骨合併切除を施行した1例
4. 恥骨浸潤を伴う直腸癌会陰再発に対して恥坐骨陰茎合併切除を伴う骨盤内臓全摘術を施行した1例

編集：梛野正人

外科の高度な手術手技を
伝承するだけでなく、
腫瘍外科医の精神の滋養にも資する
画期的な外科手術書!!

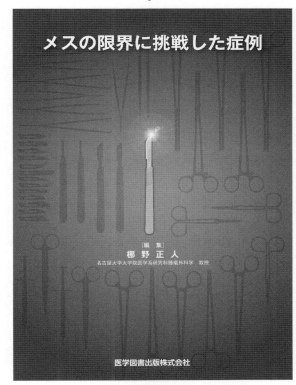

定価（本体 8,000 円＋税）

詳しくは▶URL：http://www.igakutosho.co.jp
または、 医学図書出版 で 検索

〒113-0033 東京都文京区本郷 2-27-18（本郷BNビル2階）
TEL：03-3811-8210 FAX：03-3811-8236
URL：http://www.igakutosho.co.jp
E-mail：info@igakutosho.co.jp

医学図書出版株式会社

投　稿　規　定

本誌は原則として胆道,膵臓,消化管ホルモンに関する論文で,他誌に発表されていないものを掲載します。

A. 研究論文

1. 原稿は,400字詰原稿用紙25枚以内におまとめ願います。

   文献,図(写真含む),表もこの枚数に含まれます。写真は手札以上の大きさにプリントした鮮明なものに限ります。図,表が入る際は,大,小について下記のごとく25枚より差し引いて下さい。

   図,表は1枚につき大は原稿用紙1枚
   〃　　　　小は　　〃　　半枚

2. 原稿には表題の英訳,著者全員の氏名およびローマ字名,所属,主著者の連絡先(〒,住所,電話,e-mail)を記入して下さい。また,**Key words**(4語以内,和・洋語は問いません)をつけて下さい。

3. 形式は緒言,対象および方法,結果,考察,結語,参考文献の順序にして下さい。

4. ワードプロセッサーを使用する場合は,20字×20行に印字して下さい。

5. 原稿は楷書,横書,新かなづかいとし,欧文文字はタイプするか,活字体で書いて下さい。

   欧文の書き方は,普通名詞については文頭は大文字,文中は小文字,固有名詞については大文字でお願いします。

   薬品名は一般名を原則とします。

   なお,用語やかなづかいは編集の際に訂正することもあります。

6. 図,表は文中および欄外に挿入箇所を明記して下さい。**図表の説明は和文で別紙にまとめて記載して下さい。**写真はすべてモノクロとしカラー写真は原則として挿入しません。とくに掲載希望の場合は実費をいただきます。

7. 参考文献は,文中に引用順に肩付き番号をつけ,本文の末尾に番号順におまとめ下さい。

   複数の著者名の場合は3名までを記載し,ほかあるいはet al. とすること。

〈雑誌の場合〉

   著者名:題名. 雑誌名　巻:頁(始め—終わり),発行年.

   例1)乾　和郎,中澤三郎,芳野純治,ほか:十二指腸乳頭炎の診断. 胆と膵21:109-113, 2000.

   例2)Hunter JG:Avoidance of bile duct injury during laparoscopic cholecystectomy. Am J Surg 162:71-76, 1991.

〈書籍・単行本の場合〉

   著者名:題名. 書名,編集者名,版,頁(始め—終わり),発行所,発行地(外国のみ),発行年.

   例1)小川　薫,有山　襄:胆嚢癌の早期診断—X線検査法を中心に—. 早期胆嚢癌,中澤三郎,乾和郎編集,68-79,医学図書出版,1990.

   例2)Berk JE, Zinberg SS:Emphysematous cholecystitis. Bockus Gastroenterology, (Berk JK), 4th ed., 3610-3612, WB Saunders Company, Philadelphia, 1985.

8. 著者校正は初校のみと致します。

9. 原稿の採否および掲載号は編集委員会におまかせ願います。

10. 掲載原稿には,掲載誌1部と別冊30部を贈呈します。別冊30部以上は実費をいただきます。必要別冊部数を校正時にお知らせ下さい。

11. 投稿原稿には,必ずコピーを1通とデータ(CD-R等)をつけること。

12. 上記の規格内のものは無料掲載致します。

B. 特集,総説,話題,症例,技術の工夫,手術のコツ,文献紹介,学会印象記,見聞記,ニュース(地方会日程など),質疑応答,読者の声

1. 総説,話題論文も投稿規定に準ずる。

2. 症例,技術の工夫,手術のコツは400字詰原稿用紙20枚以内(図,表を含む)におまとめ下さい。

   原稿には表題の英訳,著者全員の氏名およびローマ字名,所属,主著者の連絡先(〒,住所,電話,e-mail)を記入して下さい。また,**Key words**(4語以内,和・洋語は問いません)をつけて下さい。

3. ニュース,質疑応答,または読者の声は2枚以内(図,表なし)におまとめ下さい。採否は編集委員会の議を経て決定します。なお,投稿者の主旨を曲げることなく文章を変更することもありますのでご了承下さい。

◆研究・症例・総説・話題・技術の工夫は具体的に内容がわかるような要約を400字以内で必ずお書き下さい。

〈原稿送付先〉　医学図書出版株式会社「胆と膵」編集部
〒113-0033 東京都文京区本郷2-27-18 本郷BNビル2F
TEL. 03-3811-8210(代)　　FAX. 03-3811-8236
E-mail:tantosui@igakutosho.co.jp